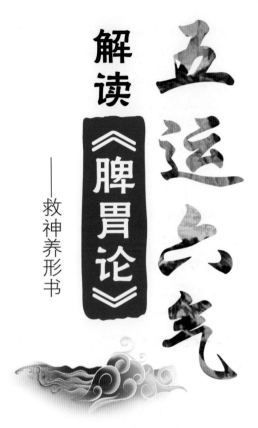

五运六气

解读《脾胃论》

——救神养形书

田合禄 著

U0235498

人民卫生出版社·北京·

图书在版编目（CIP）数据

五运六气解读《脾胃论》/田合禄著. —北京：
人民卫生出版社，2020.9
ISBN 978-7-117-29743-1

Ⅰ. ①五… Ⅱ. ①田… Ⅲ. ①脾胃学说 ②《脾胃论》
–研究 Ⅳ. ①R256.3

中国版本图书馆CIP数据核字（2020）第131627号

人卫智网	www.ipmph.com	医学教育、学术、考试、健康，
		购书智慧智能综合服务平台
人卫官网	www.pmph.com	人卫官方资讯发布平台

五运六气解读《脾胃论》
Wuyun Liuqi Jiedu《Piweilun》

著　　者：田合禄
出版发行：人民卫生出版社（中继线 010-59780011）
地　　址：北京市朝阳区潘家园南里 19 号
邮　　编：100021
E - mail：pmph @ pmph.com
购书热线：010-59787592　010-59787584　010-65264830
印　　刷：三河市国英印务有限公司
经　　销：新华书店
开　　本：710×1000　1/16　　印张：30　　插页：2
字　　数：459 千字
版　　次：2020 年 9 月第 1 版
印　　次：2020 年 10 月第 1 次印刷
标准书号：ISBN 978-7-117-29743-1
定　　价：78.00 元

打击盗版举报电话：**010-59787491**　**E-mail：WQ @ pmph.com**
质量问题联系电话：**010-59787234**　**E-mail：zhiliang @ pmph.com**

作者简介

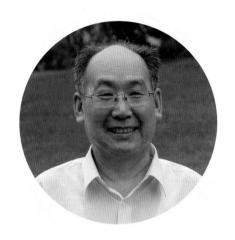

　　田合禄，男，1942年出生，执业中医师，"中医太极三部六经体系"创始人，北京中医药大学特聘专家、学科建设带头人，中华中医药学会国际五运六气论坛学术委员会主任委员，长春中医药大学五运六气研究所特聘专家，北京针灸学会五运六气专家委员会顾问，中华中医药学会五运六气专家协作组成员，中医核心基础理论探源工程专家委员会委员，澳大利亚中医五运六气学会名誉会长，曾去美国、法国、日本、澳大利亚等国家讲学。北京中医药大学建立了田合禄名医传承工作室。

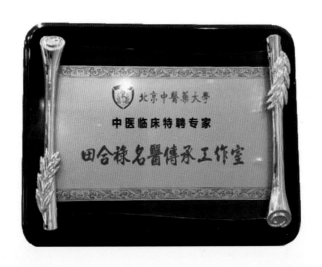

　　田师多年潜心研究《黄帝内经》《伤寒论》《脾胃论》，吸纳《周易》太极理论，创建了"中医太极三部六经体系"理论，用于外感、内伤疾病，临床效果良好。田师从事中医临床工作40多年，发表论文30余篇，出版著作20余部，多次获奖。其力作《周易真原》《中医内伤火病学》《中医运气学解秘》《五运六气解读〈伤寒论〉》《五运六气解读人体生命》《中医太极三部六经体系——伤寒真原》《中医太极三部六经体系——针灸真原》《内经真原——还原内经原创理论体系》等深得学术界好评。

内容提要

　　人人皆知李东垣是补土派创始人，以甘温除大热的补中益气汤为代表方剂，却不知道李东垣秉承师学成为五运六气大家。《脾胃论》上卷以"脏气法时"的五运六气理论开卷，中卷以五运六气"气运衰旺"展开讨论，并将五运六气"甲己化土"的土运转换为标本中气理论探讨四时阴阳的升降浮沉，以甲为少阳胆升发之气，己为太阴脾沉降之气，谓"坤元一正之土，虽主生长，阴静阳躁，禀乎少阳元气乃能生育也。"且以"脏气法时辨证法"作为主轴线贯穿始终。本书详尽探讨了李东垣的运气学观念，为研究李东垣医学思想开辟了一种全新思路，很有启发作用，对临床有重大指导意义。

前言

　　本书出版的目的是还原李东垣用五运六气理论创作《脾胃论》的原创理论体系。李东垣承师张元素五运六气之训，又从张仲景《伤寒杂病论》悟出"甲己化土，此仲景妙法"之奥秘，于是对本是五运六气"甲己化土"的土运在学术上作了战略性大转移的新阐释，即在学术上作了大转换，一跃变成了五运六气的标本中气理论，保持太阴"己土"脾湿的本来面貌不变，而将"甲"阐绎为春生少阳之气，一举转变为标本中气理论中从本的少阳、太阴主火湿两经，进一步强调厥阴从中气少阳向左升浮阳气、阳明从中气太阴向右沉降阴气，从本从标的太阳少阴心肾水火为阴阳之征兆，从而以五运六气"脏气法时论"升浮沉降思想建构他的整个脾胃病学术理论体系，以少阳三焦和太阴脾为厥阴肝、阳明肺、太阳心、少阴肾四经四脏的生理活动中心，即厥阴肝、阳明肺、太阳心、少阴肾的气机升降运动是以少阳太阴为枢纽。

　　大家知道，五运六气理论有司天在泉和标本中气两大内容，李东垣在《脾胃论》中用的主要是标本中气理论（详见附录3），其中又特别注重从本的少阳太阴火湿两经，其核心是突出春生少阳生发之气，故李东垣重视《黄帝内经》三焦学说，并尊《黄帝内经》有手足三焦之分说（笔者对少阳三焦作了新的训诂阐释，见附录2），又以厥阴从中气少阳春生之气，悟出手厥阴心包络相火代君行令，得出心包络主命门的结论，实际就是心为命门（见附录4）。并将《黄帝内经素问·六节藏象论》所说的"求其至也，皆归始春"演绎为脾胃生病之源始于春生少阳生发之气不足，抓住"至而不至，此谓不及，则所胜妄行，而所生受病，所不胜薄之"的要点，创建了以从本的少阳太阴合成太极、两仪、四象的三部六经体系，以"脏气法时辨证法"为主轴线贯穿始终，理、法、方、药齐备，系统而严密，逻辑性非常强，易学好用，所以人们常说"外感宗仲景（田按：属于五运六气理论的司天在泉说），内伤法东垣（田

6

按：属于五运六气理论的标本中气说）"。然而张仲景六经辨证之法大行于世（实际上，张仲景《伤寒论》的六经辨证应该是六经法时辨证法，有六经欲解时为证），李东垣倡导的标本中气理论和以阳气消长为基础的脏气法时辨证法却不见行于世，更不见于中医基础理论教材，为此笔者在《五运六气解读〈脾胃论〉》中重磅推出李东垣的标本中气理论和脏气法时辨证法，以唤起广大中医同仁的重视，给予广大民众健康福音，乃幸事也。

《黄帝内经素问·上古天真论》说人40岁左右阳气衰退，阳气衰退则阳不生、阴不长，故《黄帝内经素问·阴阳应象大论》说人"年四十，而阴气自半也，起居衰矣"。首先是春生少阳之气不足衰退，而太阴脾湿不化，阳虚生湿；其次是水谷不能生成营卫血气上奉而心火——阴火生。所以，李东垣医学的核心是抓湿热、相火为病，如朱丹溪说"因见河间、戴人、东垣、海藏诸书，始悟湿热、相火为病甚多"（《格致余论·序》），并在《局方发挥》说："火、土二家之病""悉是湿热内伤之病。"但此湿火，既非外感湿火，也非秋冬伏暑湿火，乃是内伤阳虚导致的湿火，一年皆有，随时有轻重，开始少阳太阴阳虚，日久血虚生阴火多在上，燥热在上，寒湿多在下。开始是火、湿二家为病，日久不愈，则湿邪蓄积而成水饮、痰，甚则为湿毒；阴火行血脉之中而成瘀；日久营卫血气不足，运行失常，甚则为火毒，加之痰饮、湿毒、瘀积而气滞，这是形成各种肿瘤的主要原因。

李东垣之所以只抓以少阳太阴组成的黄庭太极，是因为这里生神，《黄帝内经素问·六节藏象论》说："天食人以五气，地食人以五味。五气入鼻，藏于心肺，上使五色修明，音声能彰；五味入口，藏于肠胃，味有所藏，以养五气，气和而生，津液相成，神乃自生……脾、胃、大肠、小肠、三焦、膀胱者，仓廪之本，营之居也……"肠胃是"神机"升降出入之处，李东垣在《兰室秘藏·脾胃虚损论》中说"人之饮食入胃，营气上升，即少阳甲胆之气也。其手少阳三焦经，人之元气也。手足经同法，便是少阳元气生发也"，使"营气上升"，救神养形是李东垣医学的最终目的。所以，李东垣认为"大抵脾胃虚弱，阳气不能生长，是春夏之令不行""脾胃不足，皆是血病"，《黄帝内经素问·八正神明论》说："血气者，人之神……"《黄帝内经灵枢·营卫生会》说："血者，神气也……"

"脾胃不足，皆是血病"，实际就是脾胃不足，皆是神病，李东垣遵从《黄帝内经》"形与神俱"之旨，提出救神养形的终极目的，"得神者昌，失神者亡"，由"血病"导致阴火病，阴火伤神，神伤则伤形，形神虚弱则百病生，所以救神养形是李东垣医学思想之真谛。要想学好中医，首先要学好生理和解剖，这是形而下谓之器之基础；其次要学好滋养形体的形而上谓之道的神——营卫血气。神来源于天地气味，天地之道即是四时阴阳、脏气法时的升降浮沉学说，这是中医之"真要"。

由于朝代变更导致度量衡的变更，所以宋金时代的医药书籍所用度量衡不同于我们现代的度量衡，具体换算标准是：宋代的1合约合现代的67毫升，1升约合现代的670毫升，1斗约合现代的6 700毫升；1分约合现代的0.4克，1钱约合现代的4克，1两约合现代的40克，1斤约合现代的640克。

滑县田堤口　田合禄

庚子年立秋于龙城桃园书屋

目录

第四章　人身天地阴阳两种分法

第五章　阳虚三联证

第六章　针灸

第七章　李东垣医案解析

第八章　制方用药

第九章　东垣本草

第十章　救神全形

附录

第一章

李东垣创作
《脾胃论》的大纲

　　研究李东垣学说的人都认为，脾胃病的主证是脾胃气虚，主方是补中益气汤，其实这是一种片面理解，不正确。李东垣自己说脾胃病的根源是"阳气不足"，是"阳气不能生长，是春夏之令不行"导致的。这个阳气就是"少阳春生之气"，即甲胆生发之气。李东垣说："胆者，少阳春生之气，春气升则万化安，故胆气春升，则余脏从之。"又说："甲胆，风也，温也，主生化周身之血气。"（《脾胃论·胃虚脏腑经络皆无所受气而俱病论》）《兰室秘藏·脾胃虚损论》说："足少阳甲胆者，风也，生化万物之根蒂也。《黄帝内经》云：履端于始，序则不愆。人之饮食入胃，营气上行，即少阳甲胆之气也。其手少阳三焦经，人之元气也。手足经同法，便是少阳元气生发也。胃气、谷气、元气、甲胆上升之气一也，异名虽多，只是胃气上升者也。"张元素说："胆属木，为少阳相火，发生万物；为决断之官，十一脏之主。"（《本草纲目》）五运六气理论认为，厥阴（肝胆）从中气少阳相火，故张元素说胆为少阳相火。张志聪也说："胆主甲子，为五运六气之首，胆气升则十一脏腑之气皆升，故取决于胆也。所谓求其至也，皆归始春。"李东垣称此为"甲己化土，此仲景妙法也"。甲主少阳相火，己主太阴脾土，甲己乃五运六气理论之土运。所谓"甲己化土"，乃少阳三焦相火生太阴脾土也，乃黄庭太极也。李东垣在《医学发明》"病有逆从，治有反正论"中说："坤元一正之土，虽主生长，阴静阳躁，禀乎少阳元气乃能生育也。"所以脾胃病，必须突出少阳三焦相火的主宰地位。《黄帝内经素问·阴阳别论》说："所谓阳者，胃脘之阳也"。脾胃主四肢，《黄帝内经素问·阴阳应象大论》说："清阳出上窍……清阳发腠理……清阳实四肢。"泽田健先生在《针灸真髓》一书中治一切病都用少阳三焦原穴阳池和胃募穴中脘。经过李东垣对"甲己化土"的演绎，"甲己化土"就变成了五运六气标本中气理论中从本的少阳太阴两经了，从而确立了创作《脾胃论》的总纲领。

　　李东垣"甲己化土"的思想，上继《黄帝内经》，下继张仲景，师承张元素，并有创新（图1-1）。如其师张元素强调脏腑辨证，而李东垣则认为脾胃病"不当于五脏中用药法治之，当于《脏气法时论》中升降浮沉补泻法用药耳"，创建了以少阳三焦和太阴脾胃为中枢的升降浮沉用药理论，将其纳入五运六气理论之中，并成为李东垣医学思想的支柱。现在部分李东垣医学思想研究者，却反其道而行之，将《脾胃论》归入脏腑辨证之内，并扬弃了李东垣医学思想的支柱——五运六气理论，岂不痛哉？

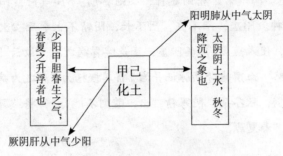

图1-1 甲己化土生理示意图

李东垣说"仲景妙法"在"甲己化土"，此乃真得张仲景奥秘之真言。甲者少阳三焦相火也，己者太阴脾湿也，故张子和说"万病能将火（相火）湿分，彻开轩岐无缝锁"。少阳、太阴者，黄庭太极也，此乃百病之源。故《伤寒论》救表用少阳阳旦桂枝汤，救里用太阴主方四逆汤。总之，如《黄帝内经》病机十九条所说："有者求之，无者求之；盛者责之，虚者责之。"李东垣就是依此为大纲创作《脾胃论》的，请看其以下论述。

脾胃病的主证、主脉及主病位

夫饮食不节则胃病，胃病则气短，精神少而生大热，有时而显火上行，独燎其面，《黄帝针经》（《黄帝内经灵枢》）云：面热者，足阳明病。胃既病，则脾无所禀受，脾为死阴，不主时也，故亦从而病焉。形体劳役则脾病，脾病则怠惰嗜卧，四肢不收，大便泄泻；脾既病，则其胃不能独行津液，故亦从而病焉。（《脾胃论·脾胃胜衰论》）

田按

这里阐述了脾胃病的主证："胃病则气短，精神少而生大热""脾病则怠惰嗜卧，四肢不收，大便泄泻"。

《黄帝内经素问·生气通天论》说："阳气者，烦劳则张。"原南京中医学院医经教研组编著的《黄帝内经素问译释》将"张"解释为"亢盛的意思"，笔者不敢苟同。蒲辅周先生将"烦劳则张"解释为"阳虚"是对的。一来烦劳则腠理开张，卫阳虚衰；二来烦劳伤阳则不能养神。《黄帝内经素问·生气通天论》说："阳气者，精则养神，柔则养筋。"阳气旺，阳生阴长，阴精上奉，故养心神。阳虚，阳不生、阴不长，阴精不上奉而心火盛，故云"精绝，辟积于夏，使人煎厥"。其阳虚，正是脾胃病之源，故云"形体劳役则脾病"。《金匮要略·血痹虚劳病脉证并治》将其概括为"劳之为病，其脉浮大，手足烦，春夏剧，秋冬瘥，阴寒精自出，酸削不能行"，将"辟积于夏，使人煎厥"阐释为"春夏剧"。

《难经》云：脾病，当脐有动气，按之牢若痛。动气筑筑然坚牢，如有积而硬，若似痛也，甚则亦大痛，有是则脾虚病也，无则非也。更有一辨，食入则困倦，精神昏冒而欲睡者，脾亏弱也。（《脾胃论·胃虚脏腑经络皆无所受气而俱病论》）

况脾胃病则当脐有动气，按之牢若痛，有是者乃脾胃虚，无是则非也，亦可作明辨矣。夫胃病其脉缓，脾病其脉迟，且其人当脐有动气，按之牢若痛。（《脾胃论·脾胃胜衰论》）

田按

凡脾胃虚弱的诊断：一是脐部有"动气"，即腹动悸；二是有硬积，按压痛；三是吃饭后就困倦欲睡；四是脉迟缓。脉迟则阳虚寒盛，少阳三焦相火不足，脉缓则胃气不足。

李东垣阐述了脾胃病的主要证候、主要脉象以及主要病位。

脾胃病病因病机

是以检讨《素问》《难经》及《黄帝针经》中说脾胃不足之源，乃阳气不足，阴气有余。

大抵脾胃虚弱，阳气不能生长，是春夏之令不行，五脏之气不生。脾病则下流乘肾，土克水，则骨乏无力，是为骨蚀，令人骨髓空虚，足不能履地，是阴气重叠，此阴盛阳虚之证。

夫脾胃不足，皆为血病，是阳气不足，阴气有余，故九窍不通。诸阳气根于阴血中，阴血受火邪则阴盛，阴盛则上乘阳分，而阳道不行，无生发升腾之气也。夫阳气走空窍者也，阴气附形质者也，如阴气附于土，阳气升于天，则各安其分也。（《脾胃论·脾胃胜衰论》）

⌒ 田按 ⌒

这是李东垣对上文的总结性论述，非常重要。

配春夏多血少气的太阳、厥阴经。

1. 脾胃虚弱都是少阳阳气不足导致的。

2. 阳不生、阴不长导致心火亢盛。心火亢盛，不但灼伤阴血，而且还会上炎。

3. 阴盛于下则心火旺于上，甚则上热如火、下寒如冰（见神圣复气汤）。

4. 阳不生、阴不长，心火炎于上，九窍失养，故九窍不通利。

5. 春夏阳虚则阳道不行，故无生发升腾之气。

《兰室秘藏·妇人门·经漏不止有三论》说："脾胃为血气阴阳之根蒂也。"

⌒ 田按 ⌒

李东垣用非常简练的语言论述了脾胃虚弱的病因是"阳气不足"，其病机是"阳气不能生长，是春夏之令不行"。阳虚则阴盛，故云"阴气有余"。李东垣说："脾病则下流乘肾，土克水，则骨乏无力，是为骨蚀，令人骨髓空虚，足不能履地，是阴气重叠，此阴盛阳虚之证。"此指水湿下流于肾，故太阴脾胃病最多少阴肾病，多用四逆汤。由于少阳三焦相火衰弱，不能腐熟水谷生化气血，故云"皆为血病"，即血虚之病也。血虚不能涵养心火，于是发生心火——阴火病。

少阳相火衰——阳气不足 ⎨ 心血虚于上——心火（阴火）

脾胃气虚——阳不生则阴精不上奉

阴气有余于下——寒湿伤肾

笔者称此为李东垣阳虚三联证，代表方剂是"补脾胃泻阴火升阳汤"。方中黄芪、人参、炙甘草补脾胃气虚，黄连、黄芩泻心火，柴胡、升麻升阳，苍术、羌活去其寒湿。

脾胃气虚，营卫不生，心失其营，肺失其卫，"皮肤间无阳以滋养，不能任风寒"（《内外伤辨惑论》），故李东垣创作《内外伤辨惑论》以辨别外感与内伤之异。

总之，脾胃病则气血阴阳皆病。

诊断

夫胃病其脉缓，脾病其脉迟，且其人当脐有动气，按之牢若痛。

脾胃病则当脐有动气，按之牢若痛，有是者乃脾胃虚，无是则非也；亦可作明辨矣。（《脾胃论·脾胃胜衰论》）

田按

黄庭太极在肚脐，故脾胃病当脐有动气，按之硬痛。

治则

今所立方中，有辛甘温药者，非独用也；复有甘苦大寒之剂，亦非独用也。此阳气衰弱不能生发，不当于五脏中用药法治之，当从《脏气法时论》中升降浮沉补泻法用药耳。（《脾胃论·脾胃胜衰论》）

田按

既然脾胃病的根本问题是"阳气不足"，故当以"辛、甘，温"药生补阳气为主，如《辅行诀五脏用药法要》大阳旦汤、小阳旦汤及补肝汤等，《伤寒论》的阳旦桂枝汤和大建中汤、小建中汤，均以黄芪为补阳主药，所以，李东垣以黄芪、炙甘草、人参为补阳主药，所谓"复有甘苦大寒之剂"，清泻心肝之风热也。张元素《医学启源》药性要旨说"甘苦寒，泻血热"。这一原则不仅适用于内伤，也适用于《伤寒论》外感病。

方药

代表方剂——补脾胃泻阴火升阳汤。

 田按

补脾胃泻阴火升阳汤有以下药物组成：柴胡、炙甘草、黄芪、苍术、羌活、升麻、人参、黄芩、黄连、石膏。

"脏气法时"首先讲五脏，五脏有生克乘侮关系。

经云：至而不至，是为不及，所胜妄行，所生受病，所不胜乘之也。（《脾胃论·脾胃胜衰论》）

 田按

此为运气理论。见《黄帝内经素问·六微旨大论》："其有至而至，有至而不至，有至而太过，何也？……至而至者和；至而不至，来气不及也；未至而至，来气有余也。"《黄帝内经素问·六节藏象论》曰："求其至也，皆归始春，未至而至，此谓太过，则薄所不胜，而乘所胜也……至而不至，此谓不及，则所胜妄行，而所生受病，所不胜薄之也……"

一、子脾病及心母

至而不至者，谓从后来者为虚邪，心与小肠来乘脾胃也。脾胃脉中见浮大而弦，其病或烦躁闷乱，或四肢发热，或口干舌干咽干。盖心主火，小肠主热，火热来乘土位，乃湿热相合，故烦躁闷乱也。四肢者，脾胃也，火乘之，故四肢发热也。饮食不节，劳役所伤，以致脾胃虚弱，乃血所生病，主口中津液不行，故口干咽干也。病患自以为渴，医者治以五苓散，谓止渴燥，而反加渴燥，乃重竭津液，以至危亡。经云，虚则补其母。当于心与小肠中以补脾胃之根蒂者。甘温之药为之主，以苦寒之药为之使，以酸味为之臣佐。以其心苦缓，急食酸以收之。心火旺则肺金受邪，金虚则以酸补之，次以甘温及甘寒之剂，于脾胃中泻心火之亢盛，是治其本也。（《脾胃论·脾胃胜衰论》）

🌀 田按 🌀 ·········

此乃心火乘于脾胃，而见右关脉浮大而弦。

证见：

1. 右关脉浮大弦（火木受邪而乘于脾胃）。

2. 烦躁闷乱（心火内郁胸膈，心中懊侬）。

3. 四肢发热（脾主四肢，心火乘于脾胃，故四肢发热）。

4. 口苦、舌干、咽干（心火走血分，故李东垣说"乃血所生病"，脾开窍于口，脾热故"主口中津液不行"而"口苦、口干、咽干"。张仲景说"热在血分，则口渴不欲饮，但欲漱。"李东垣指出，这类"口苦、口干、咽干"证本是津液不足，故不能用利小便的五苓散重竭津液）。李东垣在下文说："心火上攻，使口燥咽干，是阴气大盛，其理甚易知也。"上下不交，心火炎上而口燥咽干，水湿流下而阴气大盛。

对于这类病的治疗原则：当于心与小肠中以补脾胃之根蒂者。

方法：以甘温之药为之主，以苦寒之药为之使，以酸味为之臣佐。

以其"心苦缓，急食酸以收之"。心火旺则肺金受邪，金虚则以酸补之，次以甘温及甘寒之剂，于脾胃中泻心火之亢盛，是治其本也。

心火亢盛的主要原因，概括起来有二：一是少阳三焦相火（乾阳）不足，太阴脾湿（坤阴）有余，土、火不合其德，化源虚弱，营血供养不足，阳不生、阴不长，不能上奉，心失充养而心火亢盛；二是七情郁结，暗耗营血，导致营血不能涵养心火。

朱丹溪说："湿、热、相火病多。土、火病多。气常有余，血常不足。"（《脉因证治》），此论述全面、高度概括了心火亢盛的发病情况。这里的"气常有余，血常不足"是一对相对概念，心血不足，则心火有余。气有余便是火。

心火亢盛其病理变化有六个方面。

1. 心为脏属阴，主血脉，主神明。君火走血分，以血为养。血属阴，离为阴卦，故心火亢盛叫作阴火。阴火内伏阴血，在血脉之中。心火亢盛，即是血病。热在脉中，故一般临床表现热势不高，身无大热，只云"热"。张元素说："热者，少阴君火之热，乃真心小肠之气也。"（《医学启源》）。阴火伏于血脉之中，日渐煎熬，血气亏少，心无所养，致使心惑乱而烦闷不安、怔忡、健忘、失眠、多梦。《黄帝内经灵枢·热病》叙述阴火内伏血中的热病，有烦闷，唇、口、咽喉干燥等症状。心者，其华在面，开窍于舌。血热则脉流加快，面赤，舌红，心烦，不寐；热在血分，则口渴不欲饮，但欲漱。血热扰心，轻者多喜笑无常，重者可见谵语、昏迷、不省人事。营血不能颐养于神，神无所养，津液不行，不能生血脉。脉者，神之舍。心生凝滞，七神离形，故阴火为七神之贼。阴火内伏血脉，消灼阴血，这大概是血脉病变的根源，如高血压、动脉硬化、冠心病、周围血管病等。

2. 心火亢盛，就燥刑肺，肺阴受伤。证见咳逆、喘促、短气、鼻干，不任风寒。舌尖红或红赤起刺，根部有白腻苔，或黄苔，或灰苔，或根部及两边有白苔、中心无苔。

3. 心火乘脾为热中。在后天八卦方位图中，离在坤之左，心火出自地下，所以李东垣认为阴火乘于坤土之中。阴火就燥，兑肺在坤之右，燥火挟灼坤土，坤土日焦，营血之源日竭，其寿必短期。热中病，"脾胃脉中见浮大而弦，其病或烦躁闷乱，或四肢发热，或口苦、舌干、咽干"。（《脾胃论》）

4. 心火炎上则上热，水湿聚下则下寒。心火炎上则肺气不降，水湿聚下则下焦阻塞不通，心肾不得相交，上下痞隔，逆乱内生而发百病。如湿聚成饮，饮凝为痰。上热下寒，风起其间，所以常导致中风、痰火、湿热、痿痹等病证。

5. 子病及母，肝木挟心火之势，无所畏惧而妄行。震巽在坤之左，木郁地中，少阳风热之气陷于地下，不得生长，而木火过于有形之中。证可见多怒、目生内障、妄见、妄闻、起妄心、夜梦亡人，四肢满闭转筋，或生痿、生痹、生厥、中风、生恶疮、作肾痿，或为上热下寒等，为邪不一。

6. 心火亢盛而刑肺，上源之水日亏，肾水日虚，日久相火日见偏盛，蒸灼津液，伤及肾阴，由血分而及阴分，其病尤深，阴竭则死。心火亢盛的热病，是心火有余，气血俱不足，是虚劳病和各种慢性病的根源。

《黄帝内经素问·至真要大论》病机19条，概括热病者四："诸胀腹大，皆属于热；诸病有声，鼓之如鼓，皆属于热；诸转反戾，水液浑浊，皆属于热；诸呕吐酸，暴注下迫，皆属于热"。其证多与水湿有关。刘河间又广其说，谓心火致病甚多，为"喘呕，吐酸，暴注下迫，转筋，小便浑浊，腹胀大鼓之有声，痈疽，疡疹，瘤气，结核，吐下霍乱，瞀郁，肿胀，鼻塞，鼻衄血溢，血泄，淋闭，身热，恶寒，战栗，惊惑，悲笑谵妄，衄蔑血污之病。"（《素问玄机原病式》）

总之，内伤心火病的机理是营血亏虚而心火偏盛，阳气不足而水湿留滞。

脾胃不足，是火不能生土，而反抗拒，此至而不至，是为不及也。白术（君），人参（臣），甘草（佐），芍药（佐），黄连（使），黄芪（臣），桑白皮（佐）。诸风药皆是风能胜湿也，及诸甘温药亦可。（《脾胃论·脾胃胜衰论》）

田按

脾胃不足是阳虚，是少阳三焦相火不生脾胃之土，此阳虚则水湿下流，不但土不克水，肾水反来抗拒侮土。这就是脾胃自身不及的病机，表现为昏冒、少气、嗜睡、脉虚缓、舌质淡等。用白术、人参、黄芪、炙甘草甘温扶阳，生土克水。心火旺能令母实，木挟火势而伤脾，故用芍药制肝安脾。心火必克肺金，故用黄连泻心火、桑白皮泻肺热。

风药指柴胡、升麻、羌活、防风、荆芥之类。

心火亢盛，乘于脾胃之位，亦至而不至，是为不及也。黄连（君），黄柏（臣），生地黄（臣），芍药（佐），石膏（佐），知母（佐），黄芩（佐），甘草（佐）。（《脾胃论·脾胃胜衰论》）

田按

心火亢盛必是营血亏损，一是心火克肺，其脉必数，《伤寒论》谓当传阳明；二是心火乘于脾胃而焦土，属于《难经·七十五难》"母能令子虚"的脾胃不及，表现为口干、咽干、口苦、心烦、脉浮大弦、舌质红等症，故用黄连、黄柏、黄芩（三黄）和甘草（甘、苦，寒）泻血中心火之亢盛，用生地黄、芍药补心血，用石膏、知母、甘草之白虎清肺金。

《兰室秘藏·眼耳鼻门》说："诸酸主收心气，泻木火也。诸苦泻火热，则益水也。"《医学启源·药性要旨》和《东垣试效方·药性要旨》说："甘寒泻火，苦寒泻湿热，甘苦寒泻血热。"

《脾胃论·长夏湿热胃困尤甚用清暑益气汤论》说："少加黄柏以救肾水。盖甘寒泻热火，火减则心气得平而安也。如烦乱犹不能止，少加生地黄补肾水，盖将补肾水，使肾水旺而心火自降"《内外伤辨惑论》补中益气汤下说："少加黄柏以救肾水，能泻阴中之伏火。如烦犹不止，少加生地黄补肾水，水旺而心火自降"。什么是"阴中之伏火"？《内外伤辨惑论》补中益气汤下说："阴火炽盛，是血中伏火日渐煎熬，血气日减，心包与心主血，血减则心无所养，致使心乱而烦"，心和心包主血，心火——阴火走血分，血属阴，故知"血中伏火"即"阴中伏火"。肾水来自心血，血即是水，故用黄柏苦寒泻心火即是救肾水，用生地黄滋养心血即是补肾水。

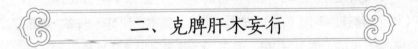

二、克脾肝木妄行

所胜妄行者，言心火旺能令母实，母者，肝木也，肝木旺则挟火势，无所畏惧而妄行也，故脾胃先受之。或身体沉重，走痓疼痛，盖湿热相搏，风热郁而不得伸，附着于有形也。或多怒者，风热下陷于地中也。或目病而生内障者，脾裹血，胃主血，心主脉，脉者，血之腑也。或云心主血，又云肝主血，肝之窍开于目也。或妄见妄闻，起妄心，夜梦亡人，四肢满闭，转筋，皆肝木火盛而为邪也。或生痿，或生痹，或生厥，或中风，或生恶疮，或作肾痿，或为上热下寒，为邪不一，皆风热不得升长，而木火遏于有形中也。（《脾胃论·脾胃胜衰论》）

田按

脾胃土弱则肝木强，故云克我之肝木妄行。这是心火旺，心子病而殃及肝母，则心肝俱病而为风热。风热必伤肺金。既有风热之郁，又有湿热相搏，故变证不一。

心火旺能令肝木实。木火合邪而无所畏惧，心火乘脾及肝木克脾，故脾胃受邪。李东垣说这是"风热郁而不得伸"或"风热下陷于地中"——"皆风热不得生长，而木火过于有形中"。

"肝木火盛"证见：或妄见妄闻，起妄心，夜梦亡人，四肢满闭，转筋。

"风热郁而不得伸"是湿热相搏，证见："身体沉重，走痓疼痛。"

"风热下陷于地中"证见多怒，或目病而生内障。

"或生痿，或生痹，或生厥，或中风，或生恶疮，或作肾痿，或为上热下寒，为邪不一，皆风热不得生长，而木火过于有形中也。"

肝木妄行，胸胁痛，口苦舌干，往来寒热而呕，多怒，四肢满闭，淋溲便难，转筋，腹中急痛，此所不胜乘之也。羌活（佐），防风（臣），升麻（使），柴胡（君），独活（佐），芍药（臣），甘草（臣），白术（佐），茯苓（佐），猪苓、泽泻（佐），肉桂（臣），藁本、川芎、细辛、蔓荆子、白芷、石膏、黄柏（佐），知母、滑石。（《脾胃论·脾胃胜衰论》）

田按

心火旺，子令母实，木火合邪，如李东垣说"所胜妄行者，言心火旺能令母实。母者，肝木也，肝木旺则挟火势，无所畏惧而妄行也。"心火旺是因为阳不生、阴不长造成的，故用羌活、防风、升麻、柴胡、藁本、白芷、川芎、细辛、蔓荆子等风药升发阳气，使阳生阴长而阴精上奉，散火通窍。白术、炙甘草补脾益气。茯苓、猪苓、泽泻、白术、桂枝之五苓散祛其水湿。用黄柏、芍药、甘草，甘苦寒泻血分热。用石膏、知母、甘草之白虎清肺热而制肝胆木火之势。

《东垣试效方·药象门》说："肝受心火之邪，是从前来者，为实邪，当泻其子火也。然非直泻其火，十二经中各有金、水、木、火、土，当木之分，泻其火也。……即肝受火邪，先于肝经五穴中泻荥心行间穴是也；后治其标者，于心经五穴内，泻荥火少府穴是也。以药论之，入肝经药为之引，用泻心火药为君，是治实邪之病也。"

三、脾土病及子肺

所生受病者，言肺受土、火、木之邪，而清肃之气伤。或胸满少气短气者，肺主诸气，五脏之气皆不足，而阳道不行也。或咳嗽寒热者，湿热乘其内也。（《脾胃论·脾胃胜衰论》）

 田按

脾土生肺金，所生受病就是肺金系统发病。所谓"肺受土、火、木之邪"，即风热、湿热都伤肺也。肺伤不仅伤气，而且失其宣发、肃降功能，表里皆会发病。

脾土生肺金。火克肺金，肝木旺反侮肺金，母病及子，故云"肺受土火木之邪"。肺失肃降之功，故或胸满、少气、短气，或咳嗽寒热。

且脾胃气虚不生肺金，肺虚则不任风寒，而见洒淅恶寒、惨惨不乐等。

肺金受邪，由脾胃虚弱，不能生肺，乃所生受病也。故咳嗽气短、气上，皮毛不能御寒，精神少而渴，情惨惨而不乐，皆阳气不足，阴气有余，是体有余而用不足也。人参（君），白术（佐），白芍药（佐），橘皮（臣），青皮（以破滞气），黄芪（臣），桂枝（佐），桔梗（引用），桑白皮（佐），甘草（诸酸之药皆可），木香（佐），槟榔、五味子（佐，此三味除客气）。（《脾胃论·脾胃胜衰论》）

田按

土生金，母病及子，故云所生受病。肺金之病来源有二：一是脾虚土不生金，二是心火克肺。故用人参、白术、炙甘草、黄芪甘温补脾，扶阳气而益肺气。用桂枝、白芍、甘草调和营卫。用陈皮（橘皮现统称为陈皮）、青皮、木香、槟榔除湿、行气、利气而通经络。心火克肺，故用桑白皮、五味子泻肺热、敛肺阴。用桔梗引诸药入肺。

四、脾土克肾水

所不胜乘之者，水乘木之妄行而反来侮土，故肾入心为汗，入肝为泣，入脾为涎，入肺为痰、为嗽、为涕、为嚏，为水出鼻也。一说，下元土盛克水，致督、任、冲三脉盛，火旺煎熬，令水沸腾，而乘脾肺，故痰、涎、唾出于口也。下行为阴汗，为外肾冷，为足不任身，为脚下隐痛。或水附木势而上为眼涩，为眵，为冷泪，此皆由肺金之虚而寡于畏也。（《脾胃论·脾胃胜衰论》）

田按

脾土本克肾水，今脾胃虚弱，肾水反来侮土，故云"所不胜乘之"。汗、泣、涎、痰、涕、唾、泪、溺皆是肾水泛滥为病也。

脾土不及则肝木妄行。肾水生肝木，故云"水乘木之妄行而反来侮土"。土虚不生子，脾肺都虚。肾水妄行，四脏受邪，入心为汗，入肝为泣，入脾为涎，入肺为痰、为嗽、为涕、为嚏，为水出鼻也。

为什么"督任冲三脉盛，火旺煎熬，令水沸腾"呢？因为冲脉是黄庭太极脉，心火乘于脾土就在冲脉，而冲脉连肾也。

《黄帝内经》记载冲脉的经脉线路如下（图1-2）。

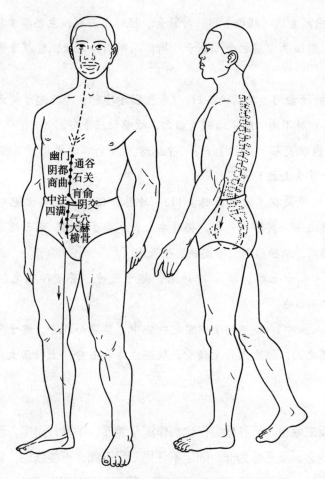

幽门
阴都
商曲
中注
四满

通谷
石关
肓俞
阴交
气穴
赫骨
大横

图1-2　冲脉循行线路

《黄帝内经灵枢·逆顺肥瘦》曰："夫冲脉者，五脏六腑之海也，五脏六腑皆禀焉。其上者，出于颃颡，渗诸阳，灌诸精；其下者，注少阴之大络，出于气街，循阴股内廉，入腘中，伏行骭骨内，下至内踝之后属而别。其下者，并于少阴之经，渗三阴；其前者，伏行出跗属，下循跗，入大指间，渗诸络而温肌肉。"

《黄帝内经灵枢·动输》曰："冲脉者，十二经脉之海也，与少阴之大络起于肾下，出于气街，循阴股内廉，邪入腘中，循胫骨内廉，并少阴之经，下入内踝之后，入足下；其别者，斜入踝，出属跗上，入大指之间，注诸络以温足胫，此脉之常动者也。"

15

《黄帝内经素问·痿论》曰：冲脉者，经脉之海也，主渗灌溪谷，与阳明合于宗筋，阴阳总宗筋之会，会于气街，而阳明为之长，皆属于带脉，而络于督脉。

《黄帝内经素问·举痛论》曰："寒气客于冲脉，冲脉起于关元，随腹直上，寒气客则脉不通，脉不通则气因之，故喘动应手矣。"

《黄帝内经灵枢·海论》曰："冲脉者，为十二经之海，其输上在于大杼，下出于巨虚之上下廉。"

《黄帝内经灵枢·五音五味》曰："冲脉、任脉，皆起于胞中，上循背里，为经络之海，其浮而外者，循腹右上行，会于咽喉，别而络唇口，血气盛则充肤热肉，血独盛则澹渗皮肤，生毫毛。"

《难经·二十七难》曰："冲脉者，起于气冲，并足阳明之经，夹脐上行，至胸中而散也。"

《奇经八脉考》曰："起于少腹之内胞中，其浮而外者，起于气冲，并足阳明、少阴之间，循腹上行至横骨，侠脐左右各五分，上行历大赫……至胸中而散。"

肾水反来侮土，所胜者妄行也。作涎及清涕，唾多，溺多，而恶寒者是也。土火复之，及三脉为邪，则足不任身，足下痛，不能践地，骨之无力，喜睡，两丸冷，腹阴阴而痛，妄闻妄见，腰脊背胛皆痛。干姜（君）、白术（臣）、苍术（佐）、附子（佐，炮，少许）、肉桂（佐，去皮，少许）、川乌头（臣）、茯苓（佐）、泽泻（使）、猪苓（佐）。（《脾胃论·脾胃胜衰论》）

田按

土克水，故脾土是肾水的"所胜"。今脾虚土不能克水，所以肾水乘木妄行反来侮土。肾水泛溢，入脾为口涎，入肺为清涕，入肝为泪，自入为唾液多、尿多，而且怕冷。

肾水妄行，上克心火，下侮脾土，日久则郁发，而土火来复则脾土和心火二脉为邪，症见湿热足不任身，足下痛，不能践地，骨之无力，喜睡，两丸冷，腹阴阴而痛，妄闻（幻听），妄见（幻视），腰、脊、背、胛皆痛。

故用干姜、附子、川乌、肉桂扶阳，白术、苍术健脾化湿，茯苓、猪苓、泽泻、白术、桂枝之五苓散利水。

李东垣在这里用五行生克制化的理论阐述了以脾胃为中心与其余四脏病理变化的机理，其关系如图1-3。

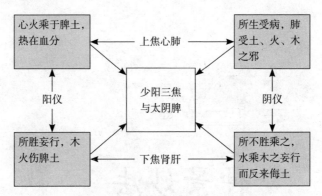

图1-3　以脾胃为中心与其余四脏病理变化机理

张仲景论治外感病本于四时阴阳，从上述可以看出李东垣论治内伤病亦本于四时阴阳。李东垣在《医学发明·医学之源》中说："人之生也，负阴而抱阳，冲气以为和。一昼夜之间，有阳中之阳，阳中之阴，阴中之阴，阴中之阳。天地四时之阴阳，人之十二脏应之。善摄生者，调停顺适，使二气和静，内外交养，无过不及，则病安从来？惟形与物接，心为形役，内为七情之所攻，外为六气之所贼，冲和既扰，何病不生？……大抵不外乎阴阳两端，取其平而已矣——故医者必须先读《内经》《本草》，辨十二经、十二脏、十二时之阴阳，以合天地四时之阴阳，了然于心。次及诸家方论，然后施之于用，有余者损之，不足者补之，治而平之，务得其中，庶无误也。"

"脏气法时"的关键在"时"，"时"的关键是"气运衰旺"，即四时的升降浮沉，李东垣以六腑阳升和五脏阴降论之。详见后文。

第二章

仲景妙法
——甲己化土

一、什么是"仲景妙法"

《内外伤辨惑论》记载："易水张先生云：仲景药为万世法，号群方之祖，治杂病若神，后世医家，宗《内经》法，学仲景心，可以为师矣。"易水张先生指张元素，是李东垣的老师，李东垣尊师训，非常精熟张仲景的《伤寒杂病论》，从中得出"甲己化土，此仲景妙法也"的结论。那么"仲景妙法"之"甲己化土"是什么意思呢？为什么说"甲己化土"而不说"戊己土"呢？因为"甲己化土"是天道五运六气的理论，"戊己土"是地道五方五脏理论。李东垣对"甲己化土"从《黄庭经·上有章》"上有魂灵下关元，左为少阳右太阴，后有密户前生门，出日入月呼吸存"的"黄庭"加以解释，甲指春天甲胆生发春气，李东垣在《脾胃论·胃虚脏腑经络皆无所受气而俱病论》中说："甲胆，风也，温也，主生化周身之血气。"在《兰室秘藏·脾胃虚损论》中说："足少阳甲胆者，风也，生化万物之根蒂也。《内经》云：履端于始，序则不愆。人之饮食入胃，营气上行，即少阳甲胆之气也。其手少阳三焦经，人之元气也。手足经同法，便是少阳元气生发也。胃气、谷气、元气、甲胆上升之气一也，异名虽多，只是胃气上升者也。"张志聪也说："胆主甲子，为五运六气之首，胆气升则十一脏腑之气皆升，故取决于胆也。所谓求其至也，皆归始春。"张元素说："胆属木，为少阳相火，发生万物；为决断之官，十一脏之主。"所以，归根到底，甲胆少阳之气就是少阳三焦相火之气，少阳三焦相火这轮红日为生化万物之根蒂。李东垣为什么说"手厥阴为十二经之领袖，主生化之源"呢？《兰室秘藏·眼耳鼻门》说："心者君火也，主人之神，宜静而安，相火代行其令。相火者包络也（即手厥阴），主百脉"，又说："凡心包络之脉出于心中，以代心君之行事也，与少阳为表里。"关键是相火，是相火主生化之源。而"己土"为太阴脾，李东垣多次强调"脾为死阴"（《脾胃论·脾胃胜衰论》），"脾无阳则死"（《脾胃论·胃虚脏腑经络皆无所受气而俱病论》），故李东垣在《医学发明》"病有逆从，治有反正论"中说："**坤元一正之土，虽主生长，阴静阳躁，禀乎少阳元气乃能生育也。**"至此可知，"仲景妙法"全在黄庭太极之少阳三焦相火和太阴脾土。李东垣在《东垣试效方·妇人门·每日水泻三两行，米谷有时不化论》中说："中有疾，傍取之。傍者，少阳甲胆是也；中者，脾胃也。脾胃有疾，取之于足少阳。甲胆者，甲风是也，东方风也。"李东垣将甲解释为甲胆风，春天上升的阳气。脾那里有升清之功？《黄帝内经素问·阴阳应象大论》说："阳之气，以天地之疾风名之。"可知阳气即风，春风是阳气之象。"己"即是"中"，"傍"即是"甲"。又在"一妇人"医案中说："圣人立治之法，既湿气大胜，以所胜治之，助甲风木上升是也。故经云：风胜湿，是以所胜平之也。……大举大升以助春夏二湿之久陷下之治也。"故《脾胃论·脾胃胜衰论》说："胆者，少阳春生之气，春气升则万化安，故胆气春升，则余脏从之。"《兰室秘藏·脾胃虚损论》说："足少阳甲胆者，风也，先（吴刻本作"生"为是）化万物之根蒂也。《内经》云：履端于始，序则不衍。人之饮食入胃，营气上行，即少阳甲胆之气也。其手少阳三焦经，人之元气也，手足经同法，便是少阳元气生发也。胃气、谷气、元气、甲胆上升之气一也，异名虽多，止是胃气上升者也。"既然甲胆风为"生化万物之根蒂"，而厥阴从中气少阳，故李东垣在《东垣试效方·妇人门·带下论》中说："夫手、足厥阴者，生化之源也。足厥阴主肝木，肝藏血；手厥阴命门、包络相火，男子藏精施化，妇人系胞有孕，生化虽异，受病则同。"因为少阳、厥阴俱主生升也，阳生阴长才能阴精上奉而天癸至，故云二七、二八才能有子（图2-1）。

　　张仲景救表用少阳阳旦桂枝汤，救里用太阴四逆汤及创大小建中汤、黄芪建中汤即是此意。这才是张仲景医学思想的真髓，即《伤寒杂病论》之真谛。于此可知，李东垣内伤医学理论来源于《黄帝内经》和张仲景，秉承师意而有创新，成为千秋内伤宗师。

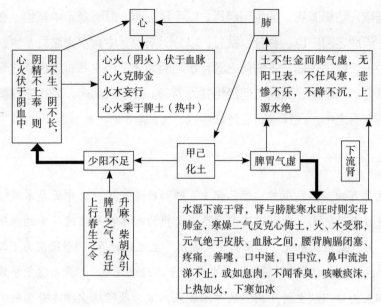

图2-1　甲己化土病理阳虚三联证

二、甲己土的升降浮沉

李东垣尊张仲景抓四时阴阳之大旨，凡病必抓四时阴阳，故《脾胃论》有"天地阴阳生杀之理在升降浮沉之间论""脏气法时升降浮沉补泻图说""阴阳升降论""阴阳寿夭论"及四时用药加减法等，《东垣试效方》更载有"用药法象""用药升降浮沉补泻法"等。

李东垣抓四时阴阳升降浮沉，关键是抓黄庭太极之"甲己"——少阳三焦相火和太阴脾土，抓黄庭太极的关键是抓五运六气标本中气理论。

经云（《黄帝内经素问·标本病传论》）：病有逆从，治有反正。除四反治法，不须论之。其下云（《黄帝内经素问·至真要大论》）：惟有阳明、厥阴不从标本，从乎中也。其注者，以阳明在上，中见太阴；厥阴在上，中见少阳为说。予独谓不然，此中，非中外之中也，亦非上中之中也，乃不定之辞。盖欲人临病消息，酌中用药耳。以手足阳明、厥阴者，中气也。在卯酉之分，天地之门户也。春分、秋分，以分阴阳也，中有水火之异者也。况手厥阴为十二经之领袖，主生化之源；足阳明为十二经之海，主经营之气，诸经皆禀之。言阳明、厥阴与何经相并而为病，酌中以用药，如权之在衡，在两则有在两之中，在斤则有在斤之中也。"（《脾胃论·脾胃胜衰论》）

℃ 田按 ℈ ....

　　于此可知，李东垣对"甲己化土"的阐释进行了一次中医学术战略大转移，将"甲己化土"的太过不及土运说变换为标本中气理论从本的少阳太阴两经，并从厥阴从中气少阳悟出手足厥阴"主生化之源""手厥阴为十二经之领袖，主生化之源""厥阴心包乃包络，十二经之总也"，进而提出手厥阴心包络相火为命门"主持于内"的学术观点，因为厥阴从少阳左升阳气，说明李东垣非常熟悉五运六气及其标本中气理论，并有自己独到的见解。

　　心包络为命门，脉诊在"右手尺脉为命门"，同主"命门之火"而"主持于内"，而"命门者，主持中也"，中指中焦，不在肾。中焦的功能是"主腐熟水谷"，"中焦如沤"，李东垣的这个"命门"与《黄庭经》的黄庭同，由少阳三焦相火和太阴脾湿土组成，即"左为少阳右太阴……出日入月呼吸存"。心包络，一云"主持于内"，一云"主持中"，可知中、内互用，因天枢之上，天气主之，故在天上的心包络主持上焦、中焦，何况心包络从胸中下膈历络上中下三焦呢？"心包络主之，脉出胸中，下膈，历络三焦。此其所以相与相火并行，与命门之脉同膝于右尺中也"。因包络代心君行事，所以包络命门即心命门，其位在膻中。

　　李东垣在《医学发明·病有逆从》中说："手少阴心之经，乃寒因热用。且少阴之经，真阴也。其心为根本，是真火也。故曰少阴经标寒本热。是内则心火为本，外则真阴为标。"于此可知，心命门为先天命门，有真阴、真火（真阳），即包络命门有真阴、真火。李东垣不言真阴、真火在肾，故《奇效良方》卷二十一方（一说为《御药院方》）所载封髓丹（黄柏、砂仁、甘草）的功效是"降心火，益肾水"。《医学发明·两肾有水火之异》说三才封髓丹"防心火，益肾水"。《丹溪心法·发热》云：四物汤加炒黄柏，是降火补阴之妙剂。四物汤补血，是补血以涵养心火，则心火不起。心主血脉，脉为血府，心之真阴及心血，故补阴丸为四物汤加炒黄柏。

《黄帝内经素问·至真要大论》说："六气标本所从不同奈何……有从本者，有从标本者，有不从标本者也……少阳太阴从本，少阴太阳从本从标，阳明厥阴不从标本，从乎中也。故从本者化生于本，从标本者有标本之化，从中者以中气为化也。"（表2-1）

表2-1　标本中气

六经	本气	标气	中气	所从
厥阴	风	厥阴	少阳	从其中气
阳明	燥	阳明	太阴	
少阳	火	少阳	厥阴	从其本气
太阴	湿	太阴	阳明	
太阳	寒	太阳	少阴	从本从标
少阴	热	少阴	太阳	

此当以少阳太阴"化生于本"为主，阳明厥阴又从中气少阳太阴之本，故张子和在《儒门事亲》中有如下所说。

少阳从本为相火，太阴从本湿上坐；

厥阴从中火是家，阳明从中湿是我；

太阳少阴标本从，阴阳二气相包裹；

风从火断汗之宜，燥与湿兼下之可。

万病能将火湿分，彻开轩岐无缝锁。

张子和说万病都本于黄庭太极中的少阳三焦相火和太阴脾湿，春厥阴肝从中气少阳三焦相火阳生阴长，秋阳明肺从中气太阴脾湿阳杀阴藏，夏太阳和冬少阴只是阴阳之征兆而已。故李东垣从此得出"甲己化土，此仲景妙法"之结论。六经皆从黄庭太极中出，人体之升降浮沉也从此出。

李东垣说："春生夏长，皆从胃中出也。""所谓清气、荣气、运气、卫气、春升之气，皆胃气之别称也。""胃气和平，荣气上升，始生温热。温热者，春夏也，行阳二十五度。六阳升散之极，下而生阴，阴降则下行为秋冬，行阴道，为寒凉也。""甲胆，风也，温也，主生化周身之血气；丙小肠，热也，主长养周身之阳气。亦皆禀气于胃，则能浮散也，升发也。"

《内外伤辨惑论》说："凡用药，若不本四时，以顺为逆。四时考，是春升、夏浮、秋降、冬沉，乃天地之升浮化降沉，化者，脾土中造化也，是为四时之宜也。但宣补之以辛甘温热之剂，及味之薄者，诸风药是也，此助春夏之升浮者也，此便是泻秋收冬藏之药也，在人之身，乃肝心也；但言泻之以酸苦寒凉之剂，并淡味渗泄之药，此助秋冬之降沉者也，在人之身，是肺肾也。用药者，宜用此法度，慎毋忽焉！"

《脾胃论·天地阴阳生杀之理在升降浮沉之间论》曰："阴阳应象大论云：天以阳生阴长，地以阳杀阴藏。然岁以春为首，正，正也；寅，引也。少阳之气始于泉下，引阴升而在天、地、人之上，即天之分，百谷草木皆甲坼于此时也。至立夏，少阴之火炽于太虚，则草木盛茂，垂枝布叶。乃阳之用，阴之体，此所谓'天以阳生阴长'。经言'岁半以前，天气主之'，在乎升浮也。至秋而太阴之运，初自天而下逐，阴降而彻地，则金振燥令，风厉霜飞，品物咸殒，其枝独存，若乎毫毛。至冬则少阴之气复伏于泉下，水冰地坼，万类周密。阴之用，阳之体也，此所谓'地以阳杀阴藏。'经言'岁半以后，地气主之'，在乎降沉也。至于春气温和，夏气暑热，秋气清凉，冬气冷洌，此则正气之序也。故曰：履端于始，序则不愆。升已而降，降已而升，如环无端，运化万物，其实一气也。

设或阴阳错综，胜复之变，自此而起。万物之中，人一也，呼吸升降，效象天地，准绳阴阳。盖胃为水谷之海，饮食入胃，而精气先输脾归肺，上行春夏之令，以滋养周身，乃清气为天者也；升已而下输膀胱，行秋冬之令，为传化糟粕，转味而出，乃浊阴为地者也。若夫顺四时之气，起居有时，以避寒暑，饮食有节，及不暴喜怒，以颐神志，常欲四时均平，而无偏胜则安。不然，损伤脾胃，真气下溜，或下泄而久不能升，是有秋冬而无春夏，乃生长之用，陷于殒杀之气，而百病皆起；或久升而不降亦病焉。于此求之，则知履端之义矣。"

🍃 田按 🍃

既然"甲己化土"的关键是少阳三焦，所以李东垣特别重视少阳三焦，并尊《黄帝内经》手足三焦之说。甲己所化之气就是胃气，所以说"有胃气则生，无胃气则死"。胃气就是人的生气。故晋代郭璞《葬书》说："夫阴阳之气，噫而为风，升而为云，降而为雨，行乎地中，谓之生气。生气行乎地中，发而生乎万物。"

三、李东垣手足三焦说

元代王好古从师李东垣，他所编著的《此事难知》一书尽记其师李东垣"不传之秘"，其中最大、最重要的"不传之秘"是论"手足少阳三焦"（参阅附录2《黄帝内经》三焦说探源"内容）。如《此事难知》二问"三焦有几"。

问三焦有几？答曰：手少阳者，主三焦之气也。《灵枢经》云：足三焦者，太阳之别也，并太阳之正，入络膀胱约下焦。是知三焦有二也。

又说：问三焦有几，血海异同。

手少阳三焦之经，起于小指、次指之外侧出其端，终于目锐眦。

足少阳胆之经，起于目锐眦，终足大指三毛。

头至心为上焦，心至脐为中焦，脐至足为下焦，此又足太阳之别也。又《灵枢》云；脐下膀胱至足，为足三焦。

右手尺脉为命门，包络同胗，此包络亦有三焦之称，为命门之火，游行于五脏之间，主持于内也。手三焦主持上也，足三焦主持下也，上、中、下三焦通为一气，卫于身也，为外护。

既已头至心，心至脐，脐至足为状也，呼为三焦有名也，以为无状可呼？经云：三焦者，水谷之道路也，却是有形状，何以然？上焦者，主纳而不出；中焦者，主腐熟水谷；下焦者，主出而不纳。故经曰：上焦如雾，中焦如沤，下焦如渎也。

手经者，主持上也；足经者，主持下也；命门者，主持中也。为卫者，护持外也。三焦元气为父之气散也，包络相从母也，并行而不相离，母之元气也，故俱会于胸中。经云：膻中之分，父母居之，气之海也，如天地之尊，不系五形。

清邪中于上焦，名曰洁也，头痛，项强，腰脊痛。浊邪中于下焦，名曰浑也，阴气为慄，便溺妄出。表虚里急。上焦、下焦与中焦相混，上焦怫郁，脏气相薰，中焦不治，胃气上冲，荣卫不通，血凝不流。若卫气前通者，小便赤黄，与热相搏，因热作使，游于经络，出入脏腑。阴气前通，阳气后微，阴无所使，客气内入，嚏而出之，声嗢音兀咽塞，寒厥热壅，必然下血。阴阳俱厥，脾弱液下。下焦不阖，清便下重，便数而难，脐筑湫痛，命将难全，此命门之脉诊在右手尺也。经曰：五脏不和，五液注下，当阖不阖，便溺俱脱，生气绝矣！所以腹脐湫痛也，故曰命将难全。前三焦自外而入，后三焦自内而出。雾不散而为喘满，此出而不内也；沤不利而为留饮，留饮不散，久为中满，上不能内，下不能出也；渎不利而为肿满，此因上内而下不出也，此三焦之所不归也。

三焦有藏而无府，在内则游行，是在血也；在外则固护，是在气也：上焦如雾者，气也；下焦如渎者，血也；中焦者，气血分之也。下焦在脐下，膀胱上口，主分别清浊，出而不内，即传道也。治在脐下，名曰三焦，其府在气冲中。又云：有藏无府。成氏云：血室者，血之所居也，荣卫停止之所，经脉流会之处，冲脉是矣！冲者，奇经之一也，起于肾下，出于气冲，并足阳明经夹脐上行，至胸中而散，为诸经之会。启玄子云：冲为血海，诸经朝会，男子则运而行之，女子则停而止之，皆谓之血室，《内经》曰：任脉通，冲脉盛。男既运行，女既停止。

故运行者，无积而不满也；停止者，有积而能静也。不满者，阳也，气也；能满者阴也，血也。故满者以时而溢，为之信有期也。溢，动也。乾道成男，坤道成女，故运行者，阳之象也；停止者，阴之象也。气血荣卫，男女皆有，内外谐和，其脉同胗。脉者，血之府也，故为气血之先，室为藏物之舍，亦为府也。三焦之府在气冲中，为男女血海之府。经又曰：有藏而无府，从无形而言之；有藏有府，从有形而言之也。清邪、浊邪所伤，三焦齐病，亦同两感。经云：心包络主之，脉出胸中，下膈，历络三焦。此其所以相与相火并行，与命门之脉同胗于右尺中也。

这里有很多"不传之秘"，我们探索如下。

（一）足三焦

李东垣所见《灵枢经》尚有足三焦之说，传世本《灵枢经》此文已佚失。

足三焦之说见于《黄帝内经灵枢·本输》，谓："三焦下腧在于足大趾，之前少阳，之后出于腘中外廉，名曰委阳，是太阳络也，手少阳经也。（足）三焦者，足少阳太阴之所将，太阳之别也，上踝五寸，别入贯腨肠，出于委阳，并太阳之正，入络膀胱，约下焦，实则闭癃，虚则遗溺，遗溺则补之，闭癃则泻之。"

田按

首先是断句容易有问题，现行的书多断为"三焦下腧在于足大趾之前，少阳之后"，应断为"三焦下腧在于足大趾，之前少阳，之后出于腘中外廉"，就是在足太阳经和足少阳经之间，即飞扬穴、外丘穴间以下部位。故《黄帝内经灵枢·邪气脏腑病形》说"三焦病者，候在足太阳之外大络（飞扬穴），大络在太阳、少阳之间"。（三焦之前，《黄帝内经太素》卷十一"本输"、《黄帝内经素问》"金匮真言论"及"宣明五气篇"王冰注引三焦上并有"足"字。杨上善说："以此三焦原气行足，故名足三焦也。"）

关于"足少阳太阴之所将"一句，历代注家有不同看法。《黄帝内经太素》卷十一"本输"无"足少阳"三字。"太阴"作"太阳"。《景岳全书》遗溺类引"少阳"作"少阴"。罗树仁《素问灵枢针灸合纂》说："按肾合三焦、膀胱，则三焦为足少阴太阳之所将。少阳太阴必系少阴太阳之误刊无疑。"周学海说："太阴之阴，原注一本作阳，今寻本篇文义，非'阴'误'阳'，乃'太'误'少'也。"以上诸说都不妥，因为他们不知"少阳太阴合为人身之太极"。《黄帝内经素问·六节藏象论》说："凡十一藏，取决于胆也。"李东垣《脾胃论》对此的解释非常精辟，谓："胆者，少阳春升之气，春气升则万化安。故胆气春升，则余脏从之。胆气不升，则飧泄、肠澼不一而起矣。"就是从少阳太阴解释的，因为少阳三焦相火寄予胆，胆气升必是三焦相火的作用，故云"足少阳太阴之所将"。另外，足大趾是足太阴经所起之处，而少阳太阴相合为太极元气（参《中医外感三部六经说》），故足大趾乃元气所聚之处。再者，《黄帝内经灵枢·终始》："三脉动于足大趾之间，……其动也，阳明在上，厥阴在中，少阴在下。"前有少阳、太阳、太阴，此有阳明、厥阴、少阴，说明六条经脉皆能动于足大趾之间。为什么六脉皆动于此呢？因有冲脉入于足大趾。《黄帝内经灵枢·动输》说："黄帝曰：足少阴何因而动？岐伯曰：冲脉者，十二经之海也，与少阴之大络，起于肾下，出于气街，循阴股内廉，邪（斜）入腘中，循胫骨内廉，并少阴之经，下入内踝之后，入足下。其别者，邪入踝，出属跗上，入大指之间，注诸络，以温足胫，此脉之常动者也。"看来冲脉是关键，冲脉就是太极的经脉。

脾气散精，上归于肺，通调水道，下输膀胱，膀胱属土，其气化必须由三焦来实现，故脾虚则小便数，脾实则小便少。说明三焦、脾、膀胱之间有密切关系。

足大趾，六经并现，太重要了，所以也是气功练功要处。如大周天功的另一派说法，与咸卦有关系。现在来分析咸卦的爻辞，爻辞开首说："初六：咸其拇（足大趾）。"接下去是：咸其腓（腿肚）、咸其股（髋骨），咸其脢（背肉），咸其辅颊舌。这与艮卦的所经路线相同。咸卦卦辞为"咸，亨，利贞。取女，吉。"爻辞为："初六：咸其拇。六二：咸其腓，凶。居吉。九三：咸其股，执其随，往吝。九四：贞吉，悔亡。憧憧往来，朋从尔思。九五：咸其脢，无悔。上六：咸其辅颊舌。"《周易》六十四卦，详细阐述人体从脚趾开始，随后直达额辅上的，除咸卦之外，还有艮卦。咸，感也。感，动也。《说文》："动人心也。"艮卦主静，主意守。讲要排除杂念虚心静养。咸卦主动，主张以意引气动而通行。

《周易》中的艮卦卦辞说：艮，艮其背，不获其身，行其庭，不见其人。

无咎。"爻辞说："初六：艮其趾。无咎。利永贞。六二：艮其腓，不拯其随，其心不快。九三：艮其限，列其夤，厉，薰心。六四：艮其身。无咎。六五：艮其辅；言有序。悔亡。上九：敦艮。吉。"

这如何解释呢？莫非气功锻炼中还存在着这样一种从意守脚趾开始进而意守头额的方法？确乎其然，在佛家的禅定中就充分体现了这一特点。

《禅秘要法经》卷上说："结跏趺坐，齐整衣服，正身端坐……闭目以舌拄腭，定心令住，不使分散，先当系念着左脚大指上，谛观指半节……次观踝骨"，接下去是按着顺序自下而上地谛观，如"胫骨""膝骨""髋骨""胁骨""脊骨""肩骨""头皮""脑"，及至"系念额上"。佛家《安般守意经》康僧会《序》讲得还要简明："还观其身，自头至足，反复微察内体。"令人吃惊的是，佛家禅定正是从意守脚趾开始，随后直达额上的。这的确给人以极大的启迪。由此可以推测艮卦从"艮其趾"到"艮其敦（额）"，大抵亦是一种古老的气功方法，并非以其罕见而不可思议。(《中国古代气功与先秦哲学》第十七章)

这个路线与冲脉的循行路线暗合。冲脉起足大趾，上入胫骨内廉（腓），上入阴股内廉（股），上入肾下丹田，上循背部（膂），上行入面舌（《黄帝内经灵枢》）。大周天功从足大趾入足心引向足跟，沿小腿、大腿上升，至环跳向会阴合拢，接着提肛，沿督脉过三关，往上直达头顶，再分两道向眼外侧两耳前入口，会合于舌尖（参《气功精选续篇·大周天功法》）。所以这是一种古老的气功锻炼方法。

俗话说，人老腿先衰，就是因为三焦相火衰的缘故，膀胱经络穴在飞扬穴，飞扬穴、外丘穴以下至脚即属三焦部位，常有困倦压痛感。见图2-2，此处有阳交、光明、阳辅、跗阳、飞扬（阳）等穴。

足三焦不但有循行路线，有穴位，还有诊断部位及治疗方法。

《黄帝内经》总是"三焦、膀胱"一起谈论，就是因为膀胱的气化全靠少阳三焦相火，少阳三焦相火不足或衰亡，足太阳之气就会不足或气绝，则会发生"其足不可屈伸，死必戴眼"的太阳证候，这是以少阳三焦元气来"决死生之要"的方法，如《黄帝内经素问·三部九候论》说："以左

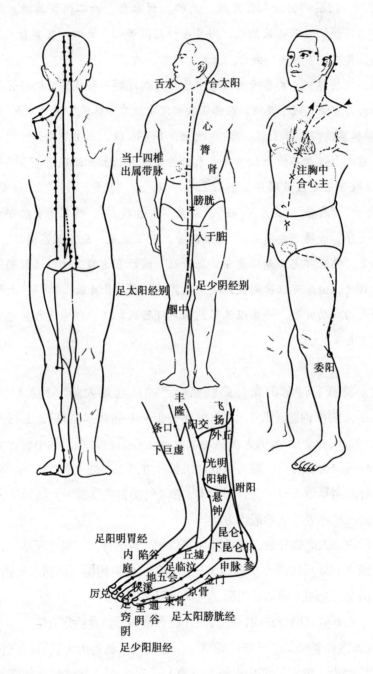

图2-2 足三焦循行（粗黑线）

手，足上去踝五寸而按之；庶右手，足当踝而弹之，其应过五寸以上蠕蠕然者不病，其应疾，中手浑浑然者病，中手徐徐然者病。其应上不能至五寸，弹之不应者死。"又说："瞳子高者太阳不足，戴眼者太阳已绝，此决死生之要，不可不察也。手指及手外踝上，五指留针。"不仅如此，连足太阴经都随足三焦经上行外踝之上，如《黄帝内经灵枢·经脉》说："经脉十二者，伏行分肉之间，深而不见，其常见者，足太阴过于外踝之上，无所隐故也。"《黄帝内经素问·经脉别论》更明确指出："少阳脏独至，是厥气也。跷前卒大，取之下俞。少阳独至者，一阳之过也。"张介宾说："跷，阳跷也。属足太阳经之申脉，阳跷之前，乃少阳之经。"吴崑说："跷，足踝也。少阳胆脉下出外踝之前，病故跷前卒然肿大。"虽然两说不同，然同指少阳也。少阳三焦合足太阴脾为太极，故能一起上行，并在外踝之上形成诊断区。足踝上五寸处即是足光明穴处，是足三焦循行处，以左手按住病人足踝上五寸处，以右手弹病人足踝上足三焦循行处，看其振动波传及按在足踝上五寸左手处对左手的振感反应，以定少阳三焦相火的衰盛情况，并以此定养生和治疗方案。手外踝上五寸在三阳络穴附近，三阳络穴是手三焦经的络穴。足外踝尖上3寸有悬钟穴（一名绝骨，八会穴之一的髓会），《针灸甲乙经》称悬钟穴在足外踝上三寸动者脉中（指胫前动脉），足三阳络（《外台秘要》卷三十九作"足三阳大络"。《铜人腧穴针灸图经》卷五、《圣济总录》均作"足三阳之大络"）。按之阳明脉绝（用手重按则足背动脉不跳动，故云按之阳明脉绝）乃取之。《黄帝内经素问·刺疟》说："骱酸痛甚，按之不可，名曰胕髓病，以镵针针绝骨出血，立已。"胕，同腑，不训腐、肤。《广韵·遇韵》："胕，肺胕心膂。"胃、胆、三焦、大小肠、膀胱之总称，以肠胃概括之。《黄帝内经素问·通评虚实论》说："头痛，耳鸣，九窍不利，肠胃之所生也。"六腑一病，阳不生、阴不长则脑髓病矣；故云"胕髓病"。《黄帝内经灵枢·经脉》说："脑为髓海""髓海不足，则脑转耳鸣，胫酸，眩冒，目无所见，懈怠安卧。"绝骨穴就在足三焦经上，故称足三阳络，与手三阳络应对。《黄帝内经灵枢·口问》说："上气不足，脑为之不满，耳为之苦鸣，头为之苦倾，目为之眩。中气不足，溲便为之变，肠为之苦鸣。下气不足，则乃为痿厥心悗。补足外踝下留之。……目眩头倾（《黄帝内经太素》卷二十七十二邪作'项强'），补足外踝下留之；痿厥心悗，刺足大指上二寸留之，一曰足外踝下留之。"李东垣谓此是治"三焦元气衰、旺"之处，真是老到之言啊！《黄帝内经灵枢·官能》说："不知所苦，两跷之下。"《黄帝内经素问·调经论》说："病不知所痛，两跷为上。"两跷上下，即两踝上下。足外踝下指足少阳胆经丘墟穴，不是昆仑、申脉。为什么足少阳主骨病？为什么绝骨穴主髓病以及为髓会？不值得认真思考吗？《伤寒论》第29、30条说"亡阳"则见"脚挛急"及"两胫拘急"，还有第388、390条说"四肢拘急，手足厥冷"，说的也是少阳三焦相火衰。

足外踝下称跗，手外踝下称拊。正因为手足外踝上下是手足三焦的部位，所以古人非常重视手足外踝上下部位，用以决死生，并以之为医者之名作为纪念，称作"俞跗"或"俞拊"。

如《韩诗外传》：中古之为医者曰俞跗。俞跗之为医也，搦脑髓，爪荒莫，吹窍定脑，死者复生。

《说苑》：中古之为医者曰俞拊。俞拊之为医也，搦脑髓，束肓莫，炊灼孔窍而定经络，死人复为生人。

《史记·扁鹊仓公列传》：上古之时，医有俞跗，治病不以汤液、醴酒、镵石、挢引、案抓、毒（指药物）熨。一拨见病之应，因五脏之输，乃割皮、解肌、决脉、结筋，搦髓脑、揲荒、爪幕，煎浣肠胃，漱涤五脏，练精易形。

俞，在此读作"输"。俞跗或俞拊，就是重视手足外踝上下部位的输穴，并以之断死生。少阳三焦相火不足，补相火以灸，故云"炊灼孔窍"或"吹窍"。《黄帝内经灵枢·背腧》说："以火补者，勿吹其火，须自灭也。以火泻者，疾吹其火，传其艾，须其火灭也。"可知"吹窍"就是"炊灼孔窍"，就是用艾灸。何谓"吹窍定脑"？就是《黄帝内经灵枢·口问》说的"补足外踝下留之"，从而使阳生阴长而达到补脑髓的目的。搦，按也。"搦脑髓"，按摩"绝骨"穴，因为绝骨为髓会穴，《黄帝内经素问·刺疟》说绝骨治"胕髓病"。莫通募，爪通抓。"爪莫"，就是按摩募穴。荒通肓，乃《黄帝内经灵枢·九针十二原》说的"四关"之属"肓原"是也，即神阙穴处，一说气海。至此可以看出，俞跗的起死回生之术就是按摩手足外踝上下及神阙募穴，大补元气也。

下面我们来讨论《扁鹊仓公列传》所记扁鹊治疗"虢太子病案"。

虢太子发病的时间：鸡鸣时（据《左传》杜预注，一天十二时辰为夜半、鸡鸣、平旦、日出、食时、隅中、日中、日跌、晡肘、日入、黄昏、人定），当为丑时，即01：00—03：00，以子午流注说为厥阴肝所主时辰。

病证：暴厥（尸蹷，蹷同蹶、厥），耳鸣，鼻张（音涨），循其两股以至于阴，当尚温。

扁鹊对病案的分析：夫以阳入阴中，动胃缠缘，中经维（一作"结"字）络，别下于三焦、膀胱；是以阳脉下遂，阴脉上争（《黄帝内经素问》云：阳脉下遂难反，阴脉上争如弦也），会气闭而不通；阴上而阳内行，下内鼓而不起，上外绝而不为使；上有绝阳之络，下有破阴之纽（《黄帝内经素问》云：纽，赤脉也）；破阴绝阳，色废脉乱，故形静如死状。太子未死也。夫以阳入阴支兰脏者生（《黄帝内经素问》云：支者顺节，兰者横节，阴支兰胆脏也），以阴入阳支兰脏者死。凡此数事，皆五脏厥中之时暴作也。

治疗方法：扁鹊乃使弟子子阳砺针砥石，以取外三阳五会。有间，太子苏。乃使子豹为五分之熨，以八减之剂和煮之，以更熨两胁下，太子起坐。更适阴阳，但服汤二旬二，复故。

☾田按☽

虢太子发病的病机是"阳脉下遂，阴脉上争"，即李东垣说的阳气下陷不足、阴气逆上。丑时为厥阴阴尽阳还之时，今阴尽而阳不还，故厥。所谓"动胃缠缘"，就是阳虚脾胃病。"中经结络"就是腠理病。腠理为三焦府，腠理病就是少阳三焦病。扁鹊给齐桓侯看病时说："疾之居腠理也，汤熨之所及也；在血脉，针石之所及也；其在肠胃，酒醪之所及也；其在骨髓，虽司命无奈之何。"《黄帝内经》凡"三焦、膀胱"一起讲者，重点都在少阳三焦相火，三焦病首见腠理病。轻则病腠理，腠理都是毛细血管就是病在血脉，进一步如李东垣说则病脾胃，肠胃病之后则头脑、九窍病，脑髓不足后则骨髓病矣。三阳五会为百会穴，是督脉要穴，阳仪三经太阳、少阳、厥阴交会处，取之升阳，使阳出于阴。"两胁下"乃少阳所主，熨之以温补通畅少阳。终以温补元阳汤剂善后其事。

由上述可知，足三焦不但有循行路线，还有穴位、有病证、有诊断部位及治疗方法。

循行路线：足大趾，足背少阳，上行足太阳少阳之间，合委阳，循背上头面额。

穴位：足大趾，丘墟，绝骨，跗阳，阳辅，足光明，飞扬，委阳……

病证：其足不可屈伸，死必戴眼，腹胀气满，小腹尤坚，不得小便，窘急，溢则为水，留即为胀。肉里之脉令人腰痛，不可以咳，咳则筋缩急。飞阳之脉令人腰痛，痛上拂拂然，甚则悲以恐。小腹痛肿，不得小便。足三焦脉实，约下焦而不通，则不得小便；足三焦脉虚，不约下焦，则遗溺也。足三焦者，太阳之别也，并太阳之正，入络膀胱，约下焦，实则闭癃，虚则遗溺。髓海不足，则脑转耳鸣，胫酸，眩冒，目无所见，懈怠安卧。

诊断部位：足外踝上至委阳足太阳和足少阳之间，足外踝下背跗。

治疗：取绝骨、飞扬、委阳等。

李东垣在《脾胃论·三焦元气衰旺》就特别重视足三焦，有如下说法。

黄帝针经（《黄帝内经灵枢·口问》）云：上气不足，脑为之不满，耳为之苦鸣，头为之苦倾，目为之瞑。中气不足，溲便为之变，肠为之苦鸣。下气不足，则为痿厥心悗。

补足外踝下留之。此三元真气衰惫，皆由脾胃先虚，而气不上行之所致也。加之以喜、怒、悲、忧、恐，危亡速矣。

所谓"补足外踝下留之"，就是对足三焦说的。并在《脾胃论·脾胃虚则九窍不通论》中有如下说法。

胃气者，谷气也；荣气也，运气也；生气也，清气也；卫气也，阳气也；又天气、人气、地气，乃三焦之气（按：前文见"三焦为人元气"）。分而言之则异，其实一也，不当作异名异论而观之。

李东垣认为，胃气所包括的"谷气也，荣气也，运气也，生气也，清气也，卫气也，阳气也，又天气、人气、地气"，统为"三焦之气"，这是为什么？因为少阳三焦主春生之气，春气生则万化安。

（二）命门

心包络为命门，脉诊在"右手尺脉为命门"，同主"命门之火"而"主持于内"。而"命门者，主持中也"，中指中焦，不在肾。中焦的功能是"主腐熟水谷""中焦如沤"。李东垣的这个"命门"，与《黄庭经》的黄庭同，有少阳三焦相火和太阴脾湿土组成，所谓"左为少阳右太阴……出日入月呼吸存"也。心包络，一云"主持于内"，一云"主持中"，可知中、内互用。因天枢之上，天气主之，故在天上的心包络主持上焦、中焦。何况心包络从胸中下膈历络上中下三焦呢！"心包络主之，脉出胸中，下膈，历络三焦。此其所以相与相火并行，与命门之脉同胗于右尺中也"。因包络代心君行事，所以包络命门，即心命门，其位在膻中。

李东垣在《医学发明·病有逆从》中说："手少阴心之经，乃寒因热用。且少阴之经，真阴也。其心为根本，是真火也。故曰少阴经标寒本热。是内则心火为本，外则真阴为标。"于此可知，心命门为先天命门，有真阴、真火（真阳），即包络命门有真阴、真火。李东垣不言真阴、真火在肾。故《奇效良方》卷二十一方（一说为《御药院方》）所载封髓丹（黄柏、砂仁、甘草）的功能是"降心火，益肾水"。《医学发明·两肾有水火之异》云：三才封髓丹"防心火，益肾水"。《丹溪心法·发热》云：四物汤加炒黄柏，是降火补阴之妙剂。四物汤补血，是补血以涵养心火，则心火不起。心主血脉，脉为血府，心之真阴及心血，故补阴丸为四物汤加炒黄柏。

心命门，即包络命门，故《脾胃论·脾胃胜衰论》说："手厥阴为十二经之领袖，主生化之源。"《医学发明·病有逆从》说："厥阴心包乃包络，十二经之总也。"突出了心包命门为十二经之本源，其根源在于心包是相火。

《此事难知·表里所当汗下》记载李东垣"不传之秘"的脉如下。

	寸	关	尺
右手（行阴二十五度）	肺、大肠	脾、胃	命门、心包、三焦
左手（行阳二十五度）	心、小肠	肝、胆	肾、膀胱

故云"右手尺脉为命门""命门之脉诊在右手尺"，并不指右肾。

此法李东垣《脉诀指掌·右手足六经脉》亦说右尺候"手少阳三焦脉和手厥阴脉"。

《脉诀指掌》是李东垣的著作，《此事难知》是李东垣高徒王好古的著作，尽记其师李东垣的"不传之秘"，两书均记载右手尺脉是诊候包络命门相火及三焦相火的，故知所谓的右手尺脉命门说，不属于右肾，而是属于心包络。

《兰室秘藏·妇人门·经漏不止有三论》中曾三次提到"命门"（升阳除湿汤、黄芪当归人参汤、升阳举经汤），均以"包络命门"为主。从其云"少加生地黄去命门相火"知当为"包络命门相火"，即是心火——阴火，因为生地黄是凉血补血的，不在肾。

《兰室秘藏·妇人门》崩漏治验中说："脾主滋荣周身者也；心主血，血主脉，二者受邪，病皆在脉。脉者，血之府也。脉者，人之神也。心不主令，包络代之，故曰心之脉主属心系。心系者，包络命门之脉。"就是说，血脉病都属包络命门。

《兰室秘藏》中说："心与包络者，君火、相火也""心者，君火也。主人之神，宜静而安。相火代行其令。相火者，包络也，主百脉，皆荣于目。凡心包络之脉，出于心中，以代心君之行事也。与少阳为表里""少阴为火，君主无为，不行其令，相火代之。兼心包络之脉，出心系，分为三道。少阳相火之体无形，其用在其中矣""心主血，血主脉，二者受邪，病皆在脉。脉者，血之府也。脉者，人之神也。心不主令，包络代之。故曰：心之脉主属心系。心系者，包络命门之脉也。"李氏从生理上分析了心与心包络的关系，因为心包络代君行事，故将先天心命门称为心包络命门。心命门，即包络命门，故《脾胃论·脾胃胜衰论》说："手厥阴为十二经之领袖，主生化之源。"《医学发明·病有逆从》说："厥阴心包乃包络，十二经之总也。"突出了心包络命门为十二经之本源，其根源在于心包络是相火。又胃为脏腑之海，生化气血之源，可知心包与胃有密切关系，因此心包经的内关穴可知胃经病，胃经的足三里穴可治心病。

（三）手足三焦功能有上下之分

李东垣认为，"手三焦主持上也，足三焦主持下也"。上指上焦，"头至心为上焦"，上焦的功能是"主内而不出""上焦如雾"。下指下焦，"脐至足为下焦"，下焦的功能是"主出而不纳""下焦如渎"。所谓"下焦"专指"足三焦"，"上焦"专指"手三焦"。上焦病在"气分"，下焦病在"血分"，中焦有"气血分也"。

（四）阴阳元气会膻中

李东垣认为，"三焦元气为父之气散也，包络相从母也，并行而不相离，母之元气也，故俱会于胸中。经云：膻中之分，父母居之，气之海也，如天地之尊，不系五形"，此言三焦与心包络相表里，父为阳，母为阴，即三焦主阳元气、心包络主阴元气，此阴阳二元气会合于膻中气海。此乃以心包络为主。《医学发明·三焦统论》说："手少阳脉通于膻中。膻中者，臣使之官，为气之海。"

三焦为气父，"为卫者，护持外也"。心包络为血母，"主持于内"。

《黄帝内经灵枢·胀论》说："膻中者，心主之宫城也。"

《黄帝内经灵枢·海论》说："膻中者，为气之海，其输上在柱骨之上下，前在于人迎。"张介宾注："柱骨之上下，谓督脉之哑门大椎也。"即颈椎。

《黄帝内经素问·灵兰秘典论》说："膻中者，臣使之官，喜乐出焉。"

关于"心主"，《黄帝内经》多处讲到。

《黄帝内经灵枢·经脉》说："心主手厥阴心包络之脉，起于胸中，出属心包络，下膈，历络三焦；其支者，循胸出胁，下腋三寸，上抵腋下，循臑内，行太阴、少阴之间，入肘中，下臂，行两筋之间，入掌中，循中指，出其端；其支者，别掌中，循小指次指，出其端。是动则病手心热，臂肘挛急，腋肿，甚则胸胁支满，心中憺憺大动，面赤，目黄，喜笑不休。是主脉所生病者，烦心，心痛，掌中热。为此诸病，盛则泻之，虚则补之，热则疾之，寒则留之，陷下则灸之，不盛不虚，以经取之。盛者，寸口大一倍于人迎，虚者，寸口反小于人迎也。"

《黄帝内经灵枢·经脉》说："三焦手少阳之脉，起于小指次指之端，上出两指之间，循手表腕，出臂外两骨之间，上贯肘，循臑外，上肩，而交出足少阳之后，入缺盆，布膻中，散落心包，下膈，循属三焦；其支者，从膻中上出缺盆，上项系耳后，直上出耳上角，以屈下颊至䪼，其支者，从耳后入耳中，出走耳前，过客主人前，交颊，至目锐眦。是动则病耳聋浑浑焞焞，嗌肿，喉痹。是主气所生病者，汗出，目锐眦痛，颊痛，耳后、肩、臑、肘、臂外皆痛，小指次指不用。为此诸病，盛则泻之，虚则补之，热则疾之，寒则留之，陷下则灸之，不盛不虚，以经取之。盛者，人迎大一倍于寸口，虚者，人迎反小于寸口也。"

《黄帝内经灵枢·卫气》说："手心主之本，在掌后两筋之间二寸中，标在腋下下三寸也。"

《黄帝内经灵枢·邪客》说："心主之脉，出于中指之端，内屈，循中指内廉以上，留于掌中，伏行两骨之间，外屈，出两筋之间，上至肘内廉，入于小筋之下，留两骨之会，上入于胸中，内络于心脉。""少阴，心脉也。心者，五脏六腑之大主也，精神之所舍也，其脏坚固，邪弗能容也。容之则心伤，心伤则神去，神去则死矣。故诸邪之在于心者，皆在于心之包络。包络者，心主之脉也，故独无俞焉。"

由此可知，膻中、心主、心包络是同一回事，一事而异名。其生理功能是"主脉"，病理是"主脉所生病"。

包，训包围。心包络，不是心外围之脂膜，是心所主血脉外围之络脉，即所有毛细血管，实所谓心包"主脉"也（图2-3）。所有络脉都在腠理之间，腠理为三焦腑，故云三焦与心包络为表里，而代君行令。感受外邪则"项背强"（柱骨上下，即颈椎）。

手少阳三焦亦布膻中，故李东垣说三焦、心包络会于膻中，膻中为父母之居，为气海。三焦主持诸气也。

（五）三焦府在气冲

李东垣认为，"三焦之府在气冲中"（《难经·三十一难》称气街），冲脉"出于气冲"，冲脉为血室、为男女血海。此指足三焦言。

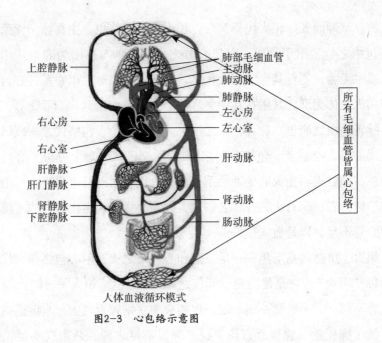

人体血液循环模式

图2-3　心包络示意图

　　从上述分析得知，李东垣认为"心包络主命门"，三焦不主命门，因为心包络相火代心君之火行事，称作心之阴火，故上焦心包络相火与下焦足三焦相火虽同主相火，但有不同的病理反应，下焦足三焦相火主持阳元气为卫护外，上焦心包络相火代心君君火行事而称作阴火，主持于内，足三焦相火不能称作阴火。故《脾胃论·饮食劳倦所伤始为热中论》有如下所说。

　　既脾胃气衰，元气不足，而心火独盛。心火者，阴火也，起于下焦，其系系于心，心不主令，相火代之。相火，下焦、胞络之火，元气之贼也。火与元气不两立，一胜则一负。脾胃气虚，则下流于肾，阴火得以乘其土位。

　　李东垣在这里明确指出，"阴火"就是心火，这是不可否认的事实。这个"阴火""起于下焦"，而下焦指"足三焦"。什么是"心系"呢?《兰室秘藏·妇人门·经漏不止有三论》说："心不主令，包络代之。故曰：心之脉主属心系。心系者，包络命门之脉也。"所谓"心不主令，相火代之"，就是《兰室秘藏·妇人门·经漏不止有三论》说的"心不主令，包络代之"。心包络相火因代心君行事，故称心包络相火为阴火，但不等于说足三焦相火就是阴火，要严格区分。

　　《兰室秘藏》中说："心与包络者，君火、相火也。""心者，君火也。主人之神，宜静而安。相火代行其令。相火者，包络也，主百脉，皆荣于目。凡心包络之脉，出于心中，以代心君之行事也。与少阳为表里。""少阴为火，君主无为，不行其令，相火代之。兼心包络之脉，出心系，心为三道。少阳相火之体无形，其用在其中矣。""心主血，血主脉，二者受邪，病皆在脉。脉者，血之府也。脉者，人之神也。心不主令，包络代之。故曰：心之脉主属心系。心系者，包络命门之脉也。"李氏从生理上分析了心与心包络的关系，即君火与相火的生理关系。从相火代君火以行事之言，可悟得相火是在"位"者，而君火只有"名"尔。因为心之阴火走血脉，故《脾胃论》说"脾胃不足，皆是血病"。

相火，虽然同是下焦——足三焦和心包络之火，但心包络相火代心火行事而称"阴火"，它是足三焦"元气之贼"。心包络相火——阴火与足三焦元气势不两立，一胜则一负。足三焦相火虚衰则脾胃气虚，水湿盛则下流于肾。故《脾胃论·脾胃胜衰论》说"脾胃不足之源，乃阳气不足，阴气有余"。水湿"阴气有余"于下焦而"下寒如冰"，故李东垣说此时"大抵肾并膀胱经中有寒，元气不足"（神圣复气汤）。心包络相火——阴火独盛于上则"上热如火"，因心包络主天枢之上的天气，故"阴火得以乘其土位"而为热中。所谓"肾间脾胃下流之湿气闭塞其下，致阴火上冲，作蒸蒸躁热"，是寒湿在下，相火虚衰不能气化，阳不生、阴不长，"清气不生，阳道不行，乃阴血伏火"，才导致"阴火上冲，作蒸蒸躁热"，而非湿阻生热，不能称之为湿热，也不是湿郁相火，是相火衰弱导致的水湿下流聚于下焦，即《伤寒论》的蓄水证。临证中要对"阴火"与"阴虚火旺""湿郁发热""外感发热"作仔细鉴别。阴火是一种虚实夹杂症候群，虚指少阳三焦相火虚衰，实指寒湿盛于下而心火旺于上。

对这一段文义再用图说明于下（图2-4）。

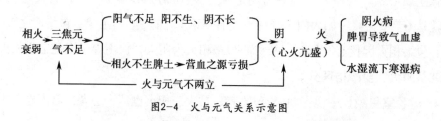

图2-4　火与元气关系示意图

自《黄帝内经灵枢》言足三焦原文佚失后，只有杨上善和王冰见过其佚文，故能在注释中提到，其后能把足三焦应用到临床中的，古今只有李东垣一人而已。如今笔者把足三焦的全部资料整理于此，以供读者参阅。

四、少阳三焦主百病

《黄帝内经素问·六节藏象论》云："脾、胃、大肠、小肠、三焦、膀胱者，仓廪之本，荣之居也。名曰器，能化糟粕，转味而入出者也。其华在唇四白，其充在肌，其味甘，其色黄。此至阴之类，通于土气。凡十一脏，取决于胆也。"胆者，少阳春生之气，春气升则万化安。故胆气春升，则余脏从之；胆气不升，则飧泄肠澼，不一而起矣。

李东垣在《脾胃论·胃虚脏腑经络皆无所受气而俱病论》中说："甲胆，风也，温也，主生化周身之血气。"《兰室秘藏·脾胃虚损论》说："足少阳甲胆者，风也，生化万物之根蒂也。《黄帝内经》云：履端于始，序则不愆。人之饮食入胃，营气上行，即少阳甲胆之气也。其手少阳三焦经，人之元气也。手足经同法，便是少阳元气生发也。胃气、谷气、元气、甲胆上升之气一也，异名虽多，只是胃气上升者也。"《脾胃论·脾胃胜衰论》说："胆者，少阳春生之气，春气升则万化安，故胆气春升，则余脏从之。"张志聪也说："胆主甲子，为五运六气之首，胆气升则十一脏腑之气皆升，故取决于胆也。所谓求其至也，皆归始春。"张元素说："胆属木，为少阳相火，发生万物；为决断之官，十一脏之主。"

胃气者，谷气也，荣气也，运气也，生气也，清气也，卫气也，阳气也，又天气、人气、地气，乃三焦之气。分而言之则异，其实一也，不当作异名异论而观之。（《脾胃论·脾胃虚则九窍不通论》）

又《脾胃论·饮食劳倦所伤始为热中论》说："所谓清气、荣气、运气、卫气、春升之气，皆胃气之别称也。"

夫脾者，阴土也，至阴之气主静而不动；胃者，阳土也，主动而不息。

41

阳气在于地下，乃能生化万物。(《脾胃论·脾胃虚则九窍不通论》)

三焦者，乃下焦元气生发之根蒂。(《脾胃论·胃虚脏腑经络皆无所受气而俱病论》)

🎵 田按 〗···

既然胆木决定于少阳三焦相火，所以黄庭太极的升降浮沉完全取决于少阳三焦相火，少阳三焦相火是升降浮沉的动力。

所谓"冬阳气伏藏于水土之下"，是指太阴主冬水，少阳三焦相火属土，故知少阳阳气藏于水土之下。

五、李东垣论"太极三部六经体系"

李东垣不但以"仲景妙法"——"甲己化土"为黄庭太极，且以春夏阳生阴长为阳仪系统，秋冬阳杀阴藏为阴仪系统，形成了"太极三部六经体系"。李东垣精熟张仲景学说，张仲景学说的精髓是抓四时阴阳，所以李东垣学说的精髓也是抓四时阴阳。张仲景以四时阴阳而分"三部六经体系"，李东垣也以四时阴阳分"三部六经体系"。

(一) 横向三部六经体系

如李东垣说，内容如下。

《阴阳应象论》云："天以阳生阴长，地以阳杀阴藏。"

然岁以春为首，正，正也；寅，引也。少阳之气始于泉下，引阴升而在天地人之上，即天之分，百谷草木皆甲坼于此时也。

至立夏，少阴之火炽于太虚，则草木盛茂，垂枝布叶。乃阳之用，阴之体，此所谓天以阳生阴长。

经言岁半以前，天气主之，在乎升浮也。

至秋而太阴之运，初自天而下逐，阴降而彻地，则金振燥令，风厉霜飞，品物咸殒，其枝独存，若乎毫毛。

至冬则少阴之气复伏于泉下，水冰地坼，万类周密。阴之用，阳之体也，此所谓地以阳杀阴藏。

经言岁半以后，地气主之，在乎降沉也。

至于春气温和，夏气暑热，秋气清凉，冬气冷冽，此则正气之序也。故曰：履端于始，序则不愆。升已而降，降已而升，如环无端，运化万物，其实一气也。设或阴阳错综，胜复之变，自此而起。万物之中，人一也，呼吸升降，效象天地，准绳阴阳。盖胃为水谷之海，饮食入胃，而精气先输脾归肺，上行春夏之令，以滋养周身，乃清气为天者也；升已而下输膀胱，行秋冬之令，为传化糟粕，转味而出，乃浊阴为地者也。

若夫顺四时之气，起居有时，以避寒暑，饮食有节，及不暴喜怒，以颐神志，常欲四时均平，而无偏胜则安。不然，损伤脾胃，真气下溜，或下泄而久不能升，是有秋冬而无春夏，乃生长之用，陷于殒杀之气，而百病皆起；或久升而不降亦病焉。于此求之，则知履端之义矣。

春、夏，乃天之用也，是地之体也。

秋、冬，乃天之体也，是地之用也。

此天地之常道，既病，反常也。

春、夏天之用，人亦应之。

食罢，四肢矫健，精、气、神皆出，九窍通利是也。口鼻气息自不闻其音，语声清响如钟。

春、夏地之体，人亦应之。

食罢，皮肉筋骨血脉皆滑利，屈伸柔和，而骨刚力盛，用力不乏。

《内外伤辨惑论·说形气有余不足当补当泻之理》说："春夏之升浮者……肝心也……秋冬之降沉者……肺肾也。"

◖田按◗ ....

李东垣处处都讲四时阴阳，上半年以春夏为升浮阳仪系统，阳生阴长而生化万物；下半年以秋冬为沉降阴仪系统，阳杀阴藏而万物收藏。阳仪春夏是厥阴太阳肝心系统，阴仪秋冬是阳明少阴肺肾系统，加上"甲己化土"太极少阳太阴三焦脾系统，就构成了横向的"中医太极三部六经体系"。太极生两仪，两仪生四象，李东垣详细讲解了太极与四象的关系。

至而不至者，谓从后来者为虚邪，心与小肠来乘脾胃也。脾胃脉中见浮大而弦，其病或烦躁闷乱，或四肢发热，或口干舌干咽干。盖心主火，小肠主热，火热来乘土位，乃湿热相合，故烦躁闷乱也。四肢者，脾胃也，火乘之，故四肢发热也。饮食不节，劳役所伤，以致脾胃虚弱，乃血所生病，主口中津液不行，故口干咽干也。病患自以为渴，医者治以五苓散，谓止渴燥，而反加渴燥，乃重竭津液，以至危亡。经云：虚则补其母。当于心与小肠中以补脾胃之根蒂者。以甘温之药为之主，以苦寒之药为之使，以酸味为之臣佐。以其心苦缓，急食酸以收之。心火旺则肺金受邪，金虚则以酸补之，次以甘温及甘寒之剂，于脾胃中泻心火之亢盛，是治其本也。

所胜妄行者，言心火旺能令母实，母者，肝木也，肝木旺则挟火势，无所畏惧而妄行也，故脾胃先受之。或身体沉重，走疰疼痛，盖湿热相搏，而风热郁而不得伸，附着于有形也。或多怒者，风热下陷于地中也。或目病而生内障者，脾裹血，胃主血，心主脉，脉者，血之腑也，或云心主血，又云肝主血，肝之窍开于目也。或妄见妄闻，起妄心，夜梦亡人，四肢满闭，转筋，皆肝木火盛而为邪也。或生痿，或生痹，或生厥，或中风，或生恶疮，或作肾痿，或为上热下寒，为邪不一，皆风热不得升长，而木火遏于有形中也。

所生受病者，言肺受土火木之邪，而清肃之气伤。或胸满少气短气者，肺主诸气，五脏之气皆不足，而阳道不行也。或咳嗽寒热者，湿热乘其内也。

所不胜乘之者，水乘木之妄行而反来侮土，故肾入心为汗，入肝为泣，入脾为涎，入肺为痰。为嗽、为涕、为嚏，为水出鼻也。一说，下元土盛克水，致督、任、冲三脉盛，火旺煎熬，令水沸腾，而乘脾肺，故痰涎唾出于口也。下行为阴汗，为外肾冷，为足不任身，为脚下隐痛。或水附木势而上为眼涩，为眵，为冷泪，此皆由肺金之虚而寡于畏也。（《脾胃论·脾胃胜衰论》）

《内外伤辨惑论》说："凡用药，若不本四时，以顺为逆。四时考，是春升、夏浮、秋降、冬沉，乃天地之升浮化降沉，化者，脾土中造化也，是为四时之宜也。但宣补之以辛甘温热之剂，及味之薄者，诸风药是也，此助春夏之升浮者也，此便是泻秋收冬藏之药也，在人之身，乃肝心也；但言泻之以酸苦寒凉之剂，并淡味渗泄之药，此助秋冬之降沉者也，在人之身，是肺肾也。用药者，宜用此法度，慎毋忽焉！"

《脾胃论·论饮酒过伤·感应丸》云："春夏修合……秋冬修合……"

🍃 田按 🍃

李东垣在这里用太极、两仪、四象及五行生克制化的理论阐述了以太极脾胃为中心与其余四象四脏病理变化的机理，常言阳仪春夏、阴仪秋冬，其关系图示见前文。

（二）纵向三部六经体系

《内外伤辨惑论》说到如下内容。

按《阴阳应象大论》云："天之邪气，感则害人五脏。"是八益之邪，乃风邪伤人筋骨。风从上受之，风伤筋，寒伤骨，盖有形质之物受病也，系在下焦，肝肾是也。肝肾者，地之气。《难经》解云：肝肾之气，已绝于内，以其肝主筋，肾主骨，故风邪感则筋骨疼痛，筋骨之绝，则肝肾之本亦绝矣，乃有余之证也。又云："水谷之寒热，感则害人六腑。"是七损之病，乃内伤饮食也。《黄帝针经》解云：适饮食不节，劳役所伤，湿从下受之。

谓脾胃之气不足，而反下行，极则冲脉之火逆而上，是无形质之元气受病也，系在上焦，心肺是也。心肺者，天气也。故《难经》解云：心肺乏气已绝于外，以其心主荣，肺主卫。荣者血也，脉者血之府，神之居也；卫者，元气七神之别名，卫护周身，在于皮毛之间也。肺绝则皮毛先绝，神无所依，故内伤饮食，则亦恶风寒，是荣卫失守，皮肤间无阳以滋养，不能任风寒也。皮毛之绝，则心肺之本亦绝矣，盖胃气不升，元气不生，无滋养心肺，乃不足之证也。

《脾胃论》调中益气汤后说："心肺上焦……肾肝下焦。"

《医学发明》"六部所主十二经脉之图"中说："燥热在上，湿气在中，风寒在下，火游行其间，寒暑出入，故令虚而生化也，人亦应之。故心肺在上，脾胃在中，肝肾在下，三焦元气游行其间，通行十二经脉。如经行在肺之分野，以肺经言之，至肝之分野，以肝言之之类是也。"

《兰室秘藏·妇人门·半产误用寒凉之药论》说："上焦之病，悉属于表。"

【田按】..

李东垣既从横向说春夏心肝为阳仪、秋冬肺肾为阴仪，又从纵向说心肺为上焦、肝肾为下焦，而脾胃三焦在中，就从纵横两方面论述了中医太极三部六经体系，这就是笔者创建中医太极三部六经体系的本源（图2-5）。

少阳三焦衰弱而阳虚，一方面脾胃气虚；一方面导致阳不生、阴不长，阴阳不能滋养心肺，就会出现心火旺的病理现象，心火或上炎，或走血脉，或克肺，或外炎，或乘脾，或营卫虚损而发生很多疾病；一方面水湿下流于肾，寒湿合邪则伤肾肝，或伤腹部，或伤筋骨，或伤下肢，或伤督脉、任脉、冲脉等，从而发生很多疾病。

李东垣重视六经辨证，如《活法机要·泄痢证》说："五泄之病，胃、小肠、大瘕三证，皆以清凉饮子主之。厥阴证，加甘草以缓之。少阴证，里

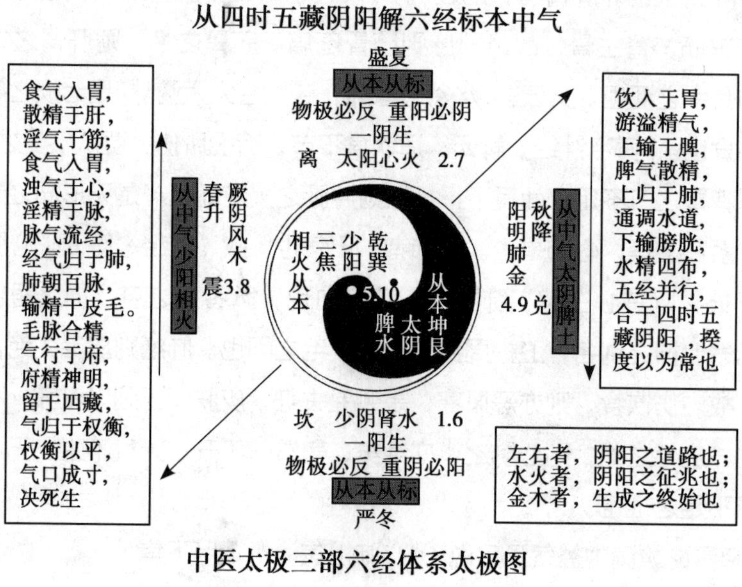

从四时五藏阴阳解六经标本中气

中医太极三部六经体系太极图

图2-5　中医太极三部六经体系

急后重，故加大黄。太阴证，不能食也……阳明证，能食也……"《活法机要·破伤风证》说："表脉浮而无力，太阳也，在表宜汗。脉长而有力，阳明也，在里宜下。脉浮而弦小者，少阳也，半在表、半在里宜和解。"《东垣试效方》有"辨六经渴并治"一篇。

从这个中医太极三部六经体系图可以看出，厥阴从中少阳，阳明从中太阴。李东垣在《医学发明·病有逆从》中说："足厥阴肝……受胆之气，乃能生长根荄芽甲于地中。"《医学发明·六经禁忌》说："足少阳胆之经……有三禁：禁发汗，禁利小便，禁下。……胆者，无出无入，若犯此禁，必变成凶证，必得痼疾，犯生发之气故也。此经治法，当通因通用，热因热用，为天地俱生，不可伐也，为生气之源，不可犯此禁也。"于此可知少阳生发之力的强大作用。

记载李东垣"不传之秘"的《此事难知》从卦象分析了伤寒与杂病的发生。

天地之道如故，汉守（张仲景）所言从乎天也，自艮而之巽；晋令（王叔和）所言从乎地也，自乾而之坤，是以乾坤之用备矣！言天道者，从外而之内也；言地道者，从内而之外也。从外之内者，伤寒也；从内之外者，杂病也。

伤寒从气而入，故仲景以弦脉为阴，自艮而之内，从外入，先太阳也，位在东北。

杂病从血而出，故叔和以弦脉为阳，自巽而之外，从内出，先少阳也，位在东南。

由是而知，李东垣论内伤杂病皆由少阳三焦元气不足所致，李氏曾再三致意其中妙用，奈何后人不察，言脾胃之病而遗乎少阳三焦之源！

《此事难知》又有如下记载。

脾虽寄于坤，实用于巳，从上肺心，从下肾肝，脾中得三数也。如气寄于辛而用于寅，包络三焦寄于丑而用于申也，此人之所以肖天地而生。《易》曰：乾为首，坤为腹，震为足，巽为股，坎为耳，离为目，艮为手，兑为口。

手之三阳，从手走头；足之三阳，从头走足，是高能接下也。足之三阴，从足走腹；手之三阴，从腹走手，是下能趋上也。

故上下升降而为和。《易》曰："天道下济而光明，地道卑而上行。"《易》曰："山泽通气。"故气寄于辛，用于寅，平旦始从中焦注，循天之纪，左旋至丑而终。昼夜通行五十度，周流八百一十丈。夫倡则妇随，血随气而上行，殊不见润下之意。《经》云：气主煦之，升也；血主濡之，润也。《书》云："水曰润下。"如何说得从气之血有不行之体，如百川右行，东至于海。

肺吸入清气而主一身之气，肝藏血而流于周身。气血者，父母；父母者，天地。气为血帅，血为气母，气血互为体用。

《此事难知》说：天地互为体用，此肺之体，肝之用。肝主诸血，血者，阴物也，此静体何以自动？盖肺主诸气，为气所鼓舞，故静得动。一者说肝之用，一者说肺之体，此天地互为体用，二者俱为当矣。是知肝藏血，自寅至申，行阳二十五度，诸阳用事，气为肝所使；肺主气，自申至寅，行阴二十五度，诸阴用事，血为肺所用。

平旦为少阳之气，所谓"平旦始从中焦注"，即谓少阳始于中焦。李东垣以寅申平分上下半年或一日。血从阳升，气从阴降，故肝从左升，而肺从右降，如图2-6。

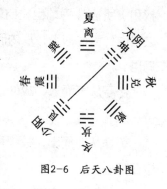

图2-6　后天八卦图

《周易·说卦》："帝出乎震，齐乎巽，相见乎离，致役乎坤，说言乎兑，战乎乾，劳乎坎，成言乎艮。万物出乎震，震东方也。齐乎巽，巽东南也，齐也者，言万物之洁齐也。离也者，明也，万物皆相见，南方之卦也，圣人南面而听天下，向明而治，盖取诸此也。坤也者，地也，万物皆致养焉，故曰致役乎坤。兑，正秋也，万物之所说也，故曰说；言乎兑。战乎乾，乾，西北之卦也，言阴阳相薄也。坎者，水也，正北方之卦也，劳卦也，万物之所归也，故曰劳乎坎。艮，东北之卦也，万物之所成，终而所成始也，故曰成言乎艮。"

从这个中医太极三部六经体系图可以看出纵横三部六经体系（图2-5）。

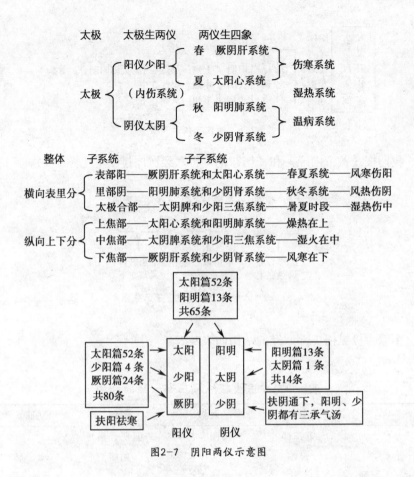

图2-7　阴阳两仪示意图

若从横向排列则为如下排法。

上焦　太阳、阳明

中焦　少阳、太阴

下焦　少阴、厥阴

章虚谷在《医门棒喝二集·卷二·太阳上篇》中就有如下记载。

上焦外通太阳、阳明，

中焦外通少阳、太阴，

下焦外通少阴、厥阴。

将阳仪、阴仪竖排，则为如下排法（图2-8）。

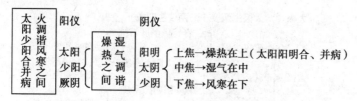

图2-8　两仪三焦六气图

我们按《黄帝内经》和《伤寒论》将六经次序排于下（图2-9）。

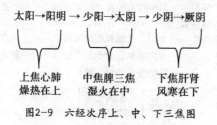

图2-9　六经次序上、中、下三焦图

中医太极纵横三部六经的结构如表2-2。

表2-2　中医太极纵横三部六经的结构

	阳仪	太极	阴仪	脏腑
	表阳部	阴阳合部	里阴部病	
上焦部	太阳		阳明	心、肺
中焦太极部		少阳太阴		三焦、脾
下焦部	厥阴		少阴	肝、肾
	伤寒	湿热	温病	

张仲景以后的中医发展大概脉络如图2-10所示。

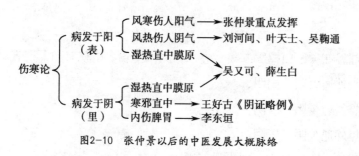

图2-10　张仲景以后的中医发展大概脉络

　　笔者将张仲景《伤寒论》"病发于阳""病发于阴"的理论和李东垣《脾胃论》阳虚三联证理论结合起来，创建了田氏"中医太极三部六经体系"，并建立了大表部和大里部概念，春夏阳仪系统加"病发于阳"系统为大表部，秋冬阴仪系统加"病发于阴"系统为大里部。而且进一步确立了诊断体系，除舌诊和脉诊外，新建以下诊法。

　　大表部：胸背诊（包括上肢），察汗的通利，鼻的通利。

　　大里部：腹骶诊（包括下肢），察二便的通利。

◇ 胸腹诊

1. 用手轻触皮肤察温度、湿度。

2. 察横膈膜之上心肺系统及宗气。

3. 察横膈膜之下肝脾肾系统运化及排泄。

4. 诊察胸腹部募穴，了解脏腑虚实。

5. 察脐部之虚实。

◇ 背骶诊

1. 用手轻触皮肤察温度、湿度。

2. 诊察背骶部的俞穴，了解十二经脉运行情况。

◇ 四肢诊

1. 手足温度、湿度。

2. 十二经脉阻滞情况。

3. 察五腧穴。

第三章

五运六气理论

李东垣医学的核心是"脏气法时",故《脾胃论》上卷重点讲"脏气法时"及五脏之间的五行生克乘侮关系。而"脏气法时"的关键是"时","时"的关键是四时升降浮沉,即所谓"气运衰旺",故《脾胃论》中卷的重点讲"气运衰旺",下卷讲胃气不升。李东垣以"甲己化土"概括之。"脏气法时"和"气运衰旺"属于五运六气理论,于此可知,李东垣的医学理论核心是五运六气,并以"甲己化土"为枢纽,创建了阳虚三联证的论治体系。代表方剂即是补脾胃泻阴火升阳汤。"脏"言人,"时"言天,"脏气法时"的思想,就是天人相应思想。

李东垣治疗脾胃病的着眼点是天人相应思想,这一思想贯穿在他的所有著作中,他的入门弟子罗天益在《兰室秘藏》序文中就说:"吾师之学术贯天人……顺时却病。"又说:"吾师合生气之和,道五常之性,使疾疢不作而无妖祲短折,起死扶伤,令六合咸宁。"五常,来源于《黄帝内经》和张仲景。《黄帝内经素问·五运行大论》说:"黄帝坐明堂,始正天纲,临观八极,考建五常。"张景岳注:"五常,五行气运之常也。"《黄帝内经素问·天元纪大论》说:"天有五行御五位,以生寒暑燥湿风,人有五脏化五气,以生喜怒思忧恐。论言五运相袭而皆治之,终期之日,周而复始,余已知之矣,愿闻其与三阴三阳之候,奈何合之?"《伤寒论》序中说:"天布五行,以运万类,人禀五常,以有五脏,经络府俞,阴阳会通,玄冥幽微,变化难极,自非才高识妙,岂能探其理致哉!"《金匮要略》则说"人禀五常,因风气而生长"。由此可知,五常属于五运六气理论。《兰室秘藏·酒客病论》说:"必先岁气,毋伐天和,此之谓也。"(《东垣试效方》妇人门也有此语)看来无论是外感,还是内伤,都得"顺时却病"而"毋伐天和"。所以李东垣在书中不但讲一年中四时阴阳的"脏气法时"升降问题,还屡次讲主气、客气、大胜、大复等五运六气理论,《脾胃论·脾胃虚则九窍不通论》说"五运在上,六气在下",所以荆南一人在《此事难知》后序中说李东垣"反复推明五运七气(指风、寒、暑、湿、燥、火之六气,再加上热,而热隶属于火,其实就是五运六气)之秘,以立补泄之法,所以拯斯人之疾,而人之死生系焉"。可知五运六气是李东垣医学反复研究的重要内容,是他脾胃学说的重要理论。在《脾胃论》《兰室秘藏》《医学发明》《东垣试效方》四书中言及《至真要大论》多达8次，《五常政大论》多达7次，《六元正纪大论》达5次，而《气交变大论》《五运行大论》《六微旨大论》《天元纪大论》也至少被提及1次，《黄帝内经素问》中五运六气七篇大论全有引用，更有"气运衰旺图说"专篇论述，另外《生气通天论》《阴阳应象大论》《脏气法时论》等引用的次数更多，在《内外伤辨惑论·重明木郁达之之理》更说"六淫有余运气中论之"，《脾胃论·脾胃虚则九窍不通论》说"五运在上，六气在下"，《脉诀指掌》还有"六气主令气至脉"和"六气交变南证北证脉"专篇，如《脾胃论》补中益气汤加减法中说"《内经》所说少腹痛皆寒证，从复法相报中来也。《经》云：大胜必大复，从热病中变而作也"，《兰室秘藏》草豆蔻丸下说"大胜必大复，理之常也"，《脾胃论·仲景引内经所说脾胃》说"《五常政大论》：有太过、不及。太过者，薄所不胜，乘所胜也；不及者，至而不至，是为不及，所胜妄行，所生受病，所不胜者乘之也"。

《脉诀指掌》记载：手少阴心伤热者，脉左寸与人迎皆沉数而短。沉者，如庚子岁北政少阴司天，阳明在泉，两尺当沉细不见，两寸当浮大易见，反为两寸沉细不见，两尺至半臂浮大而易见。数，为热也；短，肺脉，燥金之象也，血气为燥热所伤，故短而不及本部也……

《黄帝内经素问》六气主令气至脉（见《至真要大论》）

前岁，十二月大寒至二月春分，为初之气，厥阴风木主令至，其脉弦……

春分至四月小满，为二之气，少阴君火主令至，其脉钩……

小满至六月大暑，为三之气，少阳相火主令至，其脉浮大……

大暑至八月秋分，为四之气，太阴湿土主令至，其脉沉……

秋分至十月小雪，为五之气，阳明燥金主令至，其脉短涩……

小雪至十二月大寒，为六之气，太阳寒水主令至，其脉大而长……

六气交变南政北政脉。

甲乙二干为南政，甲己土运也。丙丁、乙戊、辛壬、癸庚为北政。乙庚金运，丙辛水运，丁壬木运，戊癸火运也，皆合化也。

南政：子午岁，少阴司天，厥阴在左，太阴在右，当两寸沉细不见，两尺浮大易见，反者死（反谓尺寸相反，浮大者反沉细，沉细者反浮大）。

南政：卯酉岁，少阴在泉，太阴在左，厥阴在右，当两尺沉细不见，两寸浮大易见，反者谓寸尺相反，死。

北政：子午岁，少阴司天，厥阴在左，太阴在右，当两尺沉细不见，两寸浮大易见，尺寸相反者死。

北政：卯酉岁，少阴在泉，太阴在左，厥阴在右，当两寸沉细不见，两尺浮大易见，尺寸相反者死。

南北：丑未岁，太阴司天，少阴在左寸，少阳在右尺，沉细不见，右寸、左尺浮大易见，左右交反者死。少阴在左而交于右也。

南北：辰戌岁，太阴在泉，少阴在左，当右尺沉细不见，左尺浮大易见；少阴在右，当左寸沉细不见，右寸浮大易见，左右交反者死。少阴在右而交于左也。

南北：寅申岁，厥阴在泉，少阴在左寸，当左尺沉细不见，右太阳在右，尺浮大易见；当左寸沉细不见，右寸浮大易见，左右交反者死。少阴在左而交于右也。

南北：寅申岁，厥阴司天，太阳、太阴在左，当右寸沉细不见，左寸浮大易见；少阴在右，当右寸沉细不见，左寸浮大易见，左右交反者死（少阴在右而交于左也）。

《内经》以南政三阴在天寸不应，在泉尺沉不应，少阴则皆不应，厥阴则右不应，太阴则左不应（皆言司天）。以北政三阴在泉寸不应，在天尺沉不应，少阴在泉则左右不应，厥阴在泉则右不应，太阴则左不应。

视少阴间在左则左不应，右则右不应，南政则凡少阴所在皆不应，北政则少阴在下寸不应，在上尺不应，在者应不在者，不应也。又尺之不应，左右同寸之不应，诸不应者，覆手诊之，则见矣。凡三年一差。

由上述可知，对五运六气理论的全面阐释是李东垣医学的重要方面。

其实，李东垣这种五运六气医学理论源自其师张元素，张吉在《医学启源》序中说，张元素"暇日辑《素问》五运六气、《内经》治要、《本草》药性，名曰《医学启源》，以教门生……真定李明之，门下高弟也"。《医学启源》上卷首列"天地六位脏象图"即是脏气法时理论，中卷全部论述五运六气，下卷依据脏气法时理论阐发药物的升降浮沉特性。由此可知张元素是把

"五运六气"列为授徒内容的首要课程，李东垣这个"高弟"不但完全继承师法，而且还有创新，全记录在《内外伤辨惑论》《脾胃论》《兰室秘藏》等书内，故笔者把"五运六气"理论列于李东垣医学理论之首。

任应秋在《医学启源》点校叙言中说："刘完素医学的成就，较（张）元素为早，因而刘完素运用五运六气分析六淫病机的思想方法，对（张）元素是很有影响的，所以他不仅全部吸收了刘完素《素问玄机原病式》的内容，同时更把五运六气的理论扩大到制方遣药方面去了。言方则分风、暑、湿、火、燥、寒，六气也；言药则分风升生、热浮长、湿化成、燥降收、寒沉藏，五运也。"这些对李东垣医学思想都产生了特别直接的影响。

于此，我们可以知道，不仅张仲景治外感用五运六气理论，李东垣治内伤也用五运六气理论，即五运六气理论可以统治外感和内伤，不只是像一些人说的仅用于预测外感疫病，五运六气理论之用大矣！

一、脏气法时

《黄帝内经素问·宝命全形论》说："天复地载，万物悉备，莫贵于人。人以天地之气生，四时之法成。……夫人生于地，悬命于天；天地合气，命之曰人。人能应四时者，天地为之父母"，所以《黄帝内经素问·八正神明论》说："合人形于阴阳四时，虚实之应，冥冥之期，其非夫子孰能通之。"《黄帝内经素问·脏气法时论》说："合人形以法四时五行而治，何如而从，何如而逆？得失之意，愿闻其事。岐伯对曰：五行者，金木水火土也。更贵更贱，以知死生，以决成败，而定五脏之气，间甚之时，死生之期也。"这符合老子《道德经》说的"人法地，地法天，天法道，道法自然"的思想，四时就是天道自然。"脏"言人，"时"言天，乃天人相应的思想。如何法时？在于"四时五行"也。所以，《脾胃论》上卷讲"脏气法时"而言五行之间的生克乘侮，谓"至而不至，是为不及，所胜妄行，所生受病，所不胜乘之"。详细内容见前文。

脏气法时升降浮沉补泻见图3-1。

五行相生，木、火、土、金、水，循环无端，惟脾无正行，于四季之末各旺一十八日，以生四脏。四季者，辰、戌、丑、未是也。人身形以应九野。

左足主立春，丑位是也；左手主立夏，辰位是也；

右手主立秋，未位是也；右足主立冬，戌位是也。

戊湿，其本气平，其兼气温、凉、寒、热，在人以胃应之；己土，其本味咸，其兼味辛、甘、酸、苦，在人以脾应之。脾胃兼化，其病治之，各从其宜，不可定体。

肝肺之病，在水火之间，顺逆传变不同，温凉不定，当求责耳。

⟡ 田按 ⟡

《内外伤辨惑论·重明木郁则达之之理》说："天地之间，六合之内，惟水与火耳！火者阳也，升浮之象也，在天为体，在地为用；水者阴土也，降沉之象也，在地为体，在天为殒杀收藏之用也。其气上下交，则以成八卦矣。以医书言之，则是升浮降沉，温凉寒热四时也，以应八卦。若天火在上，地水在下，则是天地不交，阴阳不相辅也，是万物之道，大《易》之理绝灭矣，故经言独阳不生，独阴不长，天地阴阳何交会矣？故曰阳本根于阴，阴本根于阳，若不明根源，是不明道。"火在上则克肺，水在下则抑遏肝木，故云"肝肺之病，在水火之间"。

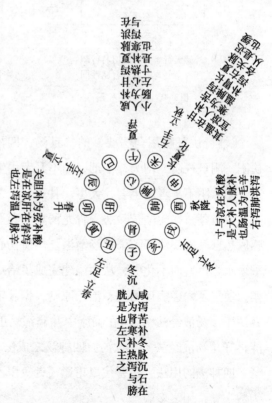

图3-1　脏气法时升降浮沉补泻图（面南）

❨田按❩···

脏气法时用药研究

《黄帝内经素问·脏气法时论》说"合人形以法四时五行而治"，法"四时阴阳而治"比较好理解，如寒邪伤阳气，热邪伤阴气，以及春有青龙汤、夏有朱雀汤、秋有白虎汤、冬有玄武汤。笔者用《辅行诀脏腑用药法要》外感天行十二方表示，如图3-2、图3-3。

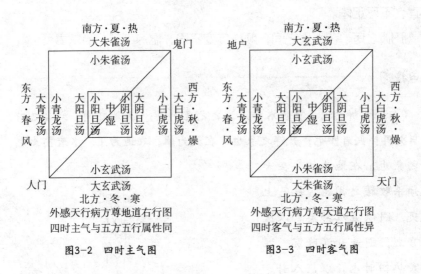

图3-2　四时主气图　　　　　图3-3　四时客气图

《辅行诀脏腑用药法要》的二旦汤、四神汤，也见于《伤寒论》，阳旦扶阳，阴旦扶阴，均为补中剂，阳不升者用生姜、大枣、甘草加桂枝、黄芪以补阳，阴不济者用生姜、大枣、甘草、人参加柴胡、黄芩、芍药以补阴及半夏、黄芩、柴胡辛苦除痞，青龙汤宣发春季外感寒邪，白虎汤收重秋季外感风热邪气所伤津汗，朱雀汤清滋夏热所伤心血而营血不足，玄武汤温渗冬季寒水之过盛而不化气，从而组建完成了治疗四时六淫外感病正治的基本框架，奠定了六经病证的基本治疗原则，据《辅行诀脏腑用药法要》称这些内容源于《汤液经法》，但在临床中并非都是正治愈病，有很多是误治的，不能再守《汤液经法》二旦汤、四神汤之成法，只能"随证治之"，扩大二旦汤、四神汤的用法，故晋代皇甫谧《针灸甲乙经序》云"仲景论广伊尹汤液为数十卷，用之多验"。

从以上二旦汤、四神汤图（图3-2、图3-3）可以看出，大阳旦汤、小阳旦汤，大阴旦汤、小阴旦汤俱在中部黄庭太极，说明阴阳的本源在黄庭太极，不在肾。旦者，表示日出，不表示日落。

而对于法"五行而治"就不好理解了。《黄帝内经素问·脏气法时论》五味补泻有如下记载。

肝主春，足厥阴少阳主治，其日甲乙，肝苦急，急食甘以缓之。

心主夏，手少阴太阳主治，其日丙丁，心苦缓，急食酸以收之。

脾主长夏，足太阴阳明主治，其日戊己，脾苦湿，急食苦以燥之。

肺主秋，手太阴阳明主治，其日庚辛，肺苦气上逆，急食苦以泄之。

肾主冬，足少阴太阳主治，其日壬癸，肾苦燥，急食辛以润之，开腠理，致津液，通气也。

病在肝……肝欲散，急食辛以散之，用辛补之，酸泻之。

病在心……心欲软，急食咸以软之，用咸补之，甘泻之。

病在脾……脾欲缓，急食甘以缓之，用甘补之，苦泻之。

病在肺……肺欲收，急食酸以收之，用酸补之，辛泻之。

病在肾……肾欲坚，急食苦以坚之，用苦补之，咸泻之。

肝、肺、肾的泻药都用本味，为什么心、脾不是？因为古有心属火又属土之说，具有火土一家之象，心脾反作之意，故心用甘泻、脾用苦泻。《黄帝内经素问·脏气法时论》的用药可整理如下。

春肝木，酸泻（本味），辛散之、补（克肝木之味），"苦"用甘（肝木所克）。

酸泻指酸寒，辛散、补指辛温。见肝之病，当先实脾，故用甘。酸、辛、甘是一个生克三角关系（图3-4）。

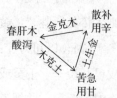

图3-4　酸、辛与甘组成了一个三角关系

夏心火，甘泻（所生土味），咸软、补（克心火之味），"苦"缓用酸（母味），生克关系如图3-5。

长夏脾土，苦泻（母味），甘缓，补（本味），"苦"湿用苦（母味）。生克关系如图3-6。

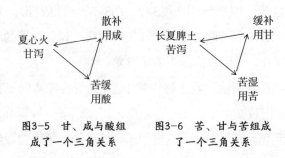

图3-5 甘、咸与酸组　图3-6 苦、甘与苦组成
成了一个三角关系　　了一个三角关系

　　秋肺金，辛泻（本味），酸收、补（金所克之味），"苦"气上逆用苦（火克金），生克关系如图3-7。

　　冬肾水，咸泻（本味），苦坚、补（水克火之味），"苦"燥用辛（母味），生克关系如图3-8。

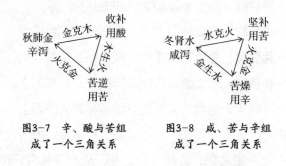

图3-7 辛、酸与苦组　图3-8 咸、苦与辛组
成了一个三角关系　　成了一个三角关系

　　《黄帝内经素问·玉机真脏论》说："五脏相通，皆有移次，五脏有病，则各传其所胜。"《黄帝内经素问·脏气法时论》把年（春、夏、长夏、秋、冬）、月（以旬为计：甲乙、丙丁、戊己、庚辛、壬癸）、日（甲乙、丙丁、戊己、庚辛、壬癸或平旦、日昳、日中、下晡、夜半）时间周期各划分为五个时间阶段，并把五个时间段配属于相生顺序的五行来描述病情与时间的关系，进而根据发病脏腑五行属性与阶段时间的五行属性的生克关系，得出各个阶段"以胜相加，至其所生而愈，至其所不胜而甚，至于所生而持，自得其位而起"的疾病状态，"而定五脏之气，间甚之时，死生之期"。

　　不仅张仲景《伤寒论》用"脏气法时"思想，陶弘景《辅行诀五脏用药法要》（五味补写体用图）和李东垣《脾胃论》都用"脏气法时"的思想（脏气法时升降浮沉补泻图——即五味补泻图）。"脏气法时"的主宰思想是什么呢？是"四时阴阳"，是四时阴阳的升降浮沉。有人认为，"脏气法时"的思想就是五运六气的前驱，这种观点是对的。所以《伤寒论》的阴阳大纲，是四时阴阳升降浮沉，不是脏腑表里的阴阳关系。脏腑经络表里的辨证体系只适用于个体内环境的辨证使用，若涉及外环境的天人相应就必须用"脏气法时"的四时阴阳辨证体系，即"中医太极三部六经体系"。所以，李东垣在《脾胃论·脾胃胜衰论》中说："此阳气衰弱不能生发，不当于五脏中用药法治之，当从《脏气法时论》中升降浮沉补泻法用药耳。"可是现在的《伤寒论》教材就犯了这个毛病，只用脏腑经络表里辨证体系阐释《伤寒论》，不用"脏气法时辨证"的升降浮沉补泻法阐释《伤寒论》是不对的，其实六经欲解时就是"脏气法时辨证法"。

春肝胆，温补凉泻，酸（凉）泻，辛（温）补。

夏心小肠，热补寒泻，甘（寒）泻，咸（热）补。

长夏脾胃，温凉寒热，苦泻，甘补。补泻各随其宜。

秋肺大肠，凉补温泻，辛（温）泻，酸（凉）补。

冬肾膀胱，寒补热泻，咸（热）泻，苦（寒）补。

此说与《黄帝内经》一致。《东垣试效方》也载此说。春夏本气温热，故用温热补；寒凉为逆，故用寒凉泻。秋冬本气凉寒，故用寒凉补；温热为逆，故用温热泻。由此可知，在秋冬季节用大量的干姜、附子是要损伤肾气的，希望医家慎重使用大量的干姜、附子。

李东垣为什么说"己土，其本味咸"呢？这在《汤液本草》有记载，谓五方正气味。

东方：甲风，乙木，其气温，其味甘，在人以肝、胆应之。

南方：丙热，丁火，其气热，其味辛，在人以心、小肠、三焦、包络应之。

中央：戊湿，其本气平，其兼气温凉寒热，在人以胃应之。

中央：己土，其本味咸，其兼味辛、甘、酸、苦，在人以脾应之。

西方：庚燥，辛金，其气凉，其味酸，在人以肺、大肠应之。

北方：壬寒，癸水，其气寒，其味苦，在人以肾、膀胱应之。

这显然是尊张仲景"见肝之病，当先实脾"思想的影响，都是用所克脏腑的本味，是针对本脏盛而传所克脏腑的用药法则。

张仲景在《金匮要略·脏腑经络先后病脉证第一》中说："夫肝之病，补用酸，助用焦苦，益用甘味之药调之（酸入肝，焦苦入心，甘入脾。脾能伤肾，肾气微弱，则水不行；水不行，则心火气盛，则伤肺；肺被伤，则金气不行；金气不行，则肝气盛。则肝自愈）。此治肝补脾之要妙也。肝虚则用此法，实则不在用之。经曰：虚虚实实，补不足，损有余，是其义也。余藏准此。"这是张仲景五脏补法用药原则，补齐如下。

补肝：用酸，以甘味益之，焦苦以助之。（其规律：酸苦是母子关系，甘为所克之味）

补心：用苦，以辛味益之，甘淡以助之。

补脾：用甘，以咸味益之，辛香以助之。

补肺：用辛，以酸味益之，咸腥以助之。

补肾：用咸，以苦味益之，酸臊以助之。

其用为本味，其益为李东垣所说的"五方正味"，其助为子味。

李东垣所说：春肝胆以辛温补，夏心小肠以咸热补，长夏脾胃以甘补，秋肺大肠以酸凉补，冬肾膀胱以苦寒补。

而《辅行诀五脏用药法要》所说：味辛皆属木，味咸皆属火，味甘皆属土，味酸皆属金，味苦皆属水。

可知《辅行诀五脏用药法要》所说是属于泻邪即能补正虚之法。

对于陶弘景《辅行诀五脏用药法要》五味补泻体用图（图3-9），经云：主于补泻者为君，数量同于君而非主故为臣，从于佐监者为佐使。

陶隐居曰：此图乃《汤液经法》尽要之妙，学者能谙于此，医道毕矣。

春肝，体酸泻，用辛补，化用甘（急食）。酸辛化甘。

夏心，体苦泻，用咸补，化用酸（急食）。苦咸化酸。

长夏脾，体辛泻，用甘补，化用苦（急食）。辛甘化苦。

秋肺，体咸泻，用酸补，化用辛（急食）。咸酸化辛。

冬肾，体甘泻，用苦补，化用咸（急食）。甘苦化咸。

这也是一种三角关系，但这与《黄帝内经》《脾胃论》不同，见表3-1。

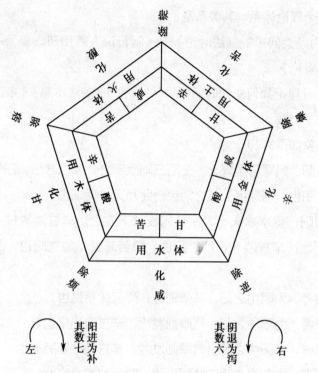

图3-9 《辅行诀五脏用药法要》五味补泻体用图

表3-1 五味补泻表

	五脏苦欲/德		《黄帝内经素问·脏气法时论》			《辅行诀五脏用药法要》			《脾胃论》	《金匮要略》		
	苦	欲/德	急食	补	泻	体（泻）	用（补）	化（急食）	五方正味	用	益	助
肝	急	散	甘	辛	酸	酸	辛	甘	甘	酸	甘	焦苦
心	缓	软	酸	咸	甘	苦	咸	酸	辛	苦	辛	甘淡
脾	湿	缓	苦	甘	苦	辛	甘	苦	咸	甘	咸	辛香
肺	气上逆	收	苦	酸	辛	咸	酸	辛	酸	辛	酸	咸腥
肾	燥	坚	辛	苦	咸	甘	苦	咸	苦	咸	苦	酸臊

从表中可以看出，《黄帝内经素问·脏气法时论》用补与《辅行诀五脏用药法要》的用补相同，用于制约其体味。《脾胃论》的五方正味与《金匮要略》的益味相同，都用于补虚。《黄帝内经素问·脏气法时论》的泻味与《金匮要略》的用味基本相同，只有心脾互用。可知《黄帝内经素问·脏气法时论》与《辅行诀五脏用药法要》是一个理论体系，《金匮要略》与《脾

胃论》是一个理论体系。其关系是：

《黄帝内经素问·脏气法时论》→《辅行诀五脏用药法要》→《金匮要略》→《脾胃论》

脏气法时理论如何法四时阴阳，《脾胃论》《汤液本草》《东垣试效方》等书都有如下记载。

用药法象如图3-10。

天有阴阳，风寒暑湿燥火，三阴三阳上奉之。温凉寒热，四气是也。温热者，天之阳也；寒凉者，天之阴也，此乃天之阴阳也。

地有阴阳，金水木火土，生长化收藏下应之。辛甘淡酸甘咸，五味是也，皆象于地。辛甘淡者，地之阳也。酸苦咸者，地之阴也，此乃地之阴阳也。

味之薄者，为阴中之阳，味薄则通，酸苦咸平是也。

气之厚者，为阳中之阳，气厚则发热，辛甘温热是也。

气之薄者，为阳中之阴，气薄则发泄，辛甘淡平寒凉是也。

味之厚者，为阴中之阴，味厚则泄，酸苦咸寒是也。

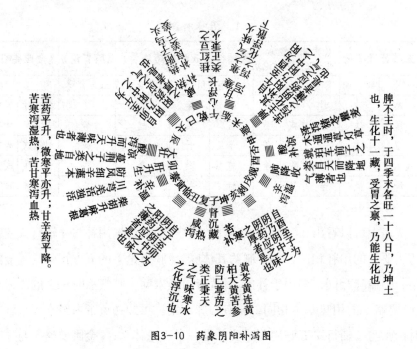

图3-10　药象阴阳补泻图

轻清成象味薄者，茶之类。本乎天者亲上；重浊成形味之厚者，大黄之类。本乎地者亲下。

气味辛甘发散为阳，酸苦涌泄为阴。清阳发腠理，清之清者也；清阳实四肢，清之浊者也。浊阴归六腑，浊之浊者也；浊阴走五脏，浊之清者也。

药性要旨：苦药平升，微寒平亦升；甘辛药平降。甘寒泻火，苦寒泻湿热；苦甘寒泻血热。

脏气法时用药还是遵照《黄帝内经》和李东垣为是。

《黄帝内经》说人以天地之气生、四时之法成，首先是生成五脏六腑，即春生成肝胆系统，夏生成心小肠系统，长夏生成脾胃系统，秋生成肺大肠系统，冬生成肾膀胱系统，故产生了脏气法时理论系统。

《脾胃论》气运衰旺图说见后文。

而《辅行诀五脏用药法要》又是如何法五行而治的呢？其中有五脏补泻汤之法。

春一

小泻肝汤：治肝实，两胁下痛，痛引少腹，迫急，干呕者方。

芍药、枳实（熬）、生姜（切），各三两。

上三味，以清浆水三升，煮取一升，顿服之。不瘥，即重作服之。

呕吐者，加半夏二两，洗；心中悸者，加甘草二两，炙；下利赤白者，加黄芩二两；咳者，加五味子二两；小便不利者，加茯苓二两。

硫黄、白矾、伏龙肝，各三两。

大泻肝汤：治头痛，目赤，时多恚怒，胁下支满而痛，痛连少腹迫急无奈者方。

芍药、枳实（熬）、生姜（切），各三两；甘草、黄芩、大黄各一两。

上六味，以水五升，煮取二升，温分再服。

硫黄、白矾、伏龙肝各三两，石膏、代赭石、禹余粮各一两。

◖ 田按 ◗ ···

小泻汤都是三味，大泻汤都是六味。

小补肝汤：治心中恐疑，时多噩梦，气上冲心，越汗出，头目眩晕者方。

桂枝、干姜、五味子各三两，山药一两。

上四味，以水八升，煮取三升，温服一升，日三服。

自汗心悸者，倍桂枝为六两；腹中寒者，加干姜一两半；冲气盛时作呃者，加五味子一两半；少气乏力而目眩者，加山药一两半；胁下坚急者，去山药加牡蛎三两；咳逆者去山药加橘皮三两，无力气怯者，仍用山药；苦消渴者，加麦冬三两。

琅玕、雄黄、曾青各三两，云母一两。

大补肝汤：治肝气虚，其人恐惧不安，气自少腹上冲咽，呃声不止，头目苦眩，不能坐起，汗出心悸，干呕不能食，脉弱而结者方。

桂枝、干姜、五味子、牡丹皮各三两，山药、旋覆花、竹叶各一两。

上七味，以水一斗，煮取四升，温服一升，日三夜一服。

琅玕、雄黄、曾青、凝水石各三两，云母、硝石、白垩土各一两。

陶云：肝德在散，故经云：以辛补之，酸泻之。肝苦急，急食甘以缓之，适其性而衰之也。

田按

小补汤都是四味，大补汤都是在小补汤四味基础上再加三味，为七味。

此篇所列大泻汤法，悉是小方加母脏泻方之佐、监臣，及子脏泻方之监臣各一两；大补汤法，悉是小方加下方君臣者，上四味俱作三两，余三味俱作一两。所加均为益以其生，即制其所克，助以母气者。如《难经》之义，"母能令子虚""子能令母实"也。

如小泻肝汤由芍药、枳实、生姜三味组成，肝的母脏是肾，加小泻肾汤的佐、监臣是甘草、黄芩；肝的子脏是心，加小泻心（心包）汤的监臣是大黄，故大泻肝汤的组成是芍药、枳实、生姜各三两，甘草、黄芩、大黄各一两，共六味药。

而小补肝汤由桂枝、干姜、五味子、山药四味组成，加肝的下方即肝木之子小泻心（心包）汤的君臣牡丹皮、旋覆花、竹叶各一两，共七味药组成，即桂枝、干姜、五味子、山药各三两，牡丹皮、旋覆花、竹叶各一两。

余大、小补泻方皆准此。

这与张仲景在《金匮要略·脏腑经络先后病脉证第一》中的用药方法相通的是，都用母子关系，都是"制其所克，助以母气"。不同的是，张仲景用子脏味实母，而《辅行诀五脏用药法要》用子脏方实母；大小补方更接近。张仲景用益其所克以制其胜，而《辅行诀五脏用药法要》则用"母能令子虚"法制其胜。真开悟我们的智慧。

为什么会不一样呢？因为张仲景和李东垣用的是补虚法，其关系如图3-11。

而《辅行诀五脏用药法要》用的是大、小泻法，其关系如图3-12。

《辅行诀五脏用药法要》的补虚法与张仲景一样。

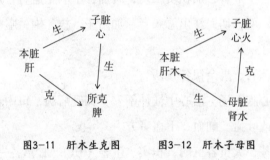

图3-11　肝木生克图　　　图3-12　肝木子母图

夏二

小泻心汤：治心中猝急痛，肋下支满，气逆攻膺背肩胛间，不可饮食，食之反笃者方。

通草、淡豆豉、升麻各三两。

上三味，以水三升，煮取一升，顿服。少顷，得吐瘥，不吐亦得。

大泻心汤：治暴得心腹痛，痛如刀刺，欲吐不吐，欲下不下，心中懊恼，胁背胸膺支满，迫急不可奈者方。

通草、淡豆豉、升麻、栀子、戎盐各三两，酢六升。

上六味，先煮前五味，得三升许，去滓。内戎盐，稍煮待消已，取二升，服一升。当大吐，吐已必自泻下，即瘥。

小补心汤：治胸痹不得卧，心痛彻背，背痛彻心者方。

瓜蒌一枚（捣），肉桂、干姜、薤白各三两。

上四味，以水八升，煮取四升，温服一升，日再服。

大补心汤：治胸痹，心中痞满，气结在胸，时从胁下逆抢心，心痛无奈者方。

瓜蒌一枚（捣），白酨浆（一斗），肉桂、干姜、薤白、五味子、半夏（洗去滑）各三两。

上七味，煮取四升，每服二升，日再。

小泻心（心胞）汤：治心气不定，胸腹支满，心中跳动不安者方。

黄连、黄芩、大黄各三两。

上三味，以麻沸汤三升，渍一食顷，绞去滓，温服一升，日再。

目痛，口舌生疮者，加枳实二两；腹痛，下利脓血者，加干姜二两；气噎者，加生姜二两，切；汗出恶寒者，加附子一枚，炮；呕吐者，加半夏二两，洗去滑。

朱砂、代赭石、禹余粮各三两

大泻心（心胞）汤：治心中怔忡不安，胸膺痞满，口中苦，舌上生疮，面赤如新妆，或吐血、衄血、下血者方。

黄连、黄芩、大黄各三两，枳实、生姜（切）、甘草各一两。

上六味，以水五升，煮取二升，温分再服。

朱砂、代赭石、禹余粮各三两，白矾、伏龙肝、石膏各一两。

小补心（心胞）汤：治血气少，心中动悸，时悲泣，烦躁汗出，气噎，脉结者方。

牡丹皮、旋覆花、竹叶各三两，山茱萸一两。

上方四味，以水八升，煮取三升，温服一升，日三服。

怔忡不安，脉结者，倍牡丹皮为六两；咽中介介塞者，加旋覆花一两半；烦热汗出者，加竹叶一两半；心中窒痛者，加山茱萸一两半；胸中支满者，去山茱萸，加厚朴炙，三两；心中烦热者，去山茱萸，加栀子打，三两；脉濡者，仍用山茱萸；苦胸中冷而多唾者，加干姜三两。

凝水石、硝石、白垩土各三两，皂矾一两。

大补心（心胞）汤：治心中虚烦，懊恼不安，怔忡如车马惊，饮食无味，干呕气噎，时或多唾，其人脉结而微者方。

牡丹皮、旋覆花、竹叶、人参各三两，山茱萸、甘草（炙）、干姜各一两。

上方七味，以水一斗，煮取四升，温服一升，日三夜一服。

凝水石、硝石、白垩土、赤石脂各三两，皂矾、石英、雄黄各一两。

陶云：心德在耎。故经云：以咸补之，苦泻之（经云：甘泻之）；心苦缓，急食酸以收之。

长夏三

小泻脾汤：治脾气实，身重不胜，四肢挛急，而足冷者方。

附子一枚（炮）、生姜（切）、甘草各三两。

上三味，以水三升，煮取一升，顿服。

腹中痛者，加芍药二两；咽痛者，加桔梗二两；呕吐者，加半夏二两；胁下偏痛，有寒积者，加大黄二两；食已如饥者，加黄芩二两。

阳起石、伏龙肝、石膏各三两。

大泻脾汤：治脾气不行，善饥，食而心下痞，欲利不得，或下利不止，足痿不收，肢冷脉微者方。

附子一枚（炮），生姜（切）、甘草各三两，黄芩、大黄、枳实（熬）各一两。

上六味，以水五升，煮取二升，温分再服。

阳起石、伏龙肝、石膏各三两，代赭石、禹余粮、白矾各一两。

小补脾汤：治腹中胀满，不能饮食，干呕，吐利，脉微而虚者方。

人参、甘草（炙）、干姜各三两，白术一两。

上四味，以水八升，煮取三升，温服一升，日三服。

腹中痛者，倍人参为六两；气少者，加甘草一两半；腹中寒者，加干姜一两半；渴欲饮食水者，加白术一两半；脐上筑筑动者，为肾气动，去白术，加桂枝三两；吐多者，去白术加生姜三两；下多者，仍用白术；心中悸者，加茯苓三两。

赤石脂、石英、雄黄各三两，黄土一两。

大补脾汤：治腹胀大，饮食不化，时自吐利，其人枯瘦如柴，立不可动转，干渴，汗出，气急，脉微而时结者方。

人参、甘草（炙）、干姜、麦冬各三两，白术、五味子、旋覆花各一两。

上七味，以水一斗，煮取四升，温服一升，日三夜一服。

赤石脂、石英、雄黄、石绿各三两，黄土、曾青、硝石各一两。

陶云：脾德在缓。故经云：以甘补之，辛泻之（经云：苦泻之）。脾苦湿，急食苦以燥之。

秋四

小泻肺汤：治咳喘上气，胸中迫满，不可卧者方。

葶苈子（熬黑，捣如泥）、大黄、枳实各三两。

上三味，以水三升，煮取二升，温分再服，喘定止后服。

胸中满者，加厚朴二两；喉中水鸡声者，加射干二两；食噎者，加生姜二两；喘而汗出者，加麻黄二两；矢气不转者，加甘草炙，二两。

芒硝、禹余粮、白矾各三两。

大泻肺汤：治胸中有痰涎，喘不得卧，大小便闷，身面肿，迫满，欲得气利者方。

葶苈子（熬黑，捣如泥）、大黄、枳实各三两，生姜（切）、甘草、黄芩各一两。

上六味，以水五升，煮取二升，温分再服。

芒硝、禹余粮、白矾各三两，伏龙肝、石膏、代赭石各一两。

小补肺汤：治汗出口渴，少气不足息，胸中痛，脉虚者方。

麦冬、五味子、旋覆花各三两，细辛一两。

上四味，以水八升，煮取三升，温服一升，日三服。

口干燥渴者，倍麦冬为六两；咳逆少气而汗出者，加五味子一两半；咳痰不出，脉结者，加旋覆花一两半；胸中苦闷痛者，加细辛一两半；若胸中烦热者，去细辛，加蛤壳三两；若烦渴者，去细辛，加粳米半升；涎多者，仍用细辛；咳逆作呕者，加乌梅三两。

石绿、曾青、硝石各三两，礜石一两。

大补肺汤：治烦热汗出，少气不足息，口干耳聋，脉虚而快。

麦冬、五味子、旋覆花、地黄各三两，细辛、竹叶、甘草（炙）各一两。

上七味，以水一斗，煮取四升，温服一升，日三夜一服。

石绿、曾青、硝石、滑石各三两，礜石、白垩土、石英各一两。

陶云：肺德在收。故经云：以酸补之，咸泻之（经云：辛泻之）。肺苦气上逆，急食辛以散之（经云：苦泻之），开腠理以通气也。

冬五

小泻肾汤：治小便赤少，少腹满，时足胫肿者方。

茯苓、甘草、黄芩各三两。

上三味，以水三升，煮取一升，顿服。

大便硬者，加大黄二两；眩冒者，加泽泻二两；头痛者，加肉桂二两；呕吐者，加半夏二两；目下肿如卧蚕者，加猪苓二两。

乳石、石膏、代赭石各三两。

大泻肾汤：治小便赤少，时溺血，少腹迫满而痛，腰如折，不可转侧者方。

茯苓、甘草、黄芩各三两，大黄、枳实、生姜（切）各一两。

上方六味，以水五升，煮取二升，温分再服。

乳石、石膏、代赭石各三两，禹余粮、白矾、伏龙肝各一两。

小补肾汤：治虚劳失精，腰痛，骨蒸羸瘦，脉快者方。

地黄、竹叶、甘草（炙）各三两，泽泻一两。

上四味，以水八升，煮取三升，温服一升，日三服。

苦遗精者，易生地黄为熟地黄，倍其量为六两；烦热气逆欲作风痉者，加竹叶一两半；小便短涩，茎中痛者，加甘草一两半；少腹膨胀者，加泽泻一两半；大便见血者，去泽泻，加伏龙肝如鸡子大；失溺不禁及失精者，去泽泻，加山茱萸三两；小便不利者，仍用泽泻；足胫清冷者，加附子一枚，炮。

滑石、白垩土、石英各三两，磁石一两。

大补肾汤：治精气虚少，腰痛骨痿，不可行走，虚热冲逆，头晕目眩，小便不利，脉冥而快者方。

地黄、竹叶、甘草（炙）、桂枝各三两　泽泻、干姜、五味子各一两。

上七味，以长流水一斗，煮取四升，温服一升，日三夜一服。

滑石、白垩土、石英、琅玕各三两，磁石、雄黄、曾青各一两。

陶云：肾德在坚。故经云：以苦补之，甘泻之（经云：咸泻之）。肾苦燥，急食咸以润之（经云：辛润之），致津液生也。

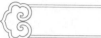

二、气运衰旺

（一）气运衰旺图说

天地互为体用四说，察病神机。

湿、胃、化；

热、小肠、长；

风、胆、生。

皆陷下不足，先补则：

黄芪、人参、甘草、当归身、柴胡、升麻，乃辛甘发散，以助春夏生长之用也。

 田按

李东垣说：人参能"益三焦元气"（见《脾胃论》戊申贫士病案）。王好古《汤液本草》记载黄芪入手少阳三焦经，并载他老师李东垣说：黄芪"补三焦"。李东垣的老师张元素在《医学启源》记载：炙甘草，纯阳，养血，补胃，能补三焦元气，调和诸药相协。所以李东垣常用的三味补气药黄芪、人参、炙甘草都是补益少阳三焦元气的，即补三焦相火的圣药。就是说，胃、小肠、胆的生升春阳之气全来自少阳三焦相火。风为阳气的代表，故云万物因风而生长。李东垣在《兰室秘藏》救苦化坚汤下说："诸疾病量人素气弱者当去苦寒之药，多加人参、黄芪、甘草之类，泻火而先补其元气。"

《汤液本草》还说："附子，入手少阳三焦、命门之剂。"并说"黄芪既补三焦、实卫气，与桂同，特益气异耳"。可知附子、桂枝也补三焦元气。

突出少阳三焦相火主宰的地位，李东垣是有明确阐述的，他在《医学发明》"六部所主十二经脉之图"中说："燥热在上，湿气在中，风寒在下，火游行其间，寒暑出入，故令虚而生化也，人亦应之。故心肺在上，脾胃在中，肝肾在下，三焦元气游行其间，通行十二经脉。如经行在肺之分野，以肺经言之，至肝之分野，以肝言之之类是也。以名命气，以气命处，主生化之气血，维养神明者也。衰则从火化，神气衰矣。"李东垣遵照《难经》旨意明确地说：是少阳三焦元气通行十二经脉，而为十二经脉之主。少阳三焦元气不足则十二经脉皆病，少阳三焦元气旺盛则十二经脉通畅而无病。又在《医学发明》"病有逆从，治有反正论"中说："坤元一正之土，虽主生长，阴静阳躁，禀乎少阳元气乃能生育也。"所以脾胃病，必须突出少阳三焦的主宰地位。

土、脾、形；

火、心、神；

木、肝、血。

皆大盛，上乘生长之气，后泻则：

甘草梢子之甘寒，泻火形于肺，逆于胸中，伤气者也。

黄芩之苦寒，以泄胸中之热，喘气上奔者也。

红花以破恶血。

已用黄芩大补肾水，益肺之气，泻血中火燥者也。

🌀 田按 🌀 ....

知道如何补肾水吗？就是泻血中火，泻心肺热，取天一之水也，即天癸也。木火旺则乘于脾土。胃、小肠、胆不升，则心火——阴火旺，心火旺则克肺乘脾，而且"心火旺，能令母实"，往往导致与胃、小肠、胆相表里的心、脾、肝三脏皆病。最重要的是，李东垣将脾胃纳入了阳升的范畴，人们往往不注意这一点。

寒，膀胱，藏气；

燥，大肠，收气。

皆大旺，后泻则：

黄芪之甘温，止自汗，实表虚，使不受寒邪。

当归之辛温，能润燥，更加桃仁以通幽门闭塞，利其阴路，除大便之难燥者也。

田按

秋燥冬寒，寒凉沉降之气。用黄芪、当归之当归补血汤治之，扶正御邪也。

水、肾、精；

金、肺、气。

皆虚衰不足，先补则：

黄柏之苦寒，降湿热为痿，乘于肾，救足膝无力，亦除阴汗、阴痿，而益精。

其草梢子、黄芩补肺气，泄阴火之下行，肺苦气上逆，急食苦以泄之也。

此初受热中常治之法也，非权也。权者，临病制宜之谓也。

田按

肺金热则水源枯，故用黄柏、黄芩、甘草泻肺热而救肾水。

《脾胃论》气运衰旺图说：天地互为体用四说，察病神机。做示意图如下（图3-13）。

田按

此"气运衰旺图说"是李东垣内伤医学的核心体系，以脏腑分天地阴阳。胃、小肠、胆、大肠、膀胱等腑，皆是阳气不足而不升；脾、心、肝、肺、肾等脏，皆是火热而不降。《内外伤辨惑论·重明木郁则达之之理》对此作了

春、夏，乃天之用也，是地之体也

湿、胃、化；
热、小肠、长；
风、胆、生。
皆陷下不足，先补则：
黄芪人参甘草，当归身柴胡升麻，乃辛甘发散，以助春夏生长之用也。
阳不生、阴不长

土、脾、形
火、心、神 } 心火乘于脾土
木、肝、血
皆大盛，上乘生长之气，后泻则：
甘草梢子之甘寒，泻火形于肺，逆于胸中，伤气者也。
黄芩之苦寒，以泻胸中之热，喘气上奔者也。
红花以破恶血，已用黄芩大补肾水，益肺之气，泻血中火燥者也

秋、冬，乃天之体也，是地之用也

寒、膀胱、藏气；
燥、大肠、收气。
皆大旺，后泻则：
黄芪之甘温，止自汗，实表虚，使不受寒邪。
当归之辛温，能润燥，更加桃仁以通幽门闭塞，利其阴路，除大便之难燥者也。
寒燥阴盛，不但侮土，且火木受邪

水、肾、精；
金、肺、气。
皆虚衰不足，先补则：
黄柏之苦寒，除湿热为痿，乘于肾，救足膝无力，亦除阴汗、阴痿而益精。
甘草梢、黄芩补肺气，泄阴火之下行，肺苦气上逆，急食苦以泄之也。
源亏流虚

图3-13 气运衰旺图说

详细论述，谓："故六阳之气生于地，则曰阳本根于阴。以人身言之，是六腑之气，生发长散于胃土之中也。既阳气鼓舞万象有形质之物于天，为浮散者也；物极必反，阳极变阴，既六阳升浮之力在天，其力尽，是阳道终矣，所以鼓舞六阴有形之阴水在天，在外也。上六无位，必归于下，此老阳变阴之象也，是五脏之源在于天者也。天者，人之肺以应之，故曰阴本源于阳，水出高源者是也。人之五脏，其源在肺，肺者背也，背在天也，故足太阳膀胱寒生长，其源在申，故阴寒自此而降，以成秋收气寒之渐也。降至于地下，以成冬藏，伏诸六阳在九泉之下者也。故五脏之气生于天，以人身，是五脏之气，收降藏沉之源出于肺气之上，其流下行，既阴气下行沉坠，万化有形质之物皆收藏于地，为降沉者也；物极必反，阴极变阳，既六阴降沉之力在地，其力既尽，是阴道终矣，是老阴变阳，乃初九无位，是一岁四时之气，终而复始，为上下者也，莫知其纪，如环无端。"五脏之源在肺天，位于天背；六腑之源在胃土，位于土地九泉之下。并将一年分为六气，以卦六爻喻

之，"上六无位"指坤卦最上爻，"初九无位"指乾卦最下爻。上下都是物极必反之位。

《脾胃论·脾胃虚则九窍不通论》记载：五脏禀受气于六腑，六腑受气于胃。六腑者，在天为风、寒、暑、湿、燥、火，此无形之气也。胃气和平，荣气上升，始生温热。温热者，春夏也，行阳二十五度。六阳升散之极，下而生阴，阴降则下行为秋冬，行阴道，为寒凉也。胃既受病，不能滋养，故六腑之气已绝，致阳道不行，阴火上行。五脏之气，各受一腑之化，乃能滋养皮肤、血脉、筋骨，故言五脏之气已绝于外，是六腑生气先绝，五脏无所禀受，而气后绝矣。

肺本收下，又主五气，气绝则下流，与脾土叠于下焦，故曰重强。胃气既病则下溜。经云：湿从下受之，脾为至阴，本乎地也，有形之土，下填九窍之源，使不能上通于天，故曰五脏不和，则九窍不通。胃者，行清气而上，即地之阳气也，积阳成天，曰清阳出上窍，曰清阳实四肢，曰清阳发腠理者也。脾胃既为阴火所乘，谷气闭塞而下流，即清气不升，九窍为之不利。胃之一腑病，则十二经元气皆不足也。气少则津液不行，津液不行则血亏，故筋、骨、皮、肉、血、脉皆弱，是气血俱羸弱矣。

田按

《黄帝内经素问·阴阳应象大论》说："天之邪气，感则害人五脏；水谷之寒热，感则害于六腑；地之湿气感，则害皮肉筋脉。"那么，为什么会感受"天之邪气"呢？因为六腑阳气不足而不护卫于外也，故云"五脏之气已绝于外，是六腑生气先绝"。

《脾胃论·胃虚脏腑经络皆无所受气而俱病论》有如下论述。

夫脾胃虚，则湿土之气溜于脐下，肾与膀胱受邪。膀胱主寒，肾为阴火，二者俱弱，润泽之气不行。

大肠者，庚也，燥气也，主津；

小肠者，丙也，热气也，主液。

此皆属胃，胃虚则无所受气而亦虚，津液不濡，睡觉口燥咽干，而皮毛不泽也。

甲胆，风也，温也，主生化周身之血气；

丙小肠，热也，主长养周身之阳气。亦皆禀气于胃，则能浮散也，升发也；

胃虚则胆及小肠温热生长之气俱不足，伏留于有形血脉之中，为热病，为中风，其为病不可胜纪，青、赤、黄、白、黑五腑皆滞。

三焦者，乃下焦元气生发之根蒂，为火乘之，是六腑之气俱衰也。

腑者，腑库之腑，包含五脏及形质之物而藏焉。且六腑之气，外无所主，内有所受。感天之风气而生甲胆，感暑气而生丙小肠，感湿化而生戊胃，感燥气而生庚大肠，感寒气而生壬膀胱，感天一之气而生三焦，此实父气，无形也。风、寒、暑、湿、燥、火，乃温、热、寒、凉之别称也，行阳二十五度，右迁而升浮降沉之化也，其虚也，皆由脾胃之弱。

以五脏论之，心火亢甚，乘其脾土曰热中，脉洪大而烦闷。《难经》云：脾病，当脐有动气，按之牢若痛。动气筑筑然坚牢，如有积而硬，若似痛也，甚则亦大痛，有是则脾虚病也，无则非也。更有一辨，食入则困倦，精神昏冒而欲睡者，脾亏弱也。

且心火大盛，左迁入于肝木之分，风湿相搏，一身尽痛，其脉洪大而弦，时缓，或为眩运战摇，或为麻木不仁，此皆风也。

脾病，体重即痛，为痛痹，为寒痹，为诸湿痹，为痿软失力，为大疽大痈。若以辛热助邪，则为热病，为中风，其变不可胜纪。

木旺运行，北越左迁入地，助其肾水，水得子助，入脾为痰涎，自入为唾，入肝为泪，入肺为涕，乘肝木而反克脾土明矣。当先于阴分补其阳气升腾，行其阳道而走空窍，次加寒水之药降其阴火，黄柏、黄连之类是也。先补其阳，后泻其阴，脾胃俱旺而复于中焦之本位，则阴阳气平矣。

◖ 田按 ◗--

这里详细阐述了胃、小肠、胆的升浮生理功能及其病理，接着论述心、肝、脾的病理变化。首先是六腑病，六腑外通六气。次言五脏病，因六腑病引起。六腑为阳，五脏为阴，"阴病治阳，阳病治阴"。

《脾胃论·阴病治阳、阳病治阴》有如下论述。

夫阴病在阳者，是天外风寒之邪乘中而外入，在人之背上腑腧、脏腧，是人之受天外客邪。亦有二说：

中于阳则流于经。此病始于外寒，络归外热，故以治风寒之邪，治其各脏之腧，非止风寒而已。六淫湿、暑、燥、火，皆五脏所受，乃筋、骨、血、脉受邪，各有背上五脏腧以除之。

伤寒一说从仲景。

〔 田按 〕··

所以《伤寒论》有刺肺俞、肝俞之法。

中八风者，有风论；中暑者，治在背上小肠腧；中湿者，治在胃腧；中燥者，治在大肠腧。此皆六淫客邪有余之病，皆泻在背之腑腧。若病久传变，有虚有实，各随病之传变，补泻不定，只治在背腑腧。

另有上热下寒。经曰：阴病在阳，当从阳引阴，必须先去络脉经隧之血。若阴中火旺，上腾于天，致六阳反不衰而上充者，先去五脏之血络，引而下行，天气降下，则下寒之病自去矣，慎勿独泻其六阳。此病阳亢，乃阴火之邪滋之，只去阴火，只损血络经隧之邪，勿误也。

阳病在阴者，病从阴引阳，是水谷之寒热，感则害人六腑。又曰：饮食失节，及劳役形质，阴火乘于坤土之中，致谷气、营气、清气、胃气、元气不得上升，滋于六腑之阳气，是五阳之气先绝于外，外者，天也。下流伏于坤土阴火之中。皆先由喜、怒、悲、忧、恐，为五贼所伤，而后胃气不行，劳役饮食不节继之，则元气乃伤。当从胃合三里穴中推而扬之，以伸元气，故曰从阴引阳。

若元气愈不足，治在腹上诸腑之募穴；若传在五脏，为九窍不通，随各窍之病，治其各脏之募穴于腹。故曰五脏不平，乃六腑元气闭塞之所生也。又曰五脏不和，九窍不通，皆阳气不足，阴气有余，故曰阳不胜其阴。凡治腹之募，皆为元气不足，从阴引阳勿误也。

若错补四末之腧，错泻四末之余，错泻者，差尤甚矣。按岐伯所说，况取穴于天上，天上者，人之背上五脏六腑之腧，岂有生者乎？兴言及此，寒心彻骨！若六淫客邪及上热下寒，筋骨皮肉血脉之病，错取穴于胃之合，及诸腹之募者必危，亦岐伯之言下工，岂可不慎哉。

(田按)

因为"三焦者，乃下焦元气生发之根蒂"，所以治疗元气不足的总则，如《脾胃论·三焦元气衰旺》所说。

《黄帝针经》云：上气不足，脑为之不满，耳为之苦鸣，头为之苦倾，目为之瞑。中气不足，溲便为之变，肠为之苦鸣。下气不足，则为痿厥心，补足外踝下留之。此三元真气衰惫，皆由脾胃先虚，而气不上行之所致也。加之以喜、怒、悲、忧、恐，危亡速矣。

足外踝上下是足少阳胆经和足三焦经循行处，"补足外踝下"，即取足少阳胆经原穴丘墟，不是昆仑穴。

若火乘土位，其脉洪缓，更有身热、心中不便之证。此阳气衰弱，不能生发，不当于五脏中用药法治之，当从《脏气法时论》中升降浮沉补泻法用药耳。

(田按)

李东垣在这里明确告诉我们，由于阳虚导致的脏腑虚实寒热病不能用脏腑辨证法来治疗，要用《黄帝内经素问·脏气法时论》中升降浮沉补泻法用药治疗，若都用脏腑辨证用药法治疗此类病，其效果可想而知。

从生理说，浮主腑，沉主脏。从病理说，腑沉则病，脏浮则病（图3-14）。

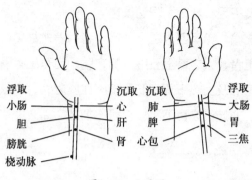

图3-14 六脉图

（二）天地阴阳升降

李东垣在《脾胃论》中认为"天地阴阳生杀之理"存在于"升降浮沉之间"。

《黄帝内经素问·阴阳应象大论》云：天以阳生阴长，地以阳杀阴藏。然岁以春为首，正，正也；寅，引也。少阳之气始于泉下，引阴升而在天地人之上，即天之分，百谷草木皆甲坼于此时也。至立夏少阴之火炽于太虚，则草木盛茂，垂枝布叶。乃阳之用，阴之体，此所谓天以阳生阴长。经言岁半以前，天气主之，在乎升浮也。至秋而太阴之运，初自天而下逐，阴降而彻地，则金振燥令，风厉霜飞，品物咸殒，其枝独存，若乎毫毛。至冬则少阴之气复伏于泉下，水冰地坼，万类周密。阴之用，阳之体也，此所谓地以阳杀阴藏。经言岁半以后，地气主之，在乎降沉也。至于春气温和，夏气暑热，秋气清凉，冬气冷冽，此则正气之序也。故曰：履 端于始，序则不愆。升已而降，降已而升，如环无端，运化万物，其实一气也。设或阴阳错综，胜复之变，自此而起。万物之中，人一也，呼吸升降，效象天地，准绳阴阳。盖胃为水谷之海，饮食入胃，而精气先输脾归肺，上行春夏之令，以滋养周身，乃清气为天者也；升已而下输膀胱，行秋冬之令，为传化糟粕，转味而出，乃浊阴为地者也。若夫顺四时之气，起居有时，以避寒暑，饮食有节，及不暴喜怒，以颐神志，常欲四时均平，而无偏胜则安。不然，损伤脾胃，真气下溜，或下泄而久不能升，是有秋冬而无春夏，乃生长之用，陷于殒杀之气，而百病皆起；或久升而不降亦病焉。于此求之，则知履端之义

矣。(《脾胃论·天地阴阳生杀之理在升降浮沉之间论》)

（三）阴阳升降之理在于升清降浊

《易》曰：两仪生四象，乃天地气交，八卦是也。在人则清浊之气皆从脾胃出，荣气荣养周身，乃水谷之气味化之也。清阳为天（清阳成天。地气上为云，天气下为雨。水谷之精气也，气海也，七神也，元气也，父也），清中清者，清肺以助天真。清阳出上窍（耳、目、鼻、口之七窍是也），清中浊者，荣华腠理。清阳发腠理（毛窍也），清阳实四肢（真气充实四肢）。浊阴为地（垒阴成地。云出天气，雨出地气。五谷五味之精，是五味之化也。血荣也，维持神明也，血之将会也，母也），浊中清者，荣养于神（降至中脘而为血，故曰心主血，心藏神）。浊阴出下窍（前阴膀胱之窍也），浊中浊者，坚强骨髓。浊阴走五脏（散于五脏之血也，养血脉，润皮肤、肌肥肉筋者是也，血生肉者此也），浊阴归六腑（谓毛脉合精，经气归于腑者是也）。(《脾胃论·阴阳升降论》)

三、太极、两仪、四象

李东垣谙熟"大《易》之理"(《内外伤辨惑论·重明木郁则达之之理》)，故常用《周易》理论阐明他的医学理论。《脾胃论·阴阳升降论》记载如下。

《易》曰：两仪生四象，乃天地气交，八卦是也。在人则清浊之气皆从脾胃出，荣气荣养周身，乃水谷之气味化之也。清阳为天（清阳成天。地气上为云，天气下为雨。水谷之精气也，气海也，七神也，元气也，父也），清中清者，清肺以助天真。清阳出上窍（耳、目、鼻、口之七窍是也），清中浊者，荣华腠理。清阳发腠理（毛窍也），清阳实四肢（真气充实四肢）。浊阴为地（垒阴成地。云出天气，雨出地气。五谷五味之精，是五味之化也。血荣也，维持神明也，血之将会也，母也），浊中清者，荣养于神（降至中脘而为血，故曰心主血，心藏神）。浊阴出下窍（前阴膀胱之窍也），浊中浊者，坚强骨髓。浊阴走五脏（散于五脏之血也，养血脉，润皮肤、肌肥肉筋者是也，血生肉者此也），浊阴归六腑（谓毛脉合精，经气归于腑者是也）。

天气清静光明者也，藏德不止，故不下也。天明则日月不明，邪害空窍，阳气者闭塞，地气者冒明。云雾不精，则上应白露不下；交通不表，万物命故不施，不施则名木多死。恶气不发，风雨不节，白露不下，则菀藁不荣；贼风数至，暴雨数起，天地四时不相保，与道相失，则未央绝灭。唯圣人从之，故身无苛病，万物不失，生气不竭。

此说人之不避大寒伤形，大热伤气，四时节候更改之异气，及饮食失节，妄作劳役，心生好恶，皆令元气不行，气化为火，乃失生夭折之由耳。

〖田按〗

李东垣在这里将脾胃理论归于"太极"学说，以"仲景妙法"——"甲己化土"为太极。《四库全书提要》说："其说以土为万物之母，故独重脾胃。"《系辞传》说："易有太极，是生两仪，两仪生四象，四象生八卦。"把"阳生阴长"的春夏归于阳仪，把"阳杀阴藏"的秋冬归于阴仪，把"脏气法时"理论纳入太极、两仪、八卦系统之中，从而启发笔者创建了"中医太极三部六经体系"。"清阳为天"乾阳仪，有"清中清"和"清中浊"两象。"浊阴为地"坤阴仪，有"浊中清"和"浊中浊"两象。而清浊皆从脾胃出，故脾胃为太极，而生两仪、四象。

李东垣曾多次提到"两仪"，再如《兰室秘藏·妇人门》一妇人经候凝结案中说"是两仪之气俱将绝矣"。

他说：人乃万物中一也，独阳不生，独阴不长，须禀"两仪"之气而生化也。（《东垣试效方》）

李东垣认为，"万物之中，人一也。呼吸升降，效象天地，准绳阴阳。"（《脾胃论·天地阴阳生杀之理在升降浮沉之间论》）于是李东垣秉承《黄庭经》六合之内唯有少阳火和太阴水升降浮沉之说，创立了中医太极医学。

他说：天地之间，六合之内，惟水与火耳！火者阳也，升浮之象也，在天为体，在地为用；水者阴也，降沉之象也，在地为体，在天为殒杀收藏之用也。其气上下交，则以成八卦矣。以医书言之，则是升浮降沉，温凉寒热四时也，以应八卦。若天火在上，地水在下，则是天地不交，阴阳不相辅也，是万物之道，大《易》之理绝灭矣，故《经》言独阳不生，独阴不长，天地阴阳何交会矣？故曰阳本根于阴，阴本根于阳，若不明根源，是不明道。故六阳之气生于地，则曰阳本根于阴。以人身言之，是六腑之气，生发长散于胃土之中也。既阳气鼓舞万象有形质之物于天，为浮散者也，物极必反，阳极变阴，既六阳升浮之力在天，其力尽，是阳道终矣，所以鼓舞六阴有形之阴水在天，在外也。上六无位，必归于下，此老阳变阴之象也，是五脏之源在于天者也。天者，人之肺以应之，故曰阴本源于阳，水出高源者是也。入之五脏，其源在肺，肺者背也，背在天也，故足太阳膀胱寒生长，其源在申，故阴寒自此而降，以成秋收气寒之渐也。降至于地下，以成冬藏，伏诸六阳在九泉之下者也。故五脏之气生于天，以人身（言之），是五脏之气，收降藏沉之源出于肺气之上，其流下行，既阴气下行沉坠，万物有形质之物皆收藏于地，为降沉者也，物极必反，阴极变阳，既六阴降沉之力在地，其力既尽，是阴道终矣，是老阴变阳，乃初九无位，是一岁四时之气，终而复始，为上下者也，莫知其纪，如环无端。(《内外伤辨惑论·重明木郁则达之之理》)

田按

所谓"六阳"，是指六爻乾卦。所谓"六阴"，是指六爻坤卦。乾为少阳火，坤为太阴水。乾坤合之为太极，分之为两仪。两仪者，阴阳也。阴阳者，一太极也。水火者，阴阳之征兆也。所以说"天地之间，六合之内，惟水与火耳"。火阳升浮，水阴沉降。"若天火在上，地水在下，则是天地不交，阴阳不相辅也，是万物之道，大《易》之理绝灭矣"。交则"六阳之气生于地""五脏之气生于天"，以人身言之，六腑募穴在脐以下，五脏募穴在脐以上。阳根于阴，阴根于阳，阴阳升降，"是一岁四时之气，终而复始，为上下者也，莫知其纪，如环无端"。以人身言之也如此。

对于太极、八卦理论的应用，王好古在《此事难知》中记载其师李东垣"不传之秘"的《人肖天地图》得到证明。

《此事难知》记载：天地之形如卵，横卧于东、南、西、北者，自然之势也。血气运行，故始于手太阴，终于足厥阴。帝曰：地之为下否乎？岐伯曰：地为人之下，太虚之中也。曰：冯乎？曰：大气举之也。是地如卵黄在其中矣！又曰：地者，所以载生成之形类也。《易》曰：坤厚载物，德合无疆。信乎天之包地，形如卵焉。故人首之上，为天之天，足之下，为地之天。人之浮于地之上，如地之浮于太虚之中也。气之西始于寅，终于丑，血之东根于辛，纳于乙，相随往来不息，独缺于乾巽，为天地之门户也。启玄子云：戊土属乾，己土属巽。遁申曰：六戊为天门，六己为地户，此之谓也。《经》云：天地者，万物之上下，左右者，阴阳之道路。气血者，父母也，父母者，天地也。血气周流于十二经，总包六子于其中，六气，五行是也。无形者包有形，而天总包地也。天左行而西气随之，百川并进而东血随之。

⌒ 田按 ⌒

李东垣为什么说"独缺于乾巽"呢？久久思之，始悟其根据是《黄帝内经》和《伤寒论》。

《黄帝内经素问·阳明脉解》提出六经与月份及时辰的配合关系（表3-2）。

表3-2　六经配月、时表

六经	月份	时辰
太阳	正月	寅
厥阴	三月	辰
阳明	五月	午
少阴	七月（据《太素》）	申
少阳	九月	戌
太阴	十一月	子

《伤寒例》四时八节，二十四气，七十二候决病法中提出月份与八卦的配合关系，谓"立春正月节斗指艮"卦，"立夏四月节指巽"卦，"立秋七月

节指坤"卦，"立冬十月节指乾"卦。准此，太阳在艮卦，厥阴在震卦，阳明在离卦，少阴在坤卦，少阳在兑卦，太阴在坎卦，独缺乾巽二卦为天地之门户也。李东垣言人身一太极，气血为两仪，周流于一身，六经配六卦，乾巽为天门地户。以图说明于下（图3-15）。

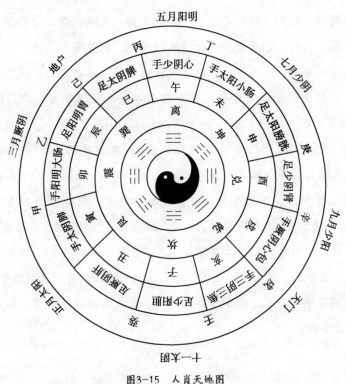

图3-15　人肖天地图

又记载：脾虽寄于坤，实用于巳，从上肺心，从下肾肝，脾中得三数也。如气寄予辛而用于寅，包络三焦寄于丑而用于申也，此人之所以肖天地而生。《易》曰乾为首，坤为腹，震为足，巽为股，坎为耳，离为目，艮为手，兑为口。

手之三阳，从手走头，足之三阳，从头走足，是高能接下也。

足之三阴，从足走腹，手之三阴，从腹走手，是下能趋上也。

故上下升降而为和。《易》曰："天道下济而光明，地道卑而上行。《易》曰："山泽通气。"故气寄于辛，用于寅，平旦始从中焦注，循天之纪，左旋至丑而终。昼夜通行五十度，周流八百一十丈。夫倡则妇随，血随气而上行，殊不见润下之意。《经》云：气主煦之，升也；血主濡之，润也。《书》云："水曰润下。"如何说得从气之血有不行之体，如百川右行，东至于海。

🍵 田按 🍵

由上图可以看到，乾位是三焦，巽位是脾。三焦和脾在中宫戊己，故启玄子说：戊土属乾，己土属巽。所谓天门地户，就是气血之源。三焦主气，故为天门，脾主肉，故为地户。所谓气血出中焦，此之谓也。然三焦统肾肺两脏，三焦统肺，肺开窍于鼻，脾开窍于口，故又谓鼻为天门，口为地户（见《脉望》卷三"天门常开""地户常用"注）。谦卦上坤下艮。艮为天为光明，故云"天道下济而光明"，坤在上，故云"地道卑而上行"。兑为云为雨为泽，兑主肺位于辛，通调水道布津液。艮为终始，艮为太阴土，位于寅。三焦之气起于中焦，平旦生发于寅，虽主持诸气，而肺主吸入清气，故云"气寄于辛而用于寅"。足厥阴肝主于丑，肝藏血，气根于血。"土者，坤也，坤土申之分，申为相火"（《此事难知·夏伤于暑秋必疟疾》）。由此知土火为一家。相火生脾土，脾为生血之源，故云"包络、三焦寄于丑而用于申也"。李东垣强调了中宫三焦（乾）和脾（坤）生化气血的重要作用。这是李氏撰写《脾胃论》的宗旨。

肺吸入清气而主一身之气，肝藏血而流于周身。气血者，父母，父母者，天地。气为血帅，血为气母，气血互为体用。

如《此事难知》说：天地互为体用，此肺之体，肝之用。肝主诸血，血者，阴物也，此静体何以自动？盖肺主诸气，为气所鼓舞，故静得动。一者肝之用，一者说肺之体，此天地互为体用，二者俱为当矣。是知肝藏血，自寅至申，行阳二十五度，诸阳用事，气为肝所使；肺主气，自申至寅，行阴二十五度，诸阴用事，血为肺所用。

🍵 田按 🍵

李东垣用手足阳经下降和手足阴经上升，阐述了《易》逆数的原理。天气下降，地气上升，天地气交，才能化成万物，人乃万物之一也。

《内外伤辨惑论》说："凡用药，若不本四肘，以顺为逆。四时考，是春升、夏浮、秋降、冬沉，乃天地之升浮化降沉，化者，脾土中造化也，是为四时之宜也。但宣补之以辛甘温热之剂，及味之薄者，诸风药是也，此助春夏之升浮者也，此便是泻秋收冬藏之药也，在人之身，乃肝心也；但言泻之以酸苦寒凉之剂，并淡味渗泄之药，此助秋冬之降沉者也，在人之身，是肺肾也。用药者，宜用此法度，慎毋忽焉！"

太极导致四象病，四象也可导致太极病（本节内容参见《中医太极医学》）。《黄帝内经素问·玉机真脏论》说："五脏相通，皆有移次，五脏有病，则各传其所胜。"就说明五脏系之间，无论生理，还是病理，都是互相联系互相影响的。因此治疗五脏系之病，不能只是见心病治心、肝病治肝、肺病治肺、肾病治肾、脾病治脾，有时要从相互之间的关系着手治疗才能有效。如张元素说："治肝、心、肺、肾有余不足或补或泻，健益脾胃之药为切。"因为"五脏者，皆禀气于胃，胃者五脏之本也"（《黄帝内经素问·玉机真脏论》），"人以水谷为本"（《黄帝内经素问·平人气象论》）。

内伤之论虽然有很多观点，笔者认为当以李东垣之说最好，又提出李东垣学说之精华，独以少阳三焦相火统括之。因为少阳三焦相火是太极之主导，《黄帝内经》说"凡十一脏，取决于胆也"，李东垣释少阳胆为春天生发之气，为什么是春天生发之气呢？因为少阳三焦相火寄其中。少阳三焦相火不衰，哪里会有内伤？相火一衰，阳气衰一分，阴气自盛一分，此一定之理，于是如李东垣所说的少气懒言、身重喜卧、不思饮食等诸病生焉。故陶弘景说："阳旦者（正阳旦汤为小建中汤，小阳旦汤为桂枝汤，大阳旦汤为小建中汤加黄芪、人参），升阳之方，以黄芪为主。"郑钦安说：小建中汤"乃仲景治阳虚之总方也。"阳气大衰，阴气过盛，不能气化津液上升濡润，心血失养而心火起焉（古今医家多称之为元阳或真阳浮越，不妥至甚），于是生面红、面肿、牙疼、腮肿、耳肿、目赤、喉痛、咳喘、鼻塞等症，粗工不识，多以为是阴虚火旺，不是滋阴降火，就是清热解毒，不但没有效果，反会使病情加重，岂不悲哉！

太极阴阳的升降出入错乱胜复，必然导致与四时相应的心、肝、肺、肾四脏系发病，治疗大法是调理太极阴阳的升降出入。李东垣并绘有"脏气法时升降浮沉补泻图"指导治疗。李氏并引用《黄帝内经》"至而不至，所胜妄行，所生受病，所不胜乘之"四个方面作为提纲，阐发太极与四脏功能活动合于四时传变的规律，并从这四个方面加以详细叙述。这四象的内容已经见于前文，再归类于此者，一来以见重视，二来之前出版的《中医太极医学》已有此内容，可窥吾之发展。

（一）太极与太阳心系的关系

1. 从心系治太极病

李东垣说：至而不至者，谓从后来者为虚邪，心与小肠来乘脾胃也。脾胃脉中见浮大而弦，其病或烦躁闷乱，或四肢发热，或口苦、舌干、咽干。饮食不节，劳役所伤，以致脾胃虚弱，乃血所生病。主口中津液不行，故口干咽干也。病人自以为渴，医者治以五苓散，谓止渴燥，而反加渴燥，乃重竭津液以至危亡。《经》云："虚则补其母。"当于心与小肠中以补脾胃之根蒂者，甘温之药为之主，以苦寒之药为之使，以酸味为之臣佐，以其"心苦缓，急食酸以收之"。心火旺，则肺金受邪，金虚，则以酸补之。次以甘温及甘寒之剂，于脾胃中泻心火之亢盛，是治其本也。（《脾胃论·脾胃胜衰论》）

此言少阳相火衰弱阳气不足不能升发，而心与小肠的君火亢盛，心与小肠火胜不但反侮"所胜"的肾系发病，而且还会侵害其"所生"的脾胃受病，证见右关脾胃脉表现浮大而弦，且见烦躁、胸中闷乱、四肢发热、口苦、舌干、咽干等。这些都是因为阳气不足不升发而脾胃虚弱，不能化生血液涵养心火所生的病。主要表现津液不行，唾液缺乏、口腔和咽喉干燥。这与脾胃虚弱导致的湿邪内阻所产生的口渴不同，若用治疗湿邪方剂五苓散利小便治湿，则更损伤津液而加重病情。其正确治疗方法，是从阳气不足、脾胃虚弱、心火亢盛三个方面提出的综合治疗方案，方名曰"补脾胃泻阴火升阳汤"。李氏还提出分而治之的用药方案。

脾胃不足，是火不能生土，而反抗拒，此至而不至，是为不及也。

白术（君）、人参、黄芪（臣）、芍药、甘草、桑白皮（佐）、黄连（使）。

诸风药，皆是风能胜湿也，及诸甘温药亦可。

心火亢盛，乘于脾胃之位，亦至而不至，是为不及也。

黄连（君）、黄柏、生地黄（臣）、芍药、石膏、知母、黄芩、甘草（佐）。（《脾胃论·脾胃胜衰论》）

这两种"至而不至"的发病机理：前者论相火衰微，不能生脾土，长夏湿土当旺，气应至而不至，少阳三焦阳气不足，脾湿过盛，脾胃气虚而发病。表现为昏冒、腹胀、少气、嗜睡、脉虚缓、舌质淡，当温补阳气，阳升湿化，脾胃健旺，生化之源不绝，机体复健矣；后者论心火亢盛，反而害脾胃之土而发病。表现为口燥、心烦、不食、便秘、脉洪大、舌质红，当泻心火以安脾胃。

李东垣还设"安养心神调治脾胃论"专篇文章，叙述养心可以安心火亢盛。他说：夫阴火之炽盛，由心生凝滞，七情不安故也。

故养心调心可以安抚心火亢盛。

2. 从太极治心病

《黄帝内经灵枢·本神》说："心藏神，脉舍神。"心主血脉，脾生血统血，如《黄帝内经灵枢·决气》说："中焦受气取汁，变化而赤，是谓血。"《脾胃论·脾胃胜衰论》说："夫脾胃不足，皆为血病。"《黄帝内经灵枢·本神》说："脾气虚"则"五脏不安"。《黄帝内经灵枢·平人绝谷》说："五脏安定，血脉和利，精神乃居。"《黄帝内经素问·六节藏象论》说："五味入口，藏于肠胃，味有所藏，以养五气，气和而生，津液相成，神乃自生。"《黄帝内经灵枢·平人绝谷》说："故神者，水谷之精气也。"《黄帝内经素问·玉机真脏论》说："五脏者，皆禀气于胃，胃者五脏之本也。"所以由心血不足引起的心病、神志病等，都可从脾胃论治。如归脾汤之类。

（二）太极与阳明肺系的关系

1. 从太极治肺系病

李东垣说：所生受病者，言肺受土、火、木之邪，而清肃之气伤，或胸满、少气、短气者，肺主诸气，五脏之气皆不足，而阳道不行也。或咳嗽寒

热者，湿热乘其内也。（《脾胃论·脾胃胜衰论》）

李氏认为肺发病有土、火、木三个方面的邪气。"脾胃一虚，肺气先绝"。这是"母令子虚"的观点，是用"生克制化"的原理说明脾胃与肺的"相生"关系。"绝"是断绝生化之源的意思。"脾气散精上归于肺"是"土生金"的理论根据。所以少阳三焦阳气不足，脾胃不能生化，营卫气血不能上行滋养心肺：一是"土不生金"肺气虚弱；二是心火亢盛上灼肺金，下乘于脾土，伏于血分；三是少阳生发之气伏于坤土之中，肝木郁实。

在治疗方面，李氏亦有所区别，如下所述。

肺金受邪，由脾胃虚弱不能生肺，乃所生受病也。故咳嗽，气短，气上，皮毛不能御寒，精神少而渴，情惨惨而不乐，皆阳气不足，阴气有余，是体有余而用不足也。

人参（君）、黄芪（臣）、橘皮（臣）、白术（佐）、白芍药（佐）、桂枝（佐）、桑白皮（佐）、甘草（诸酸之药皆可）、木香（佐）、槟榔、五味子（佐此三味除客气）、桔梗（引用）、青皮（以破滞气）。（《脾胃论·脾胃胜衰论》）

脾胃虚则怠惰嗜卧，四肢不收，时值秋燥令行，湿热少退，体重节痛，口干舌干，饮食无味，大便不调，小便频数，不欲食，食不消，兼见肺病，洒淅恶寒，惨惨不乐，面色恶而不和，乃阳气不伸故也。当升阳益气，名之曰升阳益胃汤。（《内外伤辨惑论·肺之脾胃虚方》）

除升阳益胃汤之外，李氏还创制双和散、宽中进食丸、厚朴温中汤等随证用方。

在六七月之间暑湿交蒸，暑热伤气，湿邪伤形。人在气交之中，感受湿热之邪，必然影响及于肺。湿热壅肺，肺气不能清肃下行，断绝了肾水生化之源。上源绝，则肾阴亏虚，不能生髓主骨，而痿躄生矣。故李东垣谓：

六七月之间，湿令大行，子能令母实而热旺，湿热相合而刑庚大肠，故寒凉以救之，燥金受湿热之邪，绝寒水生化之源，源绝则肾亏，痿厥之病大作，腰以下痿软瘫痪不能动，行走不正，两足欹侧，以清燥汤主之。

《刺志论》云："气虚身热，得之伤暑。"热伤气故也。《痿论》云："有所远行劳倦，逢大热而渴，渴则阳气内伐，内伐则热舍于肾；肾者水脏也，今水不能胜火，则骨枯而髓虚，故足不任身，发为骨痿。故《下经》曰："骨痿者，生于大热也。"此湿热成痿，令人骨乏无力，故治痿独取阳明。

时当长夏，湿热大胜，蒸蒸而炽。人感多四肢困倦，精神短少，懒于动作，胸满气促，肢节沉痛；或气高而喘，身热而烦，心下膨痞，小便黄而少，大便溏而频，或痢出黄糜，或如泔色；或渴或不渴，不思饮食，自汗体重；或汗少者，血先病而气不病也。其脉中得洪缓，若湿气相搏，必加之以迟，迟病虽互换少差，其天暑湿令则一也。宜以清燥之剂治之，名之曰清暑益气汤主之。(《内外伤辨·暑伤胃气论》)

李东垣治暑，特别注重湿胜的问题，湿热交蒸，治疗大法是"上下分消其湿热之气"。(《脾胃论·长夏湿热胃困尤甚用清暑益气汤论》)李氏在分析了暑与湿、湿与燥、阴火与元气的矛盾关系后，针对不同的病机变化复立变法六则。

一是心火乘脾，火邪阻遏阳气的升发，清暑益气中必须增加黄柏、当归用量，泻火益阴以助春生之阳气。

二是脾胃自身不足，阳气不升，谷气下流，清暑益气汤中重用升麻、柴胡，使阳气上升行少阳春令，阳道得复。

三是心火亢甚，乘脾土灼肺金，须重用黄芪、人参、炙甘草，泻火而补脾肺之间的元气。

四是心火亢甚伤损营血，营血又得不到脾胃生化之源的补充，心失所养，烦闷不安，除用黄芪、人参、炙甘草生阳，当归和血之外，须少加黄连以助黄柏之力泻心火补肾水，使肾水旺而心火自降，以维护阴阳互根之理。

五是权用朱砂安神丸镇固气浮心乱。若清浊相干，气乱于胸，则重用陈皮宣理滞气以助阳气升发。

六是长夏湿旺，湿滞阻碍气机，运化失职，须增用二术、泽泻、炒神曲分消湿邪，助益运化，复重用人参、五味子、麦冬之时令药，生脉泻火以助"秋损"之肺气。(参见《脾胃论》)

2. 从肺系治太极病

脾与肺是母子关系，脾土生肺金，例如《黄帝内经素问·经脉别论》

说："饮入于胃……脾气散精，上归于肺""饮入于胃……脉气流经，经气归于肺"。又肺为人体之天，脾为人体之地，天气下降，地气上升，天地合气，化生气血，以滋养身体。如《黄帝内经灵枢·九针论》说："一者天也，天者阳也，五脏之应天者肺，肺者五脏六腑之盖也。"《黄帝内经素问·六节藏象论》说："天食人以五气，地食人以五味，五气入鼻，藏于心肺，上使五色修明，音声能彰；五味入口，藏于肠胃，味有所藏，以养五气，气和而生，津液相成，神乃自生。"水谷精气由脾上归于肺，就是地气上升于天，肺朝百脉，于是"毛脉合精""上焦开发，宣五谷味……若雾露之溉"，及"通调水道……水津四布"。

如果肺功能失常，即天气不降，不能宣发水谷精气，则脾气内郁湿困，这时候就需要宣发肺气以解脾郁湿困，如越婢加术汤证。

又肺主燥气，脾主湿气，对于燥湿二气的辨认与治疗，请参阅石寿棠《医原》一书，该书对燥湿二气特别雄辩，大可启我智慧也。

（三）太极与厥阴肝系的关系

1. 从肝系治太极病

李东垣说：所胜妄行者，言心火旺，能令母实。母者，肝木也。肝木旺，则挟火势，无所畏惧而妄行也。故脾胃先受之，或身体沉重，走疰疼痛。盖湿热相搏，而风热郁而不得伸，附着于有形也。或多怒者，风热下陷于地中也。或目病而生内障者，脾裹血，胃主血，心主脉，脉者，血之府也。或云：心主血；又云：肝主血，肝之窍开于目也。或妄见、妄闻、起妄心、夜梦亡人，四肢满闭转筋，皆肝木太盛而为邪也。或生痿、或生痹、或生厥、或中风、或生恶疮、或作肾痿、或为上热下寒，为邪不一，皆风热不得生长，而木火遏于有形中也。（《脾胃论·脾胃胜衰论》）

《六元正纪论》云：木郁则达之者，盖木性当动荡轩举，是其本体。今乃郁于地中无所施为，即是风失其性。人身有木郁之证者，当开通之，乃可用吐法以助风木，是木郁则达之之义也。

又说，木郁达之者，盖谓木初失其性郁于地中。今既开发行于天上，是发而不郁也，是木复其性也，有余也，有余则兼其所胜，脾土受邪，见之于木郁达之条下，不止此一验也。又厥阴司天，亦风木旺也；厥阴之胜，亦风木旺也。俱是脾胃受邪，见于上条，其说一同。(《脾胃论·脾胃虚不可妄用吐药论》)

盛食填塞于胸中，胸中为之窒塞，两手寸脉当主事，两尺脉不见，其理安在？胸中有食，故以吐出之。食者，物也。物者，坤土也，是足太阴之号也。胸中者，肺也，为物所填。肺者，手太阴金也，金主杀伐也，与坤土俱在于上，而旺于天。金能克木，故肝木生发之气伏于地下，非木郁而何？吐去上焦阴土之物，木得舒畅，则郁结去矣。(《内外伤辨惑论·吐法宜用辨上部有脉下部无脉》)

天地之间，六合之内，惟水与火耳！火者阳也，升浮之象也，在天为体，在地为用；水者阴也，降沉之象也，在地为体，在天为殒杀收藏之用也。其气上下交，则以成八卦矣。以医书言之，则是升浮降沉，温凉寒热四时也，以应八卦。若天火在上，地水在下，则是天地不交，阴阳不相辅也，是万物之道，大《易》之理绝灭矣，故《经》言独阳不生，独阴不长，天地阴阳何交会矣？故曰阳本根于阴，阴本报于阳，若不明根源，是不明道。故六阳之气生于地，则曰阳本根于阴。以人身言之，是六腑之气，生发长散于胃土之中也。既阳气鼓舞万象有形质之物于天，为浮散者也，物极必反，阳极变阴，既六阳升浮之力在天，其力尽，是阳道终矣，所以鼓舞六阴有形之阴水在天，在外也。上六无位，必归于下，此老阳变阴之象也，是五脏之源在于天者也。天者，人之肺以应之，故曰阴本源于阳，水出高源者是也。人之五脏，其源在肺，肺者背也，背在天也，故足太阳膀胱寒，生长，其源在申，故阴寒自此而降，以成秋收气寒之渐也。降至于地下，以成冬藏，伏诸六阳在九泉之下者也。故五脏之气生于天，以人身(言之)，是五脏之气，收降藏沉之源出于肺气之上，其流下行，既阴气下行沉坠，万物有形质之物皆收藏于地，为降沉者也，物极必反，阴极变阳，既六阴降沉之力在地，其力既尽，是阴道终矣，是老阴变阳，乃初九五位，是一岁四时之气，终而复始，为上下者也，莫知其纪，如环无端。(《内外伤辨惑论·重明木郁则达之之理》)

李东垣认为"所胜妄行"有两种情况：一是饮食过饱，胸中窒塞，坤土与肺金俱壅实而旺于天，金实而克肝木，导致肝木郁实；二是肝木挟心火，无所畏惧而妄行，导致肝木郁实。肝气郁结，首先脾胃受病。脾胃一病，绝其化源，百病生矣。前者以吐法为治则，药用瓜蒂散，栀子豉汤等方药；后者以疏达为治则，药用补脾胃泻阴火升阳汤等方药。

肝木妄行，胸胁痛、口苦、舌干、往来寒热而呕、多怒、四肢满闭、淋溲、便难、转筋、腹中急痛，此所不胜乘之也。

柴胡（君）、防风、芍药、肉桂（臣）、羌活、独活、泽泻、黄柏（佐）、升麻（使）、猪苓、藁本、川芎、细辛、蔓荆子、白芷、石膏、知母、滑石。（《脾胃论·脾胃胜衰论》）

李东垣并用天地阴阳互根之理，阐发肝木郁实的道理。

2. 从太极治肝病

《金匮要略·脏腑经络先后病脉证第一》说："见肝之病，知肝传脾，当先实脾。"就是从脾胃治肝病。如肝血不足用八珍汤，肝气郁结用枳术丸，肝经湿热用茵陈五苓散等。

（四）太极与少阴肾系的关系

1. 从肾系治太极病

李东垣说：所不胜乘之者，水乘木之妄行，而反来侮土。故肾入心为汗，入肝为泣，入脾为涎，入肺为痰、为嗽、为涕、为嚏、为水出鼻也。一说，下元土盛克水，致督、任、冲三脉盛，火旺煎熬，令水沸腾而乘脾肺，故痰涎唾出于口也。下行为阴汗、为外肾冷、为足不任身、为脚下隐痛、或水附木势而上，为眼涩、为眵、为冷泪，此皆由肺金之虚而寡于畏也。

肾水反来侮土，所胜者，妄行也。作涎、及清涕、唾多、溺多而恶寒者是也。土火复之，及二脉为邪，则足不任身，足下痛不能践地，骨乏无力，喜睡，两丸冷，腹阴阴而痛，妄闻、妄见，腰、脊、背、胛皆痛。

干姜（君）、白术、川乌头（臣）、苍术、附子（炮制少许）、肉桂（去皮少许）、茯苓、猪苓（佐）、泽泻（使）。（《脾胃论·脾胃胜衰论》）

脾虚土不制水，反见肾水泛溢成灾。母令子实，肺金亦气实，反来侵侮脾土，因而心火和肝木都受邪气的影响，于是可见水盛阳衰、上盛下虚，上热如火及下寒如冰等证候。李东垣据证创制了沉香温胃丸以散寒复，制神圣复气汤治上热如火及下寒如冰。

凡脾胃之证，调治差误，或妄下之，末传寒中，复遇时寒，则四肢厥逆，而心胃绞痛，冷汗出。《举痛论》云："寒气客于五脏，厥逆上泄，阴气竭，阳气未入，故卒然痛死不知人，气复反则生矣。"夫六气之胜，皆能为病，惟寒毒最重，阴主杀故也。圣人以辛热散之，复其阳气，故曰寒邪客之，得炅则痛立止，此之谓也。

沉香温胃丸，治中焦气弱，脾胃受寒，饮食不美，气不调和。脏腑积冷，心腹疼痛，大便滑泄，腹中雷腹，霍乱吐泻，手足厥逆，便利无度。又治下焦阳虚，脐腹冷痛，及疗伤寒阴湿，形气沉困，自汗。

神圣复气汤，治复气乘冬，足太阳寒水，足少阴肾水之旺。子能令母实，手太阴肺实，反来侮土，火木受邪，腰背胸膈闭塞，疼痛，善嚏，口中涎，目中泣，鼻流浊涕不止，或息肉不闻香臭，咳嗽痰沫，上热如火，下寒如冰，头作阵痛，目中流火，视物䀮䀮，耳鸣耳聋，头并口鼻或恶风寒，喜日阳，夜卧不安，常觉痰塞，膈咽不通，口失味，两胁缩急而痛，牙齿动摇，不能嚼物，阴汗出，前阴冷，行步欹侧，起居艰难，掌中热，风痹麻木，小便数而昼多夜频，而欠，气短喘喝，少气不足以息，卒遗失无度。妇人白带，阴户中大痛，牵心而痛，黧黑失色。男子控睾牵心腹，阴阳而痛，面如赭色。食少，大小便不调，心烦霍乱，逆气里急而腹痛，皮色白，后出余气，复不能努，或肠鸣，膝下筋急，肩胛大痛，此皆寒水来复，火土之雠也。（《内外伤辨惑论·肾之脾胃虚方》）

2. 从太极治肾病

脾为土脏，肾为水脏，土能克水。脾主水湿，肾也主水，水湿下流则归肾，即李东垣常说的脾气下流也。或脾水不足不养肾阴。常用的方剂有四逆汤、真武汤、实脾散、举中汤、六味地黄丸、益胃汤等。

李东垣详细地论述了脾与心、肝，肺，肾四脏的病理关系，并对六腑的病理关系做了说明。

胃虚则胆及小肠温热生长之气俱不足，伏留于有形血脉之中，为热病，为中风，其为病不可胜纪。青、赤、黄、白、黑五脏皆滞。三焦者乃下焦元气生发之根蒂，为火乘之，是六腑之气俱衰也。（《脾胃论·胃虚脏腑经络皆无所受气而俱病论》）

其手太阳小肠热气不能交入膀胱经者，故十一经之盛气积于胸中，故其脉盛大。其膀胱逆行，盛之极，子能令母实。手阳明大肠经金，即其母也，故燥旺。其燥气挟子之势，故脉涩而大便不通。以此言脉盛大以涩者，手阳明大肠脉也。（《脾胃论·饮食劳倦所伤始为热中论》）

李东垣为了说明人体与自然界变化相适应的关系，还撰有"气运衰旺图说"一文，谓：天地互为体用四说，察病神机。

A. 湿、胃、化

　　热、小肠、长

　　风、胆、生

皆陷下、不足、先补则：黄芪、人参、甘草、当归身、柴胡、升麻。乃辛甘发散，以助春夏生长之用也。

B. 土、脾、形

　　火、心、神

　　木、肝、血

皆大盛，上乘生长之气，后泻则：甘草梢子之甘寒泻火，形于肺，逆于胸中，伤气者也。黄芩之苦寒，以泻胸中之热，喘气上奔者也。红花以破恶血，已用黄芩大补肾水，益肺之气，泻血中火燥者也。

C. 寒、膀胱、藏气

　　燥、大肠、收气

皆大旺，后泻则：黄芪之甘温，止自汗，实表虚，使不受寒邪。当归之辛温，能润燥，更加桃仁以通幽门闭塞，利其阴路，除大便之难燥者也。

D. 水、肾、精

　　金、肺、气

皆虚衰不足，先补则：黄柏之苦寒，除湿热为痿，乘于肾，救足膝无力，亦除阴汗、阴痿而益精。甘草梢子、黄芩补肺气，泄阴火之下行，肺苦气上逆，急食苦以泄之也。

此初受热中，常治之法也，非权也。

权者，临病制宜之谓也。

常道，病则反常矣。

春、夏，乃天之用也，是地之体也。

秋、冬，乃天之体也，是地之用也。

此天地之常道，既病，反常也。

春、夏天之用，人亦应之。

食罢，四肢矫健，精、气、神皆出，九窍通利是也．口鼻气息自不闻其音，语声清响如钟。

春、夏地主体，人亦应之。

食罢，皮肉、筋骨、血脉皆滑利，屈伸柔和，而骨刚力盛，用力不乏。

◖田按◗···

这是李东垣对其学说的总结性概论。学习者应细心体悟。这是内伤的治法。《黄帝内经素问·六节藏象论》说："脾、胃、大肠、小肠、三焦、膀胱者，仓廪之本，营之居也，名曰器，能化糟粕，转味而入出者也；其华在唇四白，其充在肌，其味甘，其色黄，此至阴之类，通于土气。"此谓大肠、小肠、三焦、膀胱都属于脾土一类，脾胃病就会引起大肠、小肠、三焦、膀胱发病，而大肠与肺相合、小肠与心相合、三焦与心包络相合、膀胱与肾相合，所以大肠、小肠、三焦、膀胱发病，也会影响到心、肺、心包络、肾发病。心、肺、心包络、肾发病，同样可以影响到大肠、小肠、三焦、膀胱发病，脏腑之间可以相互影响而病，所以在治疗方面，可以从脏治腑病，也可以从腑治脏病。如《伤寒论》中的结胸证，邪结于胸中，胸内为心、肺、心包络，却用大陷胸汤（大黄六两、芒硝一升、甘遂一钱匕）、大陷胸丸（大黄半斤、葶苈子半斤、芒硝半斤、杏仁半升、甘遂一钱匕、白蜜二合）、小陷胸汤（黄连一两、半夏半升、瓜蒌实一枚）、三物白散（桔梗三分、巴豆一分、贝母三分）通腑治之。又如蓄血证的如狂是心神异常症状，却是血结小肠导致的，故也用桃核承气汤（桃仁、大黄、桂枝、炙甘草、芒硝）、抵当汤（水蛭、虻虫、桃仁、大黄）、低当丸通腑治之。

《普济本事方》对《伤寒论》结胸证和蓄血证的机理有过清楚地描述。

妇人伤寒血结胸膈，揉而痛不可抚近，海蛤散。

海蛤、滑石、炙甘草各一两，芒硝半两，右为末，每服二钱，鸡子清调下。

小肠通利，则胸膈血散。膻中血聚，则小肠壅。小肠壅，膻中血不流行，宜此方。

膻中即心包络募穴，又是气会三焦穴。李东垣称心包络为命门，道家称谓丹田。《难经》说："上焦者……其治在膻中。"从现代医学来说，膻中处于胸腺所在地，胸腺是人体一个重要的免疫器官，产生T淋巴细胞，起到免疫监视作用。因此，心、心包络与小肠、三焦互为影响于气血，疏通经络，由此说明，冠心病、心脑血管病等病可以从小肠、三焦论治。

刘力红在《思考中医——对自然与生命的时间解读》（伤寒论导论）中记载他师父李阳波治一例血气胸的病人，高热不退，呼吸困难，左肺压缩2/3，用玉竹120克、陈皮120克、白芷120克、大枣120克，共四味药，服药后出现大量腹泻，自觉症状迅速缓解，第四天，体温恢复正常，治疗一周血气全部吸收，左肺复原。其实李阳波先生用的就是《伤寒论》和《普济本事方》的方法。

张子和从《黄帝内经》和《伤寒论》悟出了此理，通下能通经活络，所以特别重视清理肠胃道，善用吐下法以治百病。朱丹溪则创"倒仓法"（见《格致余论》）以吐下清理肠胃道。今人胡万林就用芒硝攻下法治疗众多的疑难成功病例，但要吸收他"妄下"的教训。孙秉严先生总结他34年治疗癌病经验著成《治癌秘方》一书，其秘诀就是运用各种不同的下法。

众所周知，人体的营卫气血是通过经脉隧道输送到全身各个地方的，隧道就有出入口，入口在消化道，出口在皮毛。营卫气血虚弱及其运行不畅，发生原因可能有三：一是入口阻塞，二是出口闭塞，三是道路障碍。针对入口阻塞，张仲景常用柴胡、大黄、芒硝清理肠胃道，多用下法。张子和还用吐法。《神农本草经》记载："柴胡，味苦平。主治心腹肠胃中结气，饮食积聚，寒热邪气，推陈致新。久服轻身、明目、益精。大黄，味苦寒。主下瘀血、血闭，寒热，破癥瘕积聚，留饮宿食，荡涤肠胃，推陈致新，通利水谷，调中化食，安和五脏。芒硝，味咸苦寒。除寒热邪气，逐六腑积聚，结固留癖，能化七十二种石。"《名医别录》说芒硝："主五脏积聚，久热胃闭，除邪气，破留血，腹中痰实结搏，通经脉，利大小便及月水，破五淋，推陈致新。"针对出口闭塞，张仲景和张子和常用汗法。针对经脉道路障碍，则用通经活络涤痰逐饮法。

四、标本中气太极理论

《经》云（《标本病传论》）："病有逆从，治有反正。"除四反治法，不须论之。其下云（《至真要大论》）：惟有"阳明、厥阴不从标本，从乎中"。其注者以阳明在上，中见太阴；厥阴在上，中见少阳为说。予独谓不然，此中非中外之中也，亦非上中之中也，乃不定之辞。盖欲人临病，消息酌中用药耳。以手足阳明、厥阴者，中气也。在卯酉之分，天地之门户也。春分、秋分以分阴分阳也，中有水火之异者也。况手厥阴为十二经之领袖，主生化之源；足阳明为十二经之海，主经营之气，诸经皆禀之。言阳明、厥阴与何经相并而为病，酌中以用药，如权之在衡，在两则有在两之中，在斤则有在斤之中也。（《医学发明》）

 田按 ⋯⋯⋯⋯⋯⋯⋯⋯⋯⋯⋯⋯⋯⋯⋯⋯⋯⋯⋯⋯⋯⋯⋯⋯⋯⋯⋯⋯⋯⋯⋯⋯⋯⋯⋯⋯⋯⋯

于此可知，李东垣非常熟悉五运六气及其标本中气理论，并有自己的见解。

经云（《黄帝内经素问·六节藏象论》）："至而不至，是为不及，所胜妄行，所生受病，所不胜乘之也。"

🎵 田按 🎵 ┄┄┄

这一五运六气理论见于《黄帝内经素问·六节藏象论》，李东垣从"至而不至，所胜妄行，所生受病，所不胜乘之"四个方面作了阐发，并以《黄帝内经素问·脏气法时论》中的五行学说，解说五脏生理病理变化合于四时传变规律。至而不至讲四时之逆，如春应温而不温等。所胜指相克，如木克土。所生指相生，如木生火。所不胜乘之，指被克者反来乘侮自己，如土侮木。

李东垣十分强调"阳明厥阴不从标本，从乎中"的思想，认为阳明厥阴从中而"主生化之源……为十二经之海，主经营之气，诸经皆禀之"，并分两道输布于全身。如《脾胃论·脾胃胜衰论》说："经云：食入于胃，散精于肝，淫气于筋。食入于胃，浊气归心，淫精于脉，脉气流经，经气归于肺，肺朝百脉，输精于皮毛，毛脉合精，行气于腑。且饮食入胃，先行阳道，而阳气升浮也。浮者，阳气散满皮毛；升者，充塞头顶，则九窍通利也。若饮食不节，损其胃气，不能克化，散于肝，归于心，溢于肺，食入则昏冒欲睡，得卧则食在一边，气暂得舒，是知升发之气不行者此也。经云：饮于胃，游溢精气，上输于脾，脾气散精，上归于肺。病患饮入胃，遽觉至脐下，便欲小便，由精气不输于脾，不归于肺，则心火上攻，使口燥咽干，是阴气大盛，其理甚易知也。"《黄帝内经素问·阴阳应象大论》说左右是阴阳升降的道路，主左右的厥阴阳明从中气少阳太阴而主升降，厥阴肝主地气上升，阳明肺主天气下降，故李东垣有此议论。

神生在这里，《黄帝内经素问·六节藏象论》说："天食人以五气，地食人以五味，五气入鼻，藏于心肺，上使五色修明，音声能彰。五味入口，藏于肠胃，味有所藏，以养五气，气和而生，津液相成，神乃自生。"《黄帝内经素问·六微旨大论》说："天气（田按：阳明肺主天气下降）下降，气流于地；地气（田按：厥阴肝主地气上升）上升，气腾于天。故高下相召，升降相因，而变作矣……夫物之生从于化（田按：厥阴主阳气升，阳明主阴气降），物之极由乎变（田按：太阳阳极，少阴阴极，故太阳少阴从本从标主阴阳转化），变化之相薄，成败之所由也。故气有往复，用有迟速，四者之有，而化而变，风之来也。帝曰：迟速往复，风所由生，而化而变，故因盛衰之变耳……出入废则神机化灭，升降息则气立孤危。故非出入，则无以生长壮老已；非升降，则无以生长化收藏。是以升降出入，无器不有。故器者生化之宇，器散则分之，生化息矣。故无不出入，无不升降。化有小大，期有近远，四者之有，而贵常守，反常则灾害至矣。"所以这里就是"神机"处，李东垣医学的核心，而强调脏气法时升浮沉降，一旦升降出入失常了，"反常则灾害至矣"。

　　李东垣医学思想的核心是标本中气，标本中气的核心是中部太极黄庭的左右阴阳升降，李东垣十分强调这一思想，如他在《脾胃论·长夏湿热胃困尤甚用清暑益气汤论》中说"阳道，自脾胃中右迁，少阳行春令，生万化之根蒂也……恐左迁之邪坚盛，卒不肯退，反致项上及臀尻肉消而反行阴道，故使引之以行阳道，使清气之出地，右迁而上行，以和阴阳之气也。"又在《脾胃论·胃虚脏腑经络皆无所受气而俱病论》说："风、寒、暑、湿、燥、火，乃温、热、寒、凉之别称也，行阳二十五度，右迁而升浮降沉之化也……且心火大盛，左迁入于肝木之分……木旺营运，北越左迁，入地助其肾水……"《内外伤辨惑论·说形气有余不足当补当泻之理》说："凡用药，若不本四时，以顺为逆。四时者，是春升，夏浮，秋降，冬沉，乃天地之升浮化降沉（化者，脾土中造化也）。是为四时之宜也。但言补之以辛甘温热之剂，及味之薄者，诸风药是也，此助春夏之升浮者也，此便是泻秋收冬藏之药也，在人之身，乃肝心也。但言泻之以酸苦寒凉之剂，并淡味渗泄之药，此助秋冬之降沉者也，在人之身，是肺肾也。用药者，宜用此法度，慎毋忽焉！"《兰室秘藏·经漏不止有三门》说："夫圣人治病，必本四时升降浮沉之理……大抵圣人立法，且如升阳或发散之剂，是助春夏之阳气，令其上升，乃泻秋冬收藏殒杀寒凉之气……"故《脾胃论·脾胃胜衰论》也说："当从六气不足，升降浮沉法。"诸位请看，阳道春夏升浮，阴道秋冬降沉，用药也要按此脏气法时升浮降沉辨证啊！

　　在标本中气理论指导下，李东垣将心包络纳入了黄庭太极范围之内。因为心包络与少阳三焦相表里共主相火。所以李东垣将脾胃和三焦心包络共纳入黄庭太极之内，我称之为神命门之内。《黄帝内经灵枢·邪客》说："少阴，心脉也。心者，五脏六腑之大主也，精神之所舍也，其脏坚固，邪弗能容也。容之则心伤，心伤则神去，神去则死矣。故诸邪之在于心者，皆在于心之包络。包络者，心主之脉也。"所以李东垣在《兰室秘藏》中说："心与包络者，君火、相火也""心者，君火也。主人之神，宜静而安。相火代行其令。相火者，包络也，主百脉，皆荣于目。凡心包络之脉，出于心中，以代心君之行事也。与少阳为表里""少阴为火，君主无为，不行其令，相火代之。兼心包络之脉，出心系，分为三道。少阳相火之体无形，其用在其中矣""心主血，血主脉，二者受邪，病皆在脉。脉者，血之府也。脉者，人之神也。心不主令，包络代之。故曰：心之脉主属心系。心系者，包络命门之脉也。"李氏从生理上分析了心与心包络的关系，因为心包络代君行事，故将先天心命门称为心包络命门。心命门，即包络命门，故《脾胃论·脾胃胜衰论》说："手厥阴为十二经之领袖，主生化之源。"《医学发明·病有逆从》说："厥阴心包乃包络，十二经之总也。"突出了心包络命门为十二经之本源，其根源在于心包络是相火。李东垣将脾胃和三焦心包络主中宫黄庭太极的思想，被《秘本伤寒第一书》作者所接受，《秘本伤寒第一书》卷四贞集说"包络者，属于脾""包络居中焦""是以包络三焦。仍属于脾胃之中，胃气之行，即三焦之卫气行也。脾阴之行，即包络之营血行也""包络本在脾……三焦在胃，合于包络"。神生于黄庭太极，而舍于心。《黄帝内经灵枢·邪客》说："少阴，心脉也。心者，五脏六腑之大主也，精神之所舍也，其脏坚固，邪弗能容也，容之则伤心，心伤则神去，神去则死矣。故诸邪之在于心者，皆在于心之包络。"所以脾胃病也好，心包络病也好，都是神病，中医治病救神第一。

脾胃与四脏之间的关系，已经在前文论述过，不赘。

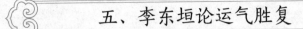

五、李东垣论运气胜复

李东垣不仅熟悉五运六气的五运与六气，对五运六气的胜复理论也应用精熟。

（一）补中益气汤

补中益气汤加减法中说："大胜必大复，从热病中变而作也。"

（二）草豆蔻丸

草豆蔻丸

治脾胃虚而心火乘之，不能滋荣上焦元气，遇冬肾与膀胱之寒水旺时，子能令母实，致肺金大肠相辅而来克心乘脾胃，此大复其仇也。经云：大胜必大复。故皮毛、血脉、分肉之间，元气已绝于外，又大寒大燥二气并乘之，则苦恶风寒，耳鸣，及腰背相引胸中而痛，鼻息不通，不闻香臭，额寒脑痛，目时眩，目不欲开，腹中为寒水反乘，痰唾沃沫，食入反出，腹中常痛，及心胃痛，胁下急缩，有时而痛，腹不能努，大便多泻而少秘，下气不绝，或肠鸣，此脾胃虚之极也。胸中气乱，心烦不安，而为霍乱之渐。膈咽不通，噎塞，极则有声，喘喝闭塞。或日阳中，或暖房内稍缓，口吸风寒则复作。四肢厥逆，身体沉重，不能转侧，头不可以回顾，小便溲而时躁。此药主秋冬寒凉，大复气之药也。

泽泻一分（小便数减半）、柴胡二分或四分（须详胁痛多少用）、神曲、姜黄，以上各四分，当归身、生甘草、熟甘草、青皮，以上各六分，桃仁（汤洗，去皮尖）七分，白僵蚕、吴茱萸（汤洗去苦烈味，焙干），益智仁、黄芪、陈皮、人参，以上各八分，半夏一钱（汤洗七次），草豆蔻仁一钱四分（面裹烧，面熟为度，去皮用仁），麦蘖（面炒黄），一钱五分。

上件一十八味，同为细末，桃仁另研如泥，再同细末一处研匀，汤浸蒸饼为丸，如梧桐子大，每服三五十丸，熟白汤送下，旋斟酌多少。（《脾胃论·脾胃损在调饮食适寒温·草豆蔻丸》）

（三）神圣复气汤

神圣复气汤

治复气，乘冬足太阳寒气、足少阴肾水之旺，子能令母实，手太阴肺实反来侮土，火、木受邪，腰背胸膈闭塞，疼痛善嚏，口中涎，目中泣，鼻中流浊涕不止，或如息肉，不闻香臭，咳嗽痰沫，上热如火，下寒如冰，头作阵痛，目中流火，视物䀮䀮，耳鸣耳聋，头并口鼻或恶风寒，喜日阳，夜卧不安，常觉痰塞，膈咽不通，口失味，两胁缩急而痛，牙齿动摇不能嚼物，阴汗，前阴冷，行步欹侧，起居艰难，掌中寒，风痹麻木，小便数而昼多，夜频而欠，气短喘喝，少气不足以息，卒遗失无度。妇人白带，阴户中大痛，牵心而痛，璺黑失色，男子控睾牵心腹阴阴而痛，面如赭色，食少，大小便不调，烦心霍乱，逆气里急而腹皮色白，后出余气，腹不能努，或肠鸣，膝下筋急，肩胛大痛，此皆寒水来复火土之仇也。

黑附子炮去皮脐，干姜炮，为末，以上各三分；防风锉如豆大，郁李仁汤浸去皮尖，另研如泥，人参，以上各五分；当归身酒洗，锉，六分；半夏汤泡七次，升麻锉，以上各七分；甘草锉，藁本，以上各八分；柴胡锉如豆大，羌活锉如豆大，以上各一钱；白葵花三朵，去心，细剪入。

上件药都一服，水五盏，煎至二盏，入：

橘皮五分，草豆蔻仁面裹烧熟，去皮，黄芪以上各一钱。

上件入在内，再煎至一盏，再入下项药：

生地黄二分酒洗，黄柏酒浸，黄连酒浸，枳壳以上各三分。

以上四味，预一日另用新水浸，又以：

细辛二分，川芎细末，蔓荆子以上各三分。

预一日用新水半大盏，分作二处浸此三味，并黄柏等煎正药作一大盏，不去渣入此三浸者药，再上火煎至一大盏，去渣稍热服，空心。又能治啮颊、啮唇、啮舌、舌根强硬等证如神。忌肉汤，宜食肉，不助经络中火邪也。大抵肾并膀胱经中有寒，元气不足者，皆宜服之。(《脾胃论·脾胃损在调饮食适寒温·神圣复气汤》)

田按

草豆蔻丸和神圣复气汤，都是治太阳（寒水）阳明（燥金）太过（大寒大燥二气），寒水胜反克脾土及心火，燥金胜反克心火及肝木，是火、木、土受邪，故李东垣说"遇冬肾与膀胱寒水旺时，子能令母实，以致肺金大肠相辅而来克心、乘脾胃，此大复仇也"及"乘（遇）冬足太阳寒水、足少阴肾水之旺，子能令母实，手太阴肺实，反来克土，火、木受邪"。故李东垣用四逆汤（干姜、附子、甘草）——小泻脾汤加草豆蔻治"脏寒"泻寒湿之盛，用黄芪、人参、甘草、升麻、柴胡补中益气，生地黄、黄柏、黄连泻心火，其余的除风湿治气滞利血脉。麻黄汤寒燥在表，四逆汤寒燥在里，而火、木、土病则一，审此则知，伤寒在于明理。火、木、土病则无生化，而元气绝于内外，故百病生焉。

"大胜"和"大复"也是五运六气学说的主要内容。李东垣多次阐述大胜大复的机理。

肾膀胱寒水携肺大肠凉燥合秋冬阴气来复仇，可产生三方面的病理变化：

第一，寒水盛必克心火。

第二，脾湿下流原克肾水，今寒水旺盛反侮脾土，即复其仇。再者，长夏脾土与心火都属于夏天火热，寒水本克夏之火，故云来复心火脾土之仇。

第三，燥金克风木，所以说肾膀胱寒水携肺大肠凉燥合秋冬阴气来复，而心火肝木受邪。

由于少阳三焦火衰阳虚，脾胃虚弱，饮食不化，无春阳生化之功，心肺失去滋养，所以会出现气虚、风结、血结的病理变化，导致皮毛、血脉、肌肉间失去滋养。阳虚而寒燥盛，故恶风寒。心失血液滋养则心火旺，而受寒燥之制而火郁。

脾胃虚而水湿不化，则下流于肾，所以会出现湿结、水聚。

综合来看，五脏六腑皆乱，气、血、火、湿、水、痰诸郁出现，证见虚实寒热夹杂。虽然天下大乱，其要皆因少阳失职，所谓"凡十一脏，取决于胆也"，即取决于少阳春生之气，实为少阳三焦之元气。

五运六气理论认为，运气有太过与不及，结合五行理论，一行太过出现克制自己所胜一行的气就叫作"胜气"，胜气太过了，出于五行系统内部自稳调节机制的要求必然会招致一种相反力量的反抗，即所谓报复之气，来将其压抑下去，人们就将这种能报复"胜气"的气，称作"复气"，合称"胜复之气"。《黄帝内经素问·至真要大论》说："有胜之气，其必来复也。"其规律是，先有胜气，后有复气，胜气重，复气也重，胜气轻，复气也轻。故大胜必有大复，《黄帝内经素问·至真要大论》说："治诸胜复，寒者热之，热者寒之，抑者散之，燥者润之，衰者补之，各安其气。"

本来就少阳阳虚和脾胃虚弱，上焦心肺失去滋养，故出现皮毛、血脉、肌肉间之元气虚。又遇秋冬大寒、大燥之气侵犯，故出现恶风寒、头痛、腰背牵引胸中而痛的症状。李东垣在《医学发明》中说："盛冬乃水旺之时，水旺则金旺，子能令母实。肺者，肾之母，皮毛之阳，元本虚弱，更以冬月助其令，故病者善嚏，鼻流清涕，寒甚则浊涕，嚏不止。比常人大恶风寒，小便数而欠；或上饮下便，色清而多，大便不调，夜常无寐，甚则为痰咳，为呕，为哕，为吐，为唾白沫，以至口开目瞪，气不交通。"湿阻肠胃，清阳不升，并受寒燥之邪害空窍，不但肺失宣降，而且心不主五臭（《难经》云：心主五臭。李东垣在《东垣试效方》鼻门云：以窍言之，肺也；以用言之，心也），故有耳鸣、鼻息不通、不闻香臭、头晕目眩、目不欲睁开的症状，经云：头痛、耳鸣、九窍不通利，肠胃所生也，又说五脏不和则九窍不通。肾家寒水反侮脾土，饮食停积，则食入反出，心下胃脘痛，胁下急缩牵引疼痛，并作痰涎、清涕、多唾、多尿及恶寒。脾胃虚，阳不升而湿气下流，则出现腹不能努劲，大便泻的时候多而便秘的时候少，矢气不绝或有肠鸣音。心火内郁，则胸中气乱，心烦不安，有霍乱之预兆；心火上炎则出现头阵痛、目中冒火花、视物昏花、牙齿动摇、夜卧不安。因为寒水盛，不但克心火，还能侮土，故会出现寒水来复脾土心火之仇现象，而见"足不任身，足下痛，不能践地，骨乏无力，喜睡，两丸冷，腹阴阴作痛，妄闻妄见，腰脊背胛皆痛"。李东垣在《医学发明》中说："脾胃之令不行，阴火亢甚，乘于脾土，故膈咽不通。""塞者，五脏之所生，阴也血也；噎者，六腑之所生，阳也气也；二者皆由阴中伏阳而作也。"严重时有喘鸣声音。少阳阳虚，得温则病减，所以想晒晒太阳或到暖房中避寒，但是一呼吸到寒凉之气就会反复发作，并出现四肢厥逆，身体沉重，不能转侧，颈项强直，头不可以回顾，小便时出现寒噤。为什么会出现寒水来复的现象？因为湿气下流日久，长期克制肾水，肾水就会借助冬寒之时来报复火土。神圣复气汤证，"此皆寒水来复火土之仇"所显现的症候。

肺肾秋冬气旺，肾水克心火，肺金克肝木，所以会出现"火木受邪"内郁的病理现象，李东垣说："肝木旺则挟火势，无所畏惧而妄行也。故脾胃先受之，或身体沉重，走疰疼痛，盖湿热相搏，而风热郁而不得伸，附着于有形也。或多怒者，风热下陷于地中也。或目病而生内障者，脾裹血，胃主血，心主脉，脉者，血之腑也。或云心主血，又云肝主血，肝之窍开于目也。或妄见（幻视）妄闻（幻听），起妄心（幻觉），夜梦亡人，四肢满闭，转筋，皆肝木火盛而为邪也。或生痿，或生痹，或生厥（昏晕），或中风，或生恶疮，或作肾痿，或为上热下寒，为邪不一，皆风热不得生长，而木火过于有形中也。"

草豆蔻丸用黄芪、人参、炙甘草治本而大补少阳三焦阳气——元气和脾胃虚弱，李东垣说：人参能"益三焦元气"（见《脾胃论》戊申贫士病案）。王好古《汤液本草》记载黄芪入手少阳三焦经，并载他老师李东垣说：黄芪"补三焦"。李东垣的老师张元素在《医学启源》记载：炙甘草，纯阳，养血，补胃，能补三焦元气，调和诸药相协。所以李东垣常用的三味补气药黄芪、人参、炙甘草都是补益少阳三焦元气的，即补三焦相火的圣药，补虚，升阳固表。阳生则阴长，血生则心火内敛。柴胡助其上升。草豆蔻、吴茱萸散寒燥湿，治实治标，治寒浊上逆所致的头痛、胃脘痛及呕吐涎沫。陈皮、半夏之二陈加青皮、白僵蚕利气开郁化痰，降逆止呕。麦芽、神曲消谷面陈腐之积滞。当归、桃仁、片姜黄养血活血，行气止痛。泽泻利水渗湿。益智仁辛温，温脾止泻，善摄涎唾。生甘草泻心火以解毒。

神圣复气汤证，重于草豆蔻丸证，故用附子、干姜、炙甘草四逆汤回阳救逆，治其沉寒痼冷。用黄芪、人参、炙甘草补少阳三焦和太阴脾土之虚，属于"衰者补之"者也，辅以升麻、柴胡以升之。草豆蔻温中散寒湿，属于"寒者热之"者也。用羌活、防风、细辛、蔓荆子、藁本、川芎诸风药，一来风药胜湿，二来疏散风热、清利头目，属于"抑者散之"者也。生地黄、黄连、黄柏、甘草甘苦寒以泻火凉心血，属于"热者寒之"者也。当归、郁李仁、白葵花润燥，属于"燥者润之"者也。陈皮、半夏利气化痰。

（四）麻黄白术汤（《兰室秘藏·大便结燥门》）

治大便不通，五日一遍，小便黄赤，浑身肿，面上及腹尤甚。其色黄，麻木，身重如山，沉困无力，四肢痿软不能举动，喘促唾清水，吐哕，痰唾白沫如胶。时躁热发，欲去衣，须臾而过，振寒，项额有时如冰，额寒尤甚。头旋眼黑，目中溜火，冷泪，鼻不闻香臭，少腹急病，当脐有动气，按之坚硬而痛。

青皮去腐，酒黄连，以上各一分；酒黄柏、橘红、甘草（炙一半）、升麻，以上各二分；黄芪、人参、桂枝、白术、厚朴、柴胡、苍术、猪苓，以上各三分；吴茱萸、白茯苓、泽泻，以上各四分；白豆蔻、炒神曲，以上各五分；麻黄不去节，五钱；杏仁四个。

上㕮咀，分作二服，水二大盏半，先煎麻黄令沸去沫，再入诸药同煎至一盏，去粗，稍热，食远服。

此证宿有风湿热伏于荣血之中，其木火乘于阳道为上盛。元气短少、上喘，为阴火伤其气，四肢痿。在肾水之间，乃所胜之病，今正遇冬寒，得时乘其肝木，又实其母，肺金克火凌木，是大胜必有大复。其证善恐，欠，多嚏，鼻中如有物，不闻香臭，目视䀮䀮，多悲健忘，少腹急痛，通身黄，腹大胀，面目肿尤甚，食不下，痰唾涕有血，目眦疡，大便不通，并宜此药治之。

🍃 田按 ⌇⌇⌇

"大胜"和"大复"也是五运六气学说的主要内容。李东垣多次阐述大胜大复的机理，如补中益气汤、草豆蔻丸和神圣复气汤等。人参、黄芪、炙甘草补中扶阳，柴胡、升麻升阳，苍术、厚朴、白豆蔻、吴茱萸温中散寒化湿，桂枝、白术，茯苓、猪苓、泽泻五苓散利水湿，酒制黄连、黄柏泻心火，青皮、橘红、神曲利气消食，麻黄、杏仁、桂枝、炙甘草麻黄汤治冬寒并利水。

一方内含麻黄汤、五苓散、四君子汤、平胃散等诸方。寒燥盛必用麻黄汤。

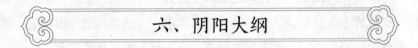

六、阴阳大纲

李东垣阐述医学理论，总是以阴阳为大纲，以春夏为阳主升浮、秋冬为阴主降沉。

（一）理论阐发

《内外伤辨惑论》说："四时考，是春升、夏浮、秋降、冬沉，乃天地之升浮化降沉，化者，脾土中造化也，是为四时之宜也。但宜补之以辛甘温热之剂，及味之薄者，诸风药是也，此助春夏之升浮者也，此便是泻秋收冬藏之药也，在人之身，乃肝心也；但言泻之以酸苦寒凉之剂，并淡味渗泄之药，此助秋冬之降沉者也，在人之身，是肺肾也。用药者，宜用此法度，慎毋忽焉！"

（二）病例分析

《东垣试效方》载一妇人，经候黑血凝结成块，左厢有血瘕，水泄不止，谷有时不化，有时化，后血块暴下，并水俱作，是前后二阴有形之血脱竭于下，既久，经候犹不调，水泄日见三两行，食罢烦心不快，饮食减少，甚至瘦弱。求治，乃审而细思之曰：夫圣人治病，必本四时升降浮沉之理，权变之宜，必先岁气，勿伐天和，无盛盛，无虚虚，遗人夭殃，无致邪，无失正，绝人长命。故仲景云：阳盛阴虚，下之则愈，汗之则死；阴盛阳虚，汗之即愈，下之即死。大抵圣人立法，且如升阳或发散之剂，是助春夏之阳气，令其上升，乃泻秋冬收藏殒杀寒凉之气。此病是也，当用此法治之。升降浮沉之至理也，天地之气以升降浮沉乃从四时，如治病不可逆之。故《经》云，顺天者昌，逆天者亡，可不畏哉！夫人之身亦有四时天地之气，不可只认在外，人亦体同天地也。今漏经不止，是前阴之气血已脱下矣；水泄又数年，是后阴之气血下陷已脱矣。后阴者，主有形之物也；前阴者，精气之户。下竭，是病人周身之气血常行秋冬之令，阴主杀，此等收藏之病是也。阳生阴长，春夏是也。在人之身，令气升浮者，谷气上行是也。既病，人周身气血皆不生长，谷气又不升，其肌肉消少，是两仪之气俱将绝。即下元二阴俱脱，血气消竭。假令当是热证，今下焦久脱，化为寒矣。此病久沉久降，寒湿大胜，当急救之。泻寒以热，除湿以燥，大升、大举以助生长，补养气血不致偏竭。圣人立治之法，既湿气大胜，以所胜治之，助甲风木上升是也。故《经》云，风胜湿，是以所胜平之也。当先调和胃气，次用白术之类以燥其湿而滋元气。如其不止，后用风药以胜湿，此便是大举、大升以助春夏二湿之久陷下之治也。

七、治则用五运六气理论

李东垣脾胃内伤病的治疗原则，用的都是五运六气理论。如脾胃内伤病的最基本治疗原则甘温除热的"劳者温之，损者温之"即出自《黄帝内经素问·至真要大论》。又如《内外伤辨惑论》朱砂安神丸下说"热淫所胜，治以甘寒，以苦泻之"，参术调中汤下说"火位之主，其泻以甘"，《临病制方》下说"湿淫所胜，治以苦温，佐以甘辛，以汗为度而止"，《东垣试效方·小儿门》中说"《内经》云：热淫于内，治以甘寒，以甘泻之，以酸收之""风淫所胜，平以辛凉"，《东垣试效方·眼门》中说"《内经》云：热淫所胜，平以咸寒，佐以苦甘，以酸收之"等都是出自《黄帝内经素问·至真要大论》。再如《脾胃论·脾胃虚不可妄用吐药论》说"《六元正纪论》云：木郁则达之"，《脾胃论·君臣佐使法》说"《至真要大论》云：有毒无毒，所治为主"等。《内外伤辨惑论·饮食自倍肠胃乃伤分而治之》说："《五常政大论》云：大毒治病，十去其六；常毒治病，十去其七；小毒治病，十去其八；无毒治病，十去其九；谷肉果菜，食养尽之。无使过之，伤其正也。"

八、用药用五运六气理论

《脾胃论·君臣佐使法》有如下说。

凡药之所用，皆以气味为主，补泻在味，随时换气。气薄者，为阳中之阴，气浓者，为阳中之阳；味薄者，为阴中之阳，味浓者，为阴中之阴。辛、甘、淡中热者，为阳中之阳，辛、甘、淡中寒者，为阳中之阴；酸、苦咸之寒者，为阴中之阴，酸、苦、咸之热者，为阴中之阳。夫辛、甘、淡、酸、苦、咸，乃味之阴阳，又为地之阴阳也；温、凉、寒、热，乃气之阴阳，又为天之阴阳也。气味生成，而阴阳造化之机存焉。一物之内，气味兼有，一药之中，理性具焉，主对治疗，由是而出。

《脾胃论·气运衰旺图说》有如下说。

天地互为体用四说，察病神机：湿、胃、化；热、小肠、长；风、胆、生，皆陷下不足，先补则黄芪、人参、甘草、当归身、柴胡、升麻，乃辛甘发散，以助春夏生长之用也。

土、脾、形。

火、心、神。

木、肝、血。

皆大盛，上乘生长之气，后泻则：甘草梢子之甘寒，泻火形于肺，逆于胸中，伤气者也。黄芩之苦寒，以泄胸中之热，喘气上奔者也。红花以破恶血，已用黄芩大补肾水，益肺之气，泻血中火燥者也。

寒，膀胱，藏气。

燥，大肠，收气。

皆大旺，后泻则：黄芪之甘温，止自汗，实表虚，使不受寒邪。当归之辛温，能润燥，更加桃仁以通幽门闭塞，利其阴路，除大便之难燥者也。

水、肾、精。

金、肺、气。

皆虚衰不足，先补则：黄柏之苦寒，降湿热为痿，乘于肾，救足膝无力，亦除阴汗、阴痿，而益精。其草梢子、黄芩补肺气，泄阴火之下行，肺

111

苦气上逆，急食苦以泄之也。

此初受热中常治之法也，非权也。权者，临病制宜之谓也。常道，病则反常矣。

春夏，乃天之用也，是地之体也。

秋冬，乃天之体也，是地之用也。

此天地之常道，既病反常也。自不闻其音，语声清响如钟。春夏地之体，人亦应之，食罢，皮肉筋骨血脉皆滑利，屈伸柔和，而骨刚力盛，用力不乏。

特别强调"脾胃虚弱随时为病随时制方"。

《东垣试效方·用药法象》说：天有阴阳，风寒暑湿燥火，三阴三阳上奉之。温凉寒热，四气是也。温热者，天之阳也；寒凉者，天之阴也，此乃天之阴阳也。

地有阴阳，金水木火土，生长化收藏下应之。辛甘淡酸苦咸，五味是也，皆象于地。辛甘淡者，地之阳也。酸苦咸者，地之阴也，此乃地之阴阳也。

味之薄者，为阴中之阳，味薄则通，酸苦咸平是也。

气之厚者，为阳中之阳，气厚则发热，辛甘温热是也。

气之薄者，为阳中之阴，气薄则发泄，辛甘淡平寒凉是也。

味之厚者，为阴中之阴，味厚则泄，酸苦咸寒是也。

轻清成象，味薄者，茶之类。本乎天者亲上；重浊成形，味之厚者，大黄之类。本乎地者亲下。

气味辛甘发散为阳，酸苦涌泄为阴。清阳发腠理，清之清者也；清阳实四肢，清之浊者也。浊阴归六腑，浊之浊者也；浊阴走五脏，浊之清者也。

药性要旨：苦药平升，微寒平亦升；甘辛药平降。甘寒泻火，苦寒泻湿热；苦甘寒泻血热。

药象阴阳补泻如图3-16所示。

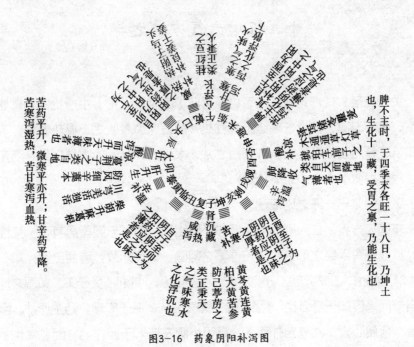

图3-16 药象阴阳补泻图

《东垣试效方·用药升降浮沉补泻法》有如下说。

肝、胆：味，辛补酸泻；气，温补凉泻。

心、小肠：味，咸补甘泻；气，热补寒泻。三焦、命门补泻同。

脾、胃：味，甘补苦泻；气，温凉寒热，补泻各从其宜。

肺、大肠：味，酸补辛泻；气，凉补温泻。

肾、膀胱：味，苦补咸泻；气，寒补热泻。

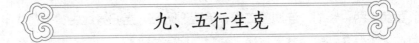

九、五行生克

五行生克理论是李东垣的有力说理工具，不但以之阐发生理病理，还用它阐发辨证、制方及分析病例。这样的例子很多，如甲己太极脾胃病与心、肝、肺、肾四象之间的病就用五行生克说理，大胜大复也用五行生克说理等，就不一一举例了。

十、五运六气方域之异

关于五运六气理论在《黄帝内经素问·五常政大论》中所论"是以地有高下，气有温凉，高者气寒，下者气热，故适寒凉者胀之，温热者疮，下之则胀已，汗之则疮已，此腠理开闭之常，太少之异耳"的方域之异，李东垣在《医学发明》卷六中也有论述。

下之则胀已，汗之则疮已。

东南二方者，在人则为丙小肠热、甲胆风。小肠与胆皆居其下，其性炎上。其疮外有六经之形证，内无便溺之阻隔，饮食如故，清便自调，知不在里，非疽疮也，止痛疖也。小则为疖，大则为痈。其邪所受于下，风湿之地，气自外而来侵加于身者也。《经》云：营气不从，逆于肉理，乃生痈肿。诸痛痒疮，皆属心火。此疮自外而入，是丙小肠左迁入于胆作痛，而非痒也。此二方皆主血，血为病必痛。此元气不足，营气逆行，其疮初出，未有传变，在于肌肉之上，皮毛之间，只于风热六经，所行经络地分出矣，宜泻其风、湿、热。医者只知阴覆其阳则汗也。此宜发汗者，乃湿热郁其手、足少阳，致血脉凝逆，使营卫周身元气消弱也。其风热郁滞于下，其面色必赫赤而肿，微黯色东方青，埋没之色也。风木之性上冲，颜必忿色，其人多怒，其疮之色亦赫赤肿硬，微带黯色。其疮之形热，亦奋然高起，结硬而作痛也。其脉止在左手，左手主表，左寸外洪缓，左关洪缓而弦，是客邪在于血脉之上，皮肤之间。宜急发其汗而通其荣卫，则邪气去矣。以内托荣卫汤主之。

内托荣卫汤

黄芪半两，柴胡、连翘各二钱，羌活、防风、当归身、生黄芩各钱半，炙甘草、人参各一钱，苍术三钱，红花、桂枝各半两。

上㕮咀，都作一服，水、酒各一大盏，同煎至一盏，去滓，大温服。

附

四神煎

生黄芪半斤，远志肉、牛膝各三两，石斛四两，用水十碗煎二碗，再入金银花一两，煎一碗，一气服之。服后觉两腿如火之热，即盖暖睡，汗出如雨，待汗散后，缓缓去被，忌风。一服病去大半，再服除根，不论久近皆效。

李东垣引用《黄帝内经素问·六元正纪大论》"太阴所至为蓄满"和《黄帝内经素问·至真要大论》"诸胀腹大皆属于热"论其"胀"，用方剂有木香塌气丸、广茂溃坚汤、中满分消丸、中满分消汤等从内治之。

诸脉按之无力所生病证

六脉中之下得弦细而涩，按之无力，腹中时痛，心胃控睾，阴阴而痛；或大便泄泻，鼻不闻香臭，清浊涕不止，目中泣出，喘喝痰嗽，唾出白沫，腰沉沉苦痛，项背胸皆时作痛，目中流火，口鼻恶寒，时头痛目眩，苦振寒不止；或嗽、或吐、或呕、或哕，则发躁蒸蒸而热，如坐甑中，必得去衣居寒处，或饮寒水则便过，其振寒复至，气短促胸中满闷而痛，必有膈咽不通欲绝之状，甚则目瞪，声闻于外，而泪涕涎痰大作，方过，其发躁，须臾而已，振寒复至，或面白而不泽者，脱血也。悲愁不乐，情惨惨，意悲悲，健忘或善嚏间出，此风热大损寒水，燥金之复也。如六脉细弦而涩，按之空虚，此大寒证，亦伤精气，以辛甘温甘热滑润之剂，以泻西方、北方则愈。

田按

从内治用姜附汤、沉香桂附丸，从外治用麻黄复煎散、苍术复煎散等。

麻黄复煎散

治阴室中汗出，懒语，四肢困倦无力，走痓疼痛者，乃下焦伏火而不得伸浮，为之躁热汗出也；困倦疼痛者，风湿相搏，一身尽痛也。当去风湿，脉中邪，以升阳发汗，渐渐发之；火郁乃湿在经者，亦宜发汗。况正值季春之月，脉缓而迟，尤宜发汗，令风湿去而阳升，以此困倦即退，气血俱得生旺也。

麻黄二钱（去节微捣，水五大盏，先煎令沸，去沫，至三盏入下项，再煎），柴胡半钱，防风半钱，杏仁三个，黄芪二钱，黄柏一钱，生地黄半钱。

上件锉，如麻豆大，都作一服，入麻黄汤内煎至一盏，临卧服之，勿令食饱，取渐次有汗则效。

苍术复煎散

治寒湿相合，脑户痛，恶寒，项筋脊骨强，肩背胛眼痛，膝髌痛，无力行步，身沉重。

苍术四两（水二碗，煎至二大盏，去滓，再入下项药），羌活一钱，升麻、柴胡、藁本、泽泻、白术各半钱，黄皮三分，红花少许。

上件锉，如麻豆大，先煎苍术汤二盏，复煎下项药至一大盏，去滓，热服，空心服之，取微汗为效，忌酒与湿面类。

田按

治寒燥的要药还有草豆蔻丸和神圣复气汤等。

关于"火、木受邪"，《兰室秘藏·妇人门》固真丸和酒煮当归丸也有论述。

固真丸

治白带久下不止，脐腹冷痛，阴中亦然。目中溜火，视物昏昏然无所见。齿皆恶热饮痛，须得黄连细末擦之乃止。惟喜干食，大恶汤饮，此病皆寒湿乘其胞内，故喜干恶湿。肝经阴火上溢走于标，故上壅而目中溜火。肾水侵肝而上溢，致昏昏而无所见。齿恶热饮者，是阳明经中伏火也。

治法当大泻寒湿，以丸药治之。故曰寒在下焦治宜缓，大忌汤散。以酒制白石脂、白龙骨以枯其湿，炮干姜大热辛泻寒水，以黄柏之大寒为因用，又为向导。故云古者虽有重罪，不绝人之后，又为之"伏其所主，先其所因"之意，又泻齿中恶热饮也。以柴胡为本经之使，以芍药五分导之。恐辛热之药大甚，损其肝经，故微泻之；以当归身之辛温，大和其血脉，此用药之法备矣。

黄柏（酒洗）、白芍药，以上各五分；柴胡、白石脂（火烧赤，水飞，细研，日干），以上各一钱；白龙骨（酒煮，日干，水飞为末）、当归（酒洗），以上各二钱；干姜四钱（炮）。

上件除龙骨、白石脂水飞研外，同为细末，水煮面糊为丸，如鸡头仁大，日干，空心，多用白沸汤下。无令胃中停滞，待少时以早饭压之，是不令热药犯胃。忌生冷硬物、酒湿面。

🔔 田按 ⌇⌇

此乃寒湿在下，上有"火、木受邪"，心之阴火及母而妄行，故云"肝经阴火上溢"。关键是要注意用"丸药"，空心服后用早饭压之，不得用"汤散"，切记！

酒煮当归丸

治癞疝，白带下注，脚气，腰以下如在冰雪中，以火焙炕，重重厚棉衣盖其上，犹寒冷，不任寒之极也。面白如枯鱼之象，肌肉如刀割削瘦峻之速也。小便不止，与白带长流而不禁固，自不知觉。面白，目青蓝如菜色，目眈眈无所见，身重如山，行步欹侧，不能安地，腿膝枯细，大便难秘，口不能言，无力之极，食不下，心下痞烦，心懊侬不任其苦。面停垢，背恶寒，小便遗而不知。此上、中、下三阳真气俱虚欲竭，哕呕不止，胃虚之极也。脉沉厥紧而涩，按之空虚。若脉洪大而涩，按之无力，犹为中寒之证，况按之空虚者乎？按之不鼓，是为阴寒，乃气血俱虚之极也。

茴香五钱，黑附子（炮制，去皮脐）、良姜各七钱，当归一两。

卜四味锉如麻豆大，以上等好酒一升半，同煮至酒尽，焙干。

炙甘草、苦楝（生用）、丁香各五钱，木香、升麻各一钱，柴胡二钱，炒黄盐、全蝎各三钱，延胡索四钱。

上与前四味药同为细末，酒煮面糊为丸，如梧桐子大，每服五七十丸，空心淡醋汤下。忌油腻冷物，酒、湿面。

🔔 田按 ⌇⌇

注意草豆蔻丸、神圣复气汤、固真丸、酒煮当归丸四者的用法，耐人寻味，需要细心慢慢品味。

附：冯文林、伍海涛在2012年11月第18卷第11期《中国中医基础医学杂志》曾撰写《〈素问·五常政大论〉释义一则》加以阐释。

《黄帝内经素问·五常政大论》曰："是以地有高下，气有温凉，高者气寒，下者气热，故适寒凉者胀之，温热者疮，下之则胀已，汗之则疮已，此腠理开闭之常，太少之异耳。……西北之气散而寒之，东南之气收而温之，所谓同病异治也。故曰：气寒气凉，治以寒凉，行水渍之。气温气热，治以温热，强其内守，必同其气，可使平也，假者反之。""胀""疮"等的发生与气候环境关系密切，即气候"寒凉""温热"导致腠理开闭不同所以所患病证亦不同。

1. "西北"因地制宜与"胀"病治疗

"西北"地域"高者气寒""寒则地冻水冰，人气在中，皮肤致，腠理闭，汗不出，血气强，肉坚涩"（《黄帝内经灵枢·刺节真邪》），"故邪不能伤其形体，其病生于内"（《黄帝内经素问·异法方宜论》），所以"适寒凉者胀"，治宜"气寒气凉，治以寒凉，行水渍之"，具体实施是"下之则胀已"。具体而言，西北地区气候寒冷，寒主收引，人的皮肤致密，腠理闭，气候寒凉使人又喜热食，故病多寒束其外而阳热在内，治疗上宜散其外寒，清其内热，即"散而寒之"；针对具体病证，西北寒凉之地，寒邪客于皮肤之间，腠理闭，汗不出，阳气阻遏不得伸于外而内郁化热，同时阳气阻遏致使体内水液停聚，故"津液充郭""形不可与衣相保"（《黄帝内经素问·汤液醪醴论》）而形成水"胀"之病。正如《黄帝内经素问·阴阳应象大论》所言："寒伤形……形伤肿，……寒胜则浮"，治疗上采用下法，即"下之则胀已"。《黄帝内经素问·阴阳应象大论》曰："味厚则泄，薄则通……酸苦涌泄为阴"，此处，下法即为用苦寒药通利二便以泄其内热和停聚的水饮，则"胀"消已。

对于"行水渍之"，相当于"散而寒之"的"散"。据《黄帝内经灵枢·刺节真邪》曰："善行水者，不能往冰；善穿地者，不能凿冻；善用针者，亦不能取四厥；血脉凝结，坚搏不往来者，亦未可即柔。故行水者，必待天温，冰释冻解，而水可行，地可穿也。人脉犹是也。治厥者，必先熨调和其经，掌与腋、肘与脚、项与脊以调之，火气已通，血脉乃行，然后视其病，脉淖泽者，刺而平之；坚紧者，破而散之，气下乃止，此所谓以解结者也。"可见，由于外寒导致四肢血脉运行迟缓的手足厥冷可以用"行水渍之"即采用温热之水浸渍以散其外寒（田按：如当归四逆汤之类），这也符合《黄帝内经素问·汤液醪醴论》治疗水肿病的方法之一，即"温衣"可散外寒。《黄帝内经素问·五常政大论》又曰："帝曰：病在中而不实不坚，且聚且散，奈何？岐伯曰：悉乎哉问也！无积者求其藏，虚则补之，药以祛之，食以随之，行水渍之，和其中外，可使毕已。"可见，"行水渍之"可以配合治疗水"胀"病。

2. "东南"因地制宜与"疮"病治疗

"东南"地域"下者气热""热则滋雨而在上，根茎少汁，人气在外，皮肤缓，腠理开，血气减，汗大泄，皮淖泽"（《黄帝内经灵枢·刺节真邪》），故"其病皆为痈疡"（《黄帝内经素问·异法方宜论》），所以"之温热者疮"，治宜"气温气热，治以温热，强其内守"，具体实施是"汗之则疮已"。具体而言，东南地区气候温热，人的皮肤疏缓，腠理开，汗大泄，阳气易耗散，气候温热使人又多喜冷食，则多里寒证，治疗上宜收敛外泄，温其内寒，即"收而温之"；针对具体病证，东南温热之地，腠理开，阳热之邪易入，郁炽于血脉则腐蚀局部肌肤而形成"疮"疡之病。正如张介宾注："之，亦适也……之温热之地，则腠理多开，阳邪易入，故为疮疡。"《黄帝内经素问·阴阳应象大论》亦云："热胜则肿"，治疗早期可采用汗法，《黄帝内经素问·阴阳应象大论》曰："其在皮者，汗而发之"，即"汗之则疮已"。《黄帝内经素问·阴阳应象大论》曰："气薄则发泄……辛甘发散为阳。"《黄帝内经素问·脏气法时论》又曰："辛以润之，开腠理，致津液，通气也。"此处汗法即为用辛温解表药（田按：宜用辛甘凉剂发散）使邪气从汗孔因势利导排出，则邪在肌表的"疮"消已。

对于"强其内守"，相当于"收而温之"的"收"。一方面，《黄帝内经素问·阴阳别论》云："阳加于阴谓之汗"，不管是气候温热还是汗法导致的汗液外泄，除体内阳气和邪气外散外，体内阴液亦会不足，所以疮疡初期，治疗上可选用"酸甘化阴"的药物，阴为阳而镇守于内，正如《黄帝内经素问·阴阳应象大论》所言："阴在内，阳之守也。"此外，"酸"还具有"收"之效。另一方面，"强其内守"还体现在疮疡中后期采用益气固表药物，既可以收敛阳气防止外泄，又可以扶助正气托毒外出，最终促进愈合恢复。可见，"强其内守"可以配合治疗"疮"病。

《黄帝内经素问·五常政大论》一方面指出："东南之气收而温之"和"气温气热，治以温热，强其内守"的治疗原则；另一方面，针对具体病证指出了"汗之则疮已"。此时，正如田丙坤等指出："汗法用于疮疡初期，可以宣散郁于肌表的邪气而使疮已，并且注意到地域不同对患病和治疗各异。"东汉·张仲景的《伤寒论》载有"疮家，虽身疼痛，不可发汗，发汗则痉。"马望琪认为，"汗之则疮已"是温热之邪在表，疮疡初起，发汗则邪去疮愈；"疮家"指久患大脓大血之疮疡，非邪束表，故不可汗，汗之则痉。笔者认为，既然是在"东南"地域发生的邪在肌表的疮病，"汗之则疮已"则是遵循因地制宜的原则所实施的早期治疗方法。

3. 小结

《黄帝内经素问·五常政大论》从"因地制宜"的角度论述了"胀""疮"发生的病机和治疗。西北"气寒气凉""适寒凉者胀""散而寒之"即"治以寒凉，行水渍之"，则"下之则胀已"；东南"气温气热""温热者疮""收而温之"即"治以温热，强其内守"，则"汗之则疮已"。然而，在临床运用还应把天、地、人三者和疾病有机地结合起来，全面考虑，灵活掌握，方能做到立法严谨，选方用药准确，疗效才能满意。如果片面或机械地看待天时、地理、人体三个因素，非但不会有助于治疗，也许会造成失误。正如《黄帝内经素问·五常政大论》所言："故治病者，必明天道地理，阴阳更胜，气之先后，人之寿夭，生化之期。"

十一、李东垣创建脏气法时辨证法

李东垣在《脾胃论·脾胃胜衰论》中明确指出脾胃病，"此阳气衰弱不能生发，不当于五脏中用药法治之，当从《脏气法时论》中升降浮沉补泻法用药耳"。不用其师张元素的脏腑辨证论治用药法（张元素《脏腑标本寒热虚实用药式》），李东垣独创"脏气法时辨证用药"法，这是李东垣学说的最大特色。

"脏气法时"思想隶属于《黄帝内经》五运六气理论，是贯穿于《黄帝内经》的核心学术观点，如《黄帝内经素问·脏气法时论》有如下说。

肝主春，足厥阴少阳主治……

心主夏，手少阴太阳主治……

脾主长夏，足太阴阳明主治……

肺主秋，手太阴阳明主治……

肾主冬，足少阴太阳主治……

《黄帝内经素问·六节藏象论》有如下说。

心者……为阳中之太阳，通于夏气。（心火）

肺者……为阳中之太阴，通于秋气。（燥）

肾者……为阴中之少阴，通于冬气。（水）

肝者……此为阳中之少阳，通于春气。（风）

脾胃大肠小肠三焦膀胱者……此至阴之类，通于土气。（湿）

李东垣用公式化形式将这种"脏气法时辨证法"用"脏气法时升降浮沉补泻之图"（图3-1）和"气运衰旺图说"（图3-13）两张图固定于《脾胃论》中。

"脏气法时升降浮沉补泻之图"载于《脾胃论》上卷，"气运衰旺图说"载于《脾胃论》中卷，这两张图成为李东垣用五运六气理论论述《脾胃论》的总纲领，而贯穿其中的主轴线是"脏气法时辨证法"。从"脏气法时升降浮沉补泻之图"中可以清楚地看到春夏秋冬四时和十二时辰与五脏六腑、阴阳升降浮沉、脉象及药物性味的密切关系，《脾胃论》就以此为根据展开论述。《黄帝内经素问·宝命全形论》说："天复地载，万物悉备，莫贵于人。人以天地之气生，四时之法成。……夫人生于地，悬命于天；天地合气，命之曰人。人能应四时者，天地为之父母。"《黄帝内经素问·八正神明论》说："合人形于阴阳四时，虚实之应，冥冥之期，其非夫子孰能通之。"《黄帝内经素问·脏气法时论》说："合人形以法四时五行而治，何如而从，何如而逆？得失之意，愿闻其事。岐伯对曰：五行者，金木水火土也。更贵更贱，以知死生，以决成败，而定五脏之气，间甚之时，死生之期也。""脏"言人，"时"言天，乃天人相应的思想。如何法时？在于"四时五行"也。

所以《脾胃论》用四时五行之间的生克乘侮论述其复杂多变情况，谓"至而不至，是为不及，所胜妄行，所生受病，所不胜乘之"。从"气运衰旺图说"图中可以清楚地看到李东垣将春夏秋冬四时分为春夏阳气为阳仪系统主生发升浮、秋冬阴气为阴仪系统主沉降潜藏的特点，及其与药物性味之间的密切关系，并特别重视阳气的生发，而且把脾胃纳入阳气生发一类中。李东垣按时用药组方表述有很多，如《天地阴阳生杀之理在升降浮沉之间论》《脾胃虚弱随时为病随病制方》《随时加减用药法》等，从而构建了脾胃完整的生理、病理、用药、组方理论体系。

 # 十二、脏腑辨证与脏气法时辨证的区别

李东垣"脏气法时辨证法"是用五运六气撰写《脾胃论》之魂，贯穿始终，是用五运六气撰写《脾胃论》的主轴线，其源悉本于《黄帝内经》，以四时阴阳升降浮沉为主，兼顾阴阳、表里、虚实、寒热。如《黄帝内经素问·四气调神大论》所说。

春三月……此春气之应，养生之道也。逆之则伤肝，夏为寒变，奉长者少。

夏三月……此夏气之应，养长之道也。逆之则伤心，秋为痎疟，奉收者少，冬至重病。

秋三月……此秋气之应，养收之道也。逆之则伤肺，冬为飧泄，奉藏者少。

冬三月……此冬气之应，养藏之道也。逆之则伤肾，春为痿厥，奉生者少。……

逆春气，则少阳不生，肝气内变。

逆夏气，则太阳不长，心气内洞。

逆秋气，则太阴不收，肺气焦满。

逆冬气，则少阴不藏，肾气独沉。

夫四时阴阳者，万物之根本也。所以圣人春夏养阳，秋冬养阴，以从其根，故与万物沉浮于生长之门。逆其根，则伐其本，坏其真矣。故阴阳四时者，万物之终始也，死生之本也，逆之则灾害生，从之则苛疾不起，是谓得道。道者，圣人行之，愚者佩之。从阴阳则生。逆之则死，从之则治，逆之则乱。反顺为逆，是谓内格。

《黄帝内经素问·阴阳应象大论》有如下说。

阴阳者，天地之道也，万物之纲纪，变化之父母，生杀之本始，神明之府也。治病必求于本。故积阳为天，积阴为地。阴静阳躁，阳生阴长，阳杀阴藏。阳化气，阴成形。寒极生热，热极生寒。寒气生浊，热气生清。清气在下，则生飧泄；浊气在上，则生䐜胀。此阴阳反作，病之逆从也。

阴胜则阳病，阳胜则阴病。阳胜则热，阴胜则寒。重寒则热，重热则寒……重阴必阳，重阳必阴……

天地者，万物之上下也；阴阳者，血气之男女也；左右者，阴阳之道路也；水火者，阴阳之徵兆也；阴阳者，万物之能始也。故曰，阴在内，阳之守也；阳在外，阴之使也……

阳胜则身热，腠理闭，喘粗为之仰，汗不出而热，齿干以烦冤，腹满，死，能冬不能夏。阴胜则身寒，汗出，身常清，数栗而寒，寒则厥，厥则腹满，死，能夏不能冬。此阴阳更胜之变，病之形能也。

此乃《黄帝内经》同气相求、同声相应的天人相应理论，不能称作天人合一。《黄帝内经素问·四气调神大论》的逆春夏阳生阴长之升浮和秋冬阳杀阴藏之降沉，《黄帝内经素问·阴阳应象大论》称作"阴阳反作"，故李东垣有《天地阴阳生杀之理在升降浮沉之间论》而创作"脏气法时升降浮沉补泻之图"和《阴阳升降论》《阴阳寿夭论》。《黄帝内经素问·阴阳应象大论》论"阴阳更胜之变"，李东垣就有《阴病治阳，阳病治阴》之说。李东垣论脾胃病的生理、病理、组方、用药等一切都不离"脏气法时"的四时阴阳升降浮沉理论，现在很多人没有"脏气法时辨证法"的概念，教材里也没有这一重要理论的内容，笔者积极推行"脏气法时辨证法"，就是要还原李东垣原创内伤理论体系的核心大法。李东垣在书中有很多论述，如《脾胃论·用药宜禁论》说："必本四时升、降之理，汗、下、吐、利之宜。大法春宜吐，象万物之发生，耕耨科斫，使阳气之郁者易达也。夏宜汗，象万物之浮而有余也。秋宜下，象万物之收成，推陈致新，而使阳气易收也。冬周密，象万物之闭藏，使阳气不动也。经云：夫四时阴阳者，与万物浮沉于生长之门，逆其根，伐其本，坏其真矣。又云：用温远温，用热远热，用凉远凉，用寒远寒，无翼其胜也。故冬不用白虎，夏不用青龙，春夏不服桂枝，秋冬不服麻黄，不失气宜。如春夏而下，秋冬而汗，是失天信，伐天和也。"就是同一种病也有季节加减应用，如《脾胃论·饮食劳倦所伤始为热中论》补中益气汤方后说："冬月或春寒，或秋凉时，各宜加去根节麻黄五分；如春令大温，只加佛耳草三分，款冬花一分；如夏月病嗽，加五味子三十二枚，麦冬（去心）二分或三分；如舌上白滑苔者，是胸中有寒，勿用之；如夏月不嗽，亦加人参三分或二分，并五味子、麦冬各等分，救肺受火邪也。"《脾胃论·脾胃胜衰论》补脾胃泻阴火升阳汤方后说："春主升，夏主浮，在人则肝心应之……假如时在长夏，于长夏之令中立方，谓正当主气衰而客气旺之时也，后之处方者，当从此法，加时令药，名曰补脾胃泻阴火升阳汤。"并根据《黄帝内经素问·六节藏象论》所说"求其至也，皆归始春，未至而至，此谓太过，则薄所不胜，而乘所胜也，命曰气淫。不分邪僻内生，工不能禁。至而不至，此谓不及，则所胜妄行，而所生受病，所不胜薄之也，命曰气迫。所谓求其至者，气至之时也。谨候其时，气可与期，失时反候，五治不分，邪僻内生，工不能禁也"而提出"至而不至，是为不及，所胜妄行，所生受病，所不胜乘之"的思想。所谓"求其至也，皆归始春"，李东垣演绎为春生少阳之气主四时阴阳升浮沉降，其太过与不及都属于"天时"所为，不是医生所能主宰的——"工不能禁"，医生只能"仅候其时"，等待"气可与期"，如果"失时反候，五治不分，邪僻内生"。李东垣强调的是"求其至也，皆归始春"的"至而不至，是为不及"现象，春生少阳之气不升是导致脾胃病发生的主要原因。进而分别论述"至而不至"导致的心火乘脾胃土病（田按：右关脉浮大而弦，此"心之脾胃病也"。可选用补脾胃泻阴火升阳汤等）、"所胜妄行"导致的木火遏于脾土之中（田按：或风热郁于脾胃土中，或风热下陷于地中；或从肝上攻于目；或生痹、生痿、生厥、中风、生恶疮或上热下寒等都是"风热不得升长，而木火遏于有形中也"。此"肝之脾胃病也"。可选用升阳散火汤、李东垣龙胆泻肝汤、神效黄芪汤、补肝汤、升阳益胃汤、升阳除湿汤等），"所生受病"导致"肺受土、火、木之邪"（田按：或胸满、少气、短气，或咳嗽、寒热，皆"湿热乘其内也"。此"肺之脾胃病也"。可选用升阳益胃汤等）"所不胜乘之"导致肾水"反侮土"，水上泛肝、脾、心、肺（田按：或脾胃湿热下注，"致督、任、冲三脉盛，火旺煎熬，令水沸腾，而乘脾肺，故痰涎唾出于口也"，或"下行为阴汗，为外肾冷，为足不任身，为脚下隐痛。或水附木势而上为眼涩，为眵，为冷泪，此皆由肺金之虚而寡于畏也"。此"肾之脾胃病也"。可选用通关丸——滋肾丸、草豆蔻丸、神圣复气汤等）。

左右阴阳升降主春分、秋分二分病——阴阳反作，七损八益，阳虚三联证。如何调左右阴阳升降呢？《伤寒论》用桂枝汤、小建中汤（大小阳旦汤）和黄芩汤、柴胡汤（大小阴旦汤）。李东垣用补中益气汤、补脾胃泻阴火升阳汤、升阳益胃汤、升阳除湿汤、草豆蔻丸、神圣复气丸、通关丸（滋肾丸）、清肺饮子等。

夏至、冬至二至病，阴阳更胜。《伤寒论·辨脉法》是这样描述这种现象的："五月之时，阳气在表，胃中虚冷，以阳气内微，不能胜冷，故欲著复衣；十一月之时，阳气在里，胃中烦热，以阴气内弱，不能胜热，故欲裸其身。"《黄帝内经素问·四气调神大论》说的"内格"，华佗称作"否格"，《中藏经·阴阳否格论第六》说："阳气上而不下曰否，阴气下而不上亦曰否；阳气下而不上曰格，阴气上而不下亦曰格。否格者，谓阴阳不相从也。阳奔于上则燔（田按：阳极或阴火胜），脾肺生其疸也，其色黄赤，皆起于阳极也。阴走于下则冰（田按：阴极或湿气下流），肾肝生其厥也，其色青黑，皆发于阴极也。疸为黄疸也，厥为寒厥也，由阴阳否格不通而生焉。阳燔则治以水，阴厥则助以火，乃阴阳相济之道耳。"阴阳更胜可用白虎汤、白虎加人参汤、风引汤、肾著汤、温经汤、苍术复煎散等。

脏腑辨证是以形体脏腑本职的生化功能为依据，而辨别五脏六腑的生化生理和病理特点，通过四诊八纲、六经辨证、三焦辨证、营卫气血辨证等，以及阴阳、气血、虚实、寒热等变化，为治疗提供依据。如心气虚证、心阳虚证、心血虚证、心阴虚证、心火亢盛证、痰火扰心证、心血瘀阻证等。

　　而脏气法时辨证则是依据天人相应理论为依据，辨别五脏六腑阴阳气血升降浮沉等问题所引起的阴阳、虚实、寒热等变化，为治疗提供依据。如上述的"阴阳反作"和"阴阳更胜"。

第四章

人身天地阴阳
两种分法

《黄帝内经》言人身天地阴阳有两种分法，一是以横膈膜上下分天地阴阳，横膈膜之上为天为阳，横膈膜之下为地为阴；一是以腰脐天枢穴上下分天地阴阳，天枢之上为天为阳，天枢之下为地为阴。

一、横膈膜上下天地阴阳分部

《黄帝内经素问·金匮真言论》说："言人身之阴阳，则背为阳，腹为阴。……故背为阳，阳中之阳心也；背为阳，阳中之阴肺也；腹为阴，阴中之阴肾也，阴中之阳肝也；腹为阴，阴中之至阴脾也。"这种分法的解剖基础是横膈膜，即横膈膜之上的背胸为天为阳，其中有心肺系统，包括心、心包、肺三脏和小肠、三焦、大肠三腑，就

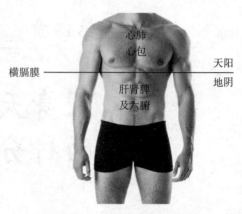

图4-1　横膈膜阴阳分部

是手三阳三阴；横膈膜之下的腹部为地为阴，其中有肝肾脾系统，包括肝、肾、脾三脏和胆、膀胱、胃三腑，就是足三阴三阳（图4-1）。

以人体横膈膜解剖生理为基础的这一分法，以背为阳、腹为阴，正是《伤寒论》"病发于阳""病发于阴"论治的基础。这就是《伤寒论》重视"膈"的原因，第122、134、141、221、324、338等条都论及"膈"。

《黄帝内经灵枢·阴阳系日月》则以日月水火分之，谓："足之十二经脉，以应为十二月，月生于水，故在下者为阴；手之十指，以应十日，日主火，故在上者为阳。"

主阴主月的足三阴三阳经应十二月：

亥者，十月，主左足之厥阴；　　　　　　　（冬）

子者，十一月，主左足之太阴；

丑者，十二月，主左足之少阴；

寅者，正月之生阳也，主左足之少阳；　　（春）

卯者，二月，主左足之太阳；

辰者，三月，主左足之阳明；

巳者，四月，主右足之阳明。　　　　　　　（夏）

午者，五月，主右足之太阳。

未者，六月，主右足之少阳。

申者，七月之生阴也，主右足之少阴；　　（秋）

酉者，八月，主右足之太阴；

戌者，九月，主右足之厥阴；

并据此提出足经的针刺原则为：

十月十一月十二月，人气在左，无刺左足之阴。　（冬）

正月二月三月，人气在左，无刺左足之阳；　（春）

四月五月六月，人气在右，无刺右足之阳，　（夏）

七月八月九月，人气在右，无刺右足之阴，　（秋）

并言足经与一年春夏秋冬四季相配，配应关系见括号内的春夏秋冬，左足阴经应冬，左足阳经应春，右足阴经应秋，右足阳经应夏。按照《伤寒论》夏秋"病发于阳"当应右下肢，冬春"病发于阴"当应左下肢，此言天道阴阳分法。

而主阳主日的手经则是如下说法。

甲主左手之少阳，己主右手之少阳；

乙主左手之太阳，戊主右手之太阳；

丙主左手之阳明，丁主右手之阳明；

庚主右手之少阴，癸主左手之少阴；

辛主右手之太阴，壬主左手之太阴。

《黄帝内经灵枢·阴阳系日月》这种以脏腑经络应日月的分法与《黄帝内经灵枢·九针论》言身形应九野的季节分法不同（图4-2），《黄帝内经灵枢·九针论》有如下说。

左足应立春，其日戊寅己丑。　　（春）

左胁应春分，其日乙卯。

左手应立夏，其日戊辰己巳。　　（夏）

膺喉首头应夏至，其日丙午。

右手应立秋，其中戊申己末。　　（秋）

右胁应秋分，其日辛酉。

右足应立冬，其日戊戌己亥。　　（冬）

腰尻下窍应冬至，其日壬子。

六腑下三脏应中州。

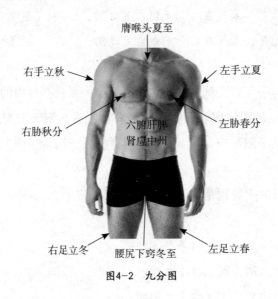

图4-2　九分图

《黄帝内经灵枢·九针论》以左足胁应春，而《黄帝内经灵枢·阴阳系日月》则以左足阳经应春、左足阴经应冬。《黄帝内经灵枢·九针论》以右足应冬，而《黄帝内经灵枢·阴阳系日月》则以右足阴经应秋、右足阳经应夏。一言分部，一言脏腑经络。

若以脏腑实际位置言，横膈膜之上只有心、心包、肺三脏，六腑和肝、脾、肾三脏在横膈膜之下。

《黄帝内经灵枢·九针论》以春夏阳仪和秋冬阴仪分阴阳，与《黄帝内经灵枢·阴阳系日月》《伤寒论》依横膈膜上下而分"病发于阳""病发于阴"分法不同。

其实，以横膈膜分上下天地阴阳是以表里分，横膈膜之上的太阳阳明心肺主表，横膈膜之下的土类主里，肝肾附之，这从《伤寒论》六经欲解时图可以看清楚。

再者，《黄帝内经素问·六节藏象论》有如下说。

心者，生之本，神之变也。其华在面，其充在血脉，为阳中之太阳，通于夏气。

肺者，气之本，魄之处也。其华在毛，其充在皮，为阳中之太阴，通于秋气。

肾者主蛰，封藏之本，精之处也。其华在发，其充在骨，为阴中之少阴，通于冬气。

肝者，罢极之本，魂之居也。其华在爪，其充在筋，以生血气，·其味酸，其色苍，此为阳中之少阳，通于春气。

脾、胃、大肠、小肠、三焦、膀胱者，仓廪之本，营之居也，名曰器，能化糟粕，转味而入出者也。其华在唇四白，其充在肌，其味甘，色黄，此至阴之类，通于土气。凡十一脏，取决于胆也。

人们对这一段多不理解。其实，脾胃大小肠三焦膀胱土类和胆是生神的，而其余四脏通四季气是养神的，用"四气调神"也。

二、腰脐上下天地阴阳分

《黄帝内经灵枢·阴阳系日月》说："天为阳，地为阴……腰以上为天，腰以下为地……腰以上者为阳，腰以下者为阴。"《黄帝内经素问·六微旨大论》说："天枢之上，天气主之；天枢之下，地气主之；气交之分，人气从之，万物由之，此之谓也。……气之升降，天地之更用也。……升已而降，降者谓天；降已而升，升者谓地。天气下降，气流于地，地气上升，气腾于天，故高下相召，升降相因，而变作矣。……夫物之生，从于化，物之极，由乎变，变化之相薄，成败之所由也。故气有往复，用有迟速，四者之有，而化而变，风之来也。"《黄帝内经素问·至真要大论》说："身半以上，其气三矣，天之分也，天气主之；身半以下，其气三矣，地之分也，地气主之。以名命气，以气命处，而言其病半，所谓天枢也。"

《金匮要略·水气病脉证并治第十四》说："诸有水者，腰以下肿当利小便，腰以上肿当发汗乃愈。"治腰以下水肿者有牡蛎泽泻散、五苓散等，治腰以上水肿者有小青龙汤等。

以腹部脐上下分天地阴阳法（图4-3）。脐之上有脾、肝、心、肺、肾五脏，脐之下有胃、胆、小肠、大肠、三焦、膀胱六腑。

张仲景外感医学以横膈膜上下分天地阴阳为主，言"病发于阳""病发于阴"。李东垣内伤医学则以脐上下分天地阴阳为主，言脾、胃、肝、胆、三焦阳气当升，此阳不生升则病，上见心火克肺及心火乘脾土，下

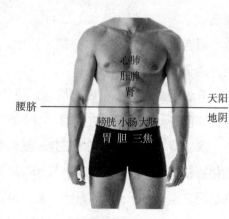

图4-3 腰脐阴阳分部

见水湿流于肾与膀胱。少腹部主阴主水，故常阳气不足，而阴气有余。经云：脾、胃、小肠、大肠、三焦、膀胱皆属于土，而肝胆又主土中生发之气，这正是李东垣内伤医学之论。内伤病发生的根本是膈下三脏六腑。

阴在内在下，为阳之守也。故多与《黄帝内经灵枢·根结》《黄帝内经灵枢·卫气》有密切关系。

《黄帝内经素问·六微旨大论》说天地变化之用在风。

《黄帝内经素问·风论》云："风者，百病之长也，至其变化乃生他病也。"王冰注："长，先也，先百病而有也。"《黄帝内经素问·骨空论》亦云："风者，百病之始也。"王兵说："诸家对于'风为百病之长'的认识概括起来主要为风邪为外感六淫之首；风邪为外邪致病的先导；风邪常与他邪兼夹为患；风邪所致病证变化多端。这些认识的共同之处在于认为'风为百病之长'中的'风'指的是外感六淫之风邪。笔者认为此种观点似有不妥之处，'百病'应当包括一切外感与内伤杂病，《内经》既然明言'风为百病之长'，那么'风'也理应为'外感病之长'和'内伤杂病之长'，如此'风'就不应该单指外感六淫之风邪，还应包括内风。'外风为外感病之长''内风为内伤杂病之长'合而言之即'风为百病之长'。"笔者赞成王兵先生的说法。《金匮要略》说："夫人禀五常，因风气而生长，风气虽能生万物，亦能害万物。"风之为病，常表现在风池、风府、风门等穴位处不适。

《黄帝内经素问·生气通天论》说："阳之气，以天地之疾风名之。"这说明"风"是阳气的代表，"风为百病之长"实际就是阳气为百病之长。风属于主春的肝胆系统。《黄帝内经素问·四气调神大论》说："春三月，此为发陈。天地俱生，万物以荣，夜卧早起，广步于庭，被发缓形，以使志生，生而勿杀，予而勿夺，赏而勿罚，此春气之应，养生之道也；逆之则伤肝，夏为寒变，奉长者少。"又说："逆春气则少阳不生，肝气内变。"逆春生之阳气，就是阳气不生升，就是丧失了阳生阴长的机能，阴精不能上奉则其人夭。如《黄帝内经素问·生气通天论》说："阳气者，若天与日，失其所，则折寿而不彰。"这个阳气就是"少阳春生之气"，即甲胆生发之气。李东垣说："胆者，少阳春生之气，春气升则万化安，故胆气春升，则余脏从之。"又说："甲胆，风也，温也，主生化周身之血气。"（《脾胃论·胃虚脏腑经络皆无所受气而俱病论》）《兰室秘藏·脾胃虚损论》说："足少阳甲胆者，风也，生化万物之根蒂也。《内经》云：履端于始，序则不愆。人之饮食入胃，营气上行，即少阳甲胆之气也。其手少阳三焦经，人之元气也。手足经同法，便是少阳元气生发也。胃气、谷气、元气、甲胆上升之气一也，异名虽多，只是胃气上升者也。"张元素说："胆属木，为少阳相火，发生万物；为决断之官，十一脏之主。"(《本草纲目》)五运六气理论认为，厥阴（肝胆）从中气少阳相火，故张元素说胆为少阳相火。张志聪也说："胆主甲子，为五运六气之首，胆气升则十一脏腑之气皆升，故取决于胆也。所谓求其至也，皆归始春。"李东垣称此为"甲己化土，此仲景妙法也"。甲主少阳相火，己主太阴脾土，甲己乃五运六气理论之土运。所谓"甲己化土"，乃少阳三焦相火生太阴脾土也，乃黄庭太极也。李东垣在《医学发明·病有逆从，治有反正论》中说："坤元一正之土，虽主生长，阴静阳躁，禀乎少阳元气乃能生育也。"所以李东垣说脾胃病的根源是"阳气不足"，是"阳气不能生长，是春夏之令不行"导致的。脾胃病，必须突出少阳三焦相火的主宰地位。所谓的阳气不足病，就是"风"病。《黄帝内经灵枢·九宫八风》即与此有关系。《黄帝内经灵枢·九宫八风》记载如下。

太一常以冬至之日，居叶蛰之宫四十六日，明日居天留四十六日，明日居仓门四十六日，明日居阴洛四十五日，明日居天宫四十六日，明日居玄委四十六日，明日居仓果四十六日，明日居新洛四十五日，明日复居叶蛰之宫，曰冬至矣……

是故太一入徙立于中宫，乃朝八风，以占吉凶也。风从南方来，名曰大弱风，其伤人也，内舍于心，外在于脉，气主热。风从西南方来，名曰谋风，其伤人也，内舍于脾，外在于肌，其气主为弱。风从西方来，名曰刚风，其伤人也，内舍于肺，外在于皮肤，其气主为燥。风从西北方来，名曰折风，其伤人也，内舍于小肠，外在于手太阳脉，脉绝则溢，脉闭则结不通，善暴死。风从北方来，名曰大刚风，其伤人也，内舍于肾，外在于骨与肩背之膂筋，其气主为寒也。风从东北方来，名曰凶风，其伤人也，内舍于大肠，外在于两胁腋骨下及肢节。风从东方来，名曰婴兀风，其伤人也，内舍于肝，外在于筋纽，其气主为身湿。风从东南方来，名曰弱风，其伤人也，内舍于胃，外在肌肉，其气主体重。此八风皆从其虚之乡来，乃能病人。

四隅属于土，包括脾胃、小肠、大肠，却无胆、三焦、膀胱，而胆、三焦属于少阳，正是李东垣说的少阳春生之气，甲胆春生之气不生就是逆春肝之气，肝胆阳气不升，百病生，故云"风为百病之长"。李东垣所用之风药，就是治"风"病的药。阳气不升则多湿，故云肝为湿。李东垣在《东垣试效方·妇人门》"一妇人"医案中说："圣人立治之法，既湿气大胜，以所胜治之，助甲风木上升是也。故经云：风胜湿，是以所胜平之也。……大举大升以助春夏二湿之久陷下之治也。"又在《每日水泻三两行，米谷有时不化论》中说："中有疾，傍取之。傍者，少阳甲胆是也；中者，脾胃也。脾胃有疾，取之于足少阳。甲胆者，甲风是也，东方风也。"

图4-4以立冬和立夏45日为界，在天门、地户的位置，显然用的是天道，即五运六气之道，所以有"五气经天图"的天门、地户位置。

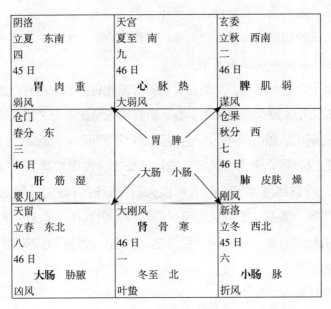

图4-4 九宫图

这里的心、肝、肺、肾就是李东垣前文说的脾胃与"至而不至，是为不及，所胜妄行，所生受病，所不胜乘之也"的关系，"至而不至"为心系，"所胜妄行"为肝系，"所生受病"为肺系，"所不胜乘之"为肾系。

《黄帝内经素问·六微旨大论》说"风"的产生源于天地之气的升降运动，故李东垣特别重视一年四时之气的升浮降沉与"脏气法时的升降浮沉"，因为"升降息"和"出入废"则"不生化"了，死期临矣。李东垣在《东垣试效方·妇人门》"一妇人"医案中说："夫圣人治病，必本四时升降浮沉之理，权变之宜，必先岁气，勿伐天和（田按：皆是运气理论）……大抵圣人立法，且如升阳或发散之剂，是助春夏之阳气，令其上升，乃泻秋冬收藏殒杀寒凉之气。……升降浮沉之至理也，天地之气以升降浮沉乃从四时，如治病不可逆之。故经云：顺天者昌，逆天者亡，可不畏哉！夫人之身亦有四时天地之气，不可只认在外，人亦体同天地也。"李东垣医学尽从五运六气理论，于此可知之矣。李东垣曾在《东垣试效方》杂方门张县丞侄病案中说："夫身半以上，天之气也，身半以下，地之气也。"

横膈膜分天地阴阳，以先天心系和后天肺系的小循环为主，以呼吸五气带动脏腑的升降运动，推动血脉的循环。

腰脐分天地阴阳，以后天脾系和后天肺系的出入为主，以五气和五味的出入运动给人以营养而颐养天年。

腰脐以下为寒水之地，三焦相火衰弱常患此病。东垣多有论述。

丁香胶艾汤（胶艾四物汤加丁香，出自《东垣试效方·妇人门》）

治崩漏不止。盖心气不足，劳役及饮食不节所得。经隔少时，其脉二尺俱弦紧时洪，按之无力，其证自觉脐下如冰，求厚衣覆以御其寒，白带白滑物多，间有屋漏水下，时有鲜血，右尺脉时洪微也。屋漏水暴多下者，是急弦脉，寒多；如洪脉时见，乃热少。合而明之，急弦者，北方寒水多也；洪脉时出者，是命门、包络之火少也。黑物多，赤物少，合成屋漏水之状也。

酒煮当归丸

治癥疝，白带下注，脚气，腰以下如在冰雪中，以火焙炕，重重厚棉衣盖其上，犹寒冷，不任寒之极也。面白如枯鱼之象，肌肉如刀割削瘦峻之速也。小便不止，与白带长流而不禁固，自不知觉。面白，目青蓝如菜色，目眈眈无所见，身重如山，行步欹侧，不能安地，腿膝枯细，大便难秘，口不能言，无力之极，食不下，心下痞烦，心懊恢不任其苦。面停垢，背恶寒，小便遗而不知。此上中下三阳真气俱虚欲竭，哕呕不止，胃虚之极也。脉沉厥紧而涩，按之空虚。若脉洪大而涩，按之无力，犹为中寒之证，况按之空虚者乎？按之不鼓，是为阴寒，乃气血俱虚之极也。

茴香五钱、黑附子（炮制，去皮脐）、良姜，以上各七钱，当归一两。

上四味锉如麻豆大，以上等好酒一升半，同煮至酒尽，焙干。

炙甘草、苦楝（生用）、丁香，以上各五钱，木香、升麻，以上各一钱，柴胡二钱，炒黄盐、全蝎，以上各三钱，延胡索四钱。

上与前四味药同为细末，酒煮面糊为丸，如梧桐子大，每服五七十丸，空心淡醋汤下。忌油腻冷物，酒湿面。

固真丸

治白带久下不止，脐腹冷痛，阴中亦然。目中溜火，视物眊眊然无所见。齿皆恶热饮痛，须得黄连细末擦之乃止。惟喜干食，大恶汤饮，此病皆寒湿乘其胞内，故喜干恶湿。肝经阴火上溢走于标，故上壅而目中溜火。肾水侵肝而上溢，致目眊眊而无所见。齿恶热饮者，是阳明经中伏火也。

治法当大泻寒湿，以丸药治之。故曰寒在下焦治宜缓，大忌汤散。以酒制白石脂、白龙骨以枯其湿，炮干姜大热辛泻寒水，以黄柏之大寒为因用，又为向导。故云古者虽有重罪，不绝人之后，又为之伏其所主，先其所因之意，又泻齿中恶热饮也。以柴胡为本经之使，以芍药五分导之。恐辛热之药大甚，损其肝经，故微泻之以当归身之辛温，大和其血脉，此用药之法备矣。

黄柏（酒洗）、白芍药，以上各五分；柴胡、白石脂，以上各一钱（火烧赤，水飞，细研，日干）；白龙骨（酒煮，日干，水飞为末）、当归（酒洗），以上各二钱；干姜四钱（炮）。

上件除龙骨、白石脂水飞研外，同为细末，水煮面糊为丸，如鸡头仁大，日干，空心，多用白沸汤下。无令胃中停滞，待少时以早饭压之，是不令热药犯胃。忌生冷硬物、酒湿面。

🌾 田按 🌾

此乃寒湿在下，上有"火、木受邪"，心之阴火及母而妄行，故云"肝经阴火上溢"。关键是要注意用"丸药"空心服后用早饭压之，不得用"汤散"，切记！

另，玄胡苦楝汤、柴胡丁香汤、坐药回阳丹俱治脐下寒冷。

附医案：戊申春，一妇人六十岁，病振寒战栗（太阳寒水客也），呵欠喷嚏（足少阳溢也），口亡津液（足阳明不足也），心下急痛而痞（手少阴受寒也，故急痛，足太阴血滞为痞），身热近火（热在皮表，寒在骨髓，亦有振寒战栗也），脐下恶寒（丹田有寒也），浑身黄而白睛黄（寒湿也，以余证之，知其寒也），溺黄赤而黑频数（寒湿胜也），自病来，身重如山，便着床枕（至阴湿盛也），其脉诊得左右关并尺命门中得弦而急，极细，杂之以洪而极缓（弦急为寒，加之以细，细者北方寒水，杂以缓甚者，湿胜出黄色也，又洪大者，心火受制也），左尺按之至骨，举手来实者（壬癸俱旺也），六脉按之俱空虚（下焦无阳也）。先以轻剂去其中焦寒湿，兼退其洪大脉，理中汤加茯苓是也。……若不愈，当以术附汤冰之令寒，以补下焦元气也。（李东垣医案）

其实，脐上下天地阴阳分，李东垣认为是脏腑分。他在《内外伤辨惑论·重明木郁则达之之理》说："阳本根于阴，阴本根于阳，若不明根源，是不明道。故六阳之气生于地，则曰阳本根于阴。以人身言之，是六腑之气，生长发散于胃土之中也。既阳气鼓舞万象有形质之物于天，为浮散者也；物极必反，阳极变阴，既六阳升浮之力在天，其力尽，是阳道终矣，所以鼓舞六阴有形之阴水在天，在外也。上六无位，必归于下，此老阳变阴之象也，是五脏之源在于天者也。天者，人之肺以应之，故曰阴本源于阳，水出高源者是也。人之五脏，其源在肺，肺者背也，背在天也，故足太阳膀胱寒生长，其源在申，故阴寒自此而降，以成秋收气寒之渐也。降至于地下，以成冬藏，伏诸六阳在九泉之下者也。故五脏之气生于天，以人身，是五脏之气，收降藏沉之源出于肺气之上，其流下行，既阴气下行沉坠，万化有形质之物皆收藏于地，为降沉者也；物极必反，阴极变阳，既六阴降沉之力在地，其力既尽，是阴道终矣，是老阴变阳，乃初九无位，是一岁四时之气，终而复始，为上下者也，莫知其纪，如环无端。"又在《脾胃论·阴病治阳阳病治阴》中说:"若阴中火旺,上腾于天,致六阳反不衰而上充者,先去五脏之血络,引而下行,天气降下,则下寒之病自去矣,慎勿独泻其六阳。此病阳亢,乃阴火之邪滋之,只去阴火,只损血络经隧之邪,勿误也。阳病在阴者,病从阴引阳,是水谷之寒热,感则害人六腑。又曰:饮食失节,及劳役形质,阴火乘于坤土之中,致谷气、营气、清气、胃气、元气不得上升,滋于六腑之阳气,是五阳之气先绝于外,外者,天也。下流伏于坤土阴火之中。皆先由喜、怒、悲、忧、恐,为五贼所伤,而后胃气不行,劳役饮食不节继之,则元气乃伤。当从胃合三里穴中推而扬之,以伸元气,故曰从阴引阳。若元气愈不足,治在腹上诸腑之募穴;若传在五脏,为九窍不通,随各窍之病,治其各脏之募穴于腹。故曰:五脏不平,乃六腑元气闭塞之所生也。"在《脾胃论·脾胃虚则九窍不通论》中说:"五脏之气,上通九窍。五脏禀受气于六腑,六腑受气于胃……胃既受病不能滋养,故六腑之气已绝,致阳道不行,阴火上行。五脏之气,各受一腑之化,乃能滋养皮肤血脉筋骨,故言五脏之气已绝于外,是六腑生气先绝,五脏无所禀受,而气后绝矣。"请看,脐下六腑阳气上升以滋养脐上五脏。六腑主阳道,五脏主阴道。此话源于《黄帝内经灵枢》,《黄帝内经灵枢·小针解》说:"所谓'五脏之气,已绝于内'者,脉口气内绝不至,反取其外之病处与阳经之合,有留针以致阳气,阳气至则内重竭,重竭则死矣,其死也,无气以动,故静。所谓'五脏之气已绝于外'者,脉口气外绝不至,反取其四末之腧,有留针以致其阴气,阴气至则阳气反入,入则逆,逆则死矣,其死也,阴气有余,故躁。"

三、开阖枢

《黄帝内经素问·金匮真言论》以解剖的横膈膜分上下、天地、阴阳,膈上背为阳、为天,有太阳心、阳明肺、少阳三焦之三阳;膈下腹为阴、为地,有太阴脾、少阴肾、厥阴肝之三阴。《黄帝内经素问·阴阳离合论》承《黄帝内经素问·金匮真言论》建立了膈下三阴三阳开阖枢理论,谓"太阳为开，阳明为阖，少阳为枢。三经者，不得相失也，搏而勿浮，命曰一阳"，"太阴为开，厥阴为阖，少阴为枢。三经者不得相失也，搏而勿沉，名曰一阴"。《黄帝内经灵枢·根结》则进一步论述了三阴三阳开阖枢的病理，内容如下。

太阳根于至阴，结于命门。命门者，目也。阳明根于厉兑，结于颡大。颡大者，钳耳也。少阳根于窍阴，结于窗笼。窗笼者，耳中也。太阳为开，阳明为阖，少阳为枢。

故开折则肉节渎而暴病起矣，故暴病者取之太阳，视有余不足，渎者皮肉宛膲而弱也。

阖折则气无所止息而痿疾起矣，故痿疾者取之阳明，视有余不足，无所止息者，真气稽留，邪气居之也。

枢折即骨繇而不安于地，故骨繇者取之少阳，视有余不足，骨繇者节缓而不收也，所谓骨繇者摇故也，当穷其本也。

太阴根于隐白，结于太仓。少阴根于涌泉，结于廉泉。厥阴根于大敦，结于玉英，络于膻中。太阴为开，厥阴为阖，少阴为枢。

故开折则仓廪无所输膈洞，膈洞者取之太阴，视有余不足。故开折者气不足而生病也。

阖折即气弛而喜悲，悲者取之厥阴，视有余不足。

枢折则脉有所结而不通，不通者，取之少阴，视有余不足，有结者皆取之。

少阳输转阳气于表部卫外而为固，以温皮肤而御邪气。故太阳"心部于表"而为开，阳明肺主一身之皮毛而为阖。《黄帝内经素问·生气通天论》说："开阖不得，寒气从之，乃生大偻。陷脉为瘘，留连肉腠。俞气化薄，传为善畏，及为惊骇。营气不从，逆于肉理，乃生痈肿。"所以，开阖病就是太阳阳明心肺合病并病，太阳失常则不开，阳明失常则不阖，"开阖不得"常则邪气侵之。少阳三焦属于土类，而骨为奇恒之腑之一，地气所生，故少阳枢病则土类病，地土类病则奇恒之腑之一骨也病矣。

太阴脾为仓廪之官，《黄帝内经素问·六节藏象论》说："脾、胃、大肠、小肠、三焦、膀胱者，仓廪之本，营之居也，名曰器，能化糟粕，转味而入出者也。其华在唇四白，其充在肌，其味甘，其色黄，此至阴之类，通于土气。"所以说"开折则仓廪无所输膈洞"。

厥阴肝不升则伤心，故伤心悲哀。厥阴肝门静脉从小肠吸收营血的生理现象，就是一种虹吸现象，肝通过门静脉把营血吸入体静脉血管内，就是肝藏血，就是厥阴阖的作用。这个血管通道就好比是一个真空管，由于太阳为开，血管出口压力减小，就使得吸入的津液营血一直继续沿着一个方向流动，这是一种正常健康的生理现象。如果感受外邪，太阳失去"开"的作用，或太阴失去"开"的作用无津液营血可吸，厥阴肝就没有"阖"的作用了，故伤心悲哀。

少阴肾主二阴、为"胃之关"，少阴枢失常则胃肠失常，而营卫血气不生。《黄帝内经灵枢·决气》说："中焦受气取汁，变化而赤，是谓血……壅遏营气，令无所避，是谓脉。"营卫血气皆出于胃肠。《黄帝内经素问·太阴阳明论》说："四肢皆禀气于胃，而不得至经，必因于脾，乃得禀也。今脾病不能为胃行其津液，四肢不得禀水谷气，气日以衰，脉道不利，筋骨肌肉，皆无气以生，故不用焉。帝曰：脾与胃以膜相连耳，而能为之行其津液何也？岐伯曰：足太阴者三阴也，其脉贯胃属脾络嗌，故太阴为之行气于三阴。阳明者表也，五脏六腑之海也，亦为之行气于三阳。脏腑各因其经而受气于阳明，故为胃行其津液。四肢不得禀水谷气，日以益衰，阴道不利，筋骨肌肉无气以生，故不用焉。"《黄帝内经素问·经脉别论》说："食气入胃，散精于肝，淫气于筋。食气入胃，浊气归心，淫精于脉。脉气流经，经气归于肺，肺朝百脉，输精于皮毛。毛脉合精，行气于府。府精神明，留于四脏，气归于权衡。权衡以平，气口成寸，以决死生。饮入于胃，游溢精气，上输于脾。脾气散精，上归于肺，通调水道，下输膀胱。水精四布，五经并行，合于四时五脏阴阳，揆度以为常也。"所以少阴"枢折则脉有所结而不通"。

四、阴阳系统论

现在论阴阳及阴阳辨证，都是单纯的阴阳（如郑钦安的阳虚阴虚之辨），这虽然是论阴阳及阴阳辨证的基础，但并不完全切合临床实用。临床中更多的是阴阳系统辨证，如《伤寒论》中的太阳阳明合病并病、太阳少阳合病并病、少阳阳明病，《脾胃论》中的阳不生、阴不长、春夏升浮、秋冬沉降等，阴阳系统论要比单纯阴阳论，更切合于临床应用。

第五章

阳虚三联证

李东垣论述脾胃病的病因病机来自《脾胃论·脾胃胜衰论》，记载如下。

是以检讨《素问》《难经》及《黄帝针经》中说脾胃不足之源，乃阳气不足，阴气有余。

大抵脾胃虚弱，阳气不能生长，是春夏之令不行，五脏之气不生。脾病则下流乘肾，土克水，则骨乏无力，是为骨蚀，令人骨髓空虚，足不能履地，是阴气重叠，此阴盛阳虚之证。

夫脾胃不足，皆为血病，是阳气不足，阴气有余，故九窍不通。诸阳气根于阴血中，阴血受火邪则阴盛，阴盛则上乘阳分而阳道不行，无生发升腾之气也。夫阳气走空窍者也，阴气附形质者也，如阴气附于土，阳气升于天，则各安其分也。

李东垣将此概括为"甲己化土"，"甲"指少阳三焦，"己"指太阴脾胃。笔者将它总结为：少阳三焦相火衰弱可以导致脾胃阳虚，从而产生李东垣医学阳虚三联证。

第一，脾胃气虚——阳气不足，三焦相火衰弱。

第二，心火亢盛——阳不升而阴精不能上奉。

第三，水湿下流——水湿下流于肾。

《中藏经·阴阳否格论第六》说："阳气上而不下曰否，阴气下而不上亦曰否；阳气下而不上曰格，阴气上而不下亦曰格。否、格者，谓阴阳不相从也。阳奔于上则燔脾、肺，生其疸也。其色黄赤，皆起于阳极也。阴走于下则冰肾、肝，生其厥也。其色青黑，皆发于阴极也。疸为黄疸也，厥为寒厥也，由阴阳否格不通而生焉。阳燔则治以水，阴厥则助以火，乃阴阳相济之道耳。"这正是对李东垣阳虚三联证的极好说明，心火旺上克肺金，下乘脾土。水湿下流则冰肾肝。治心火旺，滋补心血即是补水；治水湿，温阳扶阳即是助火。可表示为图5-1。

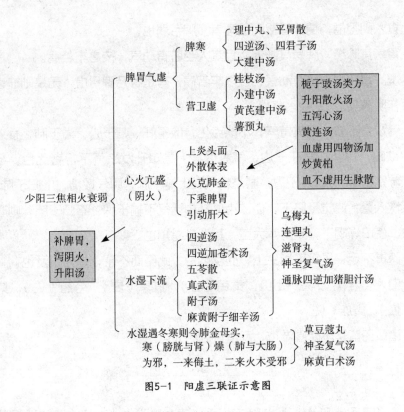

图5-1 阳虚三联证示意图

肝胆春生阳气不升，脾胃阳虚，大脑失养，则面部七窍失灵。

一、少阳三焦相火衰则脾胃虚弱

（一）脾胃虚

李东垣所说的脾胃虚病都是阳虚所致，这个阳就是胃脘之阳，就是少阳三焦相火之阳，这个阳来源于哪里呢？就是笔者说的太极病，太极有少阳三焦和太阴脾，故张仲景、陶弘景、李东垣都重视建中汤，其中有小建中汤、大建中汤、黄芪建中汤、当归建中汤等。

《难经》云：脾病，当脐有动气，按之牢若痛。动气，筑筑然坚牢，如有积而硬，若似痛也，甚则亦大痛，有是则脾虚病也，无则非也。更有一辨，食入则困倦，精神昏冒而欲睡者，脾亏弱也。

胃病其脉缓，脾病其脉迟，且其人当脐有动气，按之牢若痛。

况脾胃病则当脐有动气，按之牢若痛，有是者乃脾胃虚，无是则非也，亦可作明辨矣。

若饮食不节，损其胃气，不能克化，散于肝，归于心，溢于肺，食入则昏冒欲睡，得卧则食在一边，气暂得舒，是知升发之气不行者此也。经云（《经脉别论》）："饮入于胃，游溢精气，上输于脾，脾气散精，上归于肺。"病人饮入胃，遽觉至脐下，便欲小便，由精气不输于脾，不归于肺，则心火上攻，使口燥咽干，是阴气大盛，其理甚易知也。

脾胃不足，是火不能生土，而反抗拒，此至而不至，是为不及也。

白术（君），人参（臣），黄芪（臣），甘草（佐），芍药（佐），桑白皮（佐），黄连（使）。

诸风药皆是风能胜湿也，及诸甘温药亦可。

⟲ 田按 ⟳

脾胃不足是阳虚，是少阳三焦相火不生脾胃之土，李东垣在《医学发明·病有逆从，治有反正论》中说："坤元一正之土，虽主生长，阴静阳躁，禀乎少阳元气乃能生育也。"《脾胃论·脾胃胜衰论》说"脾为死阴"。李东垣说得很明白，阴静的坤脾之所以能生长，即脾主升的问题，其根本是"禀乎少阳元气乃能生育"。现在的人只知其然，云脾主升，而不知其所以然，是因为脾"禀乎少阳元气"才能升。

阳虚不化则水湿下流，导致肾系寒水太过，不但土不克水，肾水反来抗拒侮土。这就是脾胃自身不及的病机，表现为昏冒、少气、嗜睡、脉虚缓、舌质淡等。用白术、人参、黄芪、炙甘草甘温扶阳，生土克水。心火旺能令母实，木挟火势而伤脾，故用芍药制肝安脾。心火必克肺金，故用黄连泻心火、桑白皮泻肺热。

风药指柴胡、升麻、羌活、防风、荆芥之类。

附

《金匮要略·腹满寒疝宿食病脉证并治第十》说："夫瘦人绕脐痛，必有风冷，谷气不行（指大便不通），而反下之，其气必冲。不冲者，心下则痞也。"又说："腹痛，脉弦而紧，弦则卫气不行，即恶寒，紧则不欲食，邪正相搏，即为寒疝。寒疝绕脐痛，若发则白汗出，手足厥冷，其脉沉弦者，大乌头煎主之。"绕脐痛有虚实之分。《伤寒论》阳明病篇说："病人不大便五六日，绕脐痛，烦躁，发作有时者，此有燥屎。"即是实证，《金匮要略》说的是虚证。所以脐腹有压痛既要分清虚实，还要分清外感风寒和内伤。

《内外伤辨惑论》说：阴阳之证，不可不详也。遍观《内经》中所说，变化百病，其源皆由喜怒过度，饮食失节，寒温不适，劳役所伤而然。夫元气、谷气、荣气、清气、卫气、生发诸阳上升之气，此六者，皆饮食入胃，谷气上行，胃气之异名，其实一也。既脾胃有伤，则中气不足，中气不足，则六腑阳气皆绝于外，故经言五脏之气已绝于外者，是六腑之元气病也。气伤脏乃病，脏病则形乃应，是五脏六腑真气皆不足也。惟阴火独旺，上乘阳分，故荣卫失守，诸病生焉。其中变化，皆由中气不足，乃能生发耳。后有脾胃以受劳役之疾，饮食又复失节，耽病日久，事息心安，饱食太甚，病乃大作。……按《阴阳应象大论》云："天之邪气，感则害人五脏。"是八益之邪，乃风邪伤人筋骨。风从上受之，风伤筋，寒伤骨，盖有形质之物受病也，系在下焦，肝肾是也。肝肾者，地之气。《难经》解云："肝肾之气，已绝于内，以其肝主筋，肾主骨，故风邪感则筋骨疼痛，筋骨之绝，则肝肾之本亦绝矣，乃有余之证也。"又云："水谷之寒热，感则害人六腑。"是七损之病，乃内伤饮食也。《黄帝针经》解云："适饮食不节，劳役所伤，湿从下受之。"谓脾胃之气不足，而反下行，极则冲脉之火逆而上，是无形质之元气受病也，系在上焦，心肺是也。心肺者，天气也。故《难经》解云："心肺乏气已绝于外，以其心主荣，肺主卫。"荣者血也，脉者血之府，神之居也；卫者，元气七神之别名，卫护周身，在于皮毛之间也。肺绝则皮毛先绝，神无所依，故内伤饮食，则亦恶风寒，是荣卫失守，皮肤间无阳以滋养，不能任风寒也。皮毛之绝，则心肺之本亦绝矣，盖胃气不升，元气不生，无滋养心肺，乃不足之证也。

🎐 **田按** 🎐 ···

注意冲脉与元气的关系。

《兰室秘藏·脾胃虚损论》说:"荷叶之物,中央空,象震卦之体。震者,动也,人感之生。足少阳甲胆者,风也,生化万物之根蒂也。《黄帝内经》云:履端于始,序则不愆。人之饮食入胃,营气上行,即少阳甲胆之气也。其手少阳三焦经,人之元气也。手足经同法,便是少阳元气生发也。胃气、谷气、元气、甲胆上升之气一也,异名虽多,只是胃气上升者也。"由此可知,人身元气在少阳三焦,所谓少阳甲胆之气就是少阳三焦元气,所谓"凡十一脏皆取决于胆",其实是皆取决于三焦元气。脾胃虚皆因少阳三焦相火衰弱。《伤寒论·辨脉法》说:"形冷、恶寒者,此三焦伤也。"所以阳虚,必是少阳相火衰弱。阳旦汤是补阳要药。

《金匮要略·血痹虚劳病脉证并治第六》

问曰:血痹病从何得之? 师曰:夫尊荣人,骨弱肌肤盛,重因疲劳汗出,卧不时动摇,加被微风,遂得之。但以脉自微涩,在寸口、关上小紧,宜针引阳气,令脉和,紧去则愈。

血痹,阴阳俱微,寸口关上微,尺中小紧,外证身体不仁,如风痹状,黄芪桂枝五物汤主之。

黄芪桂枝五物汤方

黄芪三两,芍药三两,桂枝三两,生姜六两,大枣十二枚。

上五味,以水六升,煮取二升,温服七合,日三服。(一方有人参)

夫男子平人,脉大为劳,极虚亦为劳。

男子面色薄者,主渴及亡血,卒喘悸,脉浮者,里虚也。男子脉虚沉弦,无寒热,短气里急,小便不利,面色白,时目瞑,兼衄,少腹满,此为劳使之然。劳之为病,其脉浮大,手足烦,春夏剧,秋冬瘥,阴寒精自出,酸削不能行。男子脉浮弱而涩,为无子,精气清冷(一作冷)。

夫失精家,少腹弦急,阴头寒,目眩(一作目眶痛),发落,脉极虚芤迟,为清谷,亡血失精。脉得诸芤动微紧,男子失精,女子梦交,桂枝加龙骨牡蛎汤主之。

桂枝加龙骨牡蛎汤方（《小品》云：虚弱浮热汗出者，除桂，加白薇、附子各三分，故曰二加龙骨汤）

桂枝、芍药、生姜各三两，甘草二两，大枣十二枚，龙骨、牡蛎各三两。

上七味，以水七升，煮取三升，分温三服。

天雄散方

天雄三两（炮），白术八两，桂枝六两，龙骨三两。

上四味，杵为散，酒服半钱匕，日三服，不知，稍增之。

男子平人，脉虚弱细微者，善盗汗也。

虚劳里急，悸，衄，腹中痛，梦失精，四肢酸疼，手足烦热，咽干口燥，小建中汤主之。

小建中汤方

桂枝三两（去皮），甘草三两（炙），大枣十二枚，芍药六两，生姜三两，胶饴一升。

上六味，以水七升，煮取三升，去滓，内胶饴，更上微火消解，温服一升，日三服。（呕家不可用建中汤，以甜故也）

虚劳里急，诸不足，黄芪建中汤主之。（于小建中汤内加黄芪一两半，余依上法。气短胸满者加生姜，腹满者去枣，加茯苓一两半，及疗肺虚损不足，补气加半夏三两）

《金匮要略·腹满寒疝宿食病脉证并治第十》

心胸中大寒痛，呕不能饮食，腹中寒，上冲皮起，出见有头足，上下痛而不可触近，大建中汤主之。

大建中汤方

蜀椒二合（去汗），干姜四两，人参二两。

上三味，以水四升，煮取二升，去滓，内胶饴一升，微火煎取一升半，分温再服；如一炊顷，可饮粥二升，后更服，当一日食糜，温覆之。

《金匮要略·妇人产后病脉证治第二十一》内附《千金》内补当归建中汤
治妇人产后虚羸不足，腹中刺痛不止，吸吸少气，或苦少腹中急，摩痛引腰者，不能食饮。产后一月日，得服四五剂为善，令人强壮宜。

当归四两，桂枝三两，芍药六两，生姜三两，甘草二两，大枣十二枚。

上六味，以水一斗，煮取三升，分温三服，一日令尽，若大虚，加饴糖六两，汤成内之，于火上暖令饴消。若去血过多，崩伤内衄不止，加地黄六两、阿胶二两，合八味，汤成内阿胶。若无当归，以芎劳代之；若无生姜，以干姜代之。

⟪ 田按 ⟫⋯⋯⋯⋯⋯⋯⋯⋯⋯⋯⋯⋯⋯⋯⋯⋯⋯⋯⋯⋯⋯⋯⋯⋯⋯⋯⋯⋯⋯⋯⋯⋯⋯⋯

所有建中汤的一个共同点是都有"饴糖"，可知饴糖是诸建中汤的君药。脾胃虚是虚劳病之源，故附于此。

《辅行诀脏腑用药法要》

阴阳二旦汤

小阳旦汤，即桂枝汤。

大阳旦汤，即小建中汤加黄芪、人参。

小阴旦汤，即黄芩汤加生姜。

大阴旦汤，即小柴胡汤加芍药。

《伤寒论》172条：太阳与少阳合病，自下利者，与黄芩汤；若呕者，黄芩加半夏生姜汤主之。

黄芩汤方

黄芩三两，芍药二两，甘草二两（炙），大枣二十枚（擘）。

上四味，以水一斗，煮取三升，去滓，温服一升，日再、夜一服。

黄芩加半夏生姜汤方

黄芩三两，芍药二两，甘草二两（炙），大枣十二枚（擘），半夏半升（洗），生姜一两半（一方三两，切）。

上六味，以水一斗，煮取三升，去滓，温服一升，日再、夜一服。

⟪ 田按 ⟫⋯⋯⋯⋯⋯⋯⋯⋯⋯⋯⋯⋯⋯⋯⋯⋯⋯⋯⋯⋯⋯⋯⋯⋯⋯⋯⋯⋯⋯⋯⋯⋯⋯⋯

黄芩汤治太阳少阳合病，当然属于阳仪系统。小建中汤补阳，当然也属于阳仪系统。看来大小阴阳二旦汤都是治少阳的方剂，大小阳旦汤治少阳阳气虚，而大小阴旦汤治少阳相火内郁。阳仪系统属于春夏，与秋冬无关。秋冬是属于夕而非旦。

《说文解字》曰："旦，明也。从日见一上。一，地也。"是日出地上为旦，即表示日从东方地平线上升起，普照天下，故云明。这就反映出一个时相问题，如《伤寒论》所说的"少阳病欲解时，从寅至辰上"。从日周期这个层次来说，寅、卯、辰三个时辰，即凌晨3点到上午9点的时段，是少阳病的欲解时。从年周期层次来说，寅、卯、辰三个月，即正月到三月的春天时段。这就是一日之旦，或一年之旦，阳气初升之时。故李东垣释少阳为春升之气。《伤寒论》所说的"阳旦汤"，也见于《辅行诀脏腑用药法要》，就取旦时阳气升之意。《此事难知》说："平旦始从中焦注，循天之纪，左旋至丑而终。"平旦从中焦开始，故阳旦汤又称作小建中汤。

小建中补脾汤：治脾虚，肉瘃，羸瘦如柴，腹拘急痛，四肢无力者方。

肉桂三两，芍药六两，甘草三两（炙），生姜二两，大枣十五枚（去核）。

上五味，以水七升，煮取三升，去滓，内黄饴一升，更上火令烊已，温服一升，日三夜一服。

建中补脾汤：治脾虚，肉瘃，羸瘦如柴，腹拘急痛，四肢无力者方。

甘草二两（炙），大枣十二枚（去核），生姜四两（切），黄饴一升，芍药六两，肉桂二两。

上六味，以水七升，煮取三升，去滓。内饴，更上火，令消已，温服一升，日三服。

小泻脾汤：治脾气实，身重不胜，四肢挛急，而足冷者方。

附子一枚（炮），干姜、甘草（炙）各三两。

上三味，以水三升，煮取一升，顿服。

腹中痛者，加芍药二两；咽痛者，加桔梗二两；呕吐者，加半夏二两；胁下偏痛，有寒积者，加大黄二两；食已如饥者，加黄芩二两。

大泻脾汤：治脾气不行，善饥，食而心下痞，欲利不得，或下利不止，足痿不收，肢冷脉微者方。

附子一枚（炮），生姜（切）、甘草各三两，黄芩、大黄、枳实（熬）各一两。

上六味，以水五升，煮取二升，温分再服。

小补脾汤：治腹中胀满，不能饮食，干呕，吐利，脉微而虚者方。

人参、甘草（炙）、干姜各三两，白术一两。

上四味，以水八升，煮取三升，温服一升，日三服。

腹中痛者，倍人参为六两；气少者，加甘草一两半；腹中寒者，加干姜一两半；渴欲饮食水者，加白术一两半；脐上筑筑动者，为肾气动，去白术，加桂枝三两；吐多者，去白术加生姜三两；下多者，仍用白术；心中悸者，加茯苓三两。

大补脾汤：治腹胀大，饮食不化，时自吐利，其人枯瘦如柴，立不可动转，干渴，汗出，气急，脉微而时结者方。

人参、甘草（炙）、干姜、麦冬各三两，白术、五味子、旋覆花各一两。

上七味，以水一斗，煮取四升，温服一升，日三夜一服。

陶云：脾德在缓。故经云：以甘补之，辛泻之（经云：苦泻之）。脾苦湿，急食苦以燥之。

救误小泻脾汤：治用冷寒法，致生痰游，饮食不化，胸满短气，呕沫头痛者方。（据《外台秘要》引《古今录验》补）

附子三枚（炮），生姜三两（切）。

上方二味，以水五升，煮取二升，温分再服。

救误大泻脾汤：救误用冷寒。其人阴气素实，卫（**田按：一方为阳**）气不通，致腹中滞胀，反寒（**田按：一方作"周身恶寒"**）不已者方。

附子（炮）、生（**田按：一方作干**）姜、麦冬、五味子、旋覆花各三两。

上方五味，以水七升，煮取三升，温分再服。

（二）土虚金弱

所生受病者，言肺受土、火、木之邪，而清肃之气伤，或胸满、少气、短气者，肺主诸气，五脏之气皆不足，而阳道不行也。或咳嗽寒热者，湿热乘其内也。

肺金受邪，由脾胃虚弱，不能生肺，乃所生受病也。故咳嗽、气短、气上，皮毛不能御寒，精神少而渴，情惨惨而不乐，皆阳气不足，阴气有余，是体有余而用不足也。

人参（君），橘皮（臣），白术（佐），白芍药（佐），青皮（以破滞气），黄芪（臣），桂枝（佐），桔梗（引用），桑白皮（佐），甘草（诸酸之药皆可），木香（佐），槟榔、五味子（佐，此三味除客气）。

田按

土生金，母病及子，故云"所生受病"。肺金之病来源主要有二：一是脾虚土不生金，二是心火克肺。故用人参、白术、炙甘草、黄芪甘温补脾扶阳气而益肺气。用桂枝、白芍、甘草调和营卫。用陈皮、青皮、木香、槟榔除湿行气利气而通经络。心火克肺，故用桑白皮、五味子泻肺热、敛肺阴。用桔梗引诸药入肺。

脾胃之虚，怠惰嗜卧，四肢不收，时值秋燥令行（**田按：从运气考虑。秋季主气**），湿热少退，体重节痛，口苦舌干，食无味，大便不调，小便频数，不嗜食，食不消。兼见肺病，洒淅恶寒，惨惨不乐，面色恶而不和，乃阳气不伸故也。当升阳益胃，名之曰升阳益胃汤。

升阳益胃汤

黄芪二两；半夏（汤洗，此一味脉涩者宜用）、人参（去芦）、甘草（炙），以上各一两；防风（以其秋旺，故以辛温泻之）、白芍药、羌活、独活，以上各五钱；橘皮（不去瓤）四钱；茯苓（小便利、不渴者勿用）、泽泻（不淋勿用）、柴胡、白术，以上各三钱；黄连二钱。

田按

人参、炙甘草、白术加黄芪补中扶阳，柴胡、防风、羌活、独活风药升阳燥湿，白术、茯苓、泽泻三味利水湿，半夏、陈皮、茯苓、甘草化痰祛湿。黄连泻心火，心苦缓则食芍药之酸。

何故秋旺用人参、白术、芍药之类反补肺，为脾胃虚则肺最受病（田按：此以肺为例说明脾胃与四脏的关系。脾虚湿为邪，故见怠惰嗜卧，四肢不收，体重节痛，食无味，不嗜食，食不消。母病及子，母令子虚，肺气虚，故洒淅恶寒，惨惨不乐，面色恶而不和。心火炎上，则口苦、舌干，大便不调，小便频数），故因时而补，易为力也。

上哎咀。每服三钱，生姜五片，枣二枚去核，水一盏，同煎至二盏，去渣，温服，早饭、午饭之间服之。禁忌如前。其药渐加至五钱止。服药后，如小便罢而病加增剧，是不宜利小便，当少去茯苓、泽泻。若喜食，初一二日不可饱食，恐胃再伤，以药力尚少，胃气不得转运升发也。须薄滋味之食，或美食，助其药力，益升浮之气而滋其胃气也。慎不可淡食以损药力，而助邪气之降沉也。可以小役形体，使胃与药得转运升发，慎勿大劳役使复伤。若脾胃得安静尤佳。若胃气少觉强壮，少食果以助谷药之力。经云："五谷为养，五果为助"者也。（田按：《黄帝内经素问·脏气法时论》说："五谷以养胃，五果以助胃。"）

《黄帝内经灵枢·寿夭刚柔》云："寒热少气，血上下行。"夫气虚不能寒，血虚不能热，血气俱虚，不能寒热。而胃虚不能上行，则肺气无所养，故少气；卫气既虚，不能寒也。下行乘肾肝助火为毒，则阴分气衰血亏，故寒热少气。血上下行者，足阳明胃之脉衰，则冲脉并阳明之脉，上行于阳分，逆行七十二度，脉之火大旺，逆阳明脉中，血上行，其血冲满于上；若火时退伏于下，则血下行，故言血上下行，俗谓之忽肥忽瘦者是也。

《黄帝内经素问·阴阳应象大论》曰："热伤气。"又曰："壮火食气。"故脾胃虚而火胜，则必少气，不能卫护皮毛，通贯上焦之气而短少也。阴分血亏，阳分气削，阴阳之分，周身血气俱少，不能寒热，故言寒热也。

《黄帝内经灵枢·决气》云："上焦开发，宣五谷味，熏肤充身泽毛，若雾露之溉。"此则胃气平而上行也。

⁜ 田按 ⁜ ···

经言"营之生病也，寒热少气"。气虚就是阳虚，阳虚不耐寒。血虚则心火旺，故血虚不耐热。阳虚心火旺，故不耐寒热，即人们常说既怕冷、又怕热。脾胃虚，阳不生，阴不长，心肺失滋养，又心火克肺，故少气。

冲脉，是太极之脉，心火乘于脾胃，往往伏于冲脉。

"血上下行"，实际指血随心火而行，心火上炎则血上行，心火下乘脾胃则血下行。血者水有形，行处满则肥，血退则瘦，犹如潮涨潮落。

《内外伤辨惑论·辨阴证阳证》说："卫者，元气、七神之别名，卫护周身，在于皮毛之间也。肺绝则皮毛先绝，神无所根据，故内伤饮食，则亦恶风寒，是荣卫失守，皮肤间无阳以滋养，不能任风寒也。皮毛之绝，则心肺之本亦绝矣，盖胃气不升，元气不生，无滋养心肺，乃不足之证也。"肺主卫，卫虚不能卫外则不任风寒，故用黄芪、人参、炙甘草补肺卫以卫外。

（三）营卫病

三焦主气为气父，脾胃主血为血母，营卫气血皆生于太极——少阳三焦相火和太阴脾水，火即是气，水即是血。太极为阴阳气血之根蒂。三焦既主元气，也主呼吸之气与水谷精气结合成宗气，推动心肺之脉运行于周身。营者，养也，注于血液，营养身体。卫者，保卫之意，司开阖，保持机体的基本温度，温养机体。

《黄帝内经素问·经脉别论》记载：食气入胃，散精于肝，淫气于筋；食气入胃，浊气归心，淫精于脉，脉气流经，经气归于肺，肺朝百脉，输精于皮毛。毛脉合精，行气于府，府精神明，留于四藏，气归于权衡，权衡以平，气口成寸，以决死生。

饮入于胃，游溢精气，上输于脾，脾气散精，上归于肺，通调水道，下输膀胱；水精四布，五经并行，合于四时五脏阴阳，揆度以为常也。

饮食入胃，一是经过肠胃的吸收进入肝，有肝入心入肺，经循环系统散布到全身。一是有三焦脾的蒸化化湿上腾于肺、下入于膀胱，走于气道。

三焦相火和脾水的生化作用是生成人体生命所必需的营养物质——营卫气血，特别是营卫，《黄帝内经》曾设专篇进行论述，主要内容可见于《黄帝内经灵枢》中的营卫生会、营气、五十营、卫气行、卫气失常等篇，论述了营卫的生理病理以及与天道相合的规律。

1. 营卫失常所致内伤杂病

营卫生成不足，或运行涩滞，其病不仁不用。《黄帝内经素问·逆调论》云："荣气虚则不仁，卫气虚则不用，荣卫俱虚则不仁且不用"。营卫不足，温养濡润功能低下而致感觉、运动功能减退的肉苛之病。《黄帝内经素问·气穴论》云："积寒留舍，荣卫不居，卷肉缩筋，肋肘不得伸，内为骨痹，外为不仁，命曰不足，大寒留于溪谷也"。《黄帝内经素问·痹论》曰："其不痛不仁者，病久入深，营卫之行涩，经络时疏，故不通，皮肤不营，故为不仁"。营卫不足，运行涩滞，筋骨肌肤失养，风寒湿邪气乘虚而入，为痹证发病的主要内因之一。如果营卫虚衰，气血不能周行于身，其病为半身不遂之偏枯。《黄帝内经灵枢·刺节真邪》云："虚邪偏容于身半，其入深，内居荣卫，荣卫稍衰，则真气去，邪气独留，发为偏枯"。如果营卫逆行，可致气机阻塞，升降失常，其病为胀。《黄帝内经灵枢·卫气失常》云："卫气之留于腹中，搐积不行，菀蕴不得常所，使人支胁胃中满，喘呼逆息"。《黄帝内经灵枢·五乱》曰："清气在阴，浊气在阳，营气顺脉，卫气逆行，清浊相干，乱于胸中，是谓大悗"。《黄帝内经灵枢·胀论》谓："营气循脉，卫气逆为脉胀，卫气并脉循分为肤胀"。如果卫气与邪气相搏结，运行涩滞乃至留积，息肉乃生，久之其发肠覃。《黄帝内经灵枢·水胀》云："肠覃何如？岐伯曰：寒气客于肠外，与卫气相搏，气不得荣，因有所系，癖而内著，恶气乃起，息肉乃生。其始生也，大如鸡卵，稍以益大，至其成，如怀子之状，久者离岁，按之则坚，推之则移，月事以时下，此其候也"。如果老年营卫虚衰，气血不足，五脏功能减退，其病不寐。《黄帝内经灵枢·营卫生会》云；"老者气血衰，其肌肉枯，气道涩，五脏之气相搏，其营气衰少而卫气内伐，故昼不精，夜不瞑"。不仅老年人，一般人如果邪气入阴，令卫气运行失常，阴阳不通，皆可病不寐。《黄帝内经灵枢·邪客》云:"今厥气客于五脏六腑,则卫气独卫其外,行于阳,不得入于阴。行于阳则阳气盛,阳气盛则阳桥陷,不得入于阴,阴虚,故目不瞑"。《黄帝内经灵枢·寿夭刚柔》说:"营之生病也,寒热,少气,血上下行。卫之生病也,气痛时来时去,怫气贲响,风寒客于肠胃之中。寒痹之为病也,留而不去,时痛而皮不仁。"此外,《黄帝内经灵枢·大惑论》亦有类似的论述。

2. 营卫失常所致外感病证

四时不正之气侵入人体,卫气即起而与争,其病发寒热。《黄帝内经灵枢·刺节真邪》云:"虚邪之中人也,洒淅动形,起毫毛而发腠理……与卫气相搏,阳胜者,则为热,阴胜者,则为寒"。卫气司汗孔之开合,营气化津液以为汗。外感表证,营卫不和,或卫气运行失常,则汗出过多或无汗。《黄帝内经灵枢·营卫生会》云:"人有热饮食下胃,其气未定,汗则出,或出于面,或出于背,或出于身半,其不循卫气之道而出,何也?岐伯曰:此外伤于风,内开腠理,毛蒸理泄,卫气走之,固不得循其道。此气慓悍滑疾,见开而出,故不得从其道,故命曰漏泄"。如果阳邪偏胜,则腠理开合失常,营卫失调,其病热。《黄帝内经素问·调经论》云:"阳盛生外热奈何?岐伯曰:上焦不通利,则皮肤致密,腠理闭塞,玄府不通,卫气不得泄越,故外热"。《黄帝内经素问·气穴论》曰:"荣卫稽留,卫散荣溢,气竭血著,外为发热"。如果邪气与营卫之气相搏,更迭胜负,其病寒热往来,发为疟疾。《黄帝内经素问·疟论》云:"此得之夏伤于暑,热气盛,藏于皮肤之内,肠胃之外,此荣气之所舍也。此令人汗空疏,腠理开,因得秋气,汗出遇风,及得之以浴,水气舍于皮肤之内,与卫气并居,卫气者,昼日行于阳,夜行于阴,此气得阳而外出,得阴而内搏,内外相搏,是以日作"。"其间日发者,由邪气内薄于五脏,横连募原也,其道远,其气深,其引迟,不能与卫气俱行,不得皆出,故间日乃作也"。详尽地说明了疟疾的病因、病机、发作周期,并据此在《黄帝内经素问·刺疟》篇提出刺疟之法及俞穴。如果邪气引起营卫运行不利,壅遏肉理,其病为痈肿。故《黄帝内经素问·生气通天论》云:"营气不从,逆于肉理,乃生痈肿"。《黄帝内经素问·气穴论》曰："邪溢气壅，脉热肉败，营卫不行，必将为脓"。由于外因所致者，《黄帝内经灵枢·痈疽》云："寒邪客于经络之中则血泣，血泣则不通，不通则卫气归之，不得复反，故痈肿""营气稽留于经脉之中，则血涩而不行，不行则卫气从之而不通，壅遏而不得行，故热。大热不止，热胜则肉腐，肉腐则为脓"。由于内因所致者，《黄帝内经灵枢·玉版》云："病生之时，有喜怒不测，饮食不节，阴气不足，阳气有余，营气不行，乃发为痈疽"。外邪侵袭、情志过极、饮食不节等因素，皆可导致正邪相干，营卫不利，血行涩滞，稽留化热，热胜肉腐成脓。更有甚者，风毒之邪客于人体，导致营卫"其道不利""其气不清"，即运行乖逆，功能失常，其病疠风（麻风）。《黄帝内经素问·风论》云："风气与太阳俱入，行诸脉俞，散于分肉之间，与卫气相干，其道不利，故使肌肉愤䐜而有疡，卫气有所凝而不行，故其肉有不仁也。疠者，有荣气热胕，其气不清，故使其鼻柱坏而色败，皮肤疡溃，风寒客于脉而不去，名曰疠风。"

外感病失治或误治，轻者营卫不和，病传六经，重者营卫不行，脏腑俱病。《黄帝内经素问·热论》云："三阴三阳，五脏六腑皆受病，荣卫不行，五脏不通，则死矣"。内伤诸病，伤及营卫，脏腑失调，精神内伤，甚则身必败亡。《黄帝内经素问·疏五过论》云："凡未诊病者，必问尝贵后贱，虽不中邪，病从内生，名曰脱营。……病深者，以其外耗于卫，内夺于营，良工所失，不知病情，此亦治之一过也"。

对于营卫的生理病理，周东浩等人曾在《中国中医药报》上撰文加以详细归纳讨论，读者可以参阅，这里就不赘述了。

《黄帝内经》之后，张仲景也论述了太极营卫的问题，现就有关《金匮要略》《伤寒论》中的论述，引录于下。

血痹，阴阳俱虚（指营卫气血皆虚），寸口关上微，尺中小紧，外证身体不仁，如风痹状，黄芪桂枝五物汤主之。

劳之为病，其脉浮大，手足烦，春夏剧，秋冬瘥，阴寒精自出，酸削不能行。

男子脉虚沉弦，无寒热，短气里急，小便不利，面色白，时目瞑兼衄，少腹满，此为劳使之然。

人年五六十，其病脉大者，痹侠背行；若肠鸣、马刀侠瘿者，皆为劳得之。

脉弦而大，弦则为减，大则为芤，减则为寒，芤则为虚，虚寒相搏，此名为革。妇人则半产漏下，男子则亡血失精。

夫失精家，少腹弦急，阴头寒，目眩发落，脉极虚芤迟，清谷亡血失精。脉得诸芤动微紧，男子失精，女子梦交，桂枝龙骨牡蛎汤主之。

虚劳里急，悸，衄，腹中痛，梦失精，四肢酸疼，手足烦热，咽干口燥，小建中汤主之。

虚劳里急，诸不足，黄芪建中汤主之。

虚劳，腰痛，少腹拘急，小便不利者，八味肾气丸主之。

虚劳，诸不足，风气百疾，薯蓣圆主之。

虚劳，虚烦不得眠，酸枣仁汤主之。

五劳虚极，羸瘦，腹满不能饮食，食伤、忧伤、饮伤、房室伤、饥伤、劳伤、经络营卫气伤，内有干血，肌肤甲错，两目黯黑。缓中补虚，大黄䗪虫丸主之。（以上见《金匮要略》）

阳脉浮（一作微），阴脉弱者，则血虚，血虚则筋急也。

其脉沉者，荣气微也；其脉浮，而汗出如流珠者，卫气衰也。荣气微者，加烧针，则血留不行，更发热而躁烦也。

阴阳相搏，名曰动。阳动则汗出，阴动则发热。形冷、恶寒者，此三焦伤也。若数脉见于关上，上下无头尾，如豆大，厥厥动摇者，名曰动也。

田按

此为聚关脉。

寸口脉浮而紧，浮则为风，紧则为寒。风则伤卫，寒则伤荣。荣卫俱病，骨节烦疼，当发其汗也。

寸口脉阴阳俱紧者，法当清邪中于上焦，浊邪中于下焦。清邪中上，名曰洁也；浊邪中下，名曰浑也。阴中于邪，必内栗也，表气微虚，里气不守，故使邪中于阴也。阳中于邪，必发热、头痛、项强、颈挛、腰痛、胫酸，所为阳中雾露之气，故曰清邪中上。浊邪中下，阴气为栗，足膝逆冷，便溺妄出，表气微虚，里气微急，三焦相混，内外不通，上焦拂郁，脏气相熏，口烂食断也。中焦不治，胃气上冲，脾气不转，胃中为浊，荣卫不通，血凝不流。若卫气前通者，小便赤黄，与热相搏，因热作使，游于经络，出入脏腑，热气所过，则为痈脓。若阴气前通者，阳气厥微，阴无所使，客气内入，嚏而出之，声咽咽塞，寒厥相逐（赵本作"追"），为热所拥，血凝自下，状如豚肝，阴阳俱厥，脾气弧弱，五液注下，下焦不阖（赵本注："一作盍"），清便下重，令便数、难，脐（赵本作"齐"）筑湫痛，命将难全。（以上见于《辨脉法》）

成无己注：浮为阳，沉为阴。阳脉紧，则雾露之气中于上焦；阴脉紧，则寒邪中于下焦。上焦者，太阳也。下焦者，少阴也。发热、头痛、项强、颈挛、腰疼、胫酸者，雾露之气中于太阳之经也；浊邪中下，阴气为栗，足胫逆冷，便溺妄出者，寒邪中于少阴也。因表气微虚，邪人而客之，又里气不守，邪乘里弱，遂中于阴，阴虚遇邪，内为惧栗，致气微急矣。《黄帝内经》曰：阳病者，上行极而下；阴病者，下行极而上。此上焦之邪，甚则下干中焦，下焦之邪，甚则上干中焦，由是三焦混乱也。三焦主持诸气，三焦既相混乱，则内外之气，俱不得通，膻中为阳气之海，气因不得通于内外，怫郁于上焦而为热，与脏相熏，口烂食断。《黄帝内经》曰：隔热不便，上为口糜。中焦为上下二焦之邪混乱，则不得平治，中焦在胃之中，中焦失治，胃气因上冲也。脾，坤也，坤助胃气，消磨（《医统》本作"磨消"）水谷，脾气不转，则胃中水谷不得磨消，故胃中浊也。《金匮要略》曰：谷气不消，胃中苦浊。荣者，水谷之精气也；卫者，水谷之悍气也。气不能布散，致荣卫不通，血凝不流。卫气者，阳气也；荣血者，阴气也。阳主为热，阴主为寒。卫气前通者，阳气先通而热气得行也。《黄帝内经》曰：膀胱者，津液藏焉，化则能出。以小便赤黄，知卫气前通也。热气与胃（《医统》本作"卫"）气相搏而行，出入脏腑，游于经络，经络客热，则血凝肉腐，而为痈脓，此见其热气得行。若阴气前通者，则不然，阳在外为阴之使，因阳气厥微，阴无所使，遂阴气前通也。《黄帝内经》曰：阳气者，卫外而为固也，阳气厥微，则不能卫外，寒气因而客之。鼻者，肺之候，肺主声，寒气内入者，客于肺经，则嚏而出之，声咀咽塞。寒者，外邪也；厥者，内邪也。外内之邪合并，相逐为热，则血凝不流。今为热所拥，使血凝自下，如豚肝也。上焦阳气厥，下焦阴气厥，二气俱厥，不相顺接，则脾气独弱，不能行化气血，滋养五脏，致五脏俱虚，而五液注下。《针经》曰：五脏不和，使液溢而下流于阴。阖，合也。清，圊也。下焦气脱而不合，故数便而下重。脐为生气之原，脐筑湫痛，则生气欲绝，故曰命将难全。

喻嘉言：寸口脉阴阳俱紧者，法当清邪中于上焦，浊邪中于下焦。清邪中上，名曰洁也；浊邪中下，名曰浑也。阴中于邪，必内傈也。凡二百六十九字，阐发奥理，全非伤寒中所有事，乃论疫邪从入之门，变病之总，所谓赤文绿字，开天辟地之宝符，人自不识耳。篇中大意，谓人之鼻气通于天，故阳中雾露之邪者为清邪，从鼻息而上入于阳。入则发热、头痛、项强颈挛，正与俗称大头瘟、蛤蟆瘟之说符也。人之口气通于地，故阴中水土之邪者为饮食浊味，从口舌而下入于阴。入则其人必先内傈、足膝逆冷、便溺妄出、清便下重、脐筑湫痛，正与俗称绞肠瘟、软脚瘟之说符也。然从鼻从口所入之邪，必先注中焦，以次分布上下，故中焦受邪，因而不治，中焦不治，则胃中为浊，营卫不通，血凝不流，其酿变即现中焦，俗称瓜瓤瘟、疙瘩瘟等证，则又阳毒痈脓，阴毒遍身青紫之类也。此三焦定位之邪也。若三焦邪混为一，内外不通，藏气熏蒸，上焦怫郁，则口烂食断；卫气前通者，因热作使，游行经络脏腑，则为痈脓；营气前通者，因召客邪，嚏出、声嗢、咽塞，热拥不行，则下血如豚肝。然以营卫渐通，故非危候。若上焦之阳，下焦之阴，两不相接，则脾气于中，难以独运，斯五液注下，下焦不阖，而命难全矣。伤寒之邪，先行身之背，次行身之前，次行身之侧，緣外廓而入；温疫之邪，则直行中道，流布三焦。上焦为清阳，故清阳从之上入，下焦为浊阴，故浊邪从之下入，中焦为阴阳交界，凡清浊之邪，必从此区分。甚者三焦相混，上行极而下，下行极而上，故声嗢、咽塞、口烂、食龈者，亦复下血如豚肝，非定中上不及下，中下不及上也。伤寒邪中外廓，故一表即散；疫邪行在中道，故表之不散。伤寒邪入胃府，则腹满便坚，故可攻下；疫邪在三焦，散漫不收，下之复合。此与治伤寒表里诸法有何干涉，奈何千年愤愤？试折衷以圣言，从前谬迷，宁不涣然冰释哉？治法，未病前，预饮芳香正气药，则邪不能入，此为上也。邪既入，急以逐秽为第一义。上焦如雾，升而逐之，兼以解毒；中焦如沤，疏而逐之，兼以解毒；下焦如渎，决而逐之，兼以解毒。营卫既通，乘势追拔，勿使潜滋。

杨栗山："清邪、浊邪便是杂气。"夏秋之时，暑热湿交互为患，不比单一邪气，故谓杂气。杨氏在《温病脉证辨》中说"杂气由口鼻入三焦，怫郁内炽""从鼻从口所入之邪，必先注中焦，分布上下，故中焦受邪，则清浊相干，气滞血凝不流"。

🌀 田按 🌀 ....

张仲景说"脐筑湫痛，命将难全"，就点出了脐为生命之根。成无己说："脐为生气之源，脐筑湫痛，则生气欲绝，故曰命将难全。"这是从正气讲。喻嘉言、杨栗山是从邪气讲，为疫病。

寸口卫气盛，名曰高，荣气盛，名曰章，高章相搏，名曰纲。卫气弱，名曰惵，荣气弱，名曰卑，惵卑相搏，名曰损。卫气和，名曰缓，荣气和，名曰迟，缓迟相搏，名曰沉。

寸口脉缓而迟，缓则阳气长，其色鲜，其颜光，其声商，毛发长，迟则阴气盛，骨髓生，血满，肌肉紧薄鲜硬。阴阳相抱，荣卫俱行，刚柔相搏（赵本作"得"），名曰强也。

寸口脉弱而迟，弱者卫气微，迟者荣中寒。荣为血，血寒则发热；卫为气，气微者，心内饥，饥而虚满不能食也。

寸口脉微而涩，微者卫气不行，涩者荣气不逮。荣卫不能相将，三焦无所仰，身体痹不仁。荣气不足，则烦疼，口难言；卫气虚，则恶寒数欠。三焦不归其部，上焦不归者，噫而酢吞；中焦不归者，不能消谷引食；下焦不归者，则遗溲。

寸口脉微而涩，微者卫气衰，涩者荣气不足。卫气衰，面色黄；荣气不足，面色青。荣为根，卫为叶。荣卫俱微，则根叶枯槁而寒栗咳逆，唾腥吐涎沫也。

趺阳脉浮而芤，浮者卫气衰（赵本作"虚"），芤者荣气伤，其身体瘦，肌肉甲错，浮芤相搏，宗气衰微（赵本作"微衰"），四属断绝。

寸口脉微而缓，微者卫气疏，疏则其肤空；缓者胃气实，实则谷消而水化也。谷入于胃，脉道乃行（赵本作"水"入于经），其血乃成。荣盛，则其肤必疏，三焦绝经，名曰血崩。（以上见于《平脉法》）

（ 田按 ）

张仲景详细论述了营卫之气旺盛与衰减的生理病理变化，都与三焦有关。

太阳病，发热汗出者，此为荣弱卫强，故使汗出，欲救邪风者，宜桂枝汤。

病人，藏无他病，时发热自汗出，而不愈者，此卫气不和也。先其时发汗则愈，宜桂枝汤。

病常自汗出者，此为荣气和，荣气和者，外不谐，以卫气不共荣气谐和故尔。以荣行脉中，卫行脉外，复发其汗，荣卫和则愈，宜桂枝汤。

伤寒，阳脉涩，阴脉弦，法当腹中急痛，先与小建中汤，不差者，小柴胡汤主之。

血弱气尽，腠理开，邪气因入，与正气相搏，结于胁下，正邪分争，往来寒热，休作有时，嘿嘿不欲饮食，藏府相连，其痛必下，邪高痛下，故使呕也，小柴胡汤主之。（以上见《太阳病》）

（ 田按 ）

这是张仲景《伤寒论》对营卫病的治疗。

气血是人体健康的基本物质，《黄帝内经素问·至真要大论》说："气血正平，长有天命。"天命就是天赋的寿命，即自然寿命。气血和平了，就能活到自然寿命。《黄帝内经素问·生气通天论》说："气血以流，腠理以密……长有天命。"就是说，气血运行畅通，经络无阻碍，腠理固密（所谓阴平阳密。三焦主腠理），就能活到天赋寿命。当然这是内因了，还有外因，即是顺应天之四时阴阳了。

少阳三焦和太阴脾主黄庭生化营卫血气——神，脾胃病则营卫血气病，营血藏于脉，故脉也病。脾开窍于口而有口唇病。肺气不足则皮毛枯萎。

《黄帝内经灵枢·经脉》说："足太阴气绝，则脉不荣其口唇，口唇者肌肉之本也，脉不荣则肌肉软，肌肉软则舌萎人中满，人中满则唇反，唇反者肉先死""手少阴气绝，则脉不通，少阴者心脉也，心者脉之合也，脉不通则血不流，血不流则髦色不泽，故其面黑如漆柴者，血先死""手太阴气绝，则皮毛焦，太阴者，行气温于皮毛者也，故气不荣则皮毛焦，皮毛焦则津液去，津液去则皮节伤，皮节伤则皮枯毛折，毛折者则气先死"，足阳明"是主血所生病者……口喎唇胗"。胗，即疹，疡疾，口唇溃疡之类。

（四）湿下流髋关节

水湿往低处流，脐腹以下即腰脐以下为阴之处也。少腹为水湿之里，腰骶髋骨为水湿之表。又脾主髋关节，水湿下流骶髋，最易患髋关节炎、股骨头坏死、下肢痛等症。

（五）脾病腹诊部位——腹脑

《难经》云：脾病，"当脐有动气，按之牢若痛。"动气，筑筑然坚牢，如有积而硬，若似痛也，甚则亦大痛，有是则脾虚病也，无则非也。更有一辨，食入则困倦，精神昏冒而欲睡者，脾亏弱也。

况脾胃病则当脐有动气，按之牢若痛，有是者乃脾胃虚，无是则非也，亦可作明辨矣。

胃病其脉缓，脾病其脉迟，且其人当脐有动气，按之牢若痛。

田按

脐腹为腹脑，故脾胃病的诊断部位是太极腹脑。

（六）太极腹脑经脉

《黄帝内经》记载冲脉的经脉线路见前文。冲脉是黄庭太极之脉，也就是腹脑之脉了。

二、心火旺

《脾胃论·安养心神调治脾胃论》有如下说。

《灵兰秘典论》云：心者，君主之宫，神明出焉。凡怒、忿、悲、思、恐、惧，皆损元气。夫阴火之炽盛，由心生凝滞，七情不安故也。心脉者，神之舍，心君不宁，化而为火，火者，七神之贼也。故曰阴火太盛，经营之气，不能颐养于神，乃脉病也。神无所养，津液不行，不能生血脉也。心之神，真气之别名也，得血则生，血生则脉旺，脉者神之舍。若心生凝滞，七神离形，而脉中唯有火矣。

《内外伤辨惑论》补中益气汤有如下说。

脾胃气虚，不能升浮，为阴火伤其生发之气，荣血大亏，荣气不营，阴火炽盛，是血中伏火日渐煎熬，血气日减，心包与心主血，血减则心无所养，致使心乱而烦。

《兰室秘藏·杂病门》对安神丸描述如下。

治心神烦乱，怔忡，兀兀欲吐，胸中气乱而热，有似懊憹之状，皆膈上血中伏火，蒸蒸然不安。

《脾胃虚则九窍不通论》有如下说。

饮食劳役所伤，自汗小便数，阴火乘土位，清气不生，阳道不行，乃阴血伏火。况阳明胃土，右燥左热，故化燥火而津液不能停，且小便与汗，皆亡津液。津液至中宫变化为血也。脉者，血之府也，血亡则七神何根据，百脉皆从此中变来也。

〖田按〗

心主血、主脉，所以心火——君火走血分，血为阴，故称阴火。李东垣称此为"血中伏火""阴血伏火"，这就是"脉中唯有火"。

心火为什么旺呢？《兰室秘藏·眼耳鼻门》熟干地黄丸下说是因为"血弱

阴虚不能著心，致心火旺"，治心火旺的大法是"养血、凉血、益血"，药用熟地黄、生地黄、当归，另用天冬（代麦冬）、人参、五味子生脉饮加地骨皮养阴益气，用黄芩、黄连泻火（《内障眼论》说"诸苦泻火热，则益水也"），柴胡升清阳，枳壳理气。

阴血为什么虚弱呢？因为阳不生、阴不长，春夏之令不行，甲胆不生化周身血气所致。

心火旺则热。《黄帝内经素问·刺热论》说："心热病者，先不乐，数日乃热。热争则卒心痛，烦闷，善呕，头痛，面赤，无汗。"心包代君受邪，心包络名膻中，《黄帝内经素问·灵兰秘典论》说："膻中为臣使之官，喜乐出焉。"所以心病，先不乐。血虚火胜，心脑血管病，故卒心痛、头痛。火炎则烦、面赤。膻中气不舒则闷。火克肺金，肺不肃降则胃气逆而呕。汗为心液，心火内郁则伤心液，故无汗。

（一）心火旺（左寸脉大）

1. 栀子豉汤证（外感心火内郁）

《伤寒论》栀子豉汤证是治心火内郁的名方，主治症状有三个方面。

第一，火伤心神的神志症状：心烦，懊憹，烦躁不得眠，剧则反复颠倒，心愦愦反谵语，怵惕。

第二，火热症状：烦热，身热不去，头汗出，饥不能食。

第三，气机郁结症状：心中结痛，胸中窒，客气动膈，按之心下濡，腹满，若呕。

外感心火内郁，不同于内伤心火，外感者心血未必亏虚，邪气外束，气机不畅，故见心胸烦闷而结滞。栀子色红而形如心，故用苦寒的栀子以泻心火；豆豉辛寒，宣透解郁。

2. 安神丸证（内伤心火内郁）

朱砂安神丸（《内外伤辨惑论》）

朱砂五钱（另研，水飞为衣），甘草五钱五分，黄连（去须净，酒洗）六钱，当归（去芦）二钱五分，生地黄一钱五分。

《黄帝内经》曰：热淫所胜，治以甘寒，以苦泻之。以黄连之苦寒去心烦，除湿热为君。以甘草、生地黄之甘寒泻火补气、滋生阴血为臣。以当归补其血不足。朱砂纳浮溜之火，而安神明也。

上件除朱砂外，四味共为细末，汤浸蒸饼为丸，如黍米大，以朱砂为衣。每服十五丸或二十丸，津唾咽下，食后，或温水、凉水少许送下亦得。此近而奇偶，制之缓也。

𝄞 田按 𝄢 ······

内伤心火内郁，则是血亏火起，是血中伏火，当以补血为先，故主用生地黄、甘草甘寒泻火补气、滋生阴血，及当归补其血不足。少用酒洗黄连泻心火除湿热，朱砂纳浮溜之火。

既脾胃气衰，元气不足，而心火独盛。心火者，阴火也，起于下焦，其系系于心。心不主令，相火代之。相火，下焦胞络之火，元气之贼也。火与元气不两立，一胜则一负。(《内外伤辨惑论·饮食劳倦论》《脾胃论·饮食劳倦所伤始为热中论》)

夫脾胃不足，皆为血病，是阳气不足，阴气有余，故九窍不通。诸阳气根于阴血中，阴血受火邪则阴盛，阴盛则上乘阳分，而阳道不行，无生发升腾之气也。夫阳气走空窍者也，阴气附形质者也，如阴气附于土，阳气升于天，则各安其分也。(《脾胃论·脾胃胜衰论》)

𝄞 田按 𝄢 ······

这是李东垣对上文的总结性论述，非常重要。

所以配春夏的太阳经、厥阴经多血少气。

①脾胃虚弱，都是少阳阳气不足导致的。

②"阴盛"有二义：一是心火走血分，故云"皆为血病"，血为阴，故称阴盛。二是阳虚不化水湿，水湿下流于肾，导致阴盛于下。

③阳不生、阴不长，导致心火亢盛。血分火旺，不但灼伤阴血，而且心火还会上炎。

④ 阴盛于下则心火旺于上，甚则上热如火、下寒如冰，见神圣复气汤。

⑤ 阳不生、阴不长，心火炎于上，九窍失养，故九窍不通利。

⑥ 春夏阳虚则阳道不行，故无生发升腾之气。

李东垣有时言阴火、相火，"不言及心火者，以其相火化行君之令故也"（《此事难知》诸经头痛或腹胀便血内寒）。

李东垣明确阴火就是心火，阴火伏于血脉之中，从而导致血病、脉病及心脑血管疾病。心功能的活动，反映了元气的盛衰，血旺则神旺，血衰则神衰，循环系统有病，七神无依。七情烦劳也伤阳气，故云损元气。

李东垣中气下陷说，就是中气虚、中气不足，不是中气陷入下焦，更不是中气下陷就形成了气滞。气的本性是升浮、弥漫的，比如车轮胎，气充足是饱满的而密度大，气不足是软的、扁的而密度小，不会出现这里有气、那里没气的现象。气无处不入，不像水只往低处流。

笔者认为李东垣这一段文字写得言简意赅，是结构紧密的一个整体，是《脾胃论》一书的精华。李氏在这里论述了阴火——心火的病因病理。这段文章的内容，阐明了五层意思。从"既脾胃气衰"至"其系系于心"是第一层。"起于下焦"的介词"于"的作用，是介进动作发生的原因，不是介进动作发生的处所。这层的意思：脾胃之气衰弱，三焦元气不足之后，可导致心火独盛。说明不涉及相火。亢盛的心火就是阴火，由于三焦元气不足而起。三焦言腑，下焦言部位。"三焦者，乃下焦元气生发之根蒂。"（《脾胃论》）这是李东垣对"起于下焦"的自注性文章。这一层肯定了阴火就是亢盛的心火，不包括相火，更不是相火，而产生阴火的原因是位于下焦的三焦元气升发不足——相火衰。李东垣说："胃气者，谷气也，营气也，运气也，生气也，清气也，卫气也，阳气也，又天气、人气、地气乃三焦之气。分而言之则异，其实一也，不当作异名异论而观之。"（《脾胃论》）这是李氏对《难经·三十八难》所说三焦"主持诸气"的发挥。

"心不主令，相火代之"是第二层。这一层的意思：心为君火，主血。相火为三焦和心包络的代名词。三焦主气，心包络主脉。脉为血之腑，血行于脉中。心血陈洒于五脏六腑，四肢百骸，而滋养机体。但心君主静喜安，血不能自致于五脏六腑四肢百骸，必赖相火所化生元气的推动，循行脉道之内才能运血于五脏六腑、四肢百骸。气为血帅。此即所谓相火代心君以行事。从生理功能上区别了君火和相火的作用及其相互关系，而不是说阴火可以由相火代替，更不是说相火就是阴火。

从"相火"至"元气之贼也"是第三层。下焦指三焦言。这一层的意思：相火是三焦和包络的火，是元气之贼。这是从病理上说明相火衰弱是三焦元气不足的根源。根据什么说这是相火衰弱而不是相火亢盛呢？因为相火化生元气，相火衰弱而元气不足，是由于相火不能蒸化水液，无火化气。治疗当以补火升阳化气为主。若相火亢盛而耗伤元气，是由于相火煎熬，肾水涸竭，无液化气，唯火独存。相火其性燎原，暴悍酷烈，治疗当以补水敛火为主，决不能用升散温燥药物治疗。而李东垣却用升阳温燥之品治阴火，说明阴火并不是相火亢盛。李东垣又说："夫阴火之炽盛，由心生凝滞，七情不安故也。心脉者，神之舍，心君不宁，化而为火，火者，六神之贼也。"（《脾胃论》）指出了心火——阴火是"七神之贼"（《难经·三十四难》五脏有七神），与相火是"元气之贼"相对言。"血者，神气也""阴中浮火""乃血所生病""阴火炽盛，是血中伏火"（《内外伤辨惑论》），煎熬营血，血液不能濡养五脏，故使五脏之七神逐渐损伤。相火走气分，化生元气，相火衰弱则元气不足。《难经》云："三焦者，元气之别使也。"《难经》中又说"三焦者，水谷之道路，气之所终始也。"正是由于少阳三焦相火衰弱导致阳不生、阴不长，致使心之营血和阴津亏虚，才形成了"心火独盛"的现象，即所谓"清气不生，阳道不行，乃阴血伏火"（《脾胃论》），哪里来的相火离位？真是天方夜谭。

"火与元气不两立，一胜则一负"是第四层，这是中心议题。意思：阴火与三焦元气势不两立。三焦元气不足，阳不生，阴不长，阴精不能上奉，则心火亢盛，"清气不生，阳道不行，乃阴血伏火"（《脾胃论》）。三焦元气旺盛则心火安静，"阳旺则能生阴血"（《内外伤辨惑论》），血旺则安心火。这是用阴阳升降浮沉的理论论述"火与元气不两立"的病机。少阳三焦相火衰弱才是阴火的原始病理，阴火是实实在在的心火独亢，一个"独"字就排除了相火，即不存在心火引动相火或相火引动心火的病理现象。

最后三句是第五层。归纳了阴火发热病的三个方面：①脾胃病导致气血虚；②阴火病；③水湿聚肾的寒湿病。所谓"肾间脾胃下流之湿气闷塞其下，致阴火上冲，作蒸蒸躁热"，是寒湿在下，相火虚衰不能气化，阳不生、阴不长，"清气不生，阳道不行，乃阴血伏火"，才导致"阴火上冲，作蒸蒸躁热"，而非湿阻生热，不能称之为湿热，也不是湿郁相火，是相火衰弱导致的水湿下流聚于下焦，即《伤寒论》的蓄水证。临证中要对"阴火"与"阴虚火旺""湿郁发热""外感发热"作仔细鉴别。阴火是一种虚实夹杂症候群，虚指少阳三焦相火虚衰，实指寒湿盛于下而心火旺于上。

对这一段文义再用图5-2说明于下。

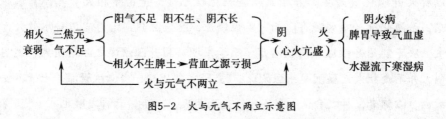

图5-2　火与元气不两立示意图

李氏在《脾胃论》中反复强调论述的学术思想，都概括在这一段文章中了。李氏所举《黄帝内经》"病从脾胃生"四条，总虑阳气受伤。他说："检讨《素问》《难经》及《黄帝针经》中说，脾胃不足之源，乃阳气不足，阴气有余。当从元气不足升降浮沉法，随证用药治之。"又说："脾胃不足，皆是血病。"（《脾胃论》）李氏对于阳气不足、阴火有余与脾胃气衰的密切联系十分强调。并认为阳气不足及脾胃气衰导致阴精不能上奉，是产生阴火的必要条件。又进一步强调了相火衰弱是元气不足、阳气不足、脾胃气衰的必要条件。层层推论，最后归结到相火化生元气这一根本理论上了。一共七十九个字的一段文章写得何等精采啊！

李氏从三个方面叙述了脾胃病的主要临床表现。

（1）脾病气血虚则怠惰，气短神疲，嗜卧，四肢不收，大便泄泻。当脐有动气，按之牢若痛，食入则困倦，精神昏冒而欲睡，体重节痛。

（2）阴火热中、阴火上炎则气高而喘，身热，心烦，头痛，烦渴，面热，口燥咽干，胃中灼热，脉洪大。（如《脾胃论》说："脾胃既虚，不能升浮，为阴火伤其生发之气，营血大亏，营气伏于地中，阴火炽盛，日渐煎熬，血气亏少；且心包与心主血，血减则心无所养，致使心乱而烦，病名曰悗。悗者，心惑而烦闷不安也。是清气不升，浊气不降，清浊相干，乱于胸中，使周身气血逆行而乱。""心火乘脾，乃血受火邪而不能升发阳气复于地中，地者，人之脾也。""始病热中""末传为寒中"）

（3）三焦阳气不足，水湿聚肾的寒湿病则作涎及清涕、唾多，溺多而恶寒。甚则足不任身，足下痛不能践地，骨乏无力，喜唾，两丸冷，腹中隐隐而痛，腰、脊、背、胛皆痛。[如《脾胃论》说："脾病则下流乘肾，……则骨乏无力，是为骨痿。令人骨髓空虚，足不能履地，是阴气重迭（脾为太阴，肾也为太阴，故曰阴气重迭），此阴盛阳虚之症。""夫脾胃虚，则湿土之气溜于脐下，肾与膀胱受邪。膀胱主寒，肾为阴火，二者俱弱，润泽之气不行。大肠者庚也，燥气也，主津；小肠者丙也，热气也，主液；此皆属胃。胃虚则无所受气而亦虚，津液不濡，睡觉口燥咽干而皮毛不泽也。甲胆风也，温也，主生化周身之血气。丙小肠热也，主长养周身之阳气，亦皆禀气于胃，则能浮散也，升发也。胃虚则胆及小肠温热生长之气俱不足，伏留于有形血脉之中，为热病，为中风，其为病不可胜纪。青、赤、黄、白、黑五腑皆滞。三焦者乃下焦元气生发之根蒂，为火乘之，是六腑之气俱衰也。""饮食劳倦所伤，自汗、小便数，阴火乘土位，清气不生，阳道不行，乃阴血伏火。况阳明胃土右燥左热（右燥指大肠，左热指小肠），故化燥火而津液不能停，且小便与汗皆亡津液。津液至中宫变化为血也。脉者，血之府也。血亡则七神何依？百脉皆从此中变来也。""脾胃既为阴火所乘，谷气闭塞而下流，即清气不升，九窍为之不利，胃之一腑病，则十二经元气皆不足也。气少则津液不行，津液不行则血亏，故筋骨皮肉血脉皆弱，是气血羸弱矣。""病甚，则传肾肝为痿、厥。厥者，四肢如在火中为热厥，四肢寒冷者为寒厥。寒厥则腹中有寒，热厥则腹中有热，为脾主四肢故也。若肌肉濡渍，痹而不仁，传为肉痿证，证中皆有肺疾，用药之人，当以此调之。气上冲胸，皆厥证也。痿者，四肢痿软无力也，其心烦冤不止。厥者，气逆也，甚则大逆，故曰厥逆。其厥、痿多相须也。""或热厥而阴虚，或寒厥而气虚。"（李东垣内伤病有三大主要证候：其一，心火乘土为热中；其二，心火上炎克肺金；其三，水湿下流传肾肝）]对此张仲景曾有论述，《金匮要略·水气病脉证并治》说："师曰：寸口脉沉而迟，沉则为水，迟则为寒，寒水相搏。趺阳脉伏，水谷不化，脾气衰则鹜溏，胃气衰则身肿。少阳脉卑，少阴脉细，男子则小便不利，妇人则经水不通。经为血，血不利则为水，名曰血分。"张仲景在这里提出寸口脉、趺阳脉、少阳脉、少阴脉，四脉一起讨论，其中关键是"少阳脉卑"。少阳脉指三焦相火。卑，指衰微、微小、弱。《国语·周语上》："芮良夫曰：'王室其将卑乎？'"韦昭注："卑，微也。"所以"少阳脉卑"是指三焦相火衰弱，三焦相火衰弱可导致以下问题。

其一，阳气不足而寒，如《伤寒论·辨脉法》说："形冷恶寒者，此三焦伤也。"

其二，脾胃气衰，不能腐熟水谷，导致营卫气血衰弱，如《伤寒论·平脉法》说："卫气弱，名曰惵；荣气弱，名曰卑；惵卑相搏，名曰损。""寸口脉弱而迟，弱者卫气微，迟者荣中寒。荣为血，血寒则发热；卫为气，气微者心内饥，饥而虚满不能食也。……寸口脉微而涩，微者卫气不行，涩者荣气不逮。荣卫不能相将，三焦无所仰，身体痹不仁。荣气不足，则烦疼，口难言；卫气虚，则恶寒数欠。三焦不归其部，上焦不归者，噫而酢吞；中焦不归者，不能消谷引食；下焦不归者，则遗溲。……寸口脉微而涩，微者卫气衰，涩者荣气不足。卫气衰，面色黄；荣气不足，面色青。荣为根，卫为叶。荣卫俱微，则根叶枯槁，而寒栗咳逆，唾腥吐涎沫也。趺阳脉浮而芤，浮者卫气衰，芤者荣气伤，其身体瘦，肌肉甲错，浮芤相搏，宗气衰微，四属断绝。"又说："趺阳脉微而紧，紧则为寒，微则为虚，微紧相搏，则为短气。……趺阳脉不出，脾不上下，身冷肤硬。……寸口脉微，尺脉紧，其人虚损多汗，知阴常在，绝不见阳也。寸口诸微亡阳，诸濡亡血，诸弱发热，诸紧为寒。诸乘寒者，则为厥，郁冒不仁，以胃无谷气，脾涩不通，口急不能言，战而栗也。"《金匮要略·水气病脉证并治》说："寸口脉迟而涩，迟则为寒，涩为血不足。趺阳脉微而迟，微则为气，迟则为寒。寒气不足，则手足逆冷；手足逆冷则营卫不利；营卫不利，则腹满肠鸣相逐，气转膀胱，荣卫俱劳；阳气不通即身冷，阴气不通即骨疼；阳前通则恶寒，阴前通则痹不仁。"

其三，少阳三焦相火衰弱则不能温化水湿，水湿不化则下流少阴肾。如《金匮要略·水气病脉证并治》说："少阴脉紧而沉，紧则为痛，沉则为水，小便即难。"《伤寒论·平脉法》说："少阴脉弱而涩，弱者微烦，涩者厥逆。少阴脉不至，肾气微，少精血，奔气促迫，上入胸膈，宗气反聚，血结心下，阳气退下，热归阴股，与阴相动，令身不仁，此为尸厥。当刺期门、巨阙。"最终导致各种水气病，如《金匮要略·水气病脉证并治》说："心水者，其身重而少气，不得卧，烦而躁，其人阴肿；肝水者，其腹大，不能自转侧，胁下腹痛，时时津液微生，小便续通；肺水者，其身肿，小便难，时时鸭溏；脾水者，其腹大，四肢苦重，津液不生，但苦少气，小便难；肾水者，其腹大，脐肿腰痛，不得溺，阴下湿如牛鼻上汗，其足逆冷，面反瘦。"

其四，少阳属肾，其上连肺，少阳三焦相火衰弱则肺气寒。如《金匮要略·水气病脉证并治》说："寸口脉弦而紧，弦则卫气不行，即恶寒，水不沾流，走于肠间。……寸口脉沉而迟，沉则为水，迟则为寒，寒水相搏。……寸口沉而紧，沉为水，紧为寒，沉紧相搏，结在关元，始时当微，年盛不觉。阳衰之后，营卫相干，阳损阴盛，结寒微动，肾气上冲，喉咽塞噎，胁下急痛，医以为留饮而大下之，气击不去，其病不除。后重吐之，胃家虚烦，咽燥欲饮水，小便不利，水谷不化，面目手足浮肿。"

关于"邪结关元"，古人多有论述。如《黄帝内经灵枢·寒热病》说："身有所伤，血出多及中风寒，若有所堕坠，四肢懈惰不收，名曰体惰。取其小腹脐下三结交。三结交者，阳明、太阴也，脐下三寸关元也。"《金匮要略·妇人妊娠病》说："妇人伤胎，怀身腹满，不得小便，从腰以下重，如有水气状，怀身七月，太阴当养不养，此乃心气实，当刺泻劳宫及关元，小便微利则愈。"《伤寒论》第340条："病者手足厥冷，言我不结胸，小腹满，按之痛者，此冷结在膀胱关元也。"

其五，导致阴火病。少阳相火衰弱，阳不生则阴不长，而导致心火日旺，就形成了阴火病。

本病元气不足不能上升则上气不足，而心肺失去滋养。水湿流下则肠胃有余，而肝肾受水湿之侵害，筋骨受病。正如《黄帝内经灵枢·大惑论》所说："上气不足，下气有余，肠胃实而心肺虚。"阳气不足则有虚寒证，水湿聚下则有下实证，阴火上炎则火炽血热，阴火煎熬营血则耗血，元气不足则气化、生化失常。寒热实虚俱有，阴阳气血俱病，病证十分复杂。如审证不细心，不周到，就会有顾此失彼的现象，而造成治疗上的错误。

李东垣根据阴火——心火与元气的矛盾，确定"甘温除大热"的治疗原则，如云："惟当以甘温之剂，补其中，升其阳，甘寒以泻其火则愈。《内经》曰：'劳者温之'，'损者温之'。盖温能除大热，大忌苦寒之药泻胃土耳。"（《内外伤辨惑论》）甘温何以能除大热呢？李氏说："脾胃气虚，不能升浮，为阴火伤其生发之气，荣血大亏，荣气不营，阴火炽盛，是血中伏火日渐煎熬，血气日减，心包与心主血，血减则心无所养，致使心乱而烦……辛甘微温之剂生阳气，阳生则阴长。或曰：甘温何能生血？曰：仲景之法，血虚以人参补之，阳旺则生阴血，更以当归和之。"（《内外伤辨惑论》）原来"甘温"所除之"大热"是因营血亏损不养心火，心火亢盛所生之"大热"。而心火亢盛是由于三焦相火衰弱，元气不足所致。治病必求其本，求其所属，从根本上来说，辛甘温之剂升补三焦元气，阳生则阴长，阴长则营血旺，血旺能养心火，使心火安静，此甘温除大热之由也。

李东垣的甘温除热学说主要有当归补血汤的血虚发热证、补中益气汤的气虚发热证（二者为气血虚）和神圣复气汤的阳虚发热证（寒湿）三种类型。其实这三种情况，只是三焦元气衰弱轻重程度不同所致。李东垣所谓"证象白虎，惟脉不长实"的"血虚发热"证最轻，至"心火亢甚，而乘其土位""始得则热中"的气虚发热证较重，到"上热如火，下寒如冰"的"末传寒中"的阳虚发热证最重。血虚发热病，病位在心系，故用当归补养血脉，并以当归名方，然气能生血，气足则血旺，所以李氏重用甘温益气的黄芪为君。《本草秘录》说："黄芪乃补气之圣药，如何补血独效？盖气无形，血虽有形，不能独生，必得无形之气以生之。黄芪用之于当归之中，自能助之以生血也。"黄芪"气温，味甘，纯阳。甘微温，性平，无毒，入手少阳、足太阴经、足少阴命门"（《汤液本草》）。手少阳，三焦也。少阳三焦，标本皆阳，是为纯阳。故纯阳之黄芪为"补三焦"（《汤液本草》）元气之神品。三焦与脾合（参见《中医外感三部六经说》《五运六气临床应用大观》），寄于肾命门，故谓"入手少阳、足太阴经、足少阴命门"。气虚发热病，心火乘于脾土，病变重心在脾系，除心火乘土及心火上炎的身热、烦渴、头痛、面热目赤、咳喘、胃中热、脉大等火症状外，尚有脾胃虚弱中气下陷的气短、神疲肢倦、嗜卧、大便泄泻等症状，一般医家称之为脾虚阴火证。所以，李东垣创制补中益气汤，既有当归、黄芪，又增入人参、白术、炙甘草大补脾胃元气，强化气血生化之源，脾胃元气充足，气血生化有源矣。气血虽生，必赖柴胡、升麻的升发作用，才能升清上奉于心而充养心血，使心火自平。何况升麻、柴胡还有清火解毒之功用（参见《神农本草经》《名医别录》《千金翼方》等书）。若心火亢甚，当从权用升阳散火汤以升散脾胃中之郁火，或用朱砂安神丸以泻心火。至于阳虚发热病，一般医家称之为肾虚阴火证，病变重心在肾系。火为病之标，或火发于外，而见身热、手足躁扰、脉浮大等症状；或火炎于上，而见面赤、渴欲冷饮、干呕、咽痛、口疮等症状。阳虚内寒为病之本，而见四肢厥冷（或但足冷）、下利清谷、脉沉微细欲绝等症状。治以温阳为主，辅以泻心火，佐以升清降浊，斡旋中州。万友生教授说："本证也可以说是肾虚阴火证，与上述脾虚阴火证既有区别，又有联系。脾虚阴火证是因气虚，始为热中，末传寒中，以致'寒水来复火土之仇'，症现'上热如火，下寒如冰'之说，即其明证。"《伤寒论》所谓"四逆辈"，包括四逆汤、通脉四逆汤、白通汤、白通加猪胆汁汤等方。人尿、猪胆汁能泻心火。李东垣神圣复气汤亦其类方也。

《兰室秘藏》眼耳鼻门论述如下。

脾胃虚弱，心火大盛，则百脉沸腾，血脉逆行，邪害空窍……心者，君火也，主人之神，宜静而安，相火化行其令。相火者，包络也，主百脉皆荣于日，既劳役运动，势乃妄行，又因邪气所并而损血脉，故诸病生焉。凡医者不理脾胃及养血安神，治标不治本，是不明正理也。

凡心包络之脉出于心中，以代心君之行事也，与少阳为表里。……元气不行，胃气下流，胸中三焦之火及心火乘于肺，上入脑灼髓。

田按

这里是因心火旺之日久了所引起的三焦之火，心火日久克肺，上源之水日亏，必引三焦火起，此乃君临臣位，病轻。这与三焦火引起心火不一样，三焦火引起心火是臣临君位，病重。此处的"胸中三焦之火"指代君行事的心包络相火。

《东垣试效方》中的烦躁发热论有如下论述。

《黄帝针经·五乱篇》云：气乱于心则烦，心密嘿俯首静伏云云。气在于心者，取手少阴心主之。咳嗽、烦冤者，是肾气之逆也。烦冤者，取足少阴。又云：烦冤者，取足太阴。仲景分之为二：烦也，躁也。盖火入于肺为烦，入于肾为躁。躁烦俱在于上。肾子通于肺母，大抵烦躁者，皆心火为之。心者，君火也。火旺则金铄水亏，惟火独存，故肺肾合而为烦躁焉。又脾经络于心中，心经起于脾中，二经相接，由热生烦。夫烦者，扰扰心乱，兀兀欲吐，怔忡不安；躁者，无时而热，冷汗自出，少时则止。《经》言阴躁者是也。仲景以栀子色赤而味苦入心，而治烦；以盐豉色黑而味咸，入肾而治躁，名栀子盐豉汤，乃神品之药也。若有宿食而烦者，栀子大黄汤主之。

又有虚热、实热、火郁而热者，如不能食而热，自汗气短者虚也，以甘寒之剂泻热补气。《经》言治热以寒，温而行之也。如能食而热，口舌干燥，大便难者，以辛苦大寒之剂下之，泻热补水。《经》云，阳盛阴虚，下之则愈。如阴覆其阳，火热不得伸，宜汗之。《经》云，体若燔炭，汗出而散者是也。凡治热者，当细分之，不可概论。

田按

王冰曾说："百端之起，皆自心火生"（王冰语见《保命集·病机论第七》）为什么百病从心火生呢？张子和说："百端之起，皆自心生。心者，火也，火生土之故也"（《儒门事亲·卷一·服药一差转成他病说十》）如何治疗这种相火衰引起心火盛的病呢？张子和说："补肾水阴寒之虚，而泻心火阳热之实。"（《儒门事亲·刘河间先生三消论》）张氏又说："水湿未除，反增心火；火既不降，水反下注。"（《儒门事亲·卷三·饮当去水温补转剧论二十四》）水湿不化是由于三焦相火衰弱。相火衰弱、三焦元气不足是导致心火亢盛的主要原因，故欲降心火必须升发少阳之气。

李东垣脾胃病的核心思想是少阳相火衰弱导致脾胃阳虚，以少阳太阴从本，火湿二气为纲领，《黄帝内经素问·刺热论》说："热病先胸胁痛，手足躁，刺足少阳，补足太阴。"阴火——心火起于胸中也，病起于少阳太阴，故治少阳太阴。又说："热病始手臂痛者，刺手阳明太阴而汗出止。热病始于头首者，刺项太阳而汗出止。热病始于足胫者，刺足阳明而汗出止。热病先身重，骨痛，耳聋，好瞑，刺足少阴，病甚为五十九刺。热病先眩冒而热，胸胁满，刺足少阴少阳。"阴火克肺金则手臂痛，故刺手阳明大肠经和太阴肺经。阴火上炎则头项病，故刺足太阳经。阴火乘脾土则冲脉热，冲脉走足阳明经和足少阴经，走足阳明经则胫病而刺足阳明，走足少阴经则身重骨痛耳聋好瞑而刺足少阴。阴火起于心则胸胁痛，炎上则先眩冒热上，故"刺足少阴少阳"也，以"少阳属肾，肾上联肺"也。火炎上就燥，湿流下积水，同声相应，同气相求，乃尊《黄帝内经》之旨也。少阳相火衰则阳虚，而生心火——阴火，故李东垣说"火与元气不两立"，即阳与阴火不两立，阳虚起阴火也，阳旺则阴火熄灭。阴火胜则耗阴伤阳气。这是升阳散火汤证，火郁发之也。阳虚湿胜，李东垣谓"脾胃不足之源，乃阳气不足，阴气有余"，湿积不化则伤阴。这正是《金匮要略》八味肾气丸之证，方用泽泻、茯苓祛湿，桂枝、附子补阳化湿，牡丹皮清热凉血、活血化瘀，生地黄、山药、山茱萸滋阴。

（二）心火走血脉（血病、脉病……）

血脉是个循环通道，有无出口呢？有，一是汗道，常说汗为心液；二是前阴，小便来源于血液也；三是小肠，《蠢子医》说"吾尝治病治小肠，以其血道能贯穿"，只因"小肠原是肝下口"，故"病在血分，多从小肠而出"。所以心火在血脉之中，一是从表疏散郁火，如升阳散火汤；二是通小便去心火，如导赤散、百合地黄汤之类；三是通下，如调胃承气汤、桃核承气汤。

安养心神调治脾胃论有如下记载。

《灵兰秘典论》云：心者，君主之宫，神明出焉。凡怒、忿、悲、思、恐、惧，皆损元气。夫阴火之炽盛，由心生凝滞，七情不安故也。心脉者，神之舍，心君不宁，化而为火，火者，七神之贼也。故曰阴火太盛，经营之气，不能颐养于神，乃脉病也。神无所养，津液不行，不能生血脉也。心之神，真气之别名也，得血则生，血生则脉旺，脉者，神之舍。若心生凝滞，七神离形，而脉中唯有火矣。善治斯疾者，惟在调和脾胃，使心无凝滞，或生欢欣，或逢喜事，或天气暄和，居温和之处，或食滋味，或眼前见欲受事，则慧然如无病矣，盖胃中元气得舒伸故也。

调经升阳除湿汤

治女子漏下恶血，月事不调，或暴崩不止，多下水浆之物，皆由饮食失节，或劳伤形体，或素有心气不足。因饮食劳倦，致令心火乘脾，其人必怠惰嗜卧，四肢不收，困倦乏力，无气以动，气短上气，逆急上冲，其脉缓而弦，急按之洪大，皆中指下得之，脾土受邪也。脾主滋荣周身者也；心主血、血主脉，二者受邪，病皆在脉。脉者，血之府也。脉者，人之神也。心不主令，包络代之，故曰心之脉主属心系。心系者，包络、命门之脉。至月事因脾胃虚而心包乘之，故漏下月水不调也。况脾胃为血气、阴阳根蒂，当除湿去热，益风气上伸以胜其湿。又云：火郁则发之。

柴胡、羌活各半钱，防风一钱，蔓荆子七分，独活半钱，苍术一钱半，甘草（炙）一钱，升麻一钱，藁本一钱，当归（酒制）半钱，黄芪一钱半。

上㕮咀，如麻豆大，勿令作末，都作一服，以洁净新汲水五大盏，煎至一盏，去滓，空心腹中无宿食，热服之，待少时，以早饭压之，可一服而已。如灸足太阴脾经中血海穴二七或三七壮，立已。此药乃从权之法，用风胜湿，为胃下陷而气迫于下，以救其血之暴崩也；并血恶之物住后，必须黄芪、人参、当归之类数服以补之，于补气升阳汤中加以和血药便是也。若经血恶物下之不绝，尤宜究其根源，治其本经，只益脾胃，退心火之亢，乃治其根蒂也。若遇夏月白带下，脱漏不止，宜用此汤，一服立止。

凉血地黄汤

治妇人血崩，是肾水阴虚，不能镇守包络相火，故血走而崩也。

生地黄半钱，黄连三分，黄柏二分，黄芩一分，知母二分，羌活三分，柴胡三分，升麻二分，防风三分，藁本二分，当归半钱，甘草一钱，细辛二分，荆芥穗一分，川芎二分，蔓荆子一分，红花少许。

上㕮咀，都作一服，水三大盏，煎至一盏，去渣，稍热服，空心食前。

（三）心火上炎

《脾胃论·脾胃胜衰论》说："胃病则气短精神少而生大热，有时而显火上行，独燎其面。"《脾胃论·随时加减用药法》说："散寒气，泻阴火之上逆。"

《难经》三难："脉有太过不及，有阴阳相乘，有复有溢……遂上鱼为溢，为外关内格，此阴乘之脉也。"

吴道远《女科切要》调经门："肝脉弦，出寸口，上鱼际，非药所能治也。"周学海《脉义简摩》二十八脉辑说："此是七情为患，而非有邪之脉也。""心火上攻，使口燥咽干，是阴气大盛，其理甚易知也。"

（四）心火外散

《兰室秘藏·杂病》柴胡升麻汤

治男子、妇人四肢发困热，筋骨热，表热，如火燎于肌肤，扪之烙人手。夫四肢者，属脾；脾者，土也。热伏地中，此病多因血虚而得之也。又有胃虚过食冷物，郁遏阳气于脾土之中，并宜服之。

羌活、升麻、葛根、白芍药、人参、独活各五钱，柴胡三钱，甘草（炙）三钱，防风二钱半，生甘草二钱。

上件㕮咀，如麻豆大，每服五钱，水三盏，煎至一盏，去滓，温服，忌寒冷之物。

（五）心火克肺系（两寸脉大）

肺痿咳嗽

故脾证（田按：讲述脾胃虚弱，土不生金，导致肺气虚而不能护表）始得，则气高而喘，身热而烦，其脉洪大而头痛，或渴不止，其皮肤不任风寒而生寒热。

盖阴火上冲则气高、喘而烦热，为头痛，为渴而脉洪。（田按：讲述心火克肺）

脾胃之气下流，使谷气不得升浮，是春生之令不行，则无阳以护其营卫，则不任风寒，乃生寒热，此皆脾胃之气不足所致也。（田按：讲述水湿下流，导致阳不生、阴不长，心肺失其滋养）

然而与外感风寒所得之证，颇同而实异，内伤脾胃，乃伤其气；外感风寒，乃伤其形。伤其外为有余，有余者泻之；伤其内为不足，不足者补之。内伤不足之病，苟误认作外感有余之病，而反泻之，则虚其虚也。实实虚虚，如此死者，医杀之耳！（田按：辨外感内伤之异同，参看《内外伤辨惑论》）

然则奈何？惟当以辛甘温之剂，补其中而升其阳，甘寒以泻其火则愈矣。经曰："劳者温之，损者温（益）之。（田按：《伤寒论》：阴阳俱不足谓之损）"又云："温能除大热"，大忌苦寒之药，损其脾胃。

(田按)

如何扶阳？甘温补中。如何泻心火？甘寒泻火。今日医者，一见头面上火就是一派苦寒清热解毒，要三思啊！

夫脾胃虚弱，必上焦之气不足，遇夏天气热盛（田按：寒湿在下，遇冬寒是草豆蔻丸和神圣复气汤、麻黄白术汤证，此乃心肺热更遇夏热，注意其区别。运气法时思想），损伤元气，怠惰嗜卧，四肢不收，精神不足，两脚痿软，遇早晚寒厥，日高之后，阳气将旺，复热如火，乃阴阳气血俱不足，故或热厥而阴虚，或寒厥而气虚。口不知味，目中溜火，而视物䀮䀮无所见。小便频数，大便难而结秘。胃脘当心而痛，两胁痛或急缩。脐下周围如绳束之急，甚则如刀刺，腹难舒伸。胸中闭塞，时显呕哕，或有痰嗽，口沃白沫，舌强。腰、背、胛、眼皆痛，头痛时作。食不下，或食入即饱，全不思食，自汗尤甚，若阴气覆在皮毛之上，皆天气之热助本病也，乃庚大肠、辛肺金为热所乘而作。当先助元气，理治庚辛之不足，黄芪人参汤主之。

黄芪人参汤（田按：人参、麦冬、五味子合为生脉散（方出《内外伤辨惑论》，原名生脉饮），李东垣在《内外伤辨惑论》说："人参之甘补气，麦门冬苦寒泻热补水之源，五味子之酸清肃燥金。"在《脾胃论》下文"六七月间"说："人参之甘，补元气，泻热火也。麦门冬苦寒（更配以黄柏），补水之源，而清肃燥金也。五味子之酸以泻火，补庚大肠与肺金也。"黄芪、当归，当归补血汤补血安心火治其热。人参、白术、炙甘草是四君子汤去茯苓，甘温除热，补中气。升麻升清。陈皮、苍术、炒神曲芳香化湿。

黄芪一钱（如自汗过多，更加一钱），升麻六分，人参（去芦）、橘皮（不去白）、麦门冬（去心）、苍术（无汗，更加五分）、白术，以上各五分；黄柏（酒洗，以救水之源）、炒神曲，以上各三分；当归身（酒洗）、炙甘草，以上各二分；五味子九个。

上件同咬咀，都和一服，水二盏，煎至一盏，去渣，稍热服，食远或空心服之。忌酒、湿面、大料物之类，及过食冷物。

《兰室秘藏》自汗门有如下论述。

六七月之间，湿令大行，子能令母实而热旺，湿热相合，而刑庚大肠，故寒凉以救之。燥金受湿热之邪，绝寒水生化之源，源绝则肾亏，痿厥之病大作，腰以下痿软瘫不能动，行走不正，两足欹侧。以清燥汤主之。

清燥汤

黄连（去须）、酒黄柏、柴胡，以上各一分；麦门冬、当归身、生地黄、炙甘草、猪苓、曲，以上各二分；人参、白茯苓、升麻，以上各三分；橘皮、白术、泽泻，以上各五分；苍术一钱，黄芪一钱五分，五味子九枚。

上咬咀，如麻豆大，每服半两，水二盏半，煎至一盏，去渣，稍热，空心服。

火炽之极，金伏之际，而寒水绝体，于此时也，故急救之以生脉散，除其湿热，以恶其太甚。肺欲收，心苦缓，皆酸以收之。心火盛则甘以泻之，故人参之甘，佐以五味子之酸。孙思邈云：夏月常服五味子，以补五脏气是也。麦门冬之微苦寒，能滋水之源于金之位，而清肃肺气，又能除火刑金之嗽，而敛其痰邪。复微加黄柏之苦寒，以为守位，滋水之流，以镇坠其浮气，而除两足之痿弱也。

🍂 田按 🍃 ────────────────────────

六七月间正是暑天湿热旺盛的时候，多热克肺系之病，肺病则不能生天一之水，上源水亏，下源之肾水自然日损，故曰"火炽之极，金伏之际，而寒水绝体""燥金受湿热之邪，绝寒水生化之源，源绝则肾亏"，治疗以生脉散为主。心火旺加黄连、黄柏，血亏加四物汤，气虚加四君子汤，湿盛用五苓散。

（六）心火乘于脾胃（右关脉大）——热中

1. 热中

心火乘脾，乃血受火邪而不能升发，阳气伏于地中；地者，人之脾也。必用当归和血，少用黄柏以益真阴。脾胃不足之证，须少用升麻，乃足阳明、太阴引经之药也。使行阳道，自脾胃中右迁，少阳行春令，生万化之根蒂也。更少加柴胡，使诸经右迁，生发阴阳之气，以滋春之和气也。脾虚，缘心火亢甚而乘其土也；其次肺气受邪，为热所伤，必须用黄芪最多，甘草次之，人参又次之，三者皆甘温之阳药也。脾始虚，肺气先绝，故用黄芪之甘温，以益皮毛之气而闭腠理，不令自汗而损其元气也。上喘气短懒语，须用人参以补之。心火乘脾，须用炙甘草以泻火热，而补脾胃中元气；甘草最少，恐资满也。

若火乘土位，其脉洪缓，更有身热、心中不便之证。此阳气衰弱，不能生发，不当于五脏中用药法治之，当从《脏气法时论》中升降浮沉补泻法用药耳。

℃ 田按 ℈

上言阳虚脾病导致水湿下流下焦阴盛。此言阳虚不能生发导致心火盛，本脏病则"心中不便"如栀子豉汤证、安神丸证，心火乘土有五泻心汤证等，心火布表则"身热"。李东垣提出的治疗原则是不能从脏腑辨证用药，必须从五运六气《脏气法时论》升降浮沉补泻法用药耳。

"脾胃气虚，则下流于肾，阴火得以乘其土位。"

℃ 田按 ℈

心火盛必克肺金，日久而水亏矣。水亏则所胜之土妄行，即土有余。水所生之木受病，即木不足。水亏则所不胜之心火侮之，即心火太过。于是火、土合德，湿热相助而为病，成为肾间蒸蒸之气。正如朱丹溪在《局方发挥》中所说："火、土二家之病""悉是湿热内伤之病。"朱丹溪"因见河间、戴人、东垣、海藏诸书，始悟湿热、相火为病甚多。……徐而思之，湿热、相火，自王太仆注文已成湮没，至张、李诸老始有发明。人之一身，阴不足而阳有余，虽谆谆然见于《素问》，而诸老犹未表章，是宜局方之盛行也"（《格致余论·序》）因为心火旺盛是少阳三焦相火衰弱造成的，这是相火病，故朱丹溪说"始悟湿热、相火为病甚多"。

以五脏论之，心火亢甚，乘其脾土曰热中，脉洪大而烦闷。《难经》云：脾病，"当脐有动气，按之牢若痛。"动气，筑筑然坚牢，如有积而硬，若似痛也，甚则亦大痛，有是则脾虚病也，无则非也。更有一辨，食入则困倦，精神昏冒而欲睡者，脾亏弱也。

且心火大盛，左迁入于肝木之分，风湿相搏，一身尽痛，其脉洪大而弦，时缓，或为眩运战摇，或为麻木不仁，此皆风也。脾病，体重即痛，为痛痹，为寒痹，为诸湿痹，为痿软失力，为大疽大痈。若以辛热助邪，则为热病，为中风，其变不可胜纪。

田按

右迁是升，少阳之气上升，脾胃健旺。左迁是降，少阳之气不升而阳虚。阳虚导致血虚而心火旺，心火克肺金，肝木无制则肝风扰动克脾，故云"风湿相搏"。《黄帝内经素问·刺热论》说："脾热病者，先头重，颊痛，烦心，颜青，欲呕，身热。热争，则腰痛不可以俯仰，腹满泄，而颔痛。"脾病生湿，湿性重，少阳之气不能上升于头，故头重。颊为少阳部位，少阳太阴同病，故颊（颊，脸的两侧从眼到下颌部分。即口腔的侧壁。借鼻唇沟与上唇为界；自外向内分别由皮肤、颊肌、颊脂体和口腔黏膜构成。牙痛，口腔溃疡）痛。烦心，脾脉注心，心火生脾土。少阳阳气不升，故颜青欲呕，肝胆木郁也。其腰痛不可以俯仰，《黄帝内经素问·刺腰痛》厥阴之脉令人腰痛，王冰注："足厥阴脉，自阴股环阴器抵少腹。其支别者，与太阴少阳结于腰髁下夹脊第三第四骨空中，其穴即中髎、下髎，故腰痛则中如张弓弩之弦也。如张弦者，言强急之甚。"厥阴不能从中气少阳和太阴生发也。脾病则腹满泄。《黄帝内经灵枢·经筋》说："手太阳之筋……下结于颔。"大肠、小肠皆属于胃，脾病胃亦病，故见颔痛。

心火乘脾，乃血受火邪，（田按：为什么李东垣一而再、再而三地强调"心火乘脾，乃血受火邪"？因为心火——君火走血分，百病从此生焉）而不能升发，阳气伏于地中；地者，人之脾也。必用当归和血，少用黄柏以益真阴。

脾胃不足之证，须少用升麻，乃足阳明、太阴引经之药也，使行阳道，自脾胃中右迁，少阳行春令，生万化之根蒂也。更少加柴胡，使诸经右迁，生发阴阳之气，以滋春之和气也。

(田按)..

这里的左右是指人体的左右，肝胆在右，脾胃右迁从肝胆春生少阳之气上升，凡十一脏皆取决于少阳之升，故云"使诸经右迁，生发阴阳之气"，而成"生万化之根蒂"。

关于寸口六部脉所主十二经脉的方位（图5-3），李东垣在《医学发明》有如下说明。

东方	甲 风	胆	乙 木	肝
南方	丙 热	小肠	丁 火	心
西南方	戊 湿	胃	己 土	脾
西方	庚 燥	大肠	辛 金	肺
北方	壬 寒	膀胱	癸 水	肾
甲乙	丙丁	戊己	庚辛	壬癸
风木	热火	湿土	燥金	寒水
胆、肝	小肠、心	胃、脾	大肠、肺	膀胱、肾

丙，三焦相火，父气也。无状有名。

丁，命门包络，母气也。乃天元一气也。

甲丙戊庚壬　气　温热凉寒，升浮降沉

在天为天元一气，又为寒、暑、燥、湿、风、火

在人为六腑，又为呼吸荣卫。

乙丁己辛癸　味　辛甘淡咸苦酸，散缓急软坚收

在地为三阴三阳，又为金、木、水、火、土、火。

在人为五脏，又为皮、肉、筋、骨、脉。

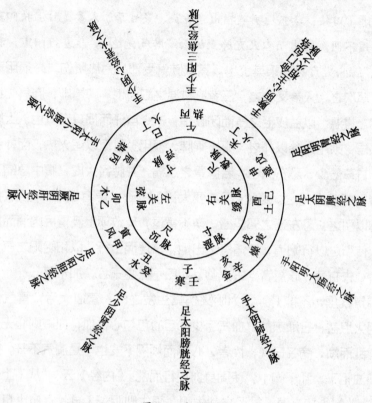

图5-3 十二经图

从五运六气理论来说，在泉者右迁而升于天，司天者左迁而降于地（图5-4）。

《脾胃虚则九窍不通论》说："饮食劳役所伤，自汗小便数，阴火乘土位，清气不生，阳道不行，乃阴血伏火。况阳明胃土，右燥左热，故化燥火而津液不能停，且小便与汗，皆亡津液。津液至中宫变化为血也。脉

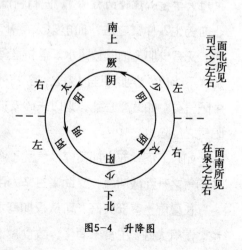

图5-4 升降图

者，血之府也，血亡则七神何根据，百脉皆从此中变来也。"

右燥指大肠，大肠主津；左热指小肠，小肠主液。

此乃李东垣医学之精髓，切记切记！

脾虚（**田按：李东垣明确指出，黄芪、炙甘草、人参是甘温扶阳药。三药的功用不同。脾虚而心火克肺，故云"肺气先绝"。春夏行阳道，秋冬行阴道**），缘心火亢甚而乘其土也。其次肺气受邪，为热所伤，必须用黄芪最多，甘草次之，人参又次之，三者皆甘温之阳药也。脾始虚，肺气先绝，故用黄芪之甘温，以益皮毛之气而闭腠理，不令自汗而损其元气也。上喘、气短、懒语，须用人参以补之。心火乘脾，须用炙甘草以泻火热，而补脾胃中元气；甘草最少，恐资满也。若脾胃之急痛，并脾胃大虚，腹中急缩，腹皮急缩者，却宜多用之。经（《至真要大论》）云："急者缓之。"若从权，必加升麻以引之，恐左迁之邪坚盛，卒不肯退，反致项上及臀尻肉消而反行阴道，故使引之以行阳道，使清气之出地，右迁而上行，以和阴阳之气也。若中满者，去甘草；咳甚者，去人参。如口干、嗌干者，加干葛。

脾胃既虚，不能升浮，为阴火伤其生发之气，营血大亏，营气伏于地中，阴火炽盛，日渐煎熬，血气亏少；且心包与心主血，血减则心无所养，致使心乱而烦，病名曰悗；悗者，心惑而烦闷不安。是清气不升，浊气不降，清浊相干，乱于胸中，使周身血逆行而乱。《内经》云："从下上者，引而去之。"故当加辛温、甘温之剂生阳，阳生则阴长（**田按：阳生阴长是李东垣医学核心理论的核心**）。已有甘温三味之论。或曰：甘温何能生血，又非血药也？仲景之法，血虚以人参补之，阳旺则能生阴血也。更加当归和血。又宜少加黄柏以救肾水。盖甘寒泻热火，火减则心气得平而安也。如烦乱犹不能止，少加黄连以去之，盖将补肾水，使肾水旺而心火自降，扶持地中阳气矣。如气浮心乱，则以朱砂安神丸镇固之。得烦减，勿再服，以防泻阳气之反陷也。

如心下痞，亦少加黄连。气乱于胸，为清浊相干，故以橘皮理之，又能助阳气之升而散滞气，又助诸甘辛为用也。

长夏湿土客邪大旺，可从权加苍术、白术、泽泻，上下分消其湿热之气也。湿气大胜，主食不消化，故食减，不知谷味，加炒神曲以消之。复加五味子、麦门冬、人参泻火益肺气（田按：生脉散的真实用途是泻心火益肺气），助秋损也。此三伏中长夏正旺之时药也。

《兰室秘藏·劳倦所伤论》有如下论述。

气衰则火旺，火旺则乘其脾土，脾主四肢，故困热气以动，懒于语言，动作喘乏，表热自汗，心烦不安。当病之时，宜安心静坐，以养其气，以甘寒泻其热火，以酸味收其散气，以甘温补其中气。《经》言劳者温之，损者温之者是也。《金匮要略》云：平人脉大为劳，脉极虚亦为劳矣。夫劳之为病，其脉浮大，手足烦热，春夏剧，秋冬差，脉大者，热邪也。极虚者，气损也。春夏剧者，时助邪也。秋冬差者，时胜邪也。以黄芪建中汤治之，此亦温之之意也。

◖ 田按 ◗ ⋯⋯⋯⋯⋯⋯⋯⋯⋯⋯⋯⋯⋯⋯⋯⋯⋯⋯⋯⋯⋯⋯⋯⋯⋯⋯⋯⋯⋯⋯⋯⋯⋯⋯⋯⋯

《伤寒论》辨脉法说："若数脉见于关上，上下无头尾，如豆大，厥厥动摇者，名曰动也。"脉形如豆状，小如黄豆，大如大豆。

若火乘土位，其脉洪缓，更有身热、心中不便之证。此阳气衰弱，不能生发，不当于五脏中用药法治之，当从《脏气法时论》中升降浮沉补泻法用药耳。

至而不至者，谓从后来者为虚邪，心与小肠来乘脾胃也。脾胃脉中见浮大而弦，其病或烦躁闷乱，或四肢发热，或口苦、舌干、咽干。盖心主火，小肠主热，火热来乘土位，乃湿热相合，故烦躁闷乱也。四肢者，脾胃也，火乘之，故四肢发热也。饮食不节，劳役所伤，以致脾胃虚弱，乃血所生病，主口中津液不行，故口干、咽干也。病患自以为渴，医者治以五苓散，谓止渴燥而反加渴燥，乃重竭津液，以至危亡。经云："虚则补其母。"（《难经·七十五难》"母能令子虚"）当于心与小肠中以补脾胃之根蒂者。甘温之药为之主，以苦寒之药为之使，以酸味为之臣佐。以其"心苦缓，急食酸以收之"。心火旺则肺金受邪，金虚则以酸补之，次以甘温及甘寒之剂，于脾胃中泻心火之亢盛，是治其本也。

心火亢盛，乘于脾胃之位，亦至而不至，是为不及也。黄连（君），黄柏（臣），生地黄（臣），芍药（佐），石膏（佐），知母（佐），黄芩（佐），甘草（佐）。

田按

心火亢盛必是营血亏损，一是心火克肺，其脉必数，《伤寒论》谓当传阳明；二是心火乘于脾胃而焦土，属于《难经·七十五难》"母能令子虚"的脾胃不及，表现为口干、咽干、口苦、心烦、脉浮大弦、舌质红等症，故用黄连、黄柏、黄芩三黄和甘草甘苦寒泻血中心火之亢盛，用生地黄、芍药补心血，用石膏、知母、甘草之白虎清肺金。

脾胃之证，始得则热中，今立治始得之证。
补中益气汤（见前）

田按

此乃扶阳补中之基本方，治"始得"热中者，用人参、炙甘草、黄芪、白术补中扶阳，用柴胡、升麻升阳，当归补血，陈皮利气。其下有四时用药加减法。

上件药㕮咀。都作一服，水二盏，煎至一盏，量气弱、气盛临病斟酌水盏大小，去渣，食远，稍热服。如伤之重者，不过二服而愈；若病日久者，以权立加减法治之。

如腹中痛者，加白芍药五分、炙甘草三分。

如恶寒冷痛者，加去皮中桂一分或三分，桂心是也。

如恶热喜寒而腹痛者，于已加白芍药二味中更加生黄芩三分或二分。

如夏月腹痛而不恶热者亦然，治时热也。

如天凉时恶热而痛，于已加白芍药、甘草、黄芩中，更少加桂。

如天寒时腹痛，去芍药，味酸而寒故也。加益智三分或二分，或加半夏五分、生姜三片。如头痛，加蔓荆子二分或三分。

如痛甚者，加川芎二分。

如顶痛脑痛，加藁本三分或五分。

如苦痛者，加细辛二分，华阴者。

诸头痛者，并用此四味足矣。

如头上有热，则此不能治，别以清空膏主之。

如脐下痛者，加真熟地黄五分，其痛立止；如不已者，乃大寒也，更加肉桂（去皮）二分或三分。《内经》所说少腹痛皆寒证，从复法相报中来也。经云：大胜必大复（**田按：大胜大复问题，参看草豆蔻丸和神圣复气汤、麻黄白术汤**），从热病中变而作也，非伤寒厥阴之证也。仲景以抵当汤并丸主之，乃血结下焦膀胱也。

如胸中气壅滞，加青皮二分；如气促、少气者去之。

如身有疼痛者，湿；若身重者，亦湿，加去桂五苓散一钱。

如风湿相搏，一身尽痛，加羌活、防风、藁本根（以上各五分）；升麻、苍术（以上各一钱）。勿用五苓。所以然者，为风药已能胜湿，故别作一服与之。如病去，勿再服，以诸风之药，损人元气（**田按：风药损人元气**）而益其病故也。

如大便秘涩，加当归梢一钱；闭涩不行者，煎成正药，先用一口，调玄明粉五分或一钱，得行则止，此病不宜下，下之恐变凶证也。

如久病痰嗽者，去人参；初病者，勿去之；冬月或春寒，或秋凉时，各宜加去根节麻黄五分。

如春令大温，只加佛耳草三分，款冬花一分。

如夏月病嗽，加五味子三十二枚，麦门冬（去心）二分或三分。如舌上白滑苔者，是胸中有寒，勿用之。如夏月不嗽，亦加人参三分或二分，并五味子、麦门冬各等分，救肺受火邪也。（**田按：生脉散祛肺热**）

如病患能食而心下痞，加黄连一分或三分。如不能食，心下痞，勿加黄连。

如胁下痛，或胁下急缩，俱加柴胡三分，甚则五分。

上一方加减，是饮食劳倦，喜怒不节，始病热中则可用之，若末传为寒中则不可用也。盖甘酸适足益其病尔，如黄芪、人参、甘草、芍药、五味子之类也。

（*《内外伤辨惑论》称此为"四时用药加减法"*）

今详《黄帝内经》《针经》热中、寒中之证列于下：

《调经论》云："血并于阳，气并于阴，乃为炅中。血并于上，气并于下，心烦惋，善怒。"又云："其生于阴者，得之饮食居处，阴阳喜怒。"又云："有所劳倦，形气衰少，谷气不盛，上焦不行，下脘不通，胃气热，热气熏胸中，故曰内热。""阴盛生内寒，厥气上逆，寒气积于胸中而不泻，不泻则温气去，寒独留，寒独留则血凝泣，血凝泣则脉不通，其脉盛大以涩，故曰寒中。"

◖ 田按 ◗ ···

李东垣在《脾胃盛衰论》中说："脾为劳倦所伤，劳则气耗，而心火炽动，血脉沸腾，则血病而阳气不治，阴火乃独炎上而走于空窍，以至燎于周身"，此即谓"血并于阳"。

阳气虚则水湿下流不化其气，此谓"气并于阴"。

炅中即热中，心火乘于脾胃也。

心火内郁则心烦闷。

心火旺能令母实。肝木旺则挟火势，无所畏惧而妄行也。多怒者，风热下陷于地中也。即木克土。

阳不生，阴不长，上焦心肺失其滋养，宗气虚，故不行。

水湿下流，阻滞于下，故下脘不通。

心火上克肺金，或乘于脾胃，或火木合邪妄行，都能导致内热。

水湿下流于肾，更遇冬寒，实其肺金，秋冬寒燥之气大行，寒水反侮脾土，或乘于胸中，就形成了寒中。

"热中"证：多食善饥，大便黄如糜粥样，少气，尿色变等。

"寒中"证：腹胀满痛，食物不消化，肠鸣泄泻等。

附《内外伤辨惑论》饮食劳倦论

立方本指

夫脾胃虚者，因饮食劳倦，心火亢甚，而乘其土位，其次肺气受邪，须用黄芪最多，人参、甘草次之。脾胃一虚，肺气先绝，故用黄芪以益皮毛而闭腠理，不令自汗，损其元气。上喘气短，人参以补之。心火乘脾，须炙甘草之甘以泻火热，而补脾胃中元气；若脾胃急痛并大虚，腹中急缩者，宜多用之，经云"急者缓之"。白术苦甘温，除胃中热，利腰脐间血。胃中清气在下，必加升麻、柴胡以引之，引黄芪、甘草甘温之气味上升，能补卫气之散解，而实其表也，又缓带脉之缩急；二味苦平，味之薄者，阴中之阳，引清气上升也。气乱于胸中，为清浊相干，用去白陈皮以理之，又能助阳气上升，以散滞气，助诸甘辛为用。口干嗌干加干葛。脾胃气虚，不能升浮，为阴火伤其生发之气，荣血大亏，荣气不营，阴火炽盛，是血中伏火日渐煎熬，血气日减，心包与心主血，血减则心无所养，致使心乱而烦，病名曰悗。悗者，心惑而烦闷不安也，故加辛甘微温之剂生阳气，阳生则阴长。或曰：甘温何能生血？曰：仲景之法，血虚以人参补之，阳旺则能生阴血，更以当归和之。少加黄柏以救肾水，能泻阴中之伏火。如烦犹不止，少加生地黄补肾水，水旺而心火自降。如气浮心乱，以朱砂安神丸镇固之则愈。

🌀 **田按** 🌀 ⋯⋯⋯⋯⋯⋯⋯⋯⋯⋯⋯⋯⋯⋯⋯⋯⋯⋯⋯⋯⋯⋯⋯⋯⋯⋯⋯⋯⋯⋯⋯⋯

大家要好好看看补中益气汤的立方本指。补中益气汤只是补中扶阳，泻心火是要靠朱砂安神丸的。"阴火"既然是"血中伏火"，肯定是心火——君火，而不是相火，因为心火走血分，相火走气分。"阳生阴长"是李东垣治疗脾胃病的根本大法。此言黄柏"能泻阴中之伏火"，何谓阴中伏火？心火也。可知黄柏是泻心火的，不是泻相火。

《内外伤辨惑论》辨脉：

若饮食不节，劳役过甚，则心脉变见于气口，是心火刑肺，其肝木挟心火之势亦来薄肺，经云：侮所不胜，寡于畏者是也。故气口脉急大而涩数，时一代而涩也。涩者，肺之本脉；代者，元气不相接，脾胃不及之脉。洪大而数者，心脉刑肺也；急者，肝木挟心火而反克肺金也。若不甚劳役，惟右关脾脉大而数，谓独大于五脉，数中显缓，时一代也。如饮食不节，寒温失所，则先右关胃脉损弱，甚则隐而不见，惟内显脾脉之大数微缓，时一代也。宿食不消，则独右关脉沉而滑。经云：脉滑者，有宿食也。

先病热中证者，冲脉之火附二阴之里，传之督脉。督脉者，第二十一椎下长强穴是也。与足太阳膀胱寒气为附经督脉，其盛也，如巨川之水，疾如奔马，其势不可遏。太阳寒气，细细如线，逆太阳，寒气上行，冲顶入额，下鼻尖，入手太阳于胸中。手太阳者，丙，热气也；足膀胱者，壬，寒气也。壬能克丙，寒热逆于胸中，故脉盛大。其手太阳小肠热气不能交入膀胱经者，故十一经之盛气积于胸中，故其脉盛大。其膀胱逆行，盛之极，子能令母实（**田按：又是大胜大复问题**），手阳明大肠经，金，即其母也，故燥旺，其燥气挟子之势，故脉涩而大便不通。以此言脉盛大以涩者，手阳明大肠脉也。

৫ 田按 ৩

冲脉为太极之脉，脾胃热中，必冲脉有火，督、任、冲三脉同源，故能传之督、任二脉。督脉与足太阳膀胱经并行，上行头入手太阳小肠经于胸中，故"寒热逆于胸中"而"脉盛大"，盛大即洪大，所谓"脾证始得，则气高而喘，身热而烦，其脉洪大""盖阴火上冲，则气高而喘，身烦热，为头痛，为渴，而脉洪大"，是寸脉洪大。另外，膀胱寒气盛极则实母燥金，寒燥之气结于下，故令"脉涩而大便不通"。

丙丁属南方火，丁属心，丙属小肠。壬癸属北方水，壬属膀胱，癸属肾。这是五方正位的天干属性，与运气理论中的天干属性不同。

《黄帝内经素问·刺热论》说："脾热病者，先头重，颊痛，烦心，颜青，欲呕，身热，热争则腰痛不可用俯仰，腹满泄，两颔痛。甲乙甚，戊己大汗，气逆则甲乙死，刺足太阴阳明。"心火乘于脾土也。

2. 肌热

当归补血汤

治肌热，燥热，困渴引饮，目赤面红，昼夜不息。其脉洪大而虚，重按全无。《内经》曰："脉虚血虚。"又云："血虚发热，证象白虎，惟脉不长实有辨耳，误服白虎汤必死。"此病得之于饥困劳役。

黄芪一两、当归（酒洗）二钱（《东垣试效方·烦躁发热门》同，而《兰室秘藏·杂病门》当归作二两）。

上件㕮咀，都作一服，水二盏，煎至一盏，去渣，温服，空心，食前。

❨ 田按 ❩···

脾主肌肉，脾主四肢，故心火乘脾土会有肌热、四肢热之病。

3. 四肢热

升阳散火汤（一名柴胡升麻汤）

治男子、妇人四肢发困热，肌热，筋骨间热，表热如火燎于肌肤，扪之烙手。夫四肢属脾，脾者土也，热伏地中，此病多因血虚而得之也。又有胃虚，过食冷物，郁遏阳气于脾土之中，并宜服之。

升麻、葛根、独活、羌活、白芍药、人参，以上各五钱；甘草（炙）、柴胡，以上各三钱；防风二钱五分，甘草（生）二钱。

上件㕮咀如麻豆大，每服秤五钱，水二盏，煎至一盏，去渣，大温服，无时，忌寒凉之物。

4. 五心热

火郁汤（《兰室秘藏·杂病门》）

治五心烦热，是火郁于地中。四肢者，脾土也，心火下陷于脾土之中，郁而不得伸，故经云：火郁则发之。

升麻、葛根、柴胡、白芍药，以上各一两；防风、甘草，以上各五钱。

上㕮咀，每服五钱，水二大盏，入连须葱白三寸，煎至一盏，去渣，稍热，不拘时候服。

（七）丹田冲脉伏火

脾胃胜衰论

脾病则下流乘肾，土克水则骨乏无力，是为骨痿，令人骨髓空虚，足不能履地，是阴气重叠，此阴盛阳虚之证。大法云："汗之则愈，下之则死。"若用辛甘之药滋胃，当升当浮，使生长之气旺。言其汗者，非正发汗也，为助阳也。

田按

多下肢浮肿——如类风湿关节炎。

所胜妄行者，言心火旺能令母实。母者，肝木也，肝木旺则挟火势，无所畏惧而妄行也。故脾胃先受之，或身体沉重，走痓疼痛，盖湿热相搏，而风热郁而不得伸，附着于有形也。或多怒者，风热下陷于地中也。或目病而生内障者，脾裹血，胃主血，心主脉，脉者，血之腑也。或云心主血，又云肝主血，肝之窍开于目也。或妄见（幻视）妄闻（幻听），起妄心（幻觉），夜梦亡人，四肢满闭，转筋，皆肝木火盛而为邪也。或生痿，或生痹，或生厥（昏晕），或中风，或生恶疮，或作肾痿，或为上热下寒，为邪不一，皆风热不得生长，而木火遏于有形中也。

所不胜乘之者，水乘木之妄行而反来侮土，故肾入心为汗，入肝为泣，入脾为涎，入肺为痰、为嗽、为涕、为嚏，为水出鼻也。

一说，下元土盛克水，致督、任、冲三脉盛，火旺煎熬，令水沸腾，而乘脾、肺，故痰、涎、唾出于口也。下行为阴汗，为外肾冷，为足不任身，为脚下隐痛。或水附木势而上为眼涩，为眵，为冷泪，此皆由肺金之虚而寡于畏也。

督、任、冲三脉为邪。

田按

冲脉是太极命门脉而统督任，太极少阳太阴病，心火乘于脾土则冲脉伏火，必发督、任、冲三脉病，若不从《脏气法时论》中升降浮沉补泻法用药，"终不能使人完复"。

肾水反来侮土，所胜者妄行也。作涎及清涕，唾多，溺多，而恶寒者是也。土火复之，及二脉为邪，则足不任身，足下痛，不能践地，骨之无力，喜睡，两丸冷，腹阴阴而痛，妄闻，妄见，腰、脊、背、胛皆痛。

干姜（君），白术（臣），苍术（佐），附子（佐，炮，少许），肉桂（佐，去皮，少许），川乌头（臣），茯苓（佐），泽泻（使），猪苓（佐）。

田按

土克水，故脾土是肾水的"所胜"。今脾虚土不能克水，所以肾水乘木妄行反来侮土。肾水泛溢，入脾为口涎，入肺为清涕，入肝为泪，自入为唾液多、尿多，而且怕冷。

肾水妄行，上克心火，下侮脾土，日久则郁发，而土、火来复则脾土和心火二脉为邪湿热，症见足不任身，足下痛，不能践地，骨之无力，喜睡，两丸冷，腹阴阴而痛，妄闻（幻听），妄见（幻视），腰、脊、背、胛皆痛。

故用干姜、附子、乌头、肉桂扶阳，白术、苍术健脾化湿，茯苓、猪苓、泽泻、白术、桂枝之五苓散利水。乃五苓散加干姜、附子、川乌头（四逆汤去炙甘草）、苍术。

如见肾火旺及督、任、冲三脉盛，则用黄柏、知母酒洗讫，火炒制加之，若分两则临病斟酌，不可久服，恐助阴气而为害也。

田按

督、任、冲三脉和肾之火都来源于乘脾胃之心火，不是相火，故加用酒制黄柏、知母以增强泻心火的作用，而不是为了滋肾阴，因为李东垣明确指出不得用"滋阴"药，并指出"不可久服，恐助阴气而为害"。

太极冲脉与督脉、任脉一源三岐，而督脉统阳仪太阳、少阳、厥阴三经，任脉统阴仪阳明、太阴、少阴三经。

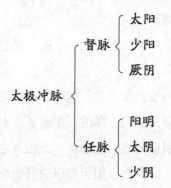

或胸中窒塞，闭闷不通者，为外寒所遏，使呼出之气不得伸故也，必寸口脉弦，或微紧，乃胸中大寒也。若加之以舌上有白苔滑者，乃丹田有热，胸中有寒明矣。丹田有热者，必尻臀冷，前阴间冷汗，两丸冷，是邪气乘其本，而正气走于经脉中也。遇寒，则必作阴阴而痛，以此辨丹田中伏火也，加黄柏、生地黄，勿误作寒证治之。

田按

此即上文说的"冲脉之逆"连及督、任及"下元阴火蒸蒸"。丹田，即太极，其脉为冲脉。心火乘于脾土，即位于此。如阳明司天、少阴在泉，上清凉而下热。

李某，1962年12月22日（阳历）出生。阴历壬寅年。诊时主要症状：便秘多年，近1个月加重，大便干结如球，费力，小腹硬胀，昨晚解干结大便少许，非常困难，牙龈色暗略紫，口腔异味，舌苔白厚。以前曾说过：足热不欲覆被，胸部畏寒，天热仍需覆棉衣兜。

辨证：此乃丹田有热，胸中有寒。

处方：麻黄15克，杏仁20克，桂枝10克，炙甘草10克，生地黄30克，酒黄柏10克，苍术20克，厚朴10克，党参15克，桃仁20克，酒大黄10克，3剂。

服后大便即通。

后服麻黄汤加味治疗胸部畏寒。

附《兰室秘藏》阴痿阴汗门治阴汗丸冷方。

龙胆泻肝汤

治阴部时复热痒及臊臭。

柴胡梢、泽泻，以上各一钱；车前子、木通，以上各五分；生地黄、当归梢、龙胆草，以上各三分。

上锉如麻豆大，都作一服，水三盏，煎至一盏，去渣，空心稍热服，便以美膳压之。此药柴胡入肝为引用。泽泻、车前子、木通淡渗之味利小便，亦除臊气，是名在下者，引而竭之。生地黄、龙胆草之苦寒泻酒湿热。更兼车前子之类以撤肝中邪气。肝主血，用当归以滋肝中血不足也。

清震汤

治小便溺黄，臊臭淋沥，两丸如冰，阴汗浸多。

羌活、酒黄柏，以上各一钱；升麻、柴胡、苍术、黄芩，以上各五分；泽泻四分；麻黄根、猪苓、防风，以上各三分；炙甘草、当归身、藁本，以上各二分；红花一分。

上锉如麻豆大，都作一服，水二盏，煎至一盏，去渣，临卧服，大忌酒湿面。

固真汤（一名正元汤）

治两丸冷，前阴痿弱，阴汗如水，小便后有余滴，尻臀并前阴冷，恶寒而喜热，膝下亦冷。

升麻、羌活、柴胡，以上各一钱；炙甘草、龙胆草、泽泻，以上各一钱五分；黄柏、知母，以上各二钱。

上锉如麻豆大，分作二服，水二盏，煎至一盏，去渣，空心，稍热服，以早饭压之。

清魂汤（一名柴胡胜湿汤）

治两外肾冷，两髀阴汗，前阴痿，阴囊湿痒臊气。

柴胡、生甘草、酒黄柏，以上各二钱；升麻、泽泻，以上各一钱五分；当归梢、羌活、麻黄根、汉防己、龙胆草、茯苓，以上各一钱；红花少许；五味子二十个。

上锉如麻豆大，分作二服，水二盏，煎至一盏，去渣，食前，稍热服，忌酒湿面、房事。

椒粉散

治前阴两丸湿痒痛，秋冬甚，夏月减。

肉桂二分；小椒、当归梢、猪苓，以上各三分；蛇床子、黑狗脊，以上各五分；麻黄根一钱；轻粉少许，红花少许，斑蝥两枚。

上为末，干糁上，避风寒冷湿处坐卧。

补肝汤

治前阴冰冷并阴汗，两脚痿弱无力。

黄芪七分；炙甘草五分；升麻、猪苓，以上各四分；白茯苓、葛根、人参，以上各三分；柴胡、羌活、陈皮、连翘、当归身、黄柏、炒泽泻、苍术、曲末、知母、防风以上各二分。

上锉如麻豆大，都作一服，水二盏，煎至一盏，去渣，空心，稍热服，忌酒湿面。

温肾汤

治面色痿黄，身黄，脚痿弱无力，阴汗。

柴胡、麻黄根，以上各六分；白茯苓、白术、酒黄柏、猪苓、升麻，以上各一钱；苍术、防风，以上各一钱五分；泽泻二钱。

上分作二服，每服水二大盏，煎至一盏，去渣，食前，稍热服，一时辰许方食。

延胡丁香丸（一名丁香疝气丸）

治脐下撮急疼痛，并周身皆急痛，小便频数，及五脉急，独肾脉按之不急，皆虚无力，名曰肾疝。

羌活三钱；当归、茴香，以上各二钱；延胡索、麻黄根节、肉桂，以上各一钱；丁香、木香、甘草、川乌头，以上各五分；防己三分；蝎十三个。

上为细末，酒煮面糊为丸，如鸡头大，每服五十丸，空心，盐白汤服。

〔田按〕

丹田湿热，必伤及肾肝，治分肝肾。治肝有泻肝、清震、清魂、补肝等法。治肾有固真、温肾等法。温肾汤，即五苓散去桂枝加柴胡、升麻、麻黄根、苍术、防风、酒黄柏，利湿及升阳散湿。

如鼻流清涕恶风，或项、背、脊背强痛，羌活、防风、甘草等份，黄芪加倍，临卧服之。

如脊痛项强，腰似折，项似拔，上冲头痛者，乃足太阳经之不行也，以羌活胜湿汤主之。

羌活胜湿汤

羌活、独活，以上各一钱；甘草（炙）、藁本、防风，以上各五分；蔓荆子三分；川芎二分。

上件㕮咀。都作一服，水二盏，煎至一盏，去渣，温服，食后。

如身重，腰沉沉然，乃经中有湿热也，更加黄柏一钱，附子半钱，苍术二钱。

如腿脚沉重无力者，加酒洗汉防己半钱，轻则附子，重则川乌头少许，以为引用而行经也。

如卧而多惊，小便淋溲者，邪在少阳、厥阴，亦用太阳经药，更加柴胡半钱。如淋加泽泻半钱，此下焦风寒二经合病也。经云：肾肝之病同一治，为俱在下焦，非风药行经不可也。

田按

《伤寒论》谓太阳病，其脉数急，当传少阳。足太阳经之不行也，以羌活胜湿汤主之，柴胡引经。

以太极三部六经说：上焦为太阳阳明，燥热在上；中焦为少阳太阴，湿火在中；下焦为厥阴少阴，风寒在下。

先病热中证者，冲脉之火附二阴之里，传之督脉。督脉者，第二十一椎下长强穴是也。与足太阳膀胱寒气为附经督脉，其盛也，如巨川之水，疾如奔马，其势不可遏。太阳寒气，细细如线，逆太阳，寒气上行，冲顶入额，下鼻尖，入手太阳于胸中。手太阳者，丙，热气也；足膀胱者，壬，寒气也。壬能克丙，寒热逆于胸中，故脉盛大。其手太阳小肠热气不能交入膀胱经者，故十一经之盛气积于胸中，故其脉盛大。其膀胱逆行，盛之极，子能令母实，手阳明大肠经，金，即其母也，故燥旺，其燥气挟子（寒水）之势，故脉涩而大便不通。以此言脉盛大以涩者，手阳明大肠脉也。

田按

冲脉为太极之脉，脾胃热中，必冲脉有火，督、任、冲三脉同源，故能传之督、任二脉。督脉与足太阳膀胱经并行，上行头入手太阳小肠经于胸中，故"寒热逆于胸中"而"脉盛大"。另外，膀胱寒气盛极则实母燥金，寒燥同病，肺气不宣，故令"脉涩而大便不通"。"子令母实"即是"大胜大复"

问题，属于五运六气理论。

图5-5为前后通气图。

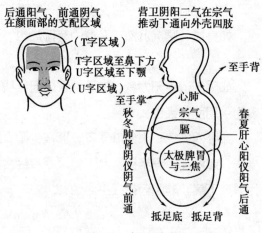

后通阳气、前通阴气
在颜面部的支配区域

（T字区域）

T字区域至鼻下方
U字区域至下颚

（U字区域）

营卫阴阳二气在宗气
推动下通向外壳四肢

至手背

至手掌

心肺
宗气
膈

春夏肝
心阳仪
阳气后通

秋冬肺肾阴仪阴气前通

太极脾胃
与三焦

抵足底 抵足背

图5-5 前后通气图

火日炎上，水日润下，今言肾主五液，上至头出于空窍，俱作泣、涕、汗、涎、唾者何也？曰：病痫者，涎沫出于口，冷汗出于身，清涕出于鼻，皆阳跷、阴跷、督、冲四脉之邪上行，肾水不任煎熬，沸腾上行为之也。此奇邪为病，不系五行阴阳十二经所拘，当从督、冲、二跷四穴中奇邪之法治之。

🜂 田按 🜂

火日炎上，水日润下，五运六气内容。

心火乘于脾土，必归太极脐腹部位而及冲脉、督脉，所谓丹田有热也。《难经·二十八难》说："冲脉者起于气冲，并足阳明之经，夹脐上行，至胸中而散。"脾土克肾水，是以煎熬肾水。

四穴为申脉、照海、公孙、后溪。

心火乘于脾土，是湿、热为病，脐腹太极部位病湿热，若小便不通，口不渴，是病在下焦血分，《兰室秘藏》用通关丸（一名滋肾丸）治之。

所谓"肾为阴火"，指肾为阴火所伤，不是肾有阴火。既然"肾与膀胱"都受湿邪，不可能"膀胱主寒"，而只有肾有阴火。

通关丸，一名滋肾丸，治不渴而小便闭，热在下焦血分也。

黄柏（去皮，锉，酒洗，焙）、知母（锉，酒洗，焙干），以上各一两；肉桂五分。

上为细末，熟水为丸，如梧桐子大，每服一百丸，空心，白汤下，顿两足，令药易下行故也。如小便利，前阴中如刀刺痛，当有恶物下为验。

长夏湿热胃困尤甚用清暑益气汤论

心火乘脾，乃血受火邪，而不能升发，阳气伏于地中。

【 田按 】

为什么李东垣一而再、再而三地强调"心火乘脾，乃血受火邪"？因为心火——君火走血分，百病从此生焉。

如脚膝痿软，行步乏力，或疼痛，乃肾肝中伏湿热，少加黄柏，空心服之，不愈，更增黄柏，加汉防己五分，则脚膝中气力如故也。

忽肥忽瘦论

下行乘肾肝助火为毒，则阴分气衰血亏，故寒热少气。血上下行者，足阳明胃之脉衰，则冲脉并阳明之脉，上行于阳分，逆行七十二度，脉之火大旺，逆阳明脉中，血上行，其血冲满于上；若火时退伏于下，则血下行，故言血上下行，俗谓之忽肥忽瘦者是也。

《内外伤辨惑论》辨寒热有如下论述。

内伤不足之病，表上无阳，不能禁风寒也，此则常常有之；其躁热发于肾间者，间而有之，与外中寒邪，略不相似。其恶风寒也，盖脾胃不足，荣气下流，而乘肾肝，此痿厥气逆之渐也。若胃气平常，饮食入胃，其荣气上行，以舒于心肺，以滋养上焦之皮肤腠理之元气也；既下流，其心肺无有禀受，皮肤间无阳，失其荣卫之外护，故阳分皮毛之间虚弱，但见风见寒，或居阴寒处、无日阳处，便恶之也，此常常有之，无间断者也。但避风寒，及温暖处，或添衣盖，温养其皮肤，所恶风寒便不见矣。是热也，非表伤寒邪，皮毛间发热也，乃肾间受脾胃下流之湿气，闭塞其下，致阴火上冲，作蒸蒸而躁热，上彻头顶，傍彻皮毛，浑身躁热，作须待袒衣露居，近寒凉处即已，或热极而汗出而亦解。彼外伤恶寒发热，岂有汗出者乎？若得汗，则病愈矣。以此辨之，岂不如黑白之易见乎！

【 田按 】

肾间，即脐腹部位，黄庭、太极、丹田部位，非肾里之谓。心火——阴火乘其土位，即在此丹田，所谓肾间是也，故谓"其阴火下行，还归肾间"而"肾间阴火沸腾"（见"辨劳役受病表虚不作表实治之"）。

《东垣试效方》疮疡门

湿气大胜，则子能令母实，火乃大旺，热湿即盛，必来克肾。若杂以不顺，又损其真水，肾即受邪，积久水乏，水乏则从湿热之化而上行，其疮多出背、出脑，此为大疔之最重者也。

（八）心火旺能令母实，子实肝母——火木妄行

"所胜妄行者，言心火旺能令母实。母者，肝木也，肝木旺则挟火势，无所畏惧而妄行也。故脾胃先受之，或身体沉重，走痓疼痛，盖湿热相搏，而风热郁而不得伸，附着于有形也。或多怒者，风热下陷于地中也。或目病而生内障者，脾裹血，胃主血，心主脉，脉者，血之府也。或云心主血，又云肝主血，肝之窍开于目也。或妄见（幻视）妄闻（幻听），起妄心（幻觉），夜梦亡人，四肢满闭，转筋，皆肝木火盛而为邪也。或生痿，或生痹，或生厥（昏晕），或中风，或生恶疮，或作肾痿，或为上热下寒，为邪不一，皆风热不得生长，而木火遏于有形中也。"（《脾胃论·脾胃胜衰论》）

《汤液本草》说："从前来者为实邪，从后来者为虚邪，此子能令母实，母能令子虚是也。治法云：虚则补其母，实则泻其子。假令肝受心火之邪，是从前来者为实邪，当泻其子心火。然非真泻其火，十二经中各有金木水火土，当木之分，泻其火也。故标本论云：本而标之，先治其本，后治其标。既肝受火邪，先于肝经五穴中泻荥火，行间穴是也。后治其标者，于心经五穴内泻荥火，少府穴是也。……假令肝受肾邪，是从后来者，为虚邪，虚则当补其母。故标本论云：标而本之，先治其标，后治其本。既受水邪，当先于肾经涌泉穴补木，是先治其标。后于肝经曲泉穴中泻水，是后治其本。"（也见《东垣试效方·标本阴阳论》）

肝木妄行，胸胁痛，口苦，舌干，往来寒热而呕，多怒，四肢满闭，淋溲，便难，转筋，腹中急痛，此所不胜乘之也。

羌活（佐），防风（臣），升麻（使），柴胡（君），独活（佐），芍药

（臣），甘草（臣），白术（佐），茯苓（佐），猪苓、泽泻（佐），肉桂（臣），藁本、川芎、细辛、蔓荆子、白芷、石膏、黄柏（佐），知母、滑石。（《脾胃论·脾胃胜衰论》）

《 田按 》

心火旺，子令母实，木火合邪，如李东垣说"所胜妄行者，言心火旺能令母实。母者，肝木也，肝木旺则挟火势，无所畏惧而妄行也。"心火旺是因为阳不生、阴不长造成的，故用羌活、防风、升麻、柴胡、藁本、白芷、川芎、细辛、蔓荆子等风药升发阳气，使阳生阴长而阴精上奉，散火通窍。白术、炙甘草补脾益气。茯苓、猪苓、泽泻、白术、桂枝（五苓散）祛其水湿。用黄柏、芍药、甘草甘苦寒，泻血分热。用石膏、知母、甘草之白虎清肺热而制肝胆木火之势。此症左关寸脉大，或上鱼际脉。

《黄帝内经素问·刺热论》说："肝热病者，小便先黄，腹痛、多卧、身热。热争则狂言及惊，胁满痛，手足躁，不得安卧。"肝脉络前阴，主疏泄，故小便黄。木克脾土则腹痛多卧身热。木火合邪，心包代心而病则狂言及惊，肝胆病则胁满痛。脾主手足，木克脾土，则手足躁或不得安卧。

附《兰室秘藏》麻黄白术汤（方见前文）。

此证宿有风湿热伏于荣血之中，其木火乘于阳道为上盛。元气短少、上喘，为阴火伤其气，四肢痿。在肾水之间，乃所胜之病，今正遇冬寒，得时乘其肝木，又实其母，肺金克火凌木，是大胜必有大复（田按："大胜"和"大复"也是五运六气学说的主要内容。李东垣多次阐述大胜大复的机理，如补中益气汤、草豆蔻丸和神圣复气汤等）。其证善恐，欠，多嚏，鼻中如有物，不闻香臭，目视䀮䀮，多悲健忘，少腹急痛，通身黄，腹大胀，面目肿尤甚，食不下，痰唾涕有血，目眦疡，大便不通，并宜此药治之。（参阅《脾胃论》草豆蔻丸和神圣复气汤）

《 田按 》

人参、黄芪、炙甘草补中扶阳，柴胡、升麻升阳，苍术、厚朴、白豆

203

蔻、吴茱萸温中散寒化湿，桂枝、白术，茯苓、猪苓、泽泻（五苓散）利水湿，酒制黄连、黄柏泻心火，青皮、橘红、神曲利气消食，麻黄、杏仁、桂枝、炙甘草（麻黄汤）治冬寒并利水。

一方内含麻黄汤、五苓散、四君子汤、平胃散等诸方。寒燥盛必用麻黄汤。

熟干地黄丸（《兰室秘藏》眼耳鼻门）

治血弱阴虚不能著心，致心火旺，阳火甚，瞳子散大，少阴为火，君主无为，不行其令，相火代之，兼心包络之脉出心系，分为三道，少阳相火之体无形，其用在其中矣。火盛则令母实，乙木肝旺是也。心之脉挟于目系，肝连目系。况手足少阳之脉同出耳中，至耳上角，斜起于目外眦，风热之盛，亦从此道而来，上攻头目，致偏头肿闷，瞳子散大，视物则花，此目血虚阴弱故也。法当养血、凉血、益血，收火之散大，除风之热则愈矣。

人参二钱，炙甘草、天门冬（汤洗去心）、地骨皮、五味子、枳壳（炒）、黄连，以上各三钱，当归身（酒洗，焙干）、黄芩，以上各五钱，生地黄（酒洗）七钱五分，柴胡八钱，熟干地黄一两。

上件同为细末，炼蜜为丸，如梧桐子大，每服一百丸，茶汤送下，食后，日进二服。

〖 田按 〗

《兰室秘藏·经漏不止有三论》说："心不主令，包络代之，故曰心之脉主属心系，心系者，包络命门之脉也。"所谓"三道"，一道是手少阳三焦经，二道是子令母实而肝木旺，三道是足少阳胆经。"血弱阴虚不能著心"是阳不生、阴不长之故，所以用人参、炙甘草、柴胡升补少阳三焦之元气。这是因心火旺引动的肝木旺，故可以用此升补少阳三焦相火之法，若是少阳相火旺引动心火旺时，千万不能用此法。方中用生脉散（以天冬代麦冬）、生地黄、熟地黄、当归、黄连、黄芩、地骨皮、炙甘草之甘苦寒养血泻心火，柴胡、枳壳升清利气。

（九）阴火上冲

《内外伤辨惑论·辨寒热》说："其躁热发于肾间者，间而有之……是热也，非表伤寒邪，皮毛间发热也。乃肾间受脾胃下流之湿气，闭塞其下，致阴火上冲，作蒸蒸而躁热，上彻头顶，旁彻皮毛，浑身躁热，作须待袒衣露居，近寒凉处即已，或热极而汗出亦解。"《内外伤辨惑论·辨阴证阳证》说："谓脾胃之气不足，而反下行，极则冲脉之火逆而上。"

 田按

脾胃不足，皆是阳虚导致，阳气不足则脾湿不化，湿盛下流则肾与膀胱受邪，于是肾失主二阴窍功能，发生"闭塞其下"而二便不通。此时心肺失去营卫上奉之滋养，阴火日盛而上冲，因此见"上彻头顶，旁彻皮毛，浑身躁热"等症状。所谓"躁热发于肾间"，乃指"躁热"因肾间湿盛而发，不是说"躁热"发于"肾间"。

（十）心火克肺金

心火旺则克肺金。《黄帝内经素问·刺热论》说："肺热病者，先淅然厥，起毫毛，恶风寒，舌上黄，身热。热争则喘咳，痛走胸膺、背，不得太息，头痛不堪，汗出而寒。"肺主气，肺热则伤气，肺气虚不得捍卫皮毛则恶风寒、手足凉。肺主天气，胃、小肠、大肠、三焦、膀胱等肺气主之，肺气不化，湿热聚则苔黄、身热。火克金则咳，肺气郁则喘。胸膺为背之腑，肺之天气主之，肺气郁则胸膺背痛。热闭于肺则不得太息。肺气贲郁，热不得泄，直上冲脑则头痛不堪。肺热腠理开而热泄，卫气虚不卫外则寒。

三、湿气下流于肾

（一）水湿聚肾

《脾胃论·胃虚脏腑经络皆无所受气而俱病论》有如下论述。

夫脾胃虚，则湿土之气溜于脐下（田按：水湿下流则克肾、膀胱，阳气不升），肾与膀胱受邪。膀胱主寒，肾为阴火，二者俱弱，润泽之气不行。大肠者庚也，燥气也，主津；小肠者丙也，热气也，主液。此皆属胃，胃虚则无所受气而亦虚，津液不濡，睡觉口燥咽干，而皮毛不泽也。甲胆，风也，温也，主生化周身之血气；丙小肠，热也，主长养周身之阳气。亦皆禀气于胃，则能浮散也，升发也。胃虚则胆及小肠温热生长之气俱不足，伏留于有形血脉之中，为热病，为中风（田按：知中风之源乎？），其为病不可胜纪（田按：心火乘于土而伤脾胃气，即是伤三焦，三焦伤即元气不足），青、赤、黄、白、黑五腑皆滞。三焦者，乃下焦元气生发之根蒂，为火乘之，是六腑之气俱衰也。

腑者，府库之府，包舍五脏及形质之物而藏焉。且六腑之气，外无所主，内有所受，感天之风气而生甲胆，感暑气而生丙小肠，感湿化而生戊胃，感燥气而生庚大肠，感寒气而生壬膀胱，感天一之气而生三焦，此实父气无形也。风、寒、暑、湿、燥、火，乃温、热、寒、凉之别称也，行阳二十五度。右迁而升浮降沉之化也，其虚也，皆由脾胃之弱。

木旺运行北越（田按：越，《说文》训度，《集韵》训坠。即肝木落入肾水之中。木旺而令其母肾实，加之湿气下流入肾，肾水得肝木之助，侮克脾土），左迁入地，助其肾水，水得子助，入脾为痰涎，自入为唾，入肝为泪，入肺为涕，乘肝木而反克脾土明矣。当先于阴分补其阳气升腾，行其阳道而走空窍，次加寒水之药降其阴火，黄柏、黄连之类是也。先补其阳，后泻其阴，脾胃俱旺而复于中焦之本位，则阴阳气平矣。

《脾胃论·脾胃胜衰论》有如下论述。

大抵脾胃虚弱，阳气不能生长，是春夏之令不行，五脏之气不生。脾病则下流乘肾，土克水则骨乏无力，是为骨痿，令人骨髓空虚，足不能履地，是阴气重叠，此阴盛阳虚之证。大法云："汗之则愈，下之则死。"若用辛甘之药滋胃，当升当浮，使生长之气旺。言其汗者，非正发汗也，为助阳也。

《兰室秘藏·小儿门》有如下论述。

夫瘢疹始出之证，必先见面燥腮赤，目胞亦赤，呵欠烦闷，乍凉乍热，咳嗽嚏喷，足稍冷，多睡惊，并疮疹之证。或生脓疱，或生小红癍，或生瘾疹，此三等不同，何故俱显上证而后乃出？盖以上诸证，皆太阳寒水起于右肾之下，煎熬左肾，足太阳膀胱寒水夹脊逆流，上头下额，逆手太阳丙火不得传导，逆于面上．故显是证。盖壬癸寒水克丙丁热火故也。诸癍证皆从寒水逆流而作也，医者当知此理，乃敢用药。夫胞者，一名赤宫，一名丹田，一名命门，主男子藏精施化，妇人系胞有孕，俱为生化之源，非五行也，非水亦非火，此天地之异名也，象坤土之生万物也。夫人之始生也，血海始净，一日、二日精胜其血，则为男子，三日、四日、五日血脉已旺，精不胜血，则为女子。二物相搏，长生先身，谓之神，又谓之精。道释二门言之，本来面目是也。其子在腹中十月之间，随母呼吸，呼吸者，阳气也，而生动作，滋益精气神，饥则食母血，渴则喝母血，儿随日长，皮肉、筋骨、血脉、形气俱足。十月降生，口中尚有恶血，啼声一发，随吸而下，此恶血复归命门胞中，僻于一隅，伏而不发，直至因内伤乳食，湿热之气下流，合于肾中，二火交攻，致营气不从，逆于肉理，恶血乃发。诸癍疹皆出于膀胱壬水，其疮后聚肉理，归于阳明，故三番癍始显之证，皆足太阳壬膀胱克丙小肠。其始出皆见于面，终归于阳明肉理，热化为脓者也。二火炽甚，反胜寒水，遍身俱出，此皆出从足太阳传变中来也。当外发寒邪，使令消散，内泻二火，不令交攻，其中令湿气上归，复其本位，可一二服立已，仍令小儿以后再无二番癍出之患，此《内经》之法，览者详之。

【田按】

皆因湿气下流于肾所致。

固真丸

治白带久下不止，脐腹冷痛，阴中亦然。目中溜火，视物眊眊然无所见。齿皆恶热饮痛，须得黄连细末擦之乃止。惟喜干食，大恶汤饮，此病皆寒湿乘其胞内，故喜干而恶湿。肝经阴火上溢走于标，故上壅而目中溜火。肾水侵肝而上溢，致目眊眊而无所见。齿恶热饮者，是阳明经中伏火也。治法当大泻寒湿，以丸药治之。故曰寒在下焦治宜缓，大忌汤散，以酒制白石脂、白龙骨以枯其湿，炮干姜大热辛泻寒水，以黄柏之大寒为因用，又为向导。故云"古者虽有重罪，不绝人之后"，又为之"伏其所主，先其所因"之意，又泻齿中恶热饮也。以柴胡为本经之使，以芍药五分导之。恐辛热之药大甚，损其肝经，故微泻之以当归身之辛温，大和其血脉，此用药之法备矣。

黄柏（酒洗）、白芍药，以上各五分；柴胡、白石脂（火烧赤，水飞，细研，日干），以上各一钱；白龙骨（酒煮，日干，水飞为末）、当归（酒洗），以上各二钱；干姜（炮）四钱。

上件除龙骨、白石脂水飞研外，同为细末，水煮面糊为丸，如鸡头仁大，日干，空心，多用白沸汤下。无令胃中停滞，待少时以早饭压之，是不令热药犯胃。忌生冷硬物、酒湿面。（《兰室秘藏·妇人门》）

田按

水湿下流于肾，则肾水侵肝，致肝肾同病，所谓"下焦风寒合病"也，"非风药行经则不可……宜升举发散以除之"。此病多弦紧沉脉、弦长脉。宜生肾炎、膀胱炎、骨病等。

《黄帝内经灵枢·五癃津液别》说："五谷之津液，和合而为膏者，内渗入于骨空，补益脑髓，而下流于阴股。阴阳不和，则使液溢而下流于阴，髓液皆减而下，下过度则虚，虚故腰背痛而胫酸。阴阳气道不通，四海闭塞，三焦不泻，津液不化，水谷并行肠胃之中，别于回肠，留于下焦，不得渗膀胱，则下焦胀，水溢则为水胀，此津液五别之逆顺也。"少阳不足，太阴不化，水谷一来不能生化成营卫血气——神，二来水谷并行肠胃流于下焦为下焦胀满，或下肢浮肿。《黄帝内经素问·缪刺论》说："邪客于足太阴之络，令人腰痛，引少腹控眇，不可以仰息，刺腰尻之解，两胂之上，是腰俞，以月死生为痏数，发针立已，左刺右，右刺左。"此乃脾湿引发腰痛。

（二）寒湿侮土

所不胜乘之者，水乘木之妄行而反来侮土，故肾入心为汗，入肝为泣，入脾为涎，入肺为痰、为嗽、为涕、为嚏，为水出鼻也。

一说，下元土盛克水，致督、任、冲三脉盛，火旺煎熬，令水沸腾，而乘脾肺，故痰、涎、唾出于口也。下行为阴汗，为外肾冷，为足不任身，为脚下隐痛。

或水附木势而上为眼涩，为眵，为冷泪，此皆由肺金之虚而寡于畏也。

肾水反来侮土，所胜者妄行也。作涎及清涕，唾多，溺多，而恶寒者是也。土火复之，及二脉（二脉指脾土和心火）为邪，则足不任身，足下痛，不能践地，骨之无力，喜睡，两丸冷，腹阴阴而痛，妄闻，妄见，腰、脊、背、胛皆痛。

干姜（君），白术（臣），苍术（佐），附子（佐，炮，少许），肉桂（佐，去皮，少许），川乌头（臣），茯苓（佐），泽泻（使），猪苓（佐）。

田按

土克水，故脾土是肾水的"所胜"。今脾虚土不能克水，所以肾水乘木妄行反来侮土。肾水泛溢，入脾为口涎，入肺为清涕，入肝为泪，自入为唾液多、尿多，而且怕冷。

肾水妄行，上克心火，下侮脾土，日久则郁发，而土、火来复则脾土和心火二脉为邪，症见湿热足不任身，足下痛，不能践地，骨之无力，喜睡，两丸冷，腹阴阴而痛，妄闻（幻听），妄见（幻视），腰、脊、背、胛皆痛。

故用干姜、附子、乌头、肉桂扶阳，白术、苍术健脾化湿，茯苓、猪苓、泽泻、白术、桂枝之五苓散利水。

《医学发明》有如下论述。

夫脾胃之证，始则热中，终则寒中。阴盛生内寒，厥气上逆，寒气积于胸中，是肾水反来侮土，此所谓胜者妄行也。作中满腹胀，作涎，作清涕，或多溺，足下痛不能任身履地，骨乏无力，喜唾，两丸多冷，时作阴阴而痛，或妄见鬼状，梦亡人，腰、背、胛、眼、腰脊皆痛，而不渴不泻，不渴不泻则温气去，寒独留，寒独留则血凝泣，血凝泣则脉不通，故其脉盛大以涩，曰寒中。当以白术附子汤主之。

白术附子汤

白术、附子（炮，去皮脐）、苍术、陈皮、厚朴（姜制）、半夏（汤洗

209

七次）、茯苓、泽泻、猪苓（去皮）半两，肉桂四钱。

上件锉如麻豆大，每服半两，水三盏，生姜三片，同煎至一盏。去滓，食前温服。量病人虚实，加减多少。

🅒 田按 🅓 ────────────────────────────

白术、茯苓、泽泻、猪苓、桂枝为五苓散，半夏、陈皮、生姜、茯苓属于二陈汤，苍术、厚朴、陈皮属于平胃散，另加附子祛寒。湿盛，故去甘草。

（三）寒湿实肺系

先病热中证者，冲脉之火附二阴之里，传之督脉。督脉者，第二十一椎下长强穴是也。与足太阳膀胱寒气为附经督脉，其盛也，如巨川之水，疾如奔马，其势不可遏。太阳寒气，细细如线，逆太阳，寒气上行，冲顶入额，下鼻尖，入手太阳于胸中。手太阳者，丙，热气也；足膀胱者，壬，寒气也。壬能克丙，寒热逆于胸中，故脉盛大。其手太阳小肠热气不能交入膀胱经者，故十一经之盛气积于胸中，故其脉盛大。其膀胱逆行，盛之极，子能令母实（田按：又是大胜大复问题），手阳明大肠经，金，即其母也，故燥旺，其燥气挟子之势，故脉涩而大便不通。以此言脉盛大以涩者，手阳明大肠脉也。（《脾胃论·饮食劳倦所伤始为热中论》）

🅒 田按 🅓 ────────────────────────────

冲脉为太极之脉，脾胃热中，必冲脉有火，督、任、冲三脉同源，故能传之督、任二脉。督脉与足太阳膀胱经并行，上行头入手太阳小肠经于胸中，故"寒热逆于胸中"而"脉盛大"，盛大即洪大，所谓"脾证始得，则气高而喘，身热而烦，其脉洪大""盖阴火上冲，则气高而喘，身烦热，为头痛，为渴，而脉洪大"，是寸脉洪大。另外，膀胱寒气盛极则实母燥金，寒燥之气结于下，故令"脉涩而大便不通"。

丙丁属南方火，丁属心，丙属小肠。壬癸属北方水，壬属膀胱，癸属肾。这是五方正位的天干属性，与运气理论中的天干属性不同。

草豆蔻丸

治脾胃虚而心火乘之，不能滋荣上焦元气，遇冬肾与膀胱之寒水旺时，子能令母实，致肺金大肠相辅而来克心乘脾胃（**田按：此病很多，冬天寒水旺，实母则肺大肠燥金与寒水合邪克心火，及反乘脾胃土。下流之水湿与冬寒水合邪挟燥金反来侮土，而火木受邪**），此大复其仇也。经云：大胜必大复。故皮毛、血脉、分肉之间，元气已绝于外，又大寒、大燥二气并乘之，则苦恶风寒，耳鸣，及腰背相引胸中而痛，鼻息不通，不闻香臭，额寒脑痛，目时眩，目不欲开，腹中为寒水反乘，痰唾沃沫，食入反出，腹中常痛，及心胃痛，胁下急缩，有时而痛，腹不能努，大便多泻而少秘，下气不绝，或肠鸣，此脾胃虚之极也。胸中气乱，心烦不安，而为霍乱之渐。膈咽不通，噎塞，极则有声，喘喝闭塞。或日阳中，或暖房内稍缓，口吸风寒则复作。四肢厥逆，身体沉重，不能转侧，头不可以回顾，小便溲而时躁。此药主秋冬寒凉，大复气之药也。

泽泻一分（小便数减半），柴胡二分或四分（须详胁痛多少用），神曲、姜黄各四分，当归身、生甘草、熟甘草、青皮各六分，桃仁（汤洗，去皮尖）七分，白僵蚕、吴茱萸（汤洗去苦烈味，焙干）、益智仁、黄芪、陈皮、人参各八分，半夏一钱（汤洗七次），草豆蔻仁一钱四分（面裹烧，面熟为度，去皮用仁），麦蘖（面炒黄）一钱五分。

上件一十八味，同为细末，桃仁另研如泥，再同细末一处研匀，汤浸蒸饼为丸，如梧桐子大，每服三五十丸，熟白汤送下，旋斟酌多少。

神圣复气汤

治复气乘，冬足太阳寒气、足少阴肾水之旺，子能令母实，手太阴肺实，反来侮土，火木受邪，腰背胸膈闭塞，疼痛，善嚏，口中涎，目中泣，鼻中流浊涕不止，或如息肉，不闻香臭，咳嗽痰沫，上热如火，下寒如冰。（**田按：神圣复气汤是草豆蔻汤的进一步发展，出现"上热如火，下寒如冰"的症状。故用四逆汤加草豆蔻、陈皮治其下寒湿。半夏、白葵花、郁李仁导湿浊下行。人参、黄芪、当归、甘草补益气血。酒生地黄、酒黄柏、酒黄连清上火。羌活、防风、藁本、细辛、川芎、蔓荆子、升麻及柴胡升清、祛湿、散风热、利头窍**）头作阵痛，目中流火，视物昏昏，耳鸣耳聋，头并口鼻或恶风寒，喜日阳，夜卧不安，常觉痰塞，膈咽不通，口失味，两胁缩急而痛，牙齿动摇不能嚼物，阴汗出，前阴冷，行步敧侧，起居艰难，掌中寒，风痹麻木，小便数而昼多夜频，而欠，气短喘喝，少气不足以息，卒遗失无度。妇人白带，阴户中大痛，牵心而痛，黧黑失色；男子控睾牵心腹，阴阴而痛，面如赭色，食少，大小便不调，烦心霍乱，逆气里急而腹皮色白，后出余气，腹不能努，或肠鸣，膝下筋急，肩胛大痛，此皆寒水来复火土之仇也。（**田按：阳虚则水湿下流于肾，至冬寒则寒湿加重，寒盛则燥而肺金系统实，寒燥不但"侮土"，而且寒克心火，燥金克肝木，是"火木受邪"。这不是离位的相火，更不是假热，是实实在在的心火**）

黑附子（炮裹，去皮脐）、干姜（炮，为末），以上各三分；防风（锉如豆大）、郁李仁（汤浸去皮尖，另研如泥）、人参，以上各五分；当归身（酒洗）六分；半夏（汤泡七次）、升麻（锉），以上各七分；甘草（锉）、藁本，以上各八分，柴胡（锉如豆大）、羌活（锉如豆大），以上各一钱，白葵花三朵（去心细剪入）。

上件药都一服，水五盏，煎至二盏，入：

橘皮五分；草豆蔻仁（面裹烧熟，去皮）、黄芪，以上各一钱。

上件入在内，再煎至一盏，再入下项药：

生地黄二分（酒洗）；黄柏（酒浸）、黄连（酒浸）、枳壳，以上各三分。

以上四味，预一日另用新水浸，又以：

细辛二分；川芎（细末）、蔓荆子，以上各三分。

预一日用新水半大盏，分作二处浸。此三味并黄柏等煎正药作一大盏，不去渣，入此浸者药，再上火煎至一大盏，去渣，稍热服，空心。又能治啮颊、啮唇、啮舌、舌根强硬等证，如神。忌肉汤，宜食肉，不助经络中火邪也。大抵肾并膀胱经中有寒，元气不足者，皆宜服之。（《脾胃论·脾胃损在调饮食适寒温》）

（四）母子肾肝妄行

所不胜乘之者，水乘木之妄行而反来侮土，故肾入心为汗，入肝为泣，入脾为涎，入肺为痰、为嗽、为涕、为嚏，为水出鼻也。

一说，下元土盛克水，致督、任、冲三脉盛，火旺煎熬，令水沸腾，而乘脾肺，故痰、涎、唾出于口也。下行为阴汗，为外肾冷，为足不任身，为脚下隐痛。

或水附木势而上为眼涩，为眵，为冷泪，此皆由肺金之虚而寡于畏也。

四、阳虚三联证的治疗原则及方剂

阳虚三联证，前文已经详论，谓：第一，脾胃气虚；第二，心火——阴火旺；第三，水湿下流于肾。其传变见于图5-6。

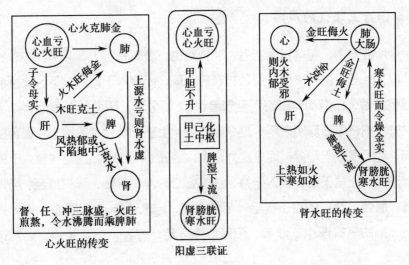

图5-6　阳虚三联证传变示意图

《脾胃论》阳虚三联证的关键是上热（心火——阴火）和下湿（水湿下流于肾）。火克金，湿土克寒水，甚则上热如火，下寒如冰。使病人体内形成了"火热克肺"和"湿土克寒水"环境模式。肾主骨而骨痿骨病（钙流失等），肺主皮毛而失泽过敏（汗多、过敏性鼻炎、过敏性咳喘、过敏性皮肤病等）。正如朱丹溪在《局方发挥》中所说："火、土二家之病""悉是湿、热内伤之病。"其实朱丹溪已经看出了李东垣的"不传之秘"，所以朱丹溪说"因见河间、戴人、东垣、海藏诸书，始悟湿、热、相火为病甚多。……徐而思之，湿、热、相火，自王太仆注文已成湮没，至张、李诸老始有发明"（《格致余论·序》）。形成"湿、热"的原因是少阳"相火"虚衰。治之之法，变"热、湿"为"凉、燥"而已，即温补少阳相火阳气、泻上热、除下湿。

或是寒冷（太阳）、凉燥（阳明）体质的人不出汗（太阳阳明病），甚至在太阳底下都不出汗，必有"湿、热"内蕴，诸病丛生。此种病救治之法是出汗，发散"湿、热"。如麻黄汤、大青龙汤、麻黄连翘赤小豆汤等。

总之，治"湿、热"之病，石寿棠在《医原·湿气论》说："湿热治肺，千古定论也。"虽是对外感湿热说的，内伤"湿、热"何尝不是如此，在上肺热清了，自然就能通调水道以祛湿。

（一）治疗三联证的原则

今所立方中，有辛甘温药者，非独用也；复有甘苦大寒之剂，亦非独用也。以火、酒二制为之使，引苦甘寒药至顶，而复入于肾肝之下，此所谓升降浮沉之道，自偶而奇，奇而至偶者也。（阳分奇，阴分偶）泻阴火以诸风药，升发阳气以滋肝胆之用，是令阳气生，上出于阴分，末用辛甘温药接其升药，使大发散于阳分，而令走九窍也。经云（《经脉别论》）："食入于胃，散精于肝，淫气于筋。食入于胃，浊气归心，淫精于脉，脉气流经，经气归于肺，肺朝百脉，输精于皮毛，毛脉合精，行气于腑。"且饮食入胃，先行阳道，而阳气升浮也。浮者，阳气散满皮毛；升者，充塞头顶，则九窍通利也。

⟨ 田按 ⟩ ······

辛甘温扶阳，使阳生阴长，而阴精上奉（营血津液）。甘苦寒泻血分心火。张元素《医学启源》药性要旨说"甘苦寒泻血热"。

君臣佐使法

《至真要大论》云：有毒无毒，所治为主。主病者为君，佐君者为臣，应臣者为使。一法，力大者为君。

凡药之所用，皆以气味为主，补泻在味，随时（田按：运气思想）换气。

气薄者，为阳中之阴，气浓者，为阳中之阳。

味薄者，为阴中之阳，味厚者，为阴中之阴。

辛、甘、淡中热者，为阳中之阳，辛、甘、淡中寒者，为阳中之阴。

酸、苦、咸之寒者，为阴中之阴，酸、苦、咸之热者，为阴中之阳。

（田按：见《黄帝内经素问·阴阳应象大论》）

夫辛、甘、淡、酸、苦、咸，乃味之阴阳，又为地之阴阳也。

温、凉、寒、热，乃气之阴阳，又为天之阴阳也。

气味生成，而阴阳造化之机存焉。一物之内，气味兼有，一药之中，理性具焉。主对治疗，由是而出。

假令治表实，麻黄、葛根；表虚，桂枝、黄芪。里实，枳实、大黄；里虚，人参、芍药。热者，黄芩、黄连；寒者，干姜、附子之类为君。君药分量最多，臣药次之，使药又次之，不可令臣过于君，君臣有序，相与宣摄，则可以御邪除病矣。

如《伤寒论》云：阳脉涩，阴脉弦，法当腹中急痛。以芍药之酸于土中泻木为君；饴糖、炙甘草甘温补脾养胃为臣。水挟木势亦来侮土，故脉弦而腹痛，肉桂大辛热，佐芍药以退寒水。姜、枣甘辛温，发散阳气，行于经脉皮毛为使。建中（田按：李东垣对扶阳总方小建中汤的分析，值得注意）之名，于此见焉。有缓、急、收、散、升、降、浮、沉、涩、滑之类非一，从权立法于后。（《脾胃论·君臣佐使法》）

🎵 田按 🎵 ⋯⋯⋯⋯⋯⋯⋯⋯⋯⋯⋯⋯⋯⋯⋯⋯⋯⋯⋯⋯⋯⋯⋯⋯⋯⋯⋯⋯⋯

李东垣以《伤寒论》小建中汤论述制方法则，并从如下五个方面讨论了加减法。

1. 论述消渴病的加减法。

2. 论述喘证的加减法。

3. 论述痞证的加减法。

4. 论述热病的加减法。

5. 论述感冒的加减法。

如皮毛、肌肉之不伸，无大热，不能食而渴者，加葛根五钱；燥热及胃气上冲，为冲脉所逆，或作逆气而里急者，加炒黄柏、知母；觉胸中热而不渴，加炒黄芩；如胸中结滞气涩，或有热病者，亦各加之。如食少而小便少者，津液不足也，勿利之，益气补胃自行矣。

如气弱气短者，加人参，只升阳之剂助阳，尤胜加人参；恶热发热而燥渴，脉洪大，白虎汤主之；

或喘者，加人参；如渴不止，寒水石、石膏各等分，少少与之，即钱氏方中甘露散（田按：钱乙《小儿药证直诀》卷下：寒水石、石膏、甘草），主身大热而小便数，或上饮下溲，此燥热也；气燥，加白葵花；血燥，加赤葵花。

如脉弦，只加风药，不可用五苓散；如小便行病增者，此内燥津液不能停，当致津液，加炒黄柏、赤葵花。

如心下痞闷者，加黄连一、黄芩三，减诸甘药；不能食，心下软而痞者，甘草泻心汤则愈。痞有九种，治有仲景五方泻心汤。

如喘满者，加炙浓朴。

如胃虚弱而痞者，加甘草。

如喘而小便不利者，加苦葶苈，小便不利者加之，小便利为禁药也。

如气短、气弱而腹微满者，不去人参，去甘草，加厚朴，然不若苦味泄之，而不令大便行。

如腹微满而气不转，加之中满者，去甘草，倍黄连，加黄柏，更加三味，五苓散少许。此病虽宜升宜汗，如汗多亡阳，加黄芪。四肢烦热肌热，与羌活、柴胡、升麻、葛根、甘草则愈。

如鼻流清涕恶风，或项、背、脊背强痛，羌活、防风、甘草等分，黄芪加倍，临卧服之。

如有大热，脉洪大，加苦寒剂而热不退者，加石膏。如脾胃中热，加炒黄连、甘草。凡治此病脉数者，当用黄柏，或少加黄连，以柴胡、苍术、黄芪、甘草，更加升麻，得汗出则脉必下，乃火郁则发之也。如证退而脉数不退，不洪大而疾有力者，多减苦药，加石膏。如大便软或泄者，加桔梗，食后服之。此药若误用，则其害非细，用者当斟酌，旋旋加之。如食少者，不可用石膏。石膏善能去脉数疾，病退脉数不退者，不可治也。如不大渴，亦不可用。如脉弦而数者，此阴气也，风药升阳以发火郁，则脉数峻退矣。

以上五法，加减未尽，特以明大概耳。(《脾胃论·君臣佐使法》)

分经随病制方

《脉经》(田按：王叔和《脉经·肺手太阴经病证第七》原文是"气盛有余，则肩背痛，风，汗出，小便数而欠。气虚，则肩背痛，寒，少气不足以息，溺色变，卒遗失无度。")云：风寒汗出，肩背痛，中风，小便数而欠者，风热乘其肺，使肺气郁甚也，当泻风热，以通气防风汤主之。

通气防风汤

柴胡、升麻、黄芪，以上各一钱；羌活、防风、橘皮、人参、甘草，以上各五分；藁本三分；青皮、白豆蔻仁、黄柏，以上各二分。

上㕮咀。都作一服，水二大盏，煎至一盏，去渣，温服，食后。气盛者，宜服；面白脱色，气短者，勿服。

如小便遗失者，肺气虚也，宜安卧养气，禁劳役，以黄芪、人参之类补之。不愈，当责有热，加黄柏、生地黄。(田按：黄柏、生地黄泻心火)

如肩背痛，不可回顾，此手太阳气郁而不行，以风药散之。(田按：风热郁于手太阳小肠经而不行，可取通气防风汤中的风药羌活、防风、藁本、柴胡四味治之，通行经血)

如脊痛项强，腰似折，项似拔，上冲头痛者，乃足太阳经之不行也，以羌活胜湿汤主之。

羌活胜湿汤

羌活、独活，以上各一钱；甘草(炙)、藁本、防风，以上各五分；蔓荆子三分；川芎二分。

上件㕮咀。都作一服，水二盏，煎至一盏，去渣，温服，食后。

如身重，腰沉沉然，乃经中有湿热也，更加黄柏一钱，附子半钱，苍术二钱。

如腿脚沉重无力者，加酒洗汉防己半钱，轻则附子，重则川乌头少许，以为引用而行径也。

如卧而多惊，小便淋溲者，邪在少阳、厥阴，亦用太阳经药，更加柴胡半钱。如淋加泽泻半钱，此下焦风寒二经合病也（田按：以太极三部六经说：上焦为太阳阳明，燥热在上。中焦为少阳太阴，湿火在中。下焦为厥阴少阴，风寒在下）。经云：肾肝之病同一治，为俱在下焦，非风药行经不可也。

田按 ···

《伤寒论》谓太阳病，其脉数急，当传少阳。

如大便后有白脓，或只便白脓者，因劳役气虚，伤大肠也，以黄芪人参汤（田按：见卷中·脾胃虚弱随时为病随时制方）补之；如里急频见者，血虚也，更加当归。

如肺胀膨膨而喘咳，胸高气满，壅盛而上奔者，多加五味子，人参次之，麦门冬（田按：生脉散）又次之，黄连少许。

如甚则交两手而瞀者，真气大虚也，若气短，加黄芪、五味子、人参；气盛，加五味子、人参、黄芩、荆芥穗；冬月，去荆芥穗，加草豆蔻仁。

如嗌痛颔肿，脉洪大面赤者，加黄芩、桔梗、甘草各五分。

如耳鸣，目黄，颊颔肿，颈、肩、臑、肘、臂外后肿痛，面赤，脉洪大者，以羌活、防风、甘草、藁本通其经血，加黄芩、黄连消其肿，以人参、黄芪益其元气而泻其火邪。

如脉紧者，寒也，或面白善嚏，或面色恶，皆寒也，亦加羌活等四味（田按：羌活、独活、防风、藁本四味），当泻足太阳，不用连、芩，少加附子以通其脉；面色恶，多悲恐者，更加桂、附。

如便白脓，少有滑，频见汗衣者，气脱，加附子皮，甚则加米壳；如气涩者，只以甘药补气，当安卧不语，以养其气。（《脾胃论·分经随病制方》羌活胜湿汤）

田按 ···

这里涉及肺经、大肠经、膀胱经、肾经、胆经、肝经、小肠经、心经及脾、胃、三焦、包络十二条经络。

综合分析，就是草豆蔻丸和神圣复气汤阐述的"大胜必大复"问题。

谓"脾胃虚而心火乘之，不能滋荣上焦元气，遇冬肾与膀胱之寒水旺时，子能令母实，致肺金大肠相辅而来克心乘脾胃，此大复其仇也。经云：大胜必大复。故皮毛、血脉、分肉之间，元气已绝于外，又大寒大燥二气并乘"，"冬足太阳寒气、足少阴肾水之旺，子能令母实，手太阴肺实，反来侮土，火木受邪"。

也就是寒、燥、湿三邪在下，肾、膀胱之寒水与肺、大肠燥金形成秋冬寒凉邪气，不但侮土，而且寒水克心火，燥金克风木，导致"火木受邪"。

用药宜禁论

凡治病服药，必知时禁、经禁、病禁、药禁。

夫时禁者（田按：**不可违背五运六气的法四时的思想**），必本四时升降之理，汗、下、吐、利之宜。大法：春宜吐，象万物之发生，耕耨科斫，使阳气之郁者易达也。夏宜汗，象万物之浮而有余也。秋宜下，象万物之收成，推陈致新，而使阳气易收也。冬周密，象万物之闭藏，使阳气不动也。经云：夫四时阴阳者，与万物浮沉于生长之门，逆其根，伐其本（田按：**不可违背五运六气的法四时的思想**），坏其真矣。又云：用温远温，用热远热，用凉远凉，用寒远寒，无翼其胜也。故冬不用白虎，夏不用青龙，春夏不服桂枝，秋冬不服麻黄，不失气宜。如春夏而下，秋冬而汗，是失天信，伐天和也。有病则从权，过则更之。

经禁者，足太阳膀胱经为诸阳之首，行于背，表之表，风寒所伤则宜汗，传入本则宜利小便。若下之太早，必变证百出，此一禁也。足阳明胃经，行身之前，主腹满胀，大便难，宜下之。盖阳明化燥火，津液不能停，禁发汗、利小便，为重损津液，此二禁也。足少阳胆经，行身之侧，在太阳、阳明之间，病则往来寒热，口苦胸胁痛，只宜和解；且胆者无出无入，又主发生之气，下则犯太阳，汗则犯阳明，利小便则使生发之气反陷入阴中，此三禁也。三阴非胃实不当下，为三阴无传，本须胃实得下也。分经用药，有所据焉。（《脾胃论·用药宜禁论》）

田按

以三阳三阴分之。

太阳宜汗、利小便，禁早下。

阳明宜下，禁发汗、利小便。这个下，即降之意，包括肃降和通降。

少阳宜和，禁汗、下、利小便。

三阴非胃实不可下。

病禁者，如阳气不足，阴气有余之病，则凡饮食及药，忌助阴泻阳。诸淡食及淡味之药，泻升发以助收敛也；诸苦药皆沉，泻阳气之散浮；诸姜、附、官桂辛热之药，及湿面、酒、大料物之类，助火而泻元气（田按：李东垣在这里明确指出治疗"阳气不足，阴气有余之病"，姜附大辛热药物"助火而泻元气"，火神派知不知道呢）；生冷、硬物损阳气，皆所当禁也。如阴火欲衰而退，以三焦元气未盛，必口淡淡，如咸物亦所当禁。

药禁者，如胃气不行，内亡津液而干涸，求汤饮以自救，非渴也，乃口干也；非温胜也，乃血病也（田按：血病，指心火在血分）；当以辛酸益之，而淡渗五苓之类，则所当禁也。汗多禁利小便，小便多禁发汗。咽痛禁发汗、利小便。若大便快利，不得更利。大便秘涩，以当归、桃仁、麻子仁、郁李仁、皂角仁，和血润肠，如燥药则所当禁者。吐多不得复吐；如吐而大便虚软者，此上气壅滞，以姜、橘之属宣之；吐而大便不通，则利大便，上药则所当禁也。诸病恶疮，及小儿癍后，大便实者，亦当下之，而姜、橘之类，则所当禁也。又如脉弦而服平胃散，脉缓而服黄芪建中汤，乃实实虚虚，皆所当禁也。

人禀天之湿化而生胃也，胃之与湿，其名虽二，其实一也。湿能滋养于胃，胃湿有余，亦当泻湿之太过也。胃之不足，惟湿物能滋养。仲景云："胃胜思汤饼。"而胃虚食汤饼者，往往增剧，湿能助火（田按：湿为什么助火？水湿下流于肾，寒湿聚下伤阳，阳不生、阴不长则心火自旺），火旺，郁而不通主大热。初病火旺不可食，以助火也。

察其时，辨其经，审其病，而后用药，四者不失其宜，则善矣。（《脾

胃论·用药宜禁论》）

⸢田按⸥

至此，其实李东垣的百病从脾胃生的思想已经阐述明白，基本理、法、方、药已齐备。

（二）治疗三联证的方剂

1. 补脾胃泻阴火升阳汤证

夫饮食入胃，阳气上行，津液与气，入于心，贯于肺，充实皮毛，散于百脉。脾禀气于胃，而灌溉四旁，营养气血者也。今饮食损胃，劳倦伤脾，脾胃虚则火邪乘之，而生大热，当先于心分补脾之源，盖土生于火，兼于脾胃中泻火之亢甚，是先治其标，后治其本也。（《脾胃论·脾胃胜衰论》）

⸢田按⸥

脾胃不足皆是阳虚，是病之本。阳不生、阴不长导致的心火旺盛是标。先泻心火治其标，后扶阳气是治本。或分而治之，或兼而治之——"兼于脾胃中泻火之亢甚"。

且湿热相合，阳气日以虚，阳气虚则不能上升，而脾胃之气下流，并于肾肝，是有秋冬而无春夏。春主升，夏主浮，在人则肝心应之，弱则阴气盛，故阳气不得营经。经云："阳本根于阴。"惟泻阴中之火，味薄风药升发，以伸阳气，则阴气不病，阳气生矣。《传》云："履端于始，序则不愆。"正谓此也。（《脾胃论·脾胃胜衰论》）

⸢田按⸥

所谓"湿热相合"，湿指下流于肾的水湿，热指炎上的心火，这是少阳三焦相火衰弱而脾胃虚弱导致的。故朱丹溪说："湿、热、相火病多。土火病多。气常有余，血常不足。"（《脉因证治》）反复强调四时升、浮、沉、降失调导致的灾害。

《四气调神大论》云："天明则日月不明，邪害空窍，阳气者闭塞，地气者冒明，云雾不精，则上应白露不下。"在人则缘胃虚，以火乘之。脾为劳倦所伤，劳则气耗，而心火炽动，血脉沸腾，则血病而阳气不治，阴火乃独炎上而走于空窍，以至燎于周身，反用热药以燥脾胃，则谬之谬也。

❨ 田按 ❩────────────────────────────────

今日火神派之谬误大矣，这个阴火，本是心火，火神派却说成是离位相火，因此用大量姜附引火归原，不用泻心火之药，李东垣斥之久矣。

胃乃脾之刚，脾乃胃之柔，表里之谓也。饮食不节，则胃先病，脾无所禀而后病。劳倦则脾先病，不能为胃行气而后病。其所生病之先后虽异，所受邪则一也。

胃为十二经之海，十二经皆禀血气，滋养于身。脾受胃之禀，行其气血也。脾胃既虚，十二经之邪不一而出。（《脾胃论·脾胃胜衰论》）

❨ 田按 ❩────────────────────────────────

所以治十二经之邪，必以扶脾胃元气为主。

假令不能食而肌肉削，乃本病也。其右关脉缓而弱，本脉也。而本部本证脉中兼见弦脉，或见四肢满闭、淋溲、便难、转筋一二证，此肝之脾胃病也，当于本经药中加风药以泻之。

本部本证脉中兼见洪大，或见肌热、烦热、面赤而不能食、肌肉消一二证，此心之脾胃病也，当于本经药中加泻心火之药。

本部本证脉中兼见浮涩，或见气短、气上、喘咳、痰盛、皮涩一二证，此肺之脾胃病也，当于本经药中兼泻肺之体及补气之药。

本部本证脉中兼见沉细，或见善恐、欠之证，此肾之脾胃病也，当于本经药中加泻肾水之浮，及泻阴火伏炽之药。（《脾胃论·脾胃胜衰论》）

◖ 田按 ◗··

以上是李东垣提出的治疗原则及用药方针。

《经》云（《标本病传论》）："病有逆从，治有反正。"除四反治法，不须论之。其下云（《至真要大论》）：惟有"阳明、厥阴不从标本，从乎中。"（田按：标本中气是五运六气理论）其注者以阳明在上，中见太阴；厥阴在上，中见少阳为说。予独谓不然，此中非中外之中也，亦非上中之中也，乃不定之辞。盖欲人临病，消息酌中用药耳。以手足阳明、厥阴者，中气也。在卯酉之分，天地之门户也。春分、秋分以分阴分阳也，中有水火之异者也。况手厥阴为十二经之领袖，主生化之源；足阳明为十二经之海，主经营之气，诸经皆禀之。言阳明、厥阴与何经相并而为病，酌中以用药，如权之在衡，在两则有在两之中，在斤则有在斤之中也。

◖ 田按 ◗··

此以卯酉昼夜分阴阳，白天为阳为火，黑夜为阴为水，故云"中有水火之异"，李东垣说"中"指"中气"，其实中气即太极少阳、太阴合气，中宫之气。少阳为三焦相火，太阴为脾水，即"中有水火之异"。胃为十二经之海好理解，而"手厥阴为十二经之领袖，主生化之源"则不好理解，这是什么意思呢？李东垣在《兰室秘藏·眼耳鼻门》中说："心者君火也，主人之神，宜静而安，相火代行其令。相火者包络也（即手厥阴），主百脉"，又说："凡心包络之脉出于心中，以代心君之行事也，与少阳为表里。"关键是相火，是相火主生化之源。

所以言此者，发明脾胃之病，不可一例而推之，不可一途而取之，欲人知百病皆由脾胃衰而生也，毫厘之失，则灾害立生。假如时在长夏，于长夏之令中立方，谓正当主气衰而客气旺之时也（田按："主气"和"客气"，都是五运六气学说的主要内容，可知李东垣治疗内伤、外感都离不开五运六气学说），后之处方者，当从此法加时令药，名曰补脾胃泻阴火升阳汤。

补脾胃泻阴火升阳汤

柴胡一两五钱；甘草（炙）、黄芪（臣）、苍术（泔浸，去黑皮，切作片子，日曝干，锉碎，炒）、羌活，以上各一两；升麻八钱；人参（臣）、黄芩，以上各七钱；黄连（去须，酒制）五钱，炒，为臣，为佐；石膏少许，长夏微用，过时去之，从权。

上件㕮咀，每服三钱，水二盏，煎至一盏，去渣，大温服，早饭后、午饭前，间日服。服药之时，宜减食，宜美食。服药讫，忌语话一二时辰许，及酒、湿面、大料物之类，恐大湿热之物，复助火邪而愈损元气也。亦忌冷水及寒凉、淡渗之物及诸果，恐阳气不能生旺也。宜温食及薄滋味以助阳气。大抵此法此药，欲令阳气升浮耳。若渗泄淡味皆为滋阴之味，为大禁也。虽然亦有从权而用之者，如见肾火旺及督、任、冲三脉盛（田按：督、任、冲三脉和肾之火都来源于乘脾胃之心火，不是相火，故加用酒制黄柏、知母以增强泻心火的作用，而不是为了滋肾阴，因为李东垣明确指出不得用"滋阴"药，并指出"不可久服，恐助阴气而为害"），则用黄柏、知母（酒洗讫，火炒制）加之，若分两则临病斟酌，不可久服，恐助阴气而为害也。小便赤或涩当利之，大便涩当行之，此亦从权也，得利则勿再服。此虽立食禁法，若可食之物一切禁之，则胃气失所养也，亦当从权而食之，以滋胃也。（《脾胃论·脾胃胜衰论》）

🍃 田按 🍃 ....

李东垣举长夏湿土主令为例，创制补脾胃泻阴火升阳汤为主方，来说明脾胃病与四脏的关系，方中用人参、黄芪、炙甘草补中扶阳，柴胡、升麻、羌活升阳，达到阳生阴长的目的；用黄连、黄芩泻心火——阴火，酒制者，寒因热用，及清上火；苍术去流下之湿气，微用石膏是治主时之少阳相火。一方兼顾中之阳虚、上之心火、下之湿气及时令之气，大法可遵。

2. 草豆蔻丸和神圣复气汤证

草豆蔻丸和神圣复气汤见前文。

3. 补阳汤

治阳不胜其阴，乃阴盛阳虚，则窍不通，令青白翳见于大眦，及足太阳、少阴经中郁遏，足厥阴肝经气不得上通于目，故青白翳内阻也。当于太阳、少阴经中，九原之下，以益肝中阳气，冲天上行，此乃先补其阳，后于足太阳、太阴标中（标者，头也）泻足厥阴肝经火，下伏于阳中，乃次治也。《内经》云：阴盛阳虚，则当先补其阳，后泻其阴，此治法是也。每日清晨以腹中无宿食，服补阳汤，临卧服泻阴丸。若天色变经大寒大风，并劳役，预日饮食不调，精神不足，或气弱俱不可服。待体气和平，天气如常服之。先补其阳，使阳气上升，通于肝经之末，利空窍于目矣。

肉桂一钱（去皮）；知母（炒）、当归身（酒洗）、生地黄（酒炒）、白茯苓、泽泻、陈皮，以上各三钱；白芍药、防风，以上各五钱；黄芪、人参、白术、羌活、独活、熟地黄、甘草，以上各一两；柴胡二两。

上㕮咀，每服五钱，水二盏，煎至一大盏，去渣，空心服之。（《兰室秘藏·眼耳鼻门》补阳汤）

【田按】

草豆蔻丸和神圣复气汤都是以阳不胜其阴而泻阴寒为主，补阳汤则以补肝阳为主。

4. 泻阴火丸（一名连柏益阴丸）

石决明三钱（炒存性）；羌活、独活、甘草、当归梢、五味子、防风，以上各五钱；草决明、细黄芩、黄连（酒炒）、黄柏、知母，以上各一两。

上为细末，炼蜜为丸，如绿豆大，每服五十丸至一百丸，茶清下。常多服补阳汤，少服此药，多则妨饮食。（《兰室秘藏·眼耳鼻门》补阳汤）

5. 朱砂安神丸

朱砂五钱（另研水飞为衣），甘草五钱五分，黄连（去须净，酒洗）六钱，当归（去芦）二钱五分，生地黄一钱五分。

《内经》曰：热淫所胜，治以甘寒，以苦泻之。以黄连之苦寒，去心烦，除湿热为君。以甘草、生地黄之甘寒，泻火补气，资生阴血为臣。以当归补其血不足。朱砂纳浮溜之火，而安神明也。

上件除朱砂外，四味共为细末，汤浸蒸饼为丸，如黍米大，以朱砂为衣。每服十五丸或二十丸，津唾咽下，食后，或温水、凉水少许送下亦得。此近而奇偶，制之缓也。（《内外伤辨惑论·饮食劳倦论·朱砂安神丸》）

田按

看了这个你会有什么想法？

附：《伤寒论》阳虚三联证大纲
一、太极少阳三焦和太阴脾胃虚
（一）大小阳旦汤，大建中汤
（二）理中丸
二、上焦心火
栀子豉汤
三、湿流于肾
（一）四逆汤
（二）白通汤
（三）附子汤
（四）真武汤
（五）通脉四逆加猪胆汁汤
四、三联症
乌梅丸

 # 五、阴火是怎样形成的

阴火是李东垣独创的一种学说，是李东垣内伤医学理论的重要思想，可是后世医家对于阴火的认识却众说纷纭，概念不一致，大大影响了李东垣医学理论的价值及临床应用，令人十分惋惜，所以有必要加以商讨澄清。

　　李东垣的"阴火"说，总与"心火""君火""相火""下焦包络之火""命门包络相火"等纠缠在一起，致使后人概念不清，认识各异，所以在商讨"阴火"之前，有必要把这些纠纷解析清楚，明白李东垣阐述阴火与心火、君火、相火、包络之火、命门火之间的关系，是后人自混，非李东垣不清。

（一）心火、君火与相火

　　君火、相火之名，首见于《黄帝内经素问·天元纪大论》。《黄帝内经素问·天元纪大论》说："君火以名，相火以位。"王冰注："所以地位六而言五者，天气不临君火故也。君火在相火之右，但立名于君位，不立岁气。故天之六气，不偶其气以行，君火之政，守位而奉天之命，以宣行火令尔。以名奉天，故曰君火以名；守位禀命，故云相火以位。"人们多以"明"代"名"，不对。王冰以"名"释，不用"明"释，是对的。因为相火代君行令，所以君火只是在名义上主夏热，实际上是君火主三月四月二之气，相火主五月六月三之气，王冰注得很清楚，不必赘言。《黄帝内经素问·天元纪大论》又说："少阴之上，热气主之。少阳之上，相火主之。"则知君火为热气属于少阴，相火称火气属于少阳，如图5-7所示。

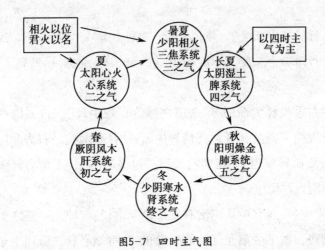

图5-7　四时主气图

于此可知，君火和相火都属于夏天之气，与夏天心火有关，怎么能说君火属心，而相火属肾呢?

《兰室秘藏·眼耳鼻门》说:"心者，君火也，主人之神，宜静而安，相火化（一作"代"，为优）行其令。"《兰室秘藏·妇人门》说:"心主血，血主脉……脉者血之府也，脉者人之神也。心不主令，包络代之，故曰心之脉，主属心系。心系者，包络命门之脉也。"在《医学发明·六部所主十二经脉之图》中标注:"巳，丁火，手少阴经君火之脉……未，丁火，手厥阴心主命门包络相火之脉。""丙，三焦相火，父气也，无状有名;丁，命门包络，母气也，乃天元一气。"这就是说，心的生理功能是君火，心包络和三焦的生理功能是相火。心火即君火，主于夏天，而代之行令的相火亦主于夏天。但不能说成""心为火藏'的功能是由君火和相火两部分组成的"，因为君火静而走血脉，相火动而走气分，《黄帝内经素问·六微旨大论》说"君火之下，阴精承之""相火之下，水气承之"，其作用是不同的。心包络代君行命，"守位禀命"而曰命门，故李东垣称"包络命门"。李东垣并说"包络命门"脉诊在右手尺。李东垣《脉诀指掌·五脏脉过宫图说》记载右手尺脉为包络相火。其徒弟王好古在《此事难知·表里所当汗下》记载李东垣"不传之秘"的脉如下。

	寸	关	尺
右手（行阴二十五度）	肺、大肠	脾、胃	命门、心包、三焦
左手（行阳二十五度）	心、小肠	肝、胆	肾、膀胱

故云"右手尺脉为命门""命门之脉诊在右手尺"。古人以两尺主肾，故在《医学发明·损其肾者益其精》中云:"肾有两枚，右为命门相火，左为肾水，同质而异事也。"其实右尺属"包络命门"，不是右肾命门。心包络历络三焦而入右尺也。

《医学发明》"病有逆从，治有反正论"中说:"坤元一正之土，虽主生长，阴静阳躁，禀乎少阳元气乃能生育也。"可知心脾二脉均主于少阳三焦相火之气化。

（二）阴火与阳火

阴火与阳火相对而言。

君火就是心火属心，心主血脉，心火走血分，血为阴，故称阴火。

相火属于少阳三焦，三焦主诸气，相火走气分，气为阳，故称阳火。

（三）三焦与心包络

《兰室秘藏·眼耳鼻门·内障眼论》说："凡心包络之脉出于心中，以代心君之行事也，与少阳为表里。"因为心包络与少阳三焦相表里，少阳为相火，所以心包络亦为相火。故《兰室秘藏·眼耳鼻门·诸脉者皆属于目论》说："相火者，包络也。"或称包络相火。

《医学发明·六部所主十二经脉之图》中标注："丙，三焦相火，父气也，无状有名；丁，命门包络，母气也，乃天元一气。"气父、气母相表里，"乃天元一气"，即共主人身元气。

（四）君火与相火的生理病理不同

《黄帝内经素问·至真要大论》病机一十九条，概括热病者四：诸胀腹大，皆属于热；诸病有声，鼓之如鼓，皆属于热；诸转反戾，水液浑浊，皆属于热；诸呕吐酸，暴注下迫，皆属于热。

其证多有形而与水湿有关。刘河间又广其说，谓心火致病甚多，为"喘呕，吐酸，暴注下迫，转筋，小便浑浊，腹胀大鼓之有声，痈疽，疡疹，瘤气，结核，吐下霍乱，瞀郁，肿胀，鼻塞，鼻衄血溢，血泄，淋闭，身热，恶寒，战栗，惊惑，悲笑谵妄，衄蔑血污之病。"（《素问玄机原病式》）

《黄帝内经素问·至真要大论》病机一十九条，概括火病为五条：诸禁鼓栗，如丧神守，皆属于火；诸躁狂越，皆属于火；诸病胕肿，疼痛惊骇，皆属于火；诸逆冲上，皆属于火；诸热瞀瘛，皆属于火。

《黄帝内经素问·六微旨大论》说："相火之下，水气承之。君火之下，阴精承之。"

说明相火受水气的涵养，君火受阴精的涵养。如水不养相火，相火就亢盛。阴精不养君火，君火就亢盛。这就指出了君相二火亢盛的治疗原则：治疗相火亢盛当以水平之，壮水之主；治疗心火亢盛当以阴精养之，益火之源，生化精血。君火亢盛和相火亢盛，皆是内伤火病，皆是虚证，不能泻火，总以安养为主。《黄帝内经素问·五常政大论》说："阴精所奉其人寿，阳精所降其人夭。"李东垣《脾胃论·阴阳寿夭论》解释说："夫阴精所奉者，上奉于阳，谓春夏生长之气也。阳精所降者，下降于阴，谓秋冬收藏之气也。"《脾胃论·脾胃虚实传变论》解释说："《五常政大论》云：阴精所奉其人寿，阳精所降其人夭。阴精所奉，谓脾胃既和，谷气上升，春夏令行，故其人寿。阳精所降，谓脾胃不和，谷气下流，收藏令行，故其人夭。"李氏认为"阴精"主要是指出自中宫的营血，"血本阴精"。《黄帝内经素问·经脉别论》说："食气入胃，浊气归心，淫精于脉。""浊气"指谷气中的浓稠部分（《内经选读》），即是"阴精"。此"阴精"上奉于心以涵养君火。但是，"阴精"上奉必有赖于春夏阳气上升，阳气不升，则"阴精"也不上奉。气少则津液不行，津液不行则血亏，血亏则心火亢盛。如《兰室秘藏·眼耳鼻门》熟干地黄丸下说是因为"血弱阴虚不能著心，致心火旺"。李东垣有时"不言及心火者，以其相火化行君之令故也"（《此事难知·腹胀便血内寒》）。因为相火代君行令，故李东垣又称相火为心火——阴火，而非相火本身为阴火。《兰室秘藏·妇人门·半产误用寒凉之药论》说："心与包络者，君火、相火也，得血则安，亡血则危。"因为包络相火是代君火行事的，故也以得血为安。《黄帝内经》概括地说这个阶段的病因病机是"有所劳倦，形气衰少，谷气不盛，上焦不行，下脘不通，胃气热，热气熏胸中，故曰内热""营之生病也，寒热，少气，血上下行""血并于阳，气并于阴，乃为炅中。血并于上，气并于下，心烦惋，善怒""气血以并，阴阳相倾，气乱于卫，血逆于经，气血离居，一实一虚""阳气不治则阳气不得出，肝气常治而未得，故善怒。善怒者，名曰煎厥"。李东垣则简要地谓之"火与元气不两立，一胜则一负"。阳气越不足，心火越亢盛。心火蒸灼阴血而内热，故谓之"煎"。阳气内郁不能外出，故手足逆冷，谓之"厥"。于是，"血气分离，阴阳破败，经络厥绝，脉道不通，阴阳相逆，卫气稽留，经脉虚空，血气不次，乃失其常"，而变生百病。

　　李东垣通过临床实践体会到饮食劳倦伤人阳气，阳气不足，脾胃虚弱，水湿之气下流，相火衰弱，营血亏损，不能上奉于心，则心火亢盛。所以，他特别重视用甘温除热法，用甘温之品补三焦相火以生脾胃之气。李氏甘温除热法，是以补气为手段，而达到生血涵养君火的目的，阳生则阴长也。赵献可说："太阴脾土，随少阳相火而生，故补脾土者，补相火。"（《医贯》）所以，李氏在《脾胃论》中开手第一方就是"补脾胃泻阴火升阳汤"，以升补阳气为主，佐以泻心火除脾湿，此其大则也。具体地说，阳虚、气虚、血虚导致的心火亢盛证是复杂的，各有其偏重面。如阳气不足，水湿内聚。营血亏损，心火亢盛。气血不运，经络阻滞，所以治疗方法也是多变的。上焦之病，以升阳益气生血法为主，阳生则阴长，清心火利湿次之；中焦之病，大补中焦；下焦之病，以温阳利湿为主，清火升阳次之。如果审证不周到，治此失彼，其病终不会得愈，且变证多端。朱丹溪常用四物汤加炒黄柏治血亏导致的心火亢盛证，并称为大补阴。

　　脾水不足则相火亢盛，相火走气分，上下内外皆热，治疗相火亢盛，不能单独滋肾水。此时相火亢盛，水火不相容，必须用上源天一之水灭之，所谓"壮水之主"也。肾主水，而水之源在肺金，即肺金为"水之主"。壮水之主，即是清水上源。"相火者，无形之火也。无形之火内燥热而津液枯……吾身自有上池真水，气也，无形者也。以无形之水沃无形之火，当而可久者也。"（《医贯》）所谓秋风一起，大地皆凉，炎暑自退。白虎汤或加人参汤是其方。赵献可以六味地黄丸为的方，欠妥。石膏辛甘寒以清水之上源——肺胃，扫清气分之热，气乃无形之水，源清则流长。知母泻心火、清阳明、滋肾阴，以充水之下源。粳米、炙甘草温中养胃。人参气阴双补。切忌用大苦寒之品。因相火为人体中生气之根源，人一日不可无此火，不能损伤它。朱丹溪常用大补阴丸治肾水亏而相火旺之证。

　　对于君火、相火亢盛的治则，李时珍有一段话说得很好。他说："阳火遇草而爇，得木而燔，可以湿伏，可以水灭。"（《本草纲目》）相火亢盛叫阳火，水亏不滋养肝木则木燥，故遇草木而燃。相火以水为养，故水湿可以制之。他又说："阴火不焚草木而流金石，得湿愈焰，遇水益炽。以水折之，则光焰诣天，物穷方止。以火逐之，以灰扑之，则灼性自消，光焰自灭。"（同上）心火亢盛叫作阴火，阴火因阳虚血亏而生。阳气不足则水湿内聚。水湿聚则浸肝木，故阴火不焚肝木，反见肝木郁证。心火亢盛而刑肺金，故云"流金石"。水湿伤阳，"以水折之"，阳气更伤，阴火更亢盛。"以火逐之"，即是补相火，使阳气上升，阴精上奉，阴火自灭。灰性温又能胜湿，故"以灰扑之，则灼性自消，光焰自灭"。

《黄帝内经素问·至真要大论》说："火位之主，其泻以甘，其补以咸。""少阴之胜，治以辛寒，佐以苦咸，以甘泻之。""少阳之胜，治以辛寒，佐以甘咸，以甘泻之。"指出了用药立方的原则。以甘味为泻火的主药，意义较深。火能生土，实则泻其子。甘味入脾胃，从脾胃以泻火，脾胃健生化有权，营血充溢，津液敷布，灌溉四方。且脾土健，肺金有主，热清金旺，水之上源涌溢，源清流长，君、相二火不得偏胜。但是，由于君火、相火的病理变化不同，治疗原则也不尽相同。

心火独盛，火炎于上，营血被煎，血虚于内。阳气不足，卫虚于外，水湿停蓄于下。病情虚实兼有，最难着手治疗。用药既要升阳气，清灵走上，又不能助心火为害；既要泻心火，又不燥血，不伤阳气，不损胃气；既要清热润燥，补营血，又不助停蓄的水湿困遏阳气，阻腻气机；既要利水湿，又不损津液；更不能用平肝阳、滋肾阴之品，阻碍生气的升发。用药稍有不妥则变证蜂起。若见手足逆冷而单用桂附，是火上添薪，心火更盛；若见阴虚，而单用甘咸寒养津之药，是只能清热，不能退火；若见心火亢盛，而单用苦寒直折心火，只能退火，不能养津血，且苦寒降阳，重伐少阳生气，能加重病情；若补血而不清火，则火终亢而不能生血。

相火亢盛，用药要养阴救水，忌用升发风药，苦寒化燥之剂。

若以治心火亢盛的方法治相火亢盛，则火势愈旺，势必为灼热，为消渴，为热盛昏狂，为风动痉厥，甚至鼻煽、舌卷、囊缩，阴竭阳越。若以治相火亢盛的方法治心火亢盛，则阳气愈伏，心火愈盛，阴血愈不能上奉，势必为痞满，为呕呃、咳喘，为肠鸣泄泻，为热深厥深，甚则蒙闭清窍，神昏谵语。从季节上说，相火亢盛的病证，春夏病势较重；心火亢盛的病证，秋冬病势较重。

综上所述可知，相火偏盛，当以滋阴救水为主，宜保肺、脾，着重一个"水"字。心火偏盛，当以温补升阳、清心火、凉心血为主，宜保心、脾气血，着重"精血"。《病机汇论》对内伤火病的治则亦有阐发，谓："液生于气，惟清润之品，可以生之；精生于味，非黏腻之物，不能填之；血生于水谷，非调补中州，不能化之。此阴虚之治有不同也。……学者若不讲求有素，焉能临病洞然？呜呼！深造之功，岂易言哉？"水液精血虽同属阴性物质，却有不同的生理特性，所主不同，一旦亏虚，必"先其所因，伏其所主"，抓住二火为患之要害，明确水血亏损之脏，然后针对性地进行处理。总之，只抓后天之本脾、肺，阳虚之本在脾，阴虚之本在肺。

君火与相火失常的病因病机不同，故治君火、相火之偏盛亦有霄壤之别，慎之慎之！业医临证者，必须切记，治心火亢盛以升阳散火为大法，甘温能除大热。治相火亢盛以滋阴降火为大法，壮水之主，为清凉世界。世俗君、相二火不分，火、热通称，名实相混，稍不审察，未有不致错讹者！凡诸病之杀人，而尤唯火病为最者，正以不辨君火相火，虚实不分，则无不杀之矣！

再者，内伤火病，以保水液、精血为第一要义，凡施一切治疗方法，都不能有损于水液精血。所以，见热无汗，不可盲目发汗以伤津，因津伤亦有发热无汗症。《黄帝内经灵枢·决气篇》说："腠理发泄，汗出溱溱，是谓津。"汗乃津之液，津乃汗之源，津之与汗，同出一辙，息息相关，过汗或不当发汗而发汗，皆伤津液，而增强火势。见便秘不通，亦不可盲目用大承气汤攻下，因液涸血虚，大便亦难以下行矣。

另外，内伤火病，非一脏一腑为病，病情往往涉及数脏腑，所以治疗内伤火病，往往数脏腑同治，要注意脏与脏之间、脏与腑之间的配合关系，不可顾此失彼影响治疗效果。

治疗少阳相火的常用药物以甘寒、咸寒、辛寒、酸寒药为主。

甘寒药：山药、沙参、麦冬、石斛、玉竹、百合等。

咸寒药：玄参、寒水石、芒硝、犀角（代）、羚羊角、石决明、龟甲等。

辛寒药：石膏、薄荷、牛蒡子、淡豆豉、葛根、菊花等。

酸寒药：白芍、马齿苋、地榆、墨旱莲等。

少阳相火太过能引动少阴君火燃烧，少阳相火不及也能引起少阴君火，详细内容请参看《医易火病学》(原书名是《中医内伤火病学》)一书。

(五)阴火的形成

李东垣论述"阴火"形成的病因病机,见于《脾胃论·饮食劳倦所伤始为热中论》,谓"既脾胃气衰,元气不足,而心火独盛。心火者,阴火也,起于下焦,其系系于心,心不主令,相火代之。相火,下焦胞络之火,元气之贼也,火与元气不两立,一胜则一负。脾胃气虚,则下流于肾,阴火得以乘其土位"。这段论述,还见于《内外伤辨惑论·饮食劳倦论》及《医学发明·饮食劳倦论》等。李东垣在《兰室秘藏·眼耳鼻门》中云:"少阴为火,君主无为,不行其令,相火代之",又云:"相火者,胞络也……既劳役动作,势必妄行"。

李东垣在这里明确指出,"阴火"就是心火,这是不可否认的事实。这个"阴火""起于下焦",而下焦之系系于心,称作"心系"。那什么是"心系"呢?《兰室秘藏·妇人门·经漏不止有三论》说:"心不主令,包络代之。故曰:心之脉主属心系。心系者,包络命门之脉也。"于此可知,下焦心系指"包络命门",即"包络命门相火"。而"包络命门相火"的脉诊,据尽载李东垣"不传之秘"的《此事难知》说是在右手尺候"命门、心包、三焦",故云这个相火即"下焦包络之火"。而包络相火是代君火——心火行事的,所以这时处于病理状态的心火为了与生理的心火加以区别就称作"阴火",并由"包络相火"代之,因此"包络相火"就成"阴火"的代名词了,变为病理的"包络相火",而"阴火"的实质还是亢盛的心火,不是一般医家所说的下焦妄动的肾中相火。与朱丹溪在《格致余论》中所谓的妄动之"相火"不同,朱氏妄动相火的病因是五志妄动,病机是肝肾阴虚。那么又与一般医家所说的肾中真阴真阳是什么关系呢?李东垣在《医学发明·损其肾者益其精》中指出:"无阴则阳无以化,当以味补肾真阴之虚,而泻其火邪,以封髓丹、滋肾丸、地黄丸之类是也。阴本既固,阳气自生,化成精髓。若相火阳精不足,宜用辛温之剂;但世之用辛热之药者,是治寒甚之病,非补肾精也。"此肾真阴虚产生的火邪,治以滋阴化阳,不同于"阴火"治疗之甘温泻火,故肾真阴虚产生的火邪,不是东垣所说的"阴火";

真阳不足，治以辛温，也没有提及"阴火"。可见，"阴火"不是肾中真阴不足或真阳不足产生的，一是春夏升浮之令不行，阳不生、阴不长，"血弱阴虚不能著心，致心火旺"（《兰室秘藏·眼耳鼻门》熟干地黄丸），二是"脾胃气虚，则下流于肾"而行秋冬沉降之令，阳不足而阴有余，"肾间受脾胃下流之湿气，闭塞其下，致阴火上冲"（《内外伤辨惑论·辨寒热》）所致。这才是"阴火"产生的病因病机，"只益脾胃，退心火之亢，乃治其根蒂也"（调经升阳除湿汤）。

所谓"火与元气不两立"，火指心火——阴火，元气指少阳三焦，《兰室秘藏·脾胃虚损论》说"手少阳三焦经，人之元气也"。《医学发明·六部所主十二经脉之图》中标注："丙，三焦相火，父气也，无状有名；丁，命门包络，母气也，乃天元一气。"则知李东垣脾胃内伤学说，是建立在少阳三焦元气基础上的，但要靠脾胃之气来滋养，《脾胃论·脾胃虚实传变论》说"脾胃之气既伤，而元气亦不能充，而诸病之所由生也"，可是不能把"少阳三焦元气"说成是"脾胃之气"，脾胃中的元气，一定是少阳三焦元气。

仇玉平等在《李东垣"阴火"撷拾》一文中说"阴火"产生的部位是"肾"，"阴火"的实质是妄动的相火。众所周知，肾中相火妄动，治疗当滋补阴精，李东垣说："当以味补肾真阴之虚，而泻其火邪，以封髓丹、滋肾丸、地黄丸之类是也。"（《医学发明·损其肾者益其精》）而李东垣治"阴火"用的却是"甘温泻火"法，故知肾中真阴虚产生的"火邪"，不是李东垣所说的"阴火"。又说：肾中"相火阳精不足，宜用辛温之剂。世之用辛热之药者，治寒甚之病，非补肾精也。"如火神派就是以大辛热药"治寒甚之病"，则又排除了肾中相火不足的一面。于此可知，李东垣所说的"阴火"和不足的相火都不在"肾"，而是在"甲己化土"的中宫，甲为少阳相火，己为太阴脾。

那么李东垣说的真阴真阳是什么呢？李东垣在《医学发明·病有逆从》中说："手少阴心之经，乃寒因热用。且少阴之经，真阴也，其心为根本，是真火也。故曰少阴经标寒本热。是内则心火为本，外则真阴为标。"《兰室秘藏·大便结燥门》说："（火）伏于血中，耗散真阴。"少阴经指经脉，心主脉，脉为血府，则知心血为真阴，心火为真阳。然包络相火代心火行事，所以包络相火是真火，又包络主脉，则真阴、真火皆在心包络，故李东垣说心包络为命门。如《兰室秘藏·妇人门》崩漏治验中说："脉者，血之府也。脉者，人之神也。心不主令，包络代之，故曰心之脉主属心系。心系者，包络命门之脉。"《兰室秘藏·小儿门》说心包络，一名命门。就是说，血脉病都属包络命门。《此事难知·三焦有几》说："右手尺脉为命门，包络同膀，此包络亦有三焦之称，为命门之火，游行于五脏之间，主持于内也。""与命门之脉同膀于右尺中也。"故有手心主、心包络、命门之称，一言而三名，而谓之相火。《兰室秘藏·眼耳鼻门》说"诸苦泻火热，则益水也"。苦寒泻心火就是益水，不是滋肾阴。

包络既为命门，当为生化之主，故《脾胃论·脾胃胜衰论》说："手厥阴为十二经之领袖，主生化之源。"《医学发明·病有逆从》说："厥阴心包乃包络，十二经之总也。"突出了心包命门为十二经之本源，其根源在于心包是相火。因心包络相火代心君火行事，其实是先天之本心为"十二经之领袖""十二经之总"，故称"君主之官"，主明则天下安，主昏则天下危。

然心包络与少阳三焦相表里，故三焦亦为相火。但少阳三焦与太阴脾合为黄庭太极，为黄庭太极之水火，此水火主升降浮沉。如《内外伤辨惑论·重明木郁则达之之理》说"火者阳也，升浮之象也……水者阴土也，降沉之象也"。李东垣在《医学发明·病有逆从，治有反正论》中说："坤元一正之土，虽主生长，阴静阳躁，禀乎少阳元气乃能生育也。"则知太阴脾主水，《兰室秘藏·妇人门·经漏不止有三论》说："脾胃为血气、阴阳之根蒂也。"《脾胃论·胃虚脏腑经络皆无所受气而俱病论》说："甲胆，风也，温也，主生化周身之血气。"《兰室秘藏·脾胃虚损论》说："足少阳甲胆者，风也，生化万物之根蒂也。《黄帝内经》云：履端于始，序则不愆。人之饮食入胃，营气上行，即少阳甲胆之气也。其手少阳三焦经，人之元气也。手足经同法，便是少阳元气生发也。胃气、谷气、元气、甲胆上升之气一也，异名虽多，只是胃气上升者也。"于此可知，李东垣所说的最终真阴在脾、真阳在少阳。李东垣《东垣试效方·妇人门·每日水泻三两行，米谷有时不化论》中说："中有疾，傍取之。傍者，少阳甲胆是也；中者，脾胃也。脾胃有疾，取之于足少阳。甲胆者，甲风是也，东方风也。"《脾胃论·脾胃胜衰论》说："胆者，少阳春生之气，春气升则万化安，故胆气春升，则余脏从之。"既然甲胆风为"生化万物之根蒂"，而厥阴从中气少阳，故李东垣在《东垣试效方·妇人门·带下论》中说："夫手、足厥阴者，生化之源也。足厥阴主肝木，肝藏血；手厥阴命门、包络相火，男子藏精施化，妇人系胞有孕，生化虽异，受病则同。"因为少阳、厥阴俱主生升也，阳生阴长才能阴精上奉而天癸至，故云二七、二八才能有子。

《医学发明·两肾有水火之异》云：三才封髓丹"防心火，益肾水"。《脉诀指掌·五脏脉过宫图说》心经过宫脉图记载"泻心补肾"。《奇效良方》卷二十一方（一说为《御药院方》）所载封髓丹（黄柏、砂仁、甘草）的功能是"降心火，益肾水"。这足以说明阴火病，就是心火，只有泻了心火，才能补益肾水。《丹溪心法·发热》云：四物汤加炒黄柏，是降火补阴之妙剂。四物汤补血，是补血以涵养心火，则心火不起。心主血脉，脉为血府，心之真阴及心血，故补阴丸为四物汤加炒黄柏。

肾水何以亏损？《脾胃论·湿热成痿肺金受邪论》说："六七月之间，湿令大行，子能令母实而热旺，湿热相合，而刑庚大肠，故寒凉以救之。燥金受湿热之邪，绝寒水生化之源，源绝则肾亏，痿厥之病大作，腰以下痿软瘫不能动，行走不正，两足欹侧。以清燥汤主之。"肾亏治肺，乃古人定法，刘河间、张元素、李东垣、朱丹溪均宗之。

（六）皆是血病

《脾胃论·脾胃胜衰论》说："脾胃不足，皆是血病。是阳气不足，阴气有余，故九窍不通。"

《兰室秘藏·消渴门》说："血中伏火，乃血不足也"。

《兰室秘藏·眼耳鼻门》说："心火大盛，则百脉沸腾，血脉逆行，邪害空窍"。

《兰室秘藏·眼耳鼻门·熟干地黄丸下》说："血弱阴虚不能著心，致心火旺"。

《脾胃论·长夏湿热胃困尤甚用清暑益气汤论》说："心火乘脾，乃血受火邪，而不能升发，阳气伏于地中；地者，人之脾也。必用当归和血，少用黄柏以益真阴（诸苦泻火热则益水）……脾胃既虚，不能升浮，为阴火伤其生发之气，营血大亏，营气伏于地中，阴火炽盛，日渐煎熬，血气亏少；且心包与心主血，血减则心无所养，致使心乱而烦。"

田按

《兰室秘藏·妇人门·经漏不止有三论》说："脾胃为血气、阴阳之根蒂也。"而李东垣在《医学发明·病有逆从，治有反正论》中说："坤元一正之土，虽主生长，阴静阳躁，禀乎少阳元气乃能生育也。"少阳阳虚，脾胃不能生化血气则血病。

李东垣明确说"脾胃不足，皆是血病"，阴火是"心火旺"，是"血中伏火""血受火邪"，则阴火产生的部位当然要在脉了，在脏则属于心及心包络。其说"乃肾间受脾胃下流之湿气，闭塞其下，致阴火上冲，作蒸蒸而躁热""病必脐下相火之势，如巨川之水，不可遏而上行"（《内外伤辨惑论·辨寒热》）；"或因劳役动作，肾间阴火沸腾，其阴火下行，还归肾间"（《内外伤辨惑论·辨劳役受病表虚不作表实治之》）"如时显热躁，是下元阴火蒸蒸发也"（《脾胃论·脾胃虚弱随时为病随病制方》），此"阴火"乃是指下行历络三焦的包络相火，所谓右手尺脉中的命门包络相火，不属于肾，所以"阴火"产生的部位不在肾。经言"水气"承制相火，今水湿"闭塞其下"，相火何能沸腾？

李东垣言相火为生理上的真阳，言阴火则为病理上的心火或病理上的相火，因为包络相火是代君火行事的，所以这个沸腾的"相火"实质是"心火大盛"的"阴火"，不是相火妄动。

李东垣所论火湿病，是内伤火湿病，是由从本的少阳三焦相火和太阴湿土失常所致，所以《脾胃论·脾胃胜衰论》说："脾胃不足，皆是血病。是阳气不足，阴气有余。"《兰室秘藏·消渴门》说"血中伏火，乃血不足也"。《兰室秘藏·眼耳鼻门》说"心火大盛，则百脉沸腾，血脉逆行，邪害空窍"。《兰室秘藏·眼耳鼻门》熟干地黄丸下说"血弱阴虚不能著心，致心火旺"。阴火伏于血分，湿邪伏于气分，气血两伤，百病丛生。《黄帝内经灵枢·贼风》

说："今有其不离屏蔽，不出室穴之中，卒然病者，非必离贼风邪气，其故何也？……其毋所遇邪气，又毋怵惕之所志，卒然而病者，其故何也？唯有因鬼神之事乎？"不因外邪，那原因是什么呢？原因是"此皆尝有所伤于湿气，藏于血脉之中，分肉之间，久留而不去；若有所堕坠，恶血在内而不去。卒然喜怒不节，饮食不适，寒温不时，腠理闭而不通。其开而遇风寒，则血气凝结，与故邪相袭，则为寒痹。其有热则汗出，汗出则受风，虽不遇贼风邪气，必有因加而发焉……此亦有故邪留而未发，因而志有所恶，及有所慕，血气内乱，两气相搏。其所从来者微，视之不见，听而不闻，故似鬼神。"《黄帝内经灵枢·贼风》讲了三种内伤发病条件，一是"尝有所伤于湿气，藏于血脉之中，分肉之间，久留而不去"；二是"若有所堕坠，恶血在内而不去"；三是"因而志有所恶，及有所慕，血气内乱"。病人营卫血气俱虚，寒热变化都可致病。《黄帝内经素问·疟论》说："此皆得之夏伤于暑，热气盛，藏于皮肤之内，肠胃之外，此荣气之所舍也。此令人汗空疏，腠理开，因得秋气，汗出遇风，及得之以浴，水气舍于皮肤之内，与卫气并居。"并说："但热而不寒者，阴气先绝，阳气独发，则少气烦冤，手足热而欲呕，名曰瘅疟。"既有营血病，也有卫气病。少阳阳虚是本，火湿是标。阴火伏于血分，湿邪伏于气分为主，血分也有伏湿。王燕昌《王氏医存》说："凡肢体酸痛、麻木，及梦魇、梦遗、痞块、癥瘕、疝气、肿瘤、耳聋、目翳、鼻痔，一切对证药不效，皆别有伏邪。"《黄帝内经素问·调经论》说："夫心藏神，肺藏气，肝藏血，脾藏肉，肾藏志，而此成形。志意通，内连骨髓，而成身形五脏。五脏之道，皆出于经隧，以行血气，血气不和，百病乃变化而生，是故守经隧焉。"《黄帝内经灵枢·本脏》说："人之血气精神者，所以奉生而周于性命者也。经脉者，所以行血气而营阴阳，濡筋骨，利关节者也。卫气者，所以温分肉，充皮肤，肥腠理，司开阖者也。志意者，所以御精神，收魂魄，适寒温，和喜怒者也。是故血和则经脉流行，营复阴阳，筋骨劲强，关节清利矣。卫气和则分肉解利，皮肤调柔，腠理致密矣。志意和则精神专直，魂魄不散，悔怒不起，五脏不受邪矣。寒温和则六腑化谷，风痹不作，经脉通利，肢节得安矣。"血气不和百病生，卫气为百病母，这是李东垣医学思想的核心内容。

六、应该怎样扶阳

"扶阳"一词，早见于《扁鹊心书》，其篇名为"须识扶阳"，记载如下。

道家以消尽阴翳，炼就纯阳，方得转凡成圣，霞举飞升。故云："阳精若壮千年寿，阴气如强必毙伤。"又云："阴气未消终是死，阳精若在必长生。"故为医者，要知保扶阳气为本。人至晚年阳气衰，故手足不暖，下元虚惫，动作艰难。盖人有一息气在则不死，气者阳所生也，故阳气尽必死。人于无病时，常灸关元、气海、命关、中脘，更服保元丹、保命延寿丹，虽未得长生，亦可保百余年寿矣。

其后"住世之法"有如下说。

绍兴间刘武军中步卒王超者，本太原人，后入重湖为盗，曾遇异人，授以黄白住世之法，年至九十，精彩腴润。辛卯年间，岳阳民家，多受其害，能日淫十女不衰。后被擒，临刑，监官问曰：汝有异术，信乎？曰：无也，唯火力耳。每夏秋之交，即灼关元千炷，久久不畏寒暑，累日不饥。至今脐下一块，如火之暖。岂不闻土成砖，木成炭。千年不朽，皆火之力也。死后，刑官令剖其腹之暖处，得一块非肉非骨，凝然如石，即艾火之效耳。

看来"扶阳"就是扶脐下丹田之阳，即太极之阳，也就是少阳三焦相火。关元乃小肠募穴，小肠位于脐腹部，正是黄庭太极也。小肠与心为君火，相火代其行令，故云少阳三焦相火。

（一）阳气的作用

阳气有什么作用，《黄帝内经》说得很清楚，如《黄帝内经素问·生气通天论》说："阳气者，若天与日，失其所则折寿而不彰，故天运当以日光明，是故阳因而上卫外者也。"这里讲到了以下内容。

第一，阳气像自然界的天和太阳，天和太阳在《周易》里为乾卦，在《周易》里讲到了天和太阳的特点和功用，谓"乾：元，亨，利，贞"。

《彖传》的解释是："大哉乾元，万物资始，乃统天。云行雨施，品物流形。大明始终，六位时成，时乘六龙以御天。乾道变化，各正性命，保合大和，乃利贞。首出庶物，万国咸宁。"

《象传》的解释是："天行健，君子以自强不息。"

大明即太阳。丁淮汾《俚语证古》卷一说："太阳，大明也。"《初学记》引《广雅》说："日名耀灵，一名朱明，一名东君，一名大明。"天和太阳的特性是什么？就是《象传》说的"天行健"，即运行不息的运动，周而复始。《象传》就是讲太阳的回归年运动，所以《周易尚氏学》引《太玄经》说："元、亨、利、贞，即春、夏、秋、冬，即东、南、西、北，震元、离亨、兑利、坎贞，往来循环。"北宋周敦颐在《周子全书》中说："元，始也，于时配春，言万物始生，得其元始之序，发育长养。亨，通也，于时配夏，夏以通畅含其嘉美之道。利，义也，于时配秋，秋以成实得其利物之宜。贞，正也，于时配冬，冬以物之终，纳干正之道。"所以元、亨、利、贞，就是春、夏、秋、冬。而春、夏、秋、冬的功用是使万物生、长、化、收、藏，建立五运五行，应之以五脏。这就是"乾道变化，各正性命"的内涵，"乾道变化"，就是天道的变化，就是太阳的运行变化，万物生长靠太阳，于是四时万物各得其"性命"。人为万物之一，当然也离不开太阳，阳气是人体性命的主宰者。阳气遍布人身，如《黄帝内经素问·生气通天论》说："天地之间，六合之内，其气九州九窍，五脏十二节，皆通乎天气。"天气，就是乾天阳气。李念莪在《内经知要》中说："天之运行，惟日为本，天无此则昼夜不分，四时失序，晦暝幽暗，万物不彰矣。在于人者，亦惟此阳气为要，苟无阳气，孰分清浊？孰布三焦？孰为呼吸？孰为运行？血何由生？食何由化？与天无日等矣。"

"大明始终，六位时成，时乘六龙以御天"，是讲把太阳的回归运动划分成六个时间段，以应六气。而五运六气理论却是中医的核心基础理论。

第二，阳气"卫外"。《黄帝内经素问·生气通天论》说"阳者，卫外而为固也""阳气者，一日而主外，平旦人气生，日中而阳气隆，日西而阳气已虚，气门乃闭"，可知阳气有保卫外部体表的功能，固密肌腠而抵御外邪，即"正气存内，邪不可干"的意思。所谓"凡阴阳之要，阳密乃固""阴平阳秘，精神乃治"，秘通密，"密"者，安、安宁。《尔雅·释诂上》：
"密，静也。"《诗经·大雅·公刘》："止旅乃密。"毛传："密，安也。"又《周
颂·昊天有成命》："成王不敢康，夙夜基命宥密。"毛传："密，宁也。""阳
密"要与"阳气者，烦劳则张"及"阳气者，大怒则形气绝"对看。就是说，
阳气安宁了才能固护身体，外不受邪，内不伤精。所以道家、佛家都主张安
静养生。就是《黄帝内经素问·四气调神大论》说的"天气清静"（静，原
作净，据马莳、张景岳改）及《黄帝内经素问·生气通天论》说"苍天之气
清静"的意思，天气、苍天之气，就是天阳之气，就是阳气。清静，就是密
的意思，不是清洁。阳气太强盛则烦躁而不安宁，就是"阳强不密"。

　　第三，颐养精神。《黄帝内经素问·生气通天论》说"阳气者，精则养
神，柔则养筋"，为什么阳气能精养神、柔养筋？因为阳生则阴长，阴长则
心血旺，而心主神，血者神气也，故能养神；阴长则津液四布，故能养筋。
这个精，非肾精之精，乃乾卦《文言传》所说"大哉乾乎，刚健中正，纯
粹精也"之精，纯则无杂，粹则无疵，精而专一。柔训和，《管子·四时》：
"柔风甘雨乃至。"讲四时阴阳和顺，"若春无秋，若冬无夏"，是"两者不
和"。"因而和之，是谓圣度"。《说文解字》说："木曲直为柔。"曲直就是
弯曲、伸展，木为什么会弯曲、伸展？津液养之。如果没有津液养之，是干
木，就不会弯曲、伸展了。

　　《黄帝内经素问·五脏别论》说："脑、髓、骨、脉、胆、女子胞，此六
者地气之所生也，皆藏于阴而象于地，故藏而不泻，名曰奇恒之府。"地气
为什么能生奇恒之府？全在于阳生阴长之功，阳气在于地下，乃能生化万
物。如果阳不生、阴不长则奇恒之府虚弱，就会出现《黄帝内经灵枢·口
问》说的"上气不足，脑为之不满，耳为之苦鸣，头为之苦倾，目为之眩；
中气不足，溲便为之变，肠为之苦鸣；下气不足则乃为痿厥，心悗"诸症，
甚则阳虚阴盛而导致九窍不通。所以《黄帝内经素问·生气通天论》说："是
以圣人陈阴阳，筋脉和同，骨髓坚固，气血皆从，如是则内外调和，邪不能
害，耳目聪明，气立如故。"陈，布列也，即按四时法于阴阳，遵守四时阴
阳升浮沉降之道以养生。

　　第四，"失其所则折寿而不彰"，"所"指阳气的处所，阳气的处所在哪

里呢？春夏在外，秋冬在内，阳气失其所应有的处所，就要威胁到人身的寿命和健康了。那么寿命之本是什么呢？《黄帝内经素问·生气通天论》说："夫自古通天者，生之本，本于阴阳。天地之间，六合之内，其气九州九窍，五脏十二节，皆通乎天气。其生五，其气三，数犯此者，则邪气伤人。此寿命之本也。""生之本"在于"通乎天气"。所谓"本于阴阳"，就是本于"阴平阳秘"。因为"阴阳之要，阳密乃固"，故以阳气安宁为主。太阳的运动有春、夏、秋、冬四时之别，春夏阳气在外，秋冬阳气在内，故《黄帝内经素问·四气调神大论》说："圣人春夏养阳，秋冬养阴，以从其根，故与万物沉浮于生长之门""生长之门"，就是春夏之门，因为春主生、夏主长，没有春生夏长，就没有秋收冬藏。春夏阳生阴长则阴精上奉，人就会健康长寿。为什么逆之则夭死呢？因为"逆春气则少阳不生，肝气内变；逆夏气则太阳不长，心气内洞；逆秋气则太阴不收，肺气焦满；逆冬气则少阴不藏，肾气独沉"。逆四时之气的后果，是导致少阳不生而肝系生病、太阳不长而心系生病、太阴不收而肺系生病、少阴不藏而肾系生病，四时之气错乱而五脏系统生病，生长化收藏都没有了，哪里还有生命呢？所以，《脾胃论·阴阳寿夭论》说："《五常政大论》云：'阴精所奉其人寿，阳精所降其人夭。'夫阴精所奉者，上奉于阳，谓春夏生长之气也；阳精所降者，下降于阴，谓秋冬收藏之气也。且如地之伏阴，其精遇春而变动，升腾于上，即曰生发之气；升极而浮，即曰蕃秀之气。此六气右迁于天，乃天之清阳也。阳主生，故寿。天之元阳，其精遇秋而退，降坠于下，乃为收敛殒杀之气；降极而沉，是为闭藏之气，此五运左迁入地，乃地之浊阴也。阴主杀，故夭。根于外者，名曰气立，气止则化绝。根于内者，名曰神机，神去则机息。皆不升而降也。地气者，人之脾胃也，脾主五脏之气，肾主五脏之精，皆上奉于天。二者俱主生化，以奉升浮，是知春生夏长，皆从胃中出也。故动止饮食，各得其所，必清必净，不令损胃之元气，下乘肾肝，及行秋冬殒杀之令，则亦合于天数耳。"

第五，《黄帝内经素问·阴阳应象大论》说："风气通于肝……阳之气，以天地之疾风名之。"《黄帝内经素问·四气调神大论》说："春三月……此春气之应养生之道也。逆之则伤肝，夏为寒变，奉长者少……逆春气，则少阳不生，肝气内变。"所以阳气病就是风病，就是肝病，为百病之长。

阳气为什么会"失所"受伤呢？第一，是不能顺时养生而伤阳，如《黄帝内经素问·四气调神大论》说"逆春气则少阳不生，肝气内变""逆之则伤肝，夏为寒变，奉长者少"。第二，是外感六淫，如《黄帝内经素问·生气通天论》说"因于寒""因于暑""因于湿""因于气"而"阳气乃竭"。第三，是"阳气者，烦劳则张"，任何过度的劳倦都会伤损阳气。第四，是七情损伤阳气，如《黄帝内经素问·生气通天论》说"阳气者，大怒则形气绝而血菀于上，使人薄厥，有伤于筋"。第五，内伤于饮食。饮食劳倦，这是《脾胃论》一再强调的。

（二）人体阳气之源在哪里

首先看自然界的阳气在哪里？自然界的阳气悉归于太阳，没有这个太阳，就没有了阳气，向太阳的地方为阳，背太阳的地方为阴，故《易》说"阴阳之义配日月"。那么在人体里呢？人体里的阳气悉归于三焦相火，如张景岳在《类经附翼》中说三焦相火是人身的一轮"红日"，张景岳说："天之大宝，只此一丸红日；人之大宝，只此一息真阳"。天地间之万物，有此阳气则生，无此阳气则死。那么人体的这个太阳在哪里呢？《黄帝内经素问·阴阳别论》说："所谓阳者，胃脘之阳也。"所以李东垣说："春生夏长，皆从胃中出。"《医学发明·三焦统论》说："三焦……统而论之，三者之用，本于中焦。中焦者，胃脘也。天五之冲气，阴阳清浊自此而分，十二经络自此而始。……三焦者，冲和之本。"就是说，春夏所主之阳气皆来源于脾胃，不在肾。明代大医学家汪绮石在《理虚元鉴》中也说"阳虚之治所当悉统于脾"，汪氏认为，阳虚证有夺精、夺火、夺气之不同。他说："色欲过度，一时夺精，渐至精竭。精者火之原，气之所主。精夺则火与气相次俱竭，此夺精之兼火与气也。劳役辛勤太过，渐耗真气。气火之竭，精之用。气夺则火与精连类而相失，此夺气之兼火与精也。其夺火者多从夺精而来，然亦有多服寒药，以致命火衰弱，阳痿不起者。……盖阳虚之症，虽有夺精、夺火、夺气之不一，而以中气不守为最险。故阳虚之治虽有填精、益气、补火之各别，而以急救中气为最先。有形之精血不能速生，形之真气所宜急固，此益气之所以切于填精也。回衰甚之火者有相激之危，续清纯气者有冲和之美，此益气之所以妙于益火也。夫气之重于精与火也如此，而脾气又为诸火之原，安得不以脾为统哉！"所以张仲景立建中汤为补阳虚之总方，郑钦安说："此方（建中汤）乃仲景治阳虚之总方也，药味分两，当轻当重，当减当加，得其旨者，可即此一方，而治百十余种阳虚症候，无不立应。"陶弘景说："阳旦者（即桂枝汤、小建中汤、黄芪建中汤），升阳之方，以黄芪为主。"即以补益中气为主。《伤寒论》还说，太阴病当以四逆汤温之。脾主四肢，脾温暖了，故有四肢为诸阳之本之说。太阳居中临照四方，故归于中是合理的。

为什么说人体阳气来源于脾胃呢？这可以从古人的用药情况看出端倪。如桂枝汤加上饴糖成为小建中汤就成了扶阳的总方，这是为什么？因为人体的阳气来源于热能，人体热能的重要来源是糖类，加入饴糖就是为了增加人体的热源动力。而陶弘景说："阳旦者，升阳之方，以黄芪为主。"黄芪的成分主要是甙类、多糖、氨基酸及微量元素等，也是热能主要来源。《黄帝内经素问》说：天食人以五气，地食人以五味。在气味相合的化学过程中就会放出热能。故说"阳者，胃脘之阳也"。

再一个就是来源于太阳能，人体体表就像是一台太阳能接收器，《黄帝内经素问·四气调神大论》就是讲这个问题的，白天是太阳阳光辐射给万物的时间，万物或多或少都要接受它。

三焦相火属于少阳，少阳标本皆为阳，属于纯阳乾。脾土属于太阴，太阴标本皆为阴，属于纯阴坤。乾坤合为一太极，故少阳和太阴就组成了人身之太极，从而令笔者创建了"中医太极三部六经体系"。

乾为天、为日、为头，故有"头为诸阳之会"之说。

肾以寒水为本，即冬天要以寒水为正气，若冬有非时之温热——冬温，则发生疫病——传染病，由此可知肾阳多了反而生病，耗其肾气。补肾不如补脾。中宫丽日当空，一切阴霾都消散。

（三）少阳三焦相火衰弱导致阳虚的后果是什么

对于这个问题，李东垣讲得最好，提出"火与元气不两立"的命题，他有如下论述。

既脾胃气衰，元气不足，而心火独盛。心火者，阴火也，起于下焦，其系系于心。心不主令，相火代之。相火，下焦包络之火，元气之贼也。火与元气不两立，一胜则一负。脾胃气虚，则下流于肾，阴火得以乘其土位。（《饮食劳倦所伤始为热中论》）

有人说这一段文字写得支离无伦，所以他们得出支离无伦的结论，一是从"心火独盛"入手，导出心肾不交、阴虚火旺、七情郁火（《脾胃论·安养心神调治脾胃论》云："夫阴火之炽盛，由心生凝滞，七情不安故也。心脉者，神之舍，心君不宁，化而为火，火者，七神之贼也。"）等观点；二是从"脾胃气虚则下流于肾，阴火得以乘其土位"入手，导出气虚不运郁滞化火、气机失调蕴生湿热（《脾胃论·内外伤辨惑论》云："肾间脾胃下流之湿气闷塞其下，致阴火上冲，作蒸蒸躁热。"）等观点；三是从"心不主令，相火代之"入手，导出"相火离位"说，其中又分为"水寒离位说"（源于赵养葵《相火龙雷论》的观点，成为火神派理论根据）、"水涸离位说"（源于朱丹溪《格致余论》的观点，成为滋阴派理论根据）等观点。概言之，无非有阴火是阴虚火旺、阴火是心火、阴火是相火三大类，其实这都是不全面的理解，没有从整体上理解李东垣的学说。

李东垣有时言阴火、相火，"不言及心火者，以其相火化行君之令故也"（《此事难知·腹胀便血内寒》）。

《黄帝内经灵枢·邪客》："心者五脏六腑之大主也……诸邪之在心者，皆在于心之包络，包络者，心主之脉也。"

《黄帝内经灵枢·决气》："壅遏营气，令无所避，是谓脉。"

《黄帝内经灵枢·本神》："心气虚则悲，实则笑不休。"

《黄帝内经素问·厥论》："手心主、少阴厥逆，心痛引喉，身热，死不治。"

李东垣中气下陷说，就是中气虚、中气不足，不是中气陷入下焦，更不是中气下陷就形成了气滞。气的本性是升浮、弥漫的，比如车轮胎，气充足是饱满的而密度大，气不足是软的、扁的而密度小，不会出现这里有气、那里没气的现象。气无处不入，不像水只往低处流。

笔者认为李东垣这一段文字写得言简意赅，是结构紧密的一个整体，是

《脾胃论》一书的精华。李氏在这里论述了阴火——心火的病因病理。这段文章的内容，阐明了五层意思。

从"既脾胃气衰"至"其系系于心"是第一层。"起于下焦"的介词"于"的作用，是介进动作发生的原因，不是介进动作发生的处所。这层的意思是脾胃之气衰弱，三焦元气不足之后，可导致心火独盛。说明不涉及相火。亢盛的心火就是阴火，由于三焦元气不足而起。三焦言腑，下焦言部位。"三焦者，乃下焦元气生发之根蒂。"（《脾胃论》）这是李东垣对"起于下焦"的自注性文章。这一层肯定了阴火就是亢盛的心火，不包括相火，更不是相火，而产生阴火的原因是三焦元气升发不足——相火衰。李东垣说："胃气者，谷气也，营气也，运气也，生气也，清气也，卫气也，阳气也，又天气、人气、地气乃三焦之气。分而言之则异，其实一也，不当作异名异论而观之。"（《脾胃论》）这是李氏对《难经·三十八难》所说三焦"主持诸气"的发挥。什么是"心系"呢？《兰室秘藏·妇人门·经漏不止有三论》说："心不主令，包络代之。故曰：心之脉主属心系。心系者，包络命门之脉也。"

"心不主令，相火代之"是第二层。这一层的意思是心为君火，主血。相火为三焦和心包络的代名词。三焦主气，心包络主脉。脉为血之腑，血行于脉中。心血陈洒于五脏六腑、四肢百骸，而滋养机体。但心君主静喜安，血不能自致于五脏六腑、四肢百骸，必赖相火所化生元气的推动，循行脉道之内才能运血于五脏六腑、四肢百骸。气为血帅。此即所谓相火代心君以行事。从生理功能上区别了君火和相火的作用及其相互关系，而不是说阴火可以由相火代替，更不是说相火就是阴火。《兰室秘藏·妇人门·经漏不止有三论》说："心主血，血主脉……脉者，血之府也；脉者，人之神也。心不主令，包络代之。"

从"相火"至"元气之贼也"是第三层。要想明白这一层的意思，必须明白手厥阴心包络经脉的经行线路。

《黄帝内经灵枢·经脉》有如下论述。

心主手厥阴心包络之脉，起于胸中，出属心包络，下膈，历络三焦。

其支者，循胸出胁，下腋三寸，上抵腋下，循臑内，行太阴、少阴之间，入肘中，下臂，行两筋之间，入掌中，循中指，出其端。

其支者，别掌中，循小指次指，出其端。

是动则病：手心热，臂、肘挛急，腋肿，甚则胸胁支满，心中憺憺大动，面赤，目黄，喜笑不休。

是主脉所生病者：烦心，心痛，掌中热。

因为心包络"历络三焦"，故有上焦包络、中焦包络、下焦包络之称。见图5-8。

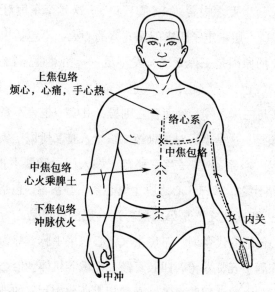

图5-8　心包络历络三焦图

所谓"下焦包络之火"，还是指包络相火，只是说其位置在下焦而已。

这一层的意思是说：相火是三焦和包络的火，是元气之贼。这是从病理上说明相火衰弱是三焦元气不足的根源。根据什么说这是相火衰弱而不是相火亢盛呢？因为相火化生元气，相火衰弱而元气不足，是由于相火不能蒸化水液，无火化气。治疗当以补火升阳化气为主。若相火亢盛而耗伤元气，是由于相火煎熬，肾水涸竭，无液化气，唯火独存。相火其性燎原，暴悍酷烈，治疗当以补水敛火为主，决不能用升散温燥药物治疗。而李东垣却用升阳温燥之品治"阴火"，说明"阴火"并不是相火亢盛。李东垣又说："夫阴火之炽盛，由心生凝滞，七情不安故也。心脉者，神之舍，心君不宁，化而为火，火者，七神之贼也。"（《脾胃论》）指出了心火——阴火是"七神之贼"(《难经·三十四难》五脏有七神），与相火是"元气之贼"相对言。"血者，神气也""阴中浮火""乃血所生病""阴火炽盛，是血中伏火"(《内外伤辨》)煎熬营血，血液不能濡养五脏，故使五脏之七神逐渐损伤。相火走气分，化生元气，相火衰弱则元气不足。《难经》云："三焦者，元气之别使也。"《难经》中又说"三焦者，水谷之道路，气之所终始也。"正是由于少阳三焦相火衰弱导致阳不生、阴不长，致使心之营血和阴津亏虚，才形成了"心火独盛"现象，即所谓"清气不生，阳道不行，乃阴血伏火"(《脾胃论》)，哪里来的相火离位？真是天方夜谭。

"火与元气不两立，一胜则一负"是第四层，这是中心议题。意思是说：阴火与三焦元气势不两立。三焦元气不足，阳不生，阴不长，阴精不能上奉，则心火亢盛，"清气不生，阳道不行，乃阴血伏火"(《脾胃论》)。三焦元气旺盛则心火安静，"阳旺则能生阴血"(《内外伤辨》)，血旺则安心火。这是用阴阳升降浮沉的理论论述"火与元气不两立"的病机。少阳三焦相火衰弱才是"阴火"的原始病理，"阴火"是实实在在的心火独亢，一个"独"字就排出了相火，即不存在心火引动相火或相火引动心火的病理现象。

最后三句是第五层。归纳了"阴火"发热病的三个方面：①脾胃病导致气血虚；②阴火病；③水湿聚肾的寒湿病。所谓"肾间脾胃下流之湿气闭塞其下，致阴火上冲，作蒸蒸躁热"，是寒湿在下，相火虚衰不能气化，阳不生、阴不长，"清气不生，阳道不行，乃阴血伏火"，才导致"阴火上冲，作蒸蒸躁热"，而非湿阻生热，不能称之为湿热，也不是湿郁相火，是相火衰弱导致的水湿下流聚于下焦，即《伤寒论》的蓄水证。临证中要对"阴火"与"阴虚火旺""湿郁发热""外感发热"作仔细鉴别。"阴火"是一种虚实夹杂症候群，虚指少阳三焦相火虚衰，实指寒湿盛于下而心火旺于上。

对这一段文义再用图5-9说明于下。

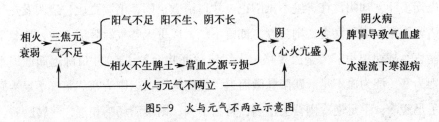

图5-9 火与元气不两立示意图

李氏在《脾胃论》中反复强调论述的学术思想，都概括在这一段文章中了。李氏所举《黄帝内经》"病从脾胃生"四条，总虑阳气受伤。他说："检讨《素问》《难经》及《黄帝针经》中说，脾胃不足之源，乃阳气不足，阴气有余。当从元气不足升降浮沉法，随证用药治之。"又说："脾胃不足，皆是血病。"（《脾胃论》）李氏对于阳气不足、阴火有余与脾胃气衰的密切联系十分强调。并认为阳气不足及脾胃气衰导致阴精不能上奉，是产生"阴火"的必要条件。又进一步强调了相火衰弱是元气不足、阳气不足、脾胃气衰的必要条件。层层推论，最后归结到相火化生元气这一根本理论上了。一共七十九个字的一段文章写得何等精湛啊！

李氏从三个方面叙述了脾胃病的主要临床表现。

1. 脾病气血虚则怠惰，气短神疲，嗜卧，四肢不收，大便泄泻。当脐有动气，按之牢若痛，食入则困倦，精神昏冒而欲睡，体重节痛。

脾胃气衰，不能腐熟水谷，导致营卫气血衰弱，如《伤寒论·平脉法》说："卫气弱，名曰慑；荣气弱，名曰卑；慑卑相搏，名曰损。""寸口脉弱而迟，弱者卫气微，迟者荣中寒。荣为血，血寒则发热；卫为气，气微者心内饥，饥而虚满不能食也。……寸口脉微而涩，微者卫气不行，涩者荣气不逮。荣卫不能相将，三焦无所仰，身体痹不仁。荣气不足，则烦疼，口难言；卫气虚，则恶寒数欠。三焦不归其部，上焦不归者，噫而酢吞；中焦不归者，不能消谷引食；下焦不归者，则遗溲。……寸口脉微而涩，微者卫气衰，涩者荣气不足。卫气衰，面色黄；荣气不足，面色青。荣为根，卫为叶。荣卫俱微，则根叶枯槁，而寒栗咳逆，唾腥吐涎沫也。趺阳脉浮而芤，浮者卫气衰，芤者荣气伤，其身体瘦，肌肉甲错，浮芤相搏，宗气衰微，四属断绝。"又说："趺阳脉微而紧，紧则为寒，微则为虚，微紧相搏，则为短气。……趺阳脉不出，脾不上下，身冷肤硬。……寸口脉微，尺脉紧，其人虚损多汗，知阴常在，绝不见阳也。寸口诸微亡阳，诸濡亡血，诸弱发热，诸紧为寒。诸乘寒者，则为厥，郁冒不仁，以胃无谷气，脾涩不通，口急不能言，战而栗也。"《金匮要略·水气病脉证并治》说："寸口脉迟而涩，迟则为寒，涩为血不足。趺阳脉微而迟，微则为气，迟则为寒。寒气不足，则手足逆冷；手足逆冷则营卫不利；营卫不利，则腹满肠鸣相逐，气转膀胱，荣卫俱劳；阳气不通即身冷，阴气不通即骨疼；阳前通则恶寒，阴前通则痹不仁。"

2. 阴火热中、阴火上炎则气高而喘，身热，心烦，头痛，烦渴，面热，口燥咽干，胃中灼热，脉洪大。如《脾胃论》说："脾胃既虚，不能升浮，为阴火伤其生发之气，营血大亏，营气伏于地中，阴火炽盛，日渐煎熬，血气亏少；且心包与心主血，血减则心无所养，致使心乱而烦，病名曰^{mán}悗。悗者，心惑而烦闷不安也。是清气不升，浊气不降，清浊相干，乱于胸中，使周身气血逆行而乱。""心火乘脾，乃血受火邪而不能升发阳气复于地中，地者，人之脾也。""始病热中""末传为寒中"。

3. 阳气不足而寒，如《伤寒论·辨脉法》说："形冷恶寒者，此三焦伤也。"三焦阳气不足，水湿聚肾的寒湿病则作涩及清涕、唾多，溺多而恶寒。甚则足不任身，足下痛不能践地，骨乏无力，喜唾，两丸冷，腹中隐隐而痛，腰、脊、背、胛皆痛。如《脾胃论》说："脾病则下流乘肾，……则骨乏无力，是为骨蚀。令人骨髓空虚，足不能履地，是阴气重迭，此阴盛阳虚之症。""夫脾胃虚，则湿土之气溜于脐下，肾与膀胱受邪。……胃虚则无所受气而亦虚，津液不濡，睡觉口燥咽干而皮毛不泽也。甲胆风也，温也，主生化周身之血气。丙小肠热也，主长养周身之阳气，亦皆禀气于胃，则能浮散也，升发也。胃虚则胆及小肠温热生长之气俱不足，伏留于有形血脉之中，为热病，为中风，其为病不可胜纪。青、赤、黄、白、黑五腑皆滞。三焦者乃下焦元气生发之根蒂，为火乘之，是六腑之气俱衰也。""饮食劳倦所伤，自汗、小便数，阴火乘土位，清气不生，阳道不行，乃阴血伏火。况阳明胃土右燥左热（右燥指大肠，左热指小肠），故化燥火而津液不能停，且小便与汗皆亡津液。津液至中宫变化为血也。脉者，血之腑也。血亡则七神何依？百脉皆从此中变来也。""脾胃既为阴火所乘，谷气闭塞而下流，即清气不升，九窍为之不利，胃之一腑病，则十二经元气皆不足也。气少则津液不行，津液不行则血亏，故筋骨皮肉血脉皆弱，是气血羸弱矣。""病甚，则传肾肝为痿、厥。厥者，四肢如在火中为热厥，四肢寒冷者为寒厥。寒厥则腹中有寒，热厥则腹中有热，为脾主四肢故也。若肌肉濡渍，痹而不仁，传为肉痿证，证中皆有肺疾，用药之人，当以此调之。气上冲胸，皆厥证也。痿者，四肢痿软无力也，其心烦冤不止。厥者，气逆也，甚则大逆，故曰厥逆。其厥、痿多相须也。""或热厥而阴虚，或寒厥而气虚。"

少阳三焦相火衰弱则不能温化水湿，水湿不化则下流少阴肾。如《金匮要略·水气病脉证并治》说："少阴脉紧而沉，紧则为痛，沉则为水，小便即难。""师曰：寸口脉沉而迟，沉则为水，迟则为寒，寒水相搏。趺阳脉伏，水谷不化，脾气衰则鹜溏，胃气衰则身肿。少阳脉卑，少阴脉细，男子则小便不利，妇人则经水不通。经为血，血不利则为水，名曰血分。"张仲景在这里提出寸口脉、趺阳脉、少阳脉、少阴脉四脉一起讨论，其中关键是"少阳脉卑"。少阳脉指三焦相火。卑，指衰微、微小、弱。《国语·周语上》："芮良夫曰：'王室其将卑乎？'"韦昭注："卑，微也。"所以"少阳脉卑"是指三焦相火衰弱。

《伤寒论·平脉法》说："少阴脉弱而涩，弱者微烦，涩者厥逆。少阴脉不至，肾气微，少精血，奔气促迫，上入胸膈，宗气反聚，血结心下，阳气退下，热归阴股，与阴相动，令身不仁，此为尸厥。当刺期门、巨阙。"最终导致各种水气病，如《金匮要略·水气病脉证并治》说："心水者，其身重而少气，不得卧，烦而躁，其人阴肿；肝水者，其腹大，不能自转侧，胁下腹痛，时时津液微生，小便续通；肺水者，其身肿，小便难，时时鸭溏；脾水者，其腹大，四肢苦重，津液不生，但苦少气，小便难；肾水者，其腹大，脐肿腰痛，不得溺，阴下湿如牛鼻上汗，其足逆冷，面反瘦。"

（四）应该怎样扶阳

当我们知道阳虚可以导致脾胃气虚、水湿下流于肾及心火为害三大症候群之后，就应该明白怎样扶阳的问题了。其中突出的问题是三焦相火与心之君火关系问题，李东垣把它归纳为"火与元气不两立"的问题，这个火指心火，元气指三焦相火所化生的气，相火旺则元气亦旺，阳生阴长而心火不起，相火衰则元气不足，阳不生、阴不长而心火内起为害。所以扶阳，就是扶助少阳三焦相火。相火与君火是一对矛盾，一胜则一负。

郑钦安先生在《医法圆通·心病不安》中解释治疗心阳虚的补坎益离丹

时说："补坎益离丹者，补先天之火以壮君火也，真火（相火）与君火（心火）本同一气，真旺则君火始能旺，真火衰则君火亦衰。"又说："补真火即是壮君火""真火存则君火亦存，真火灭则君火亦灭。"问题就出在这里，相火与君火虽然同为火气，但《黄帝内经》说二者在生理病理方面有很大区别，二者病机分言之：相火病机有五条，君火病机有四条。又云"相火之下，水气承之""君火之下，阴精承之"。在水盛相火亦盛的情况下，阳生阴长，心血得养，心火自然内伏不起而下降。但在水亏相火盛的情况下，阳升阴不长，于是心血失养而心火逐渐旺盛，才会出现"真旺则君火始能旺，真火衰则君火亦衰"的情况，二火俱旺何能用扶阳之药？根本不是相火旺则君火亦旺，相火衰则君火亦衰，而是相火旺则君火藏伏，相火衰则君火偏盛。

郑钦安所说的肾中真阳、真火是什么？其实就是三焦相火。日本泽田健先生认为，肾的故障出于中脘，治疗时要先取阳池、中脘二穴，这是为什么呢？因为阳池是少阳三焦相火的原穴，而《黄帝内经》又说"阳者，胃脘之阳也"，可知取阳池、中脘就是为了补阳气，也就是补少阳三焦相火。正因为如此，泽田健先生治疗百病不离阳池、中脘，针灸阳池、中脘成了泽田健先生太极疗法的核心内容。李东垣在《医学发明·损其肾者益其精》中已经阐述明白肾中阴阳病与脾胃虚产生的"阴火"病和阳气不足病的不同，见前文的论述。

关于"阴火"病中的格阳、戴阳证，都是相火与君火的关系失调问题。

格阳证，是阴盛于内，热于外，外有热而内真寒，即相火衰于内，由于心部于表而热于外，热多见于头面四肢肌表，内外失调，阴阳不和。太阳主心火主表，心部于表，包括头面四肢肌表。

戴阳证，是下流于肾的水湿之阴盛于下，心火热炎于上，上有热而寒在下，上下痞隔，即火上水下，热多见于头面及胸膈以上。

现代中医教科书对"阴盛格阳"（包括戴阳）一类病机的解释，称为"真寒假热"证，或"阴证似阳""寒极似火""寒包火"等说法，是指寒盛极于内而把极端衰弱的阳气逼迫浮越于外或上，是一种"阴阳离决"的危险证候。这种危险证候并不多见于临床。

郑钦安对"阴盛格阳"的解释："一点真阳，含于二阴之中，居于至阴之地，乃人立命之根，真种子也。……真阳二字，一名相火，一名命门火，一名龙雷火，一名无根火，一名阴火，一名虚火。发而为病，一名元气不纳，一名元阳外越，一名真火沸腾，一名肾气不纳，一名气不归源，一名孤阳上浮，一名虚火上冲，种种名目，皆指坎中之一阳也。……明系水盛（水即阴也），水盛一分，龙亦盛一分（龙即火也），水高一尺，龙亦高一尺，是龙之因水盛而游，非龙不潜而反其常。"（《医理真传》坎卦解）这真阳、相火就是肾中动气，《黄帝内经》云"相火之下，水气承之"，凡言水火关系，必是相火与水的关系。水盛一分，火亦盛一分，则水减一分，火亦减一分，这种现象见于四时正常规律，春夏阳生阴长即是火盛一分、水亦盛一分，秋冬阳杀阴藏即是火减一分、水亦减一分，在人体也是一种正常生理现象，非正常的病理现象：火盛则水亏，水盛则火亏。岂能拿生理现象说病理？郑氏在《医理真传》"内伤说"谓："夫心者，神之主也。凡视听言动，及五劳等情，莫不由心感召。人若心体泰然，喜怒不能役其神，忧思不能夺其柄，心阳不亏，何内伤之有乎？凡属内伤者，皆心气先夺，神无所主，不能镇定百官，诸症于是蜂起矣。此等症，往往发热咳嗽，少气懒言，身重喜卧，不思饮食，心中若有不胜其愁苦之境者，是皆心君之阳气弱，阳气弱一分，阴自盛一分，此一定之至理也。阳气过衰（即不能制阴），阴气过盛（势必上干），而阴中一线之元阳，势必随阴气而上行，便有牙疼、腮肿、耳肿、喉痛之症，粗工不识，鲜不以为阴虚火旺也。不知病由君火之弱，不能消尽群阴，阴气上腾，故牙疼诸症作矣。再观于地气上腾，而为黑云，遮蔽日光，雨水便降，即此可悟虚火之症，而知为阳虚阴盛无疑矣。"此言差矣，地气为什么上腾？因太阳之蒸腾也，这时阳气并不虚衰，阳气虚衰则地气不会蒸腾，怎么能说是"阳虚阴盛"？人也如此，人体之阳气就是张景岳说的那一轮红日——三焦相火，所谓肾中之真阳即此三焦相火也，没有三焦相火之蒸腾，肾水何以能上腾？凡阳虚阴盛，必是相火虚衰而寒水盛于下，阳不生则阴不长，而心阴心血日亏，《黄帝内经》云"君火之下，阴精承之"，并说"阴精上奉，其人寿"，现在阳不生、阴不长则阴精不上奉，于是心火日起，便有牙痛、腮肿、耳肿、喉痛之症，是实实在在的心火炎上，哪里是什么元阳外越、孤阳上浮？所以"阴盛格阳"证应改为阴盛心火病，才能一目了然。"阴盛格阳"的本质是相火虚衰而寒水盛，阴精不能上奉而心火偏旺。所以"阴盛格阳"的辨治，在于辨别相火与心火的孰盛孰衰。要多看李东垣对阴火的论述，治疗这类阴火，重点在上奉之"阴精"，此类"善补阴者，必于阳中求阴，则阴得阳升，而泉源不竭"（张景岳《景岳全书》），只有相火旺了阳生阴长，阴精才能上奉而涵养心火。如果是相火离位上越，必定是肾水亏损而不养相火，那是真正的阴虚火旺，属于阳火而不是阴火。不是心阳亏、君火弱，是相火衰弱阴气盛，阳不生、阴不长，阴精不上奉，导致心阴心血亏损而心火盛，才是内伤之源。李东垣在《脾胃论》中说："《灵兰秘典论》云：'心者，君主之官，神明出焉。'凡怒忿、悲、思、恐惧，皆损元气。夫阴火之炽盛，由心生凝滞，七情不安故也。心脉者，神之舍，心君不宁，化而为火。火者，七神之贼也。故曰：阴火太盛，经营之气不能颐养于神，乃脉病也。神无所养，津液不行，不能生血脉也。心之神，真气之别名也，得血则生，血生则脉旺。脉者，神之舍。若心生凝滞，七神离形，而脉中唯有火矣。"这才是正论。

（五）阳虚辨证

所谓阳虚，就是少阳三焦相火不足或衰弱。阳虚阴盛的初级阶段，是阳旦汤（桂枝汤、小建中汤、黄芪建中汤）、理中丸、补中益气汤之类证候，多在脾胃中宫，脾胃虚弱，影响到水谷的腐熟，导致营卫气血日虚。辨证要点是舌质淡、舌苔白或无苔。温阳温中为主。范中林认为，凡舌质淡或淡红、暗淡，舌体胖或有齿痕，舌苔白腻、灰腻、白滑者，就是阳虚。郑钦安说：小建中汤是治疗阳虚的总方剂。少阳三焦相火虚衰，表现在肩背部位酸困，胃脘、少腹有冷感、怕冷、手三里有压痛、天宗有压痛、脐左有压痛、风市有压痛、小腿足太阳和足少阳之间有压痛等。

接着是少阳三焦相火日衰而水湿不化，则水湿下流，肾水日寒，四逆汤、真武汤、附子汤、甘草干姜茯苓白术汤（肾着汤）、五苓散等证日多。苔白腻则用四逆汤加苍术。辨证要点是舌质淡、苔白腻。回阳为主。但阳虚并非都用大剂量干姜、附子，也有温之不热的现象，是缺水化气，要补水，张景岳善用熟地黄，被称为张熟地。

接着是阳虚阴盛日久，阳不生、阴不长，阴精不能上奉，导致心火渐渐偏盛，是栀子豉汤类、黄连汤、五泻心汤、干姜黄芩黄连人参汤、乌梅丸、升麻鳖甲汤、麻黄升麻汤等类证候。李东垣称此为"阴火"病。重者，上热如火，下寒如冰。严重者可导致阴阳离决的危证，即所谓的阳虚欲脱证。李东垣有补中益气汤（黄芪、炙甘草、人参、升麻、柴胡、陈皮、当归身、白术）和治气浮心乱的朱砂安神丸（朱砂纳浮溜之火、酒洗黄连苦寒去心烦、当归补血，甘草、生地黄甘寒泻火补气、滋生阴血）及补脾胃泻阴火升阳汤（柴胡、升麻、炙甘草、黄芪、人参、苍术、羌活、黄芩、酒制黄连、石膏）。辨证要点是舌中后部质淡，苔白或腻，舌尖部红或有杨梅点。补相火、伏心火为主。火神派称为潜阳为主。郑钦安潜阳丹由姜炒砂仁、附子、龟甲、甘草组成，所谓潜阳，重在龟甲。补坎益离丹由附子、肉桂、蛤壳、炙甘草，生姜组成，看点在蛤壳。龟甲，甘、咸、寒。蛤壳，咸，寒。李时珍《本草纲目》说："其甲以补心、补肾、补血，皆以养阴也。"各家都说补"阴血不足"。又说："寒制火而咸润下，故能降焉；寒散热而咸走血，故能消焉。"（蛤壳条下）《黄帝内经》说治心火，平以咸寒（《黄帝内经素问·至真要大论》说："热淫所胜，平以咸寒，佐以苦甘，以酸收之。"），故取龟甲、蛤壳咸寒入心、走血分、伏心火才是正说。其实升麻鳖甲汤与潜阳丹同工，鳖甲咸寒可伏心火。

大家可以看一看李东垣补中益气汤的立方之本是什么，他说："夫脾胃虚者，因饮食劳倦，心火亢甚，而乘其土位，其次肺气受邪，须用黄芪最多，人参、甘草次之。脾胃一虚，肺气先绝，故用黄芪以益皮毛而闭腠理，不令自汗，损其元气。上喘气短，人参以补之。心火乘脾，须炙甘草之甘以泻火热，而补脾胃中元气；若脾胃急痛并大虚，腹中急缩者，宜多用之，《经》云：'急者缓之'。白术苦甘温，除胃中热，利腰脐间血。胃中清气在下，必加升麻、柴胡以引之，引黄芪、甘草甘温之气味上升，能补卫气之散解，而实其表也，又缓带脉之缩急；二味苦平，味之薄者，阴中之阳，引清气上升也。气乱于胸中，为清浊相干，用去白陈皮以理之，又能助阳气上升，以散滞气，助诸甘辛为用。口干嗌干加干葛。脾胃气虚，不能升浮，为阴火伤其生发之气，荣血大亏，荣气不营，阴火炽盛，是血中伏火日渐煎熬，血气日减，心包与心主血，血减则心无所养，致使心乱而烦，病名曰悗。悗者，心惑而烦闷不安也，故加辛甘微温之剂生阳气，阳生则阴长。或曰：甘温何能生血？曰：仲景之法，血虚以人参补之，阳旺则能生阴血，更以当归和之。少加黄柏以救肾水，能泻阴中之伏火。如烦犹不止，少加生地黄补肾水，水旺而心火自降。如气浮心乱，以朱砂安神丸镇固之则愈。"由此可知，李东垣的本旨是着重阳生阴长。

若心火偏盛日久，心火日克肺金，多见心肺病。肺金日受心火煎熬，上源之水日亏，则渐渐导致肾水亦亏，反见三焦相火渐渐旺起来，即所谓心火引动相火也。或有房事损伤引动相火。这是黄连阿胶汤、犀角地黄汤、白虎汤之类证候。辨证要点是舌质红少苔。这时正是要用滋阴降火的时候，可是李可先生却因自己对肺结核病人的一次误诊而称滋阴降火法不可用。请看如下这个病例。

刘爱云，女，22岁，灵石火车站家属，1963年5月23日初诊：患干血痨3年多，经太铁医院诊为双肺空洞型肺结核，病危出院。羸瘦脱形，四肢枯细，体重锐减20千克。骨蒸潮热，昼夜不止半个月。双颧艳若桃李，口苦，舌光红无苔而干，食少，干渴能饮，脉弦而数。古今医家，皆谓"痨"为阳火灼阴，火炎水竭，真阴销铄。尤以昼夜皆热为重阳无阴，当"亟"泻其阳，峻补其阴。乃选清骨散加龟甲、黄芩、童便为治：

龟甲（先煎）、鳖甲（先煎）、地骨皮各30克，知母20克，银柴胡、胡黄连、秦艽、青蒿、黄芩、炙甘草各3克，童便1杯兑入，水煎分2次服。

5月24日黎明，病情突变邀诊。见病人呃逆频频，大汗肢厥，面如死灰，喘不能言，脉微欲绝。其母云："昨午药进一煎，病人即不思饮食。睡前服二煎，泻稀便一次，随即阵阵出汗，气喘不能接续。半夜服参汤一杯，才勉强支持到天亮。"至此，余已知前方误投。盖病人虽在青年，3年痨瘵，其阴阳气血已耗伤殆尽。初诊见其面若桃李，艳若涂丹，误以为乃痨证必有征象，实则已是浮阳飞越之戴阳危象，当救阳固脱为先，反投清骨散，是为一错。胡连、骨皮、知母、黄芩苦寒败坏胃阳，稀便一次，气从下脱；银柴胡、秦艽、青蒿之辛寒外散，多汗亡阳于上，尤以鳖甲一物，张锡纯谓其"开破肝气之力甚强"，更促肝气外泄，故药后出现上下俱脱之危候。二错在对脉学的书本式理解，"数"固主火、主热，然当四诊合参，全面辨析，方不致误。肺痨脉多数，濒危之际，有一呼一吸10次以上，1分钟120～240次者，已是七急八败之死脉，何来"火"与"热"之可言！故数脉变局中有"数则为劳，数则为虚"两条。若非躬行实践，绝难领悟。遂急疏张锡纯之来复汤合参附龙牡救逆汤，以救阳固脱：

红参（捣）、附子各30克，干姜20克，炙甘草60克，净山茱萸90克，生龙骨、生牡蛎、白芍各30克。

从煎沸10分钟后，频频喂服，余守护病榻，以大艾炷灸神阙，药进5次，约200毫升，半小时许，呃止、汗敛、喘定、厥回，幸得脱险。且如此辛热燥烈大剂，仅一味山茱萸敛阴固脱，其3年之久之骨蒸劳热竟2个月零七天未发。足证骨蒸劳热，乃气血大虚，阳失统束之假热，绝不可见热投凉，见蒸退蒸。自此之后，余终生不用清骨散之类治骨蒸劳热之套方。

回顾中医史上，自1347年丹溪翁创"阳有余、阴不足论"600多年间，历代中医皆宗丹溪之旨治痨瘵，从"阴虚火旺"立论，滋阴降火，清热退蒸，甘寒养阴，濡润保肺，已成定法。亢热不退者，则以芩、连、知、柏，苦寒泻火坚阴，终至戕伤脾胃之阳。脾胃一伤，食少便溏，化源告竭，十难救一。本例的深刻教训，使余毅然脱出了古人"滋阴降火"的窠臼，确立了"治痨瘵当以顾护脾肾元气为第一要义"的总治则。重温仲景"劳者温之"之旨，理血痹以治虚劳之法，及东垣先生《脾胃论》精义，以补中益气汤为基础方，补土生金，探索治痨新径，10年后渐有小得。

⌒ 田按 ⌒ ⋯⋯⋯⋯⋯⋯⋯⋯⋯⋯⋯⋯⋯⋯⋯⋯⋯⋯⋯⋯⋯⋯⋯⋯⋯⋯⋯⋯⋯⋯⋯⋯⋯⋯

李可先生还在《人体阳气与疾病》一书中攻击朱丹溪的"滋阴降火"法和张景岳的"阴虚有热，宜补而兼清"法，说"阴虚之人百不见一""从朱丹溪创立了这个学说，一直到近代很多人延用他的东西，造成了祸害非常严重。"请看原案记录，明明记载是"初诊见其面若桃李，艳若涂丹，误以为乃痨证必有征象"，其实是李可老先生自己认证不清，把朱丹溪"滋阴降火"法理解错了，是因自己的一次误诊而误治，哪里是清骨散的错？为什么要把这个错误强加在朱丹溪头上？朱丹溪立"阴虚火旺"论又有何罪？何况朱丹溪治劳瘵是以四物汤为主方，不是以清骨散为主方呢。朱丹溪说："瘵病，四物汤加炒黄柏、竹沥、人尿、姜汁。"其中用姜汁祛寒。他在发热门中说："四物汤加炒黄柏，是降火补阴之妙剂，甚者必加龟板。"四物汤是干什么的？是补阴血的，是治心火的主方。从朱丹溪以上方药可以看出，朱丹溪滋补的是什么阴？是阴血；降的什么火？是心火；心火在血分，阴血涵养心火；张元素在《医学启源》中说："黄连、黄芩、知母、黄柏，治病在头面及手梢皮肤者，须酒炒之，借酒力上升也。"并说治心火要用咸寒。为什么能补肾呢？因为心火必克肺金，上源之水日亏，下流肾水必虚，清上源以实下流，此朱丹溪补肾妙法也。张景岳正确理解了朱丹溪"滋阴降火"法，从《补损》大补丸用炒黄柏，气虚以补气药下，血虚以补血药下，并不单用"中悟出道理，提出"阴虚有热，宜补而兼清"的方法，确实醒人耳目，畅通明白。因为，血虚阴火病都是少阳相火衰弱阳虚引起的，故"宜补而兼清"。其中有阳虚阴火证，更有阳虚阴火伤阴证，治有同异，不可不知。尽管如此，李可先生还是中医界用中药治疗急危重症的功臣，为中医立下了丰功伟绩，是我们学习的榜样。

（六）扶阳方法与方药

李东垣根据阳虚阴火——心火与元气的矛盾，确定甘温除大热的治疗原则，如云："惟当以甘温之剂，补其中，升其阳，甘寒以泻其火则愈。《黄帝内经》曰：'劳者温之''损者温之'。盖温能除大热，大忌苦寒之药泻胃土耳。"（《内外伤辨惑论》）甘温何以能除大热呢？李氏说："脾胃气虚，不能升浮，为阴火伤其生发之气，荣血大亏，荣气不营，阴火炽盛，是血中伏火日渐煎熬，血气日减，心包与心主血，血减则心无所养，致使心乱而烦……辛甘微温之剂生阳气，阳生则阴长。或曰：甘温何能生血？曰：仲景之法，血虚以人参补之，阳旺则生阴血，更以当归和之。"（《内外伤辨惑论》）原来"甘温"所除之"大热"是因营血亏损不养心火，心火亢盛所生之"大热"。而心火亢盛是由于三焦相火衰弱，元气不足所致。治病必求其本与求其所属，从根本上来说，辛甘温之剂升补三焦元气，阳生则阴长，阴长则营血旺，血旺能养心火，使心火安静，此甘温除大热之由也。

甘温除热的代表方剂是小建中汤，郑钦安说它是扶阳总方。小建中汤，陶弘景《辅行诀脏腑用药法要》称为小阳旦汤。旦者，《说文解字》："旦，明也。从日见一上。一，地也。"是日出地上为旦，即表示日从东方地平线上升起，普照天下，故曰明。这就反映出一个时相问题，如《伤寒论》所说的"少阳病欲解时，从寅至辰上"。从日周期这个层次来说，寅卯辰三个时辰，即凌晨3点到上午9点的时段（03：00—09：00），是少阳病欲解时。从年周期层次来说，寅卯辰三个月，即正月到三月的春天时段。这就是一日之旦，或一年之旦。阳气初升之时。故李东垣释少阳为春升之气。《此事难知》说："平旦始从中焦注，循天之纪，左旋至丑而终。"平旦从中焦开始，故阳旦汤又称作小建中汤。

李东垣的甘温除热学说，主要有当归补血汤的血虚发热证、补中益气汤的气虚发热证（二者为气血虚）和神圣复气汤的阳虚发热证（寒湿）三种类型。其实这三种情况，只是三焦元气衰弱轻重程度不同所致。李东垣所谓"证象白虎，惟脉不长实"的"血虚发热"证最轻，至"心火亢甚，而乘其土位""始得则热中"的气虚发热证较重，到"上热如火，下寒如冰"的"末传寒中"的阳虚发热证最重。血虚发热病，病位在心系，故用当归补养血脉，并以当归名方，然气能生血，气足则血旺，所以李氏重用甘温益气的黄芪为君。《本草秘录》说："黄芪乃补气之圣药，如何补血独效？盖气无形，血虽有形，不能独生，必得无形之气以生之。黄芪用之于当归之中，自能助之以生血也。"黄芪"气温，味甘，纯阳。甘微温，性平，无毒入手少阳、足太阴经、足少阴命门"（《汤液本草》）。手少阳，三焦也。少阳三焦，标本皆阳，是为纯阳。故纯阳之黄芪为"补三焦"（《汤液本草》）元气之神品。李东垣说：人参能"益三焦元气"（见《脾胃论》戊申贫士病案）。王好古《汤液本草》记载黄芪入手少阳三焦经，并载他老师李东垣的看法：黄芪"补三焦"。李东垣的老师张元素在《医学启源》记载：炙甘草，纯阳，养血，补胃，能补三焦元气，调和诸药相协。所以李东垣常用的三味补气药黄芪、人参、炙甘草都是补益少阳三焦元气的，即补三焦相火的圣药。气虚发热病，心火乘于脾土，病变重心在脾系，除心火乘土及心火上炎的身热、烦渴、头痛、面热目赤、咳喘、胃中热、脉大等火症状外，尚有脾胃虚弱中气下陷的气短、神疲肢倦、嗜卧、大便泄泻等症状，一般医家称之为脾虚阴火证。所以，李东垣创制补中益气汤，既有当归、黄芪，又增入人参、白术、炙甘草大补脾胃元气，强化气血生化之源，脾胃元气充足，气血生化有源矣。气血虽生，必赖柴胡、升麻的升发作用，才能升清上奉于心而充养心血，使心火自平。何况升麻、柴胡还有清火解毒之功用（参见《神农本草经》《名医别录》《千金翼方》等书）。若心火亢甚，当从权用升阳散火汤以升散脾胃中之郁火，或用朱砂安神丸以泻心火。至于阳虚发热病，一般医家称之为肾虚阴火证，病变重心在肾系。火为病之标，或火发于外，而见身热、手足躁扰、脉浮大等症状；或火炎于上，而见面赤、渴欲冷饮。干呕、咽痛、口疮等症状。阳虚下寒为病之本，而见四肢厥冷（或但足冷）、下利清谷、脉沉微细欲绝等症状。治以温阳为主，辅以泻心火，佐以升清降浊、斡旋中州。万友生教授说："本证也可以说是肾虚阴火证，与上述脾虚阴火证既有区别，又有联系。脾虚阴火证是因气虚，始为热中，末传寒中，以致'寒水来复火土之仇'，症现'上热如火，下寒如冰'之说，即其明证。"《伤寒论》所谓"四逆辈"，包括四逆汤、通脉四逆汤、白通汤、白通加猪胆汁汤等方。人尿、猪胆汁能泻心火。李东垣神圣复气汤亦其类方也。

甘温除热法

甘温除热法，是根据《黄帝内经》"劳者温之""损者温之"之旨，制定的一种方法。其病机是阳气不足，脾胃虚衰，营血亏虚，血不养心，心火失养而初起。症见头痛，身烦热；自汗，四肢倦怠，少气懒语，渴欲热饮，心慌气短，舌嫩色淡，脉虚大。李东垣说："惟当以甘温之剂，补其中，升其阳，甘寒以泻其火则愈。……盖温能除大热，大忌苦寒之药泻胃土耳。"（《内外伤辨惑论》）费伯雄说："救脾者必本于阳气，气主煦之，主上升，虚则下陷，当举而升之。"（《医醇賸义》）

甘寒泻火法

甘寒泻火法，是李东垣根据《黄帝内经素问·至真要大论》"热淫所胜，平以咸寒，佐以苦甘，以酸收之"及"治以辛寒，佐以苦咸，以甘泻之"之旨，创制的一种方法。李氏说："热淫所胜，治以甘寒，以苦泻之。"李氏多次提到甘寒泻火法，如谓"炙甘草之甘以泻火热""以甘草、生地黄之甘寒泻火"（《内外伤辨惑论》）、"以甘寒镇坠之剂大泻其气，以坠气浮"（《兰室秘藏》），可见甘寒泻火法是治血中伏火之正法。张元素《医学启源》药性要旨则说"甘苦寒泻血热"。其实李东垣朱砂安神丸用的就是"甘苦寒泻血热"法。李东垣在方解中说："《黄帝内经》曰：热淫所胜，治以甘寒，以苦泻之。以黄连之苦寒，去心烦，除湿热为君。以甘草、生地黄之甘寒泻火补气，滋生阴血为臣。以当归补其血不足。朱砂纳浮溜之火，而安神明也。"《兰室秘藏》也载安神丸，谓"治心神烦乱怔忡，兀兀欲吐，胸中气乱而热，有似懊侬之状，皆膈上血中伏火，蒸蒸然不安，宜用权衡法以镇阴火之浮越，以养上焦之元气"。若心火过胜，则须用苦寒药物直折心火。若心火动血，又须用咸寒泻火法以平之。不过这些法皆为权宜之计，不宜多服久服，多服久服恐伤其阳，会由"热中"变为"寒中"。本法适用于心神烦乱怔忡，兀兀欲吐，胸中气乱而热，有似懊侬之状，蒸蒸然不安者，此"皆膈上血中伏火"（《兰室秘藏》）。常用药物有生甘草、炙甘草、生地黄、当归、黄连、黄柏、朱砂等，代表方如《内外伤辨惑论》的朱砂安神丸。此法不同于目前临床中用的清滋药甘寒泻火法，两者名同实异，不可同日而语，应加以区别。《内外伤辨惑论》的朱砂凉膈丸和黄连清膈丸，治疗上焦心肺间有热，又是甘寒泻火法的发展运用。

《本草经疏》："朱砂，味甘微寒而无毒。《药性论》云，清镇少阴君火之药。安定神明，则精气自固。火不妄炎，则金木得平，而魂魄自定，气力自倍。五脏皆安，则精华上发，故明目。心主血脉，心火宁谧，则阴分无热而血脉自通，烦满自止，消渴自除矣。"这里明确指出能镇君火——阴火之浮越、浮溜。

辛甘温祛寒法

《黄帝内经素问·至真要大论》说"寒淫所胜，平以辛热，佐以甘苦，以咸泻之"及"太阳之胜，治以甘热，佐以辛酸，以咸泻之"，张仲景创制辛甘温的四逆汤以治之。

李东垣常常将甘温除热法和甘寒泻火法及辛温祛寒法合而用之，治本而兼顾其标。如李东垣说："以甘温及甘寒之剂，于脾胃中泻心火之亢盛，是治其本也。"治标则用"甘温之药为之主，以苦寒之药为之使，以酸味为之臣佐"（《脾胃论》）。适用于气高而喘，身烦热，头痛，面赤，口渴不止的心火上炎症状和皮肤不任风寒而生寒热的无阳以护其营卫之症。常用药物有柴胡、升麻、羌活、黄芪、人参、炙甘草、黄连、黄芩等，代表方为《脾胃论》的补脾胃泻阴火升阳汤。此法加减变化运用最多。甚者用神圣复气汤。

对于这种"阴火"，李东垣有时则用扶阳散火法，如升阳散火汤等。

针对水湿下流于肾肝，导致少阴阴盛常用四逆汤。张元素《医学启源》记载四逆汤三味药的功用。

附子，纯阳，治脾中大寒。其用有三：去脏腑沉寒一也；补助阳气不足二也；温暖脾胃三也。（《汤液本草》："附子，入手少阳三焦、命门之剂。"）

干姜，辛温，纯阳，其用有四：通心气助阳一也；去脏腑沉寒二也；发散诸经之寒气三也；治感寒腹痛四也。

炙甘草，纯阳，养血，补胃，能补三焦元气，调和诸药相协。

三个纯阳药，并有二个补三焦相火，故治沉寒痼冷，回阳救逆。

李东垣《脾胃论·调理脾胃治验》说："大法云：湿寒之胜，助风以平之。又曰：下者举之，得阳气升腾而去矣。"此源于《黄帝内经素问·阴阳应象大论》"湿伤肉，风胜湿"及《黄帝内经素问·至真要大论》"下者举之"之论，寒湿在下，当扶阳、升阳法并用。

笔者认为，扶阳、补阳不能常用大量附子、干姜，因为大辛能耗散正气。《伤寒论》174条方后明言"附子三枚，恐多也，虚弱家及产妇，宜减服之"，阳虚之人有几个不是"虚弱"之体？所以姜附不能大量多用。笔者主张用补气法来补阳，气有余便是火，补气扶阳不伤正气，如陶弘景说："阳旦者，升阳之方，以黄芪为主。"就是以黄芪为补阳主药。张锡纯在解释敦复汤时说"元气既旺相火自生"，故以人参为君药。四逆汤以炙甘草为君药，就是为了制约干姜、附子的辛散作用。李东垣在《脾胃论》中说："人参之甘，补元气，泻热火也。""人参益三焦元气不足而实其表也。"所以，扶阳、升阳，我们主张多用人参、炙甘草、黄芪，慎用干姜、附子。

七、小结

从人体生长壮老死的自然规律说，《黄帝内经素问·上古天真论》说人年四十左右阳气衰退，阳气衰退，阳不生、阴不长，故《黄帝内经素问·阴阳应象大论》说人"年四十，而阴气自半也，起居衰矣"。故李东垣说"是以检讨《素问》《难经》《黄帝针经》中说脾胃不足之源，乃阳气不足，阴气有余"。从后天人们摄养来说，《黄帝内经素问·生气通天论》说"阳气者，若天与日，失其所则折寿而不彰，故天运当以日光明，是故阳因而上卫外者也"，一是风寒暑湿六淫伤人阳气，二是烦劳伤人阳气，三是大怒等情志伤人阳气，四是饮食不节伤人阳气，五是嗜欲不节伤人阳气。首先是春生少阳之气不足衰退，而太阴脾湿不化，阳虚生湿，接着是水谷不能生成营卫血气上奉而心火——阴火生，所以李东垣医学的核心是抓湿热、相火为病，故朱丹溪说"因见河间、戴人、东垣、海藏诸书，始悟湿热、相火为病甚多"（《格致余论·序》），并在《局方发挥》说："火、土二家之病""悉是湿热内伤之病。"开始是火、湿二家为病，日久不愈，则湿邪蓄积而成水饮、痰，甚则为湿毒；阴火行血脉之中而成瘀；日久营卫血气不足运行失常，加之痰饮、湿毒、瘀积而气滞，这是形成各种肿瘤的主要原因。

李东垣之所以只抓以少阳太阴组成的黄庭太极，是因为这里生神，是"神机"升降出入之处，他在《兰室秘藏·脾胃虚损论》中说"人之饮食入胃，营气上升，即少阳甲胆之气也。其手少阴三焦经，人之元气也。手足经同法，便是少阳元气生发也"，使"营气上升"才是李东垣医学的目的。所以李东垣认为"大抵脾胃虚弱，阳气不能生长，是春夏之令不行""脾胃不足，皆是血病"，由"血病"导致阴火病，这才是李东垣医学思想之真谛啊！

标本中气中从本的少阳太阴火湿两经，从《伤寒论》六经欲解时图可以看出，太阴主冬三时，少阳主春三时。《黄帝内经素问·金匮真言论》说"冬病在阴""春病在阴"，《黄帝内经素问·六节藏象论》说"脾、胃、大肠、小肠、三焦、膀胱者……此至阴之类，通于土气"，可知太阴脾和少阳三焦是土类主里阴胃肠道，故《伤寒论》称此为"病发于阴"。所以少阳太阴病首先是"土类""脾、胃、大肠、小肠、三焦、膀胱"病，是"土类"阳虚病湿。

从病位来说，脾胃主肌肉、四肢、开窍于口、华于唇，在液为涎，生营卫血气，故其生病变多在肌肉、四肢、口唇、津液及营卫血气等方面。《黄帝内经灵枢·经脉》说脾经"属脾络胃，上膈，挟咽，连舌本，散舌下；其支者，复从胃，别上膈，注心中"，胃经"下循鼻外，入上齿中，还出挟口环唇……"，故其病证多表现在口唇、舌、咽、膈、心、脾胃、腹部等方面。又脾主思，思虑亦伤脾。

少阳三焦和太阴脾久病，一是阴火——心火与少阳三焦元气——阳气不两立，少阳三焦相火越衰，则阳虚阴火越旺，阴火久稽，变为热毒、火毒，血脉则病循环系统，或成瘀，或动脉硬化，或成血瘤，或成各种血液病等；克肺则成肺病喘咳、痈、肿、皮肤病等；或乘脾热中。脾湿不化，湿气下流于下焦、肾、子宫、膀胱、腰腿，湿积日久，必生湿毒，湿积渐渐伤阴，则湿与阴亦不两立。

其次是五脏得病。《黄帝内经素问·脏气法时论》有如下说。

"肝病者，两胁下痛引少腹，令人善怒，虚则目䀮䀮无所见，耳无所闻，善恐如人将捕之，取其经厥阴与少阳，气逆，则头痛，耳聋不聪颊肿，取血者。

心病者，胸中痛，胁支满，胁下痛，膺背肩胛间痛，两臂内痛，虚则胸腹大，胁下与腰相引而痛，取其经少阴太阳，舌下血者。其变病，刺郄中血者。

脾病者，身重善肌肉痿，足不收，行善瘛，脚下痛，虚则腹满肠鸣，飧泄食不化，取其经太阴阳明少阴血者。

肺病者，喘咳逆气，肩背痛，汗出，尻阴股膝髀腨胻足皆痛，虚则少气不能报息，耳聋嗌干，取其经太阴足太阳之外厥阴内血者。

肾病者，腹大胫肿，喘咳身重，寝汗出，憎风，虚则胸中痛，大腹小腹痛，清厥意不乐，取其经少阴太阳血者。"

少阳的正常生理功能是生发阳气，厥阴从中气少阳共同主春生发阳气，失常则为逆，《黄帝内经素问·四气调神大论》说"逆春气，则少阳不生，肝气内变""逆之则伤肝，夏为寒变，奉长者少"，就是阳不生、阴不长，阴精不能上奉而生心火——阴火，日久不愈则生火毒。阴火克肺金，又多心肺系统疾病。阴火走血分，故少阴心"是动则病嗌干心痛，渴而欲饮，是为臂厥。是主心所生病者，目黄胁痛，臑臂内后廉痛厥，掌中热痛"，厥阴心包"是动则病手心热，臂肘挛急，腋肿，甚则胸胁支满，心中澹澹大动，面赤目黄，喜笑不休。是主脉所生病者，烦心心痛，掌中热"，太阳小肠经"是动则病嗌痛颔肿，不可以顾，肩似拔，臑似折。是主液所生病者，耳聋目黄颊肿，颈颔肩臑肘臂外后廉痛"；太阴肺经"是动则病肺胀满，膨膨而喘咳，缺盆中痛，甚则交两手而瞀，此为臂厥。是主肺所生病者，咳，上气喘喝，烦心胸满，臑臂内前廉痛厥，掌中热"，阳明大肠经"是动则病齿痛颈肿。是主津所生病者，目黄口干，鼽衄，喉痹，肩前臑痛，大指次指痛不用。气有余则当脉所过者热肿，虚则寒栗不复"。

《黄帝内经灵枢·经脉》说少阳三焦"是动则病耳聋浑浑焞焞，嗌肿喉痹。是主气所生病者，汗出，目锐眦痛，颊痛，耳后肩臑肘臂外皆痛，小指次指不用"，少阳胆"是动则病口苦，善太息，心胁痛不能转侧，甚则面微有尘，体无膏泽，足外反热，是为阳厥。是主骨所生病者，头痛颔痛，目锐眦痛，缺盆中肿痛，腋下肿，马刀侠瘿，汗出振寒，疟，胸胁肋髀膝外至胫绝骨外踝前及诸节皆痛，小指次指不用"，厥阴肝"是动则病腰痛不可以俯仰，丈夫癀疝，妇人少腹肿，甚则嗌干，面尘脱色。是主肝所生病者，胸满呕逆飧泄，狐疝遗溺闭癃"。

湿气下流于肾，故少阴肾经"贯脊属肾络膀胱；其直者，从肾上贯肝膈，入肺中，循喉咙，挟舌本；其支者，从肺出络心，注胸中。是动则病饥不欲食，面如漆柴，咳唾则有血，喝喝而喘，坐而欲起，目䀮䀮如无所见，心如悬若饥状，气不足则善恐，心惕惕如人将捕之，是为骨厥。是主肾所生病者，口热舌干，咽肿上气，嗌干及痛，烦心心痛，黄疸肠澼，脊股内后廉痛，痿厥嗜卧，足下热而痛"，膀胱经"是动则病冲头痛，目似脱，项似拔，脊痛腰似折，髀不可以曲，腘如结，踹如裂，是为踝厥。是主筋所生病者，痔疟狂癫疾，头囟项痛，目黄泪出鼽衄，项背腰尻腘踹脚皆痛，小指不用"。

　　《黄帝内经素问·五脏别论》说："脑、髓、骨、脉、胆、女子胞，此六者，地气之所生也。"所以，"土类"病必及"脑、髓、骨、脉、胆、女子胞"等奇恒之腑病。《黄帝内经素问·阴阳应象大论》说："六经为川，肠胃为海，九窍为水注之气。"所以，还会生九窍病。

　　从上述可知，少阳太阴湿热、相火、气滞为病甚多，既有肠胃循环系统障碍，又有形体循环系统障碍，还有表里两个通道免疫系统障碍。大致分为上、中、下三个系统：一是脾土系统，肌肉、四肢、口腔、口唇、涎、咽、舌、膈、心、思等；二是上焦心肺系统，在大小循环系统；三是下焦肾肝系统，多太阴传少阴肾，少阴传厥阴肝等。

　　少阳太阴火湿之为病，一是导致阳气与心火——阴火不两立，发阳虚、血亏、阴火之病，阴火先起于血分，后及于气分，舌裂纹先起于舌前部；二是湿与阴不和，湿毒不化而伤津液，病先起于气分，后及于血分，舌裂纹先起于舌中部。

第六章

针灸

李东垣很善于运用针灸疗法，因此我们单辑一章于此，供读者阅览。东垣针灸法很受医者推崇，如明代针灸家高武在《针灸聚英》中说："东垣针法，悉本《素》《难》，近世医家，止读《玉龙》《金针》《标幽》等歌赋，而于先生之所以垂教者，废而不讲，宜其针之不古若，而病之不易瘳也。"并列《东垣针法》专章加以陈述。其后杨继洲《针灸大成》则全部转录了《针灸聚英》所载《东垣针法》一文，并在卷六的五脏六腑经穴主治中，详加论述。李东垣不但对井、荥、输、经、合五输穴有研究，并提出背俞穴治外感、腹部募穴治内伤及补泻方法的创见，这些创见都具有论治脾胃病的特点。

一、胃气下溜，五脏气皆乱，其为病互相出见论

黄帝曰：何谓逆而乱？岐伯曰：清气在阴，浊气在阳，营气顺脉，卫气逆行，清浊相干，乱于胸中，是为大悗。故气乱于心，则烦心密嘿，俯首静伏。乱于肺，则俯仰喘喝，按手以呼。乱于肠胃，则为霍乱。乱于臂胫，则为四厥。乱于头，则为厥逆，头重眩仆。（《黄帝内经灵枢·五乱》）

大法云："从下上者，引而去之。"又法云："在经者，宜发之。"（《黄帝内经灵枢·官能》）

黄帝曰：五乱者，刺之有道乎？岐伯曰：有道以来，有道以去，审知其道，是谓身宝。黄帝曰：愿闻其道。（《黄帝内经灵枢·五乱》）

岐伯曰：气在于心者，取之手少阴、心主之俞（神门、大陵）。

滋以化源，补以甘温，泻以甘寒，以酸收之，以小苦通之，以微苦辛甘轻剂，同精导气，使复其本位。

气在于肺者，取之手太阴荥（荥穴鱼际和输穴太渊），足少阴输（输穴太溪）。

太阴以苦甘寒，乃乱于胸中之气，以分化之味去之。若成痿者，以导湿

热。若善多涕，从权治以辛热。仍引胃气前出阳道，不令湿土克肾，其穴在太溪。

气在于肠胃者，取之足太阴、阳明（章门、中脘），不下者，取之三里（三里）。"

因足太阴虚者，于募穴（章门）中导引之于血中。

有一说，腑输、去腑病也。胃虚而致太阴无所禀者，于足阳明胃之募穴（中脘）中引导之。如气逆上而霍乱者，取三里，气下乃止，不下复始。

气在于头者，取之天柱、大杼；不知，取足太阳荥、输（荥穴通谷，输穴束骨）。

先取天柱、大杼，不补不泻，以导气而已。取足太阳膀胱经中，不补不泻，深取通谷、束骨。丁心火（心经荥穴少府）、己脾土穴（输穴太白）中以引导去之。如用药，于太阳引经药中，少加苦寒、甘寒以导去之，清凉为之辅佐及使。（《脾胃论·胃气下溜五脏气皆乱其为病互相出见论》）

气在于臂足，取之先去血脉，后取其阳明、少阳之荥、输（大肠经荥穴二间、输穴三间深取之，胃经荥穴内庭、输穴陷谷深取之）。"（马莳《黄帝内经灵枢注证发微》补：手少阳荥穴液门、输穴中渚及足少阳荥穴侠溪、输穴临泣）

视其足、臂之血络尽取之，后治其痿、厥，皆不补不泻，从阴深取，引而上之。上之者，出也，去也。

皆阴火有余，阳气不足，伏匿于地中者。血，荣也，当从阴引阳，先于地中升举阳气，次泻阴火，乃导气同精之法。

黄帝曰：补泻奈何？岐伯曰：徐入徐出，谓之导气；补泻无形，谓之同精。是非有余不足也，乱气之相逆也。帝曰：允乎哉道，明乎哉论，请着之玉版，命曰治乱也。（《脾胃论·胃气下溜五脏气皆乱其为病互相出见论》）

⟨ 田按 ⟩

"胃气下溜"，不是中气下陷，而是水湿下流，水湿下流于肾，就是"湿土克肾"。"胃气下溜"是阳虚，阳虚不升，则心火旺，心火乘于脾土，故云"皆阴火有余，阳气不足，伏匿于地中者"。其治疗原则是"从阴引阳，先于地中升举阳气，次泻阴火，乃导气同精之法"。

心、肺、肾的俞穴属土，足太阴、阳明取章门、中脘、三里也都属土，而足太阳、手足阳明、手足少阳的荥穴属水、俞穴属木，无非就是取太阴土泻湿和少阳升发之机的原理。

由此可以看出，用药、用针同一理。

五乱多取四肢五输穴，而下文说外感取脏腑背俞穴、内伤元气不足取腹部募穴。

五乱，指邪乱于头、心、肺、四肢、肠胃，头、心、肺、四肢皆属于大表部，肠胃乃表部引起，总属于表部。

二、大肠、小肠、五脏皆属于胃，胃虚则俱病论

《黄帝针经》云：手阳明大肠、手太阳小肠，皆属足阳明胃，皆属足阳明胃。小肠之穴在巨虚下廉；大肠之穴在巨虚上廉，此二穴皆在足阳明胃三里穴下也。大肠主津，小肠主液。大肠、小肠受胃之荣气，乃能行津液于上焦，灌溉皮毛，充实腠理。若饮食不节，胃气不及，大肠、小肠无所禀受，故津液涸竭焉。（此段以《脾胃论·大肠、小肠、五脏皆属于胃，胃虚则俱病论》原文为主）

《内经》（《黄帝内经·通评虚实论》）云："耳鸣、耳聋、九窍不利，肠胃之所生也。"此胃弱不以滋养手太阳小肠、手阳明大肠，故有此证。然亦止从胃弱而得之，故圣人混言肠胃之所生也。（此段以《脾胃论·大肠、小肠、五脏皆属于胃，胃虚则俱病论》原文为主）

或曰：子谓混言肠胃所生，亦有据乎？予应之曰：《玉机真脏论》云："脾不及，令人九窍不通。"谓脾为死阴，受胃之阳气，能上升水谷之气于肺，上充皮毛，散入四脏。今脾无所禀，不能行气于脏腑，故有此证。此则脾虚九窍不通之谓也。虽言脾虚，亦胃之不足所致耳。此不言脾，不言肠

胃，而言五脏者又何也？予谓：此说与上二说无以异也，盖谓脾不受胃之禀命，致五脏所主九窍，不能上通天气，皆闭塞不利也，故以五脏言之。此三者，止是胃虚所致耳。然亦何止于此，胃虚则五脏、六腑、十二经、十五络、四肢，皆不得营运之气，而百病生焉，岂一端能尽之乎？（此段以《脾胃论·大肠、小肠、五脏皆属于胃，胃虚则俱病论》原文为主）

 田按 ⤵

胃阳者，胃脘之阳也。即经云"所谓阳者，胃脘之阳也"。全是少阳三焦相火衰弱惹的祸。即春生少阳之气不升也。

三、阴病治阳，阳病治阴

《黄帝内经素问·阴阳应象大论》云：审其阴阳，以别柔刚，阳病治阴，阴病治阳，定其血气，各守其乡。血实宜决之，气虚宜掣引之。

夫阴病在阳者，是天外风寒之邪乘中而外入，在人之背上腑腧、脏俞，是人之受天外客邪。亦有二说：

中于阳则流于经。此病始于外寒，终归外热，故以治风寒之邪，治其各脏之腧，非止风寒而已。六淫湿、暑、燥、火，皆五脏所受，乃筋、骨、血脉受邪，各有背上五脏俞以除之。伤寒一说从仲景。

中八风者，有风论；中暑者，治在背上小肠腧；中湿者，治在胃腧；中燥者，治在大肠腧。此皆六淫客邪有余之病，皆泻在背之腑腧。若病久传变，有虚有实，各随病之传变，补泻不定，只治在背腑腧。

另有上热下寒。经（《黄帝内经素问·阴阳应象大论》）曰："阴病在阳，当从阳引阴。"必须先去络脉经隧之血。若阴中火旺，上腾于天，致六阳反不衰而上充者，先去五脏之血络，引而下行，天气降下，则下寒之病自去矣，慎勿独泻其六阳。此病阳亢，乃阴火之邪滋之，只去阴火，只损血络经隧之邪，勿误也。

阳病在阴者，病从阴引阳，是"水谷之寒热，感则害人六腑。"又曰：饮食失节，及劳役形质，阴火乘于坤土之中，致谷气、荣气、清气、胃气、元气不得上升滋于六腑之阳气，是五阳之气先绝于外，外者天也，下流伏于坤土阴火之中，皆先由喜、怒、悲、忧、恐为五贼所伤，而后胃气不行，劳役饮食不节继之，则元气乃伤。当从胃合三里穴中推而扬之，以伸元气，故曰从阴引阳。

若元气愈不足，治在腹上诸腑之募穴（《内外伤辨惑论》曾提出灸气海穴）；若传在五脏，为九窍不通，随各窍之病，治其各脏之募穴于腹。故曰五脏不平，乃六腑元气闭塞之所生也。又曰：五脏不和，九窍不通，皆阳气不足，阴气有余，故曰阳不胜其阴。凡治腹之募，皆为元气不足，从阴引阳勿误也。

若错补四末之腧（五输穴），错泻四末之荥，错泻者，差尤甚矣。按岐伯所说，况取穴于天上，天上者，人之背上五脏六腑之腧，岂有生者乎？兴言及此，寒心彻骨！

若六淫客邪及上热下寒，筋骨皮肉血脉之病，错取穴于胃之合，及诸腹之募者必危，亦岐伯之言下工，岂可不慎哉？（《脾胃论·阴病治阳阳病治阴》）

田按

"阴病在阳"的外感六淫病是有余之病，固然当泻，若久病传变，虚实错杂，必须先去经络瘀阻，后取背部腑腧。

"阳病在阴"是伤于水谷寒热的六腑病，取用足三里穴治之。若元气不足则取用腹部募穴。

《此事难知》载：

大接经从阳引阴（《卫生宝鉴》载出自云岐子《学医新说》，治中风偏枯。现代人称作十二经井穴流注法。一说春刺井，一说冬刺井）

足太阳膀胱经之脉，出于至阴，小指外侧，去爪甲角如韭叶，为井金，足小指之端也。十呼。

足少阴肾之脉，涌泉，足心也，起于小指之下，斜取。三呼。

手厥阴心包脉，其直者，循中指，出其端，去爪甲如韭时陷中，为井，中冲穴也。其支者，别掌中，循小指次指出其端。

手少阳三焦之脉，起于小指次指之端，去爪甲如韭叶，为井。三呼。

足少阳胆之脉，起于窍阴，小指次指之端，去爪甲如韭叶，为井。其支者，上入大指岐骨内出其端，还贯爪甲，出三毛。三呼（《卫生宝鉴》作十呼），二十呼。

足厥阴之脉，起于大指之端，入聚毛之际，去爪甲如韭叶，为井，大敦穴也，及三毛中。十呼，六呼。

手太阴肺之脉，起于大指之端，出于少商，大指内侧也，去爪甲如韭叶，为井。其支者，出次指内廉出其端。

手阳明大肠之脉，起于大指次指之端，入次指内侧之端，去爪甲角如韭叶，为井。一呼（《卫生宝鉴》作十呼），中指内交。三呼。

足阳明胃之脉，起于大指次指之端，去爪甲如韭叶，为井。其支者，入大指间出其端。一呼。

足太阴脾之脉，起于足大指端，循指内一侧，去爪甲角如韭叶，为井，隐白也。十呼。

手少阴心之脉，起于小指内出其端，循指内廉之端，去爪甲角如韭叶，为井。三呼。

手太阳小肠之脉，起于小指之端，循指之端，去爪甲一分陷中，为井。五呼。

⌒ 田按 ⌒ ··

此法从申时膀胱经阳经（故称从阳引阴）开始，到未时再回到申时为一周期。

大接经从阴引阳（《卫生宝鉴》载出自云岐子《学医新说》，治中风偏枯）

手太阴肺之脉，起于大指端，出于少商，大指内侧也，去爪甲角如韭叶，为井。（《卫生宝鉴》此下有一呼、三呼。无"其支者"以下之文）其支者，出次指内廉出其端。

手阳明大肠之脉，起于大指次指之端，入次指内侧，去爪甲如韭叶，为井。一呼。

足阳明胃之脉，起于大指次指之端，去爪甲如韭叶，为井。一呼。其支者，大指出其端。

足太阴脾之脉，起于足大指端，循指内侧，去爪甲如韭叶，为井，隐白也。

手少阴心之脉，起于小指内出其端，循指内廉之端，去爪甲角如韭叶，为井。

手太阳小肠之脉，起于小指之端，去爪甲下一分陷中，为井。

足太阳膀胱之脉，出于至阴，小指外侧，去爪甲角如韭叶，为井金，足小指之端也。

足少阴肾之脉，起于小指之下，为井，涌泉穴也。

手厥阴心包之脉，其直者，循中指出其端，去爪甲角如韭叶陷中，为井，中冲穴也。其支者，别掌中，循小指次指出其端。

手少阳三焦之脉，起于小指次指之端，去爪甲角如韭叶，为井。

足少阳胆之脉，出于窍阴，足小指次指之端，如韭叶，为井。其支者，上入大指岐骨内出其端，还贯爪甲，出三毛。

足厥阴肝之脉，起于大指之端，入聚毛之际，去爪甲如韭叶，为井，大敦及三毛中。六吁。

凡此大接经，从阴引阳，从阳引阴。

田按

此法从寅时肺经井穴开始（故称从阴引阳），到丑时再回到寅时为一周期。

接经补遗

又补其母，亦名随而济之；又泻其子，亦名迎而夺之；又随呼吸出内，亦名迎随也。

两胁痛，少阳丘墟。

心痛，少阴太溪。并涌泉，足厥阴原穴。

心痛，脉沉，肾原穴（太溪）。

腰痛，昆仑、委中出血。

喘满，痰实如胶，太溪。

呕哕无度，手厥阴大陵。

头痛，手、足太阳原（腕骨、京骨）。

热无度，不可止，陷谷出血。

小肠疝气痛，足厥阴太冲。

百节酸疼，实无所知，三棱刺绝骨出血。

妇人血不止，刺足太阴井（隐白）。

喉闭，手、足少阳井（关冲、窍阴）。并少商，手，足太阴井（少商、隐白）。

大烦热不止，昼夜无力，刺十指间如血，谓八阳大节。

眼发睛欲出，亦须大刺。

目痛，大眦痛，刺太阳井（少泽、至阴）。

目痛，小眦痛，刺少阳井（关冲、窍阴）。

头中痛不可忍，卒疝痛，妇人阴中痛，皆刺足厥阴井（大敦）。

脉弦，肝原穴（太冲）。

涩脉，肺原穴（太渊）。

缓脉，脾原穴（太白）。

身之前，足阳明原穴（冲阳）。

身之后，足太阳原穴（京骨）。

身之侧，足少阳原穴（丘墟）。

灸一身之内，分为八方。脐以上至鸠尾，以年为壮；大椎以下至腰中，以年为壮。

手足四分，自井为一，荥为二，至合为五之类。

自胆中分四向，如井、荥数倍之，百会为一分，亦如胆中法。

凡欲灸者，先诊其脉，若浮者，不可灸，灸之必变。

月晦前、后各二日属坤，为癸乙，月缺，无泻；月望前、后各二日属乾，为甲壬，月满，无补。初三日至上弦，属震，仰盂，为庚；上弦日至月望，属兑，上缺，为丁；月望日至下弦，属巽，为风，为辛；下弦日至月晦，属艮，纳雨，为丙。

🎵 田按 🎵 ···

从阳引阴者，起始于足太阳膀胱经而终于手太阳小肠经。从阴引阳者，起始于手太阴肺经而终于足厥阴肝经，属于十二经子午流注法（图6-1）。

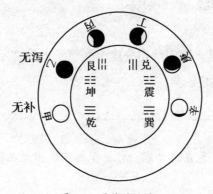

图6-1　月体纳甲图

四、脾胃虚弱随时为病随病制方

《黄帝针经》：胃病者，腹胀，胃脘当心而痛，上支两胁，膈咽不通，饮食不下，取三里以补之。

（脾胃虚弱，感湿成痿，汗大泄，妨食。三里、气冲以三棱针出血，若汗不减、不止者，于三里穴下三寸上廉穴出血。禁酒，忌湿面）

五、三焦元气衰旺

《黄帝针经》(《口问》) 有云。

"上气不足，脑为之不满，耳为之苦鸣，头为之苦倾，目为之瞑。

中气不足，溲、便为之变，肠为之苦鸣。

下气不足，则为痿、厥、心悗。

补足外踝下留之。"

此三元真气衰惫，皆由脾胃先虚，而气不上行之所致也。加之以喜、怒、悲、忧、恐，危亡速矣。

田按

这是李东垣的画龙点睛之笔，突出少阳三焦相火在脾胃虚弱导致百病中的主导作用。

足外踝上下是足三焦循行路线。足外踝下，应是足少阳丘墟穴，可升少阳春升之气，不是昆仑穴。

天元图

《难经·七十四难》曰：从其音，系其数。

间象	在表	五化叠元		以应望闻	
肝	青（大敦水井）	燥（曲泉水合）	酸（中封金经）	呼（太冲土俞）	泣（行间火荥）
心	赤（少府火荥）	焦（少冲木井）	苦（少海水合）	言（灵道金经）	汗（神门土俞）
脾	黄（太白土俞）	香（大都火荥）	甘（隐白木井）	歌（阴灵泉水合）	涎（商丘金经）
肺	白（经渠金经）	腥（太渊土俞）	辛（鱼际火荥）	哭（少商木井）	涕（天泽水合）
肾	黑（阴谷水合）	腐（复溜金经）	咸（太溪土俞）	呻（然谷火荥）	液（涌泉木井）

天元图

《难经·七十四难》曰：从其首，系其数。间象、在表、五化叠元，并见前图拾遗。

夫天元法者，谓之五化叠元，当从其首，系其数。首者，寅方春也，在人为肝。是从东方，顺天轮数至所主之处，计从几数，却于所受病一方倒叠回去，数至依前数尽处，便于元受病一方穴内，泻所止之方来路穴也。不得于所主之方内经中泻之，勿误。

假令病者闻香、臭二者，心主五臭也，入脾为香臭。从东数致所主之处，所主五臭者，心也。东一、南二，计得二数，却当于受病之方倒叠回去。脾一、心二，元数二也，是数至心。心者，荥火也。当于受病之方内泻荥火，是脾经泻火都是也。或曰：何以倒叠数？对曰：此从地出，为天轮所载，右迁于天，不当于所显之虚治之，此舟行岸移之意也。

地元图

《难经·六十八难》曰：元证脉合，复生五象。

井心下满	胆元证	身热	体重节痛	喘嗽寒热	逆气泄
荥身热	心下满小肠	元证	体重	寒热	逆气
输体重节痛	心下满胃	身热	元证	寒热	逆气
经喘咳寒热	心下满大肠	身热	体重	元证	逆气
合逆气而泄	心下满膀胱	身热	体重	寒热	元证

假令胆病善洁，面青，善怒元证，得弦脉脉合，又病心下满当刺胆井；

如见善洁，面青，善怒，脉又弦，又病身热当利胆荥；又病体重节痛当刺胆输；

如见善洁，面青，善怒，脉又弦，又病喘咳寒热当刺胆合。

余经例仿此。假令肝经淋溲，便难，转筋，春刺井，夏刺荥，秋刺经，冬刺合。

地元图

《难经·六十八难》曰：元证脉合，复生五象。

在表、间象，以应望、闻，及肝胆各五法。并见前图。

人元例

《难经·六十五难》说合　《难经·七十三难》说荥

在经木、火、土、金、水

再分七象以应切脉　　　独包七法

有阴阳　　　　　配合　　　父子　　　兄妹

接经　　　　　平经说象　　拔源

人元法例，前图已载七象，七法，见前人元例后。并见前图。

阴阳例

阴阳者，子午也，谓荥合、水火之称，名曰阴阳也，十二经皆有之，或感得父气，或感得母气而病焉。子午者，乾坤也，乾坤包六子，六子附乾坤也。故《难经·七十难》云：春夏各致一阴，秋冬各致一阳。春夏刺井、荥，秋冬刺经、合，是各致一阴一阳之义。亦谓井、经近乎子、午，然当微泻其井，大泻其荥，微补其经，大补其合。或补泻反作，是寒则留之，热则疾之，故微，大补泻，以应春食凉，夏食寒，秋食温，冬食热。假令胆病善洁，面青，善怒，脉得浮之实大，沉之损小，是感得父气为阳中之阳，当于本经中泻火补水；却得浮之损小，沉之实大，是感得母气为阴中之阳，当于本经中泻水补火。

配合例

《难经·七十七难》曰：上工治未病者，见肝之病，则知肝当传于脾，故先实其脾气，无令受肝之邪气也。假令见肝病，欲实其脾者，先于足太阴经中补土字一针，又补火字一针，后于足厥阴肝经内泻木字一针，又泻火字一针。

子母例

假令见肝病满闷，淋溲，便难，转筋，又见心病烦心，心痛，掌中热而哕，当于足厥阴肝经内，木、火二字各一针。

兄妹例 已上子母兄妹名日四针象

假令见总厥阴之经太过，又兼见表证太过，是为兄妹。当泻肝经内木、火二字各一针，又泻胆经内木、火二字各一针。此五法乃人元法也。

⟡ 田按 ⟡ ··

以上是李东垣对五腧穴的阐述，要细细品味。

第七章

李东垣医案解析

一、李东垣病案
（治法用药若不明升降浮沉差互反损论）

予病脾胃久衰，视听半失，此阴盛乘阳，加之气短，精神不足，此由弦脉令虚，多言之过，皆阳气衰弱，不得舒伸，伏匿于阴中耳。

田按

阳衰不升，故云"伏匿于阴中"。"阴盛乘阳"指阳虚阴盛，头为诸阳之汇，阳虚首先头部阳气不足，于是阴寒之气上蒙清窍，故"视听半失"。经云："阳气者，精则养神，柔则养筋。"今阳气虚不能养神，故气短、精神不足。弦脉，寒也，虚也，其阳虚可知。阳虚则不能升浮而藏匿于阴中。

癸卯（公元1243年）岁六七月间，淫雨阴寒逾月不止，时人多病泄利，湿多成五泄故也。一日，予体重，肢节疼痛，大便泄并下者三，而小便闭塞。思其治法，按《内经·标本论》："大小便不利，无问标本，先利大小便。"又云："在下者，引而竭之。"亦是先利小便也。又云："诸泄利，小便不利，先分别之。"又云："治湿不利小便，非其治也。"皆当利其小便，必用淡味渗泄之剂以利之，是其法也。噫！圣人之法，虽布在方册，其不尽者，可以求责耳。

今客邪寒湿之淫，从外而入里，以暴加之，若从以上法度，用淡渗之剂以除之，病虽即已，是降之又降，是复益其阴，而重竭其阳气矣，是阳气愈削，而精神愈短矣，是阴重强而阳重衰矣，反助其邪之谓也。故必用升阳风药即瘥，以羌活、独活、柴胡、升麻各一钱，防风根截半钱，炙甘草根截半钱，同㕮咀，水四中盏，煎至一盏，去渣，稍热服。大法云：寒湿之胜，助风以平之（《阴阳应象大论》"湿伤肉，风胜湿"）。又曰："下者举之"，得阳气升腾而去矣。又法云："客者除之"，是因曲而为之直也。夫圣人之法，可以类推，举一而知百病者也。若不达升降浮沉之理，而一概施治，其愈者幸也。

【田按】

李东垣生活于公元1180—1251年，癸卯是公元1243年，火运不及，阳明司天，少阴在泉，七月四之气的主气是太阴湿土、客气是太阳寒水，是寒湿为邪，故云"客邪寒湿之淫"。于此可知李东垣精熟五运六气理论，四时阴阳的升浮沉降是五运六气理论的重要内容。不用芳香化湿，不用淡渗之剂，"必用升阳风药即瘥"，《黄帝内经素问·阴阳应象大论》说："湿伤肉，风胜湿。"升阳风药可以胜湿，阳虚轻者可用此法，重者不可用。寒湿重者，必用四逆汤之辈。不过此"客邪寒湿之淫"当以驱邪为主，用麻黄加术汤比较好。

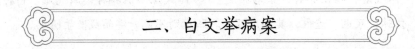

二、白文举病案

戊申（公元1248年）六月初，枢判白文举年六十二，素有脾胃虚损病，目疾时作，身面目睛俱黄，小便或黄或白，大便不调，饮食减少，气短上气，怠惰嗜卧，四肢不收。至六月中，目疾复作，医以泻肝散下数行，而前疾增剧。予谓大黄、牵牛，虽除湿热，而不能走经络。下咽不入肝经，先入胃中。大黄苦寒，重虚其胃；牵牛其味至辛，能泻气，重虚肺本，嗽大作，盖标实不去，本虚愈甚。加之适当暑雨之际，素有黄证之人，所以增剧也。此当于脾、胃、肺之本脏，泻外经中之湿热，制清神益气汤主之而愈。

清神益气汤

茯苓、升麻，以上各二分；泽泻、苍术、防风，以上各三分；生姜五分。

此药能走经，除湿热而不守，故不泻本脏，补肺与脾胃本中气之虚弱。

青皮一分；橘皮、生甘草、白芍药、白术，以上各二分；人参五分。

此药皆能守本而不走经，不走经者不滋经络中邪，守者能补脏之元气。

黄柏一分；麦门冬、人参，以上各二分；五味子三分。

此药去时令浮热湿蒸。

上件如麻豆大，都作一服，水二盏，煎至一盏，去渣，稍热，空心服。

火炽之极，金伏之际，而寒水绝体，于此时也，故急救之以生脉散，除其湿热，以恶其太甚。肺欲收，心苦缓，皆酸以收之。心火盛则甘以泻之，故人参之甘，佐以五味子之酸。孙思邈云：夏月常服五味子，以补五脏气是也。麦门冬之微苦寒，能滋水之源于金之位，而清肃肺气，又能除火刑金之嗽，而敛其痰邪。复微加黄柏之苦寒，以为守位，滋水之流，以镇坠其浮气，而除两足之痿弱也。（田按：麦冬、黄柏都是为了泻心火）

❧ 田按 ❧ ⋯⋯⋯⋯⋯⋯⋯⋯⋯⋯⋯⋯⋯⋯⋯⋯⋯⋯⋯⋯⋯⋯⋯⋯⋯⋯⋯⋯⋯⋯⋯⋯⋯⋯

戊申是1248年，火运太过，少阳司天，厥阴在泉，风火相值。六月三之气的主客气都是少阳相火。其运气二火一风，一阴一阳亢盛为患。火必克肺金，上源之水损则下源水绝，故云"火炽之极，金伏之际，而寒水绝体"。故用生脉散加黄柏，生脉泻心火、清肺热，救上焦水源而益在下水源。少阳盛极必有寒中而脾胃生病，加之素有脾胃虚弱，故用青皮、陈皮、甘草、芍药、白术、人参扶脾胃以"补脏之元气"，及生姜、防风、苍术、泽泻、茯苓、升麻除经络之湿以"补肺与脾胃本中气之虚弱"。

三、范天骙妻病案

范天骙之内，素有脾胃之证，时显烦躁，胸中不利，大便不通。初冬出外而晚归，为寒气怫郁，闷乱大作，火不得升故也。医疑有热，治以疏风丸，大便行而病不减。又疑药力小，复加七八十丸，下两行，前证仍不减，复添吐逆。食不能停，痰唾稠粘，涌出不止，眼黑头旋，恶心烦闷，气短促上喘无力，不欲言，心神颠倒，兀兀不止，目不敢开，如在风云中，头苦痛如裂，身重如山，四肢厥冷，不得安卧。余谓前证乃胃气已损，复下两次，则重虚其胃，而痰厥头痛作矣。制半夏白术天麻汤主之而愈。

半夏白术天麻汤

黄柏二分；干姜三分；天麻、苍术、白茯苓、黄芪、泽泻、人参，以上各五分；白术、炒神曲，以上各一钱；半夏（汤洗七次）、大麦蘖面、橘皮，以上各一钱五分。

上件㕮咀，每服半两，水二盏，煎至一盏，去渣，带热服，食前。

此头痛苦甚，谓之足太阴痰厥头痛，非半夏不能疗。眼黑头旋，风虚内作，非天麻不能除；其苗为定风草，独不为风所动也。黄芪甘温，泻火补元气；人参甘温，泻火补中益气；二术俱苦甘温，除湿补中益气；泽、苓利小便导湿；橘皮苦温益气调中升阳；曲消食，荡胃中滞气；大麦蘖面宽中助胃气；干姜辛热以涤中寒；黄柏苦大寒，酒洗以主冬天少火在泉发躁也。

田按

时在初冬十月也，属于五之气。病人平素脾胃气虚，且以发展成有心火——阴火的程度而"烦躁"。心火克肺金，肺失宣降，上焦不开，故见"胸中不利，大便不通"。而且初冬外出感寒，寒邪郁闭于表，火郁更重，故云"闷乱大作，火不得升故也"。医见胸中火郁，故两下之，更伤其脾胃中气，导致脾胃寒甚，犯了虚虚实实之戒。李东垣用干姜温中散寒，黄芪、人参甘温温阳益气，陶弘景《辅行诀五脏用药法要》说升阳当以黄芪为主，加之二术苦甘温，除湿补中益气；陈皮苦温，益气调中升阳；再用泽、苓利小便导湿，如此中气得建矣。以酒洗黄柏泻心火。脾虚湿盛则肝阳不振，故用天麻、半夏化阴振阳。

《神农本草经》论述天麻：主杀鬼精物、蛊毒恶气，久服益气力、长阴、肥健、轻身增年。《日华子本草》：助阳气，补五劳七伤，通血脉，开窍。《神农本草经》言其"久服益气力、长阴、肥健、轻身增年"，必能扶阳，故《日华子本草》说其"助阳气"。

《神农本草经》论述半夏：主伤寒寒热，心下坚，下气，喉咽肿痛，头眩胸胀，咳逆，肠鸣，止汗。

《名医别录》论述半夏：消心腹胸膈痰热满结，咳嗽上气，心下急痛坚痞，时气呕逆；消痈肿，堕胎，疗痿黄，悦泽面目。生令人吐，熟令人下。

《本草衍义》：半夏，今人惟知去痰，不言益脾，盖能分水故也。脾恶湿，湿则濡而困，困则不能制水。

半夏采于夏至，夏至阳旺之时，半夏之所以能消痰降阴逆，全在于其助阳耳，阳盛则阴降也。助阳才能益脾化痰。

半夏、天麻助阳则能散寒解表。

"胸中不利，大便不通"，李东垣多次论述，有胸中寒而大便不通者，如《兰室秘藏》麻黄白术汤证之类；也有胸中热而大便不通者，王孟英多用之。

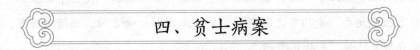

四、贫士病案

戊申（公元1248年）有一贫士，七月中脾胃虚弱，气促憔悴，因与人参芍药汤。

人参芍药汤

麦门冬二分；当归身、人参，以上各三分；炙甘草、白芍药、黄芪，以上各一钱；五味子五个。

上件㕮咀，分作二服，每服用水二盏，煎至一盏，去渣，稍热服。

既愈。继而冬居旷室，卧热炕而吐血数次。予谓此人久虚弱，附脐有形，而有大热在内，上气不足，阳气外虚，当补表之阳气，泻里之虚热。冬居旷室，衣服复单薄，是重虚其阳。表有大寒，壅遏里热，火邪不得舒伸，故血出于口。因思仲景太阳伤寒一证，当以麻黄汤发汗，而不与之，遂成衄血，却与之立愈，与此甚同，因与麻黄人参芍药汤。

麻黄人参芍药汤

人参（益三焦元气不足而实其表也）、麦门冬，以上各三分；桂枝（以补表虚）、当归身（和血养血，各五分）、麻黄（去其外寒）、炙甘草（补其脾）、白芍药、黄芪，以上各一钱；五味子二个，安其肺气。

上件㕮咀，都作一服，水三盏，煮麻黄一味，令沸，去沫，至二盏，入余药同煎至一盏，去渣，热服，临卧。

〔 田按 〕...

前白文举案是戊申年六月，属三之气，本案在戊申年七月，属四之气，四气主气是太阴脾湿，客气是阳明肺燥，暑热伤于脾肺。

人参芍药汤，由生脉散和当归补血汤、芍药甘草汤三方组成。人参、黄芪、甘草补中益气泻心火，麦冬、芍药、当归滋养阴血则心火自清。李东垣在白文举案中说："火炽之极，金伏之际，而寒水绝体，于此时也，故急救之以生脉散，除其湿热，以恶其太甚。肺欲收，心苦缓，皆酸以收之。心火盛则甘以泻之，故人参之甘，佐以五味子之酸。孙思邈云：夏月常服五味子，以补五脏气是也。麦门冬之微苦寒，能滋水之源于金之位，而清肃肺气，又能除火刑金之嗽，而敛其痰邪。"

注意李东垣说：人参能"益三焦元气"。王好古《汤液本草》记载黄芪入手少阳三焦经，并载他老师李东垣说：黄芪"补三焦"。李东垣的老师张元素在《医学启源》记载：炙甘草，纯阳，养血，补胃，能补三焦元气，调和诸药相协。所以，李东垣常用的三味补气药黄芪、人参、炙甘草都是补益少阳三焦元气的，即补三焦相火的圣药。《汤液本草》还说："附子，入手少阳三焦、命门之剂。"并说"黄芪既补三焦、实卫气，与桂同，特益气异耳"。可知附子、桂枝也补三焦元气。凡心火——阴火旺者，少阳三焦相火必衰弱，所谓少阳三焦元气与心火——阴火不两立也。黄芪升阳补肝用，当归补肝体，令阳气舒达也。

长夏暑湿之时，能用芍药甘草汤养阴吗？吴鞠通在《温病条辨》湿温篇曾明确指出，有湿浊者，"润之则病深不解"。且云"湿气弥漫，本无形质，以重浊滋味之药治之，愈治愈坏"。此乃一人之见，不可一概而论。张仲景《金匮要略》白头翁加甘草阿胶汤用阿胶法，即开湿热加养阴之法门。其后龙胆泻肝汤治湿热加生地黄，李东垣说"用当归以滋肝中血不足"，局方甘露饮治胃中湿热用二冬、二地与石斛，可见湿热病者，未必皆禁养阴药，要根据病情而定。

病人当时虽愈，可是阳虚心火旺证没有彻底治愈，所以到了冬天严寒天时外受寒邪，加之睡卧热炕增其内热，随至吐血。李东垣就用麻黄人参芍药汤治之，愈。

麻黄人参芍药汤，由人参芍药汤加麻黄汤去杏仁组成，用麻黄汤治表寒，余者补阳泻心火。于此可见李东垣精熟《伤寒论》，善用张仲景之法。

附

1. 曹通甫病案（《兰室秘藏·腰痛门》）

丁未（公元1247年）冬，曹通甫自河南来，有役人小翟，露宿寒湿之地，腰痛不能转侧，两胁撺急作痛，已经月余不愈矣。《腰痛论》中说：皆为足太阳、足少阴血络中有凝血作痛，间有一二证属少阳胆经外络脉病，皆去血络之凝乃愈。其《内经》有云：冬三月，禁不得用针，只宜服药，通其经络，破其血络中败血，以此药主之。

川芎肉桂汤

酒汉防己、防风，以上各三分；炒神曲、独活，以上各五分；川芎、柴胡、肉桂、当归梢、炙甘草、苍术，以上各一钱；羌活一钱五分；桃仁五个，去皮尖，研如泥。

上㕮咀，都作一服，好酒三大盏，煎至一大盏，去渣，稍热，食远服。

田按

丁未年，是木运不及阳气不生之年，而太阴湿土司天、太阳寒水在泉，本寒湿用事，又遇冬重寒，加之露宿寒湿之地，故感受寒湿之邪。腰腹被寒湿凝痹伤及足太阳、足少阴、足少阳，故腰痛不能转侧，寒主收引拘急，故两胁撺急作痛。

冬三月禁用针，近日医者知乎！

汉防己《神农本草经》曰："味辛，平。主治风寒，温疟，热气，诸痫，除邪，利大小便。"《名医别录》曰："味苦，温，无毒。主治水肿，风肿，去膀胱热，伤寒，寒热邪气，中风，手脚挛急，止泄，散痈肿，恶结，诸蜗疥癣，虫疮，通腠理，利九窍。"《汤液本草》曰："通行十二经。《象》云：治腰以下至足湿热肿盛脚气，补膀胱，去留热，通行十二经。"用酒汉防己祛其寒湿，通行经络。防风、独活、肉桂、羌活、苍术祛其寒湿，炒神曲消食，荡脾胃中滞气，川芎、当归梢、桃仁去经络之凝血，羌活、独活、柴胡、肉桂引入足太阳、足少阴、足少阳经。防风、羌活、柴胡风药升阳祛湿。特别是用酒加强宣通之力。

2. 董监军病案（《兰室秘藏·自汗门》）

灵寿县董监军，癸卯（公元1243年）冬大雪时，因事到真定，忽觉有风气暴至。诊候得六脉俱弦甚，按之洪实有力，其证手挛急，大便秘涩，面赤热，此风寒始至加于身也。四肢者，脾也，以风寒之邪伤之，则搐急而挛痹，乃风淫末疾而寒在外也。《内经》曰：寒则筋挛，正谓此也。本人素饮酒，内有实热乘于肠胃之间，故大便秘涩，而面赤热，内则手足阳明受邪，外则足太阴脾经受风寒之邪，用桂枝、甘草以却其寒邪，而缓其急搐；又以黄柏之苦寒以泻实而润燥，急救肾水，用升麻、葛根以升阳气，行手足阳明之经，不令遏绝；更以桂枝辛热人手阳明之经为引用，润燥；复以芍药、甘草专补脾气，使不受风寒之邪而退木邪，专益肺金也；加人参以补元气，为之辅佐；加当归身去里急而和血润燥。以药主之。

活血通经汤

芍药五分；升麻、葛根、人参、当归身、炙甘草，以上各一钱；酒黄柏、桂枝，以上各二钱。

上锉如麻豆大，都作一服，水二大盏，煎至一盏，热服，不拘时。令暖房中近火，摩搓其手。

田按

癸卯年，火运不及而阳虚寒多，阳明司天而凉，冬天遇大雪，故有风寒袭身。弦脉，寒也。李东垣对病因病机以及用药分析透彻明白，就不赘述了。

3. 李正臣妻病案（《兰室秘藏·妇人门》）

李正臣夫人病，诊得六脉俱中得，弦洪缓相合，按之无力。弦在上，是风热下陷入阴中，阳道不行，其证闭目则浑身麻木，昼减而夜甚，觉而开目，则麻木渐退，久则绝止，常开其瞑目，此证不作。惧其麻木，不敢合眼，致不得眠。身体皆重，时有痰嗽，觉胸中常似有痰而不利，时烦躁，气短促而喘，肌肤充盛，饮食不减，大小便如常。惟畏其麻木，不敢合眼为最苦。观其色脉形病相应而不逆，《内经》曰：阳盛瞋目而动，轻；阴病闭目而静，重。又云：诸脉皆属于目。《灵枢经》云：开目则阳道行，阳气遍布周身；闭目则阳道闭而不行，如昼夜之分。知其阳衰而阴旺也。且麻木为风，三尺之童，皆以为然，细校之则有区别耳。久坐而起，亦有麻木，为如绳缚之久，释之觉麻作而不敢动，良久则自已。以此验之，非有风邪，乃气不行。主治之，当补其肺中之气，则麻木自去矣。如经脉中阴火乘其阳分，火动于中为麻木也，当兼去其阴火则愈矣。时痰嗽者，秋凉在外、在上而作也，当以温剂实其皮毛。身重脉缓者，湿气伏匿而作也，时见躁作，当升阳助气益血，微泻阴火与湿，通行经脉，调其阴阳则已矣。非五脏六腑之本有邪也，此药主之。

补气升阳和中汤

生甘草（去肾热），酒黄柏（泻火除湿），白茯苓（除湿导火），泽泻（除湿导火），升麻（行阳助经），柴胡，以上各一钱；苍术（除湿补中），草豆蔻仁（益阳退外寒），以上各一钱五分；橘皮、当归身、白术，以上各二钱；白芍药、人参，以上各三钱；佛耳草、炙甘草，以上各四钱；黄芪五钱。

上㕮咀，每服五钱，水二盏，煎至一盏，去渣，食远服之。

〖田按〗

李东垣对病因病机及其治疗已分析微细，从平旦阳气出于目入手分析，由生理分析病理，合情合理。发病于秋，凉燥在外，阴火郁内，则肺气虚。阳明肺燥从其中气太阴脾湿而化，当培土生金。故用黄芪甘温泻火补元气，人参甘温泻火补中益气，苍术、白术俱苦甘温，除湿补中益气，泽泻、茯苓利小便导湿泻火，陈皮苦温益气调中升阳，复以芍药、甘草专补脾气，专益肺金。升麻、柴胡升阳散郁，黄柏、生甘草泻湿热，当归益血通经。《本草经疏》记载：草豆蔻，辛能破滞，香能入脾，温热能祛寒燥湿，故主温中及寒客中焦、心腹痛、中寒呕吐也。脾开窍于口，脾家有积滞，则瘀而为热，故发口臭，醒脾导滞，则口气不臭矣。辛散温行，故下气。寒客中焦，饮食不消，气因闭滞则霍乱。又散一切冷气、消酒毒者，亦燥湿破滞、行气健脾开胃之功也。《珍珠囊》记载：益脾胃、去寒，又治客寒心胃痛。故草豆蔻能补益阳气退外寒邪。

4. 富者病案（《兰室秘藏·阴痿阴汗门》）

一富者前阴臊臭，又因连日饮酒，腹中不和，求先师治之。曰：夫前阴者，厥阴肝之脉络循阴器，出其挺末。凡臭者，心之所主，散入五方为五臭，入肝为臊，此其一也。当于肝经中泻行间，是治其本，后于心经中泻少冲，乃治其标。如恶针，当用药除之。酒者，气味俱阳，能生里之湿热，是风湿热合于下焦为邪。故《经》云：下焦如渎。又云：在下者，引而竭之。酒是湿热之水，亦宜决前阴以去之。

龙胆泻肝汤

治阴部时复热痒及臊臭。

柴胡梢、泽泻各一钱，车前子、木通各五分，生地黄、当归梢、龙胆草各三分。

上锉如麻豆大，都作一服，水三盏，煎至一盏，去渣，空心稍热服，便以美膳压之。

此药柴胡入肝为引用。泽泻、车前子、木通淡渗之味利小便，亦除臊气，是名在下者，引而竭之。生地黄、龙胆草之苦寒泻酒湿热。更兼车前子之类以撤肝中邪气。肝主血，用当归以滋肝中血不足也。

田按

本案湿热为患，病位在心肝。龙胆泻肝汤，《医方集解》引出《太平惠民和剂局方》，但《局方》中不载此方，而《兰室秘藏》和《东垣试效方》都记有龙胆泻肝丸，可能为李东垣所创，原方只有龙胆草、泽泻、木通、车前子、当归、生地黄、柴胡七味药组成。其后《医方集解》所载龙胆泻肝汤却多出黄芩、栀子、甘草三味。李东垣说用柴胡作为引入肝经药，泽泻、木通、车前子利小便除湿泄热，引而竭之"撤肝中邪气"，生地黄合龙胆草苦寒泻肝经酒湿热。问题是，李东垣为什么治湿热要用生地黄和当归，难道不怕助湿、留邪？为什么反说其泻湿、撤邪？肝经既然有酒湿热，为什么还"用当归以滋肝中血不足也"？原因在李东垣治的是脾胃虚衰导致的内伤病，即《脾胃论·脾胃胜衰论》所说"所胜妄行者，言心火旺，能令母实。母者，肝木也。肝木旺，则挟火热无所畏惧而妄行也"。原本心主五臭，心病入肝，故见肝臊。张元素《医学启源》下卷"寒沉藏"载"生地黄，气寒味苦……其用有三：凉血一也。除皮肤燥二也。去诸湿热三也"。"草龙胆，气寒味大苦……除下部风湿一也。除湿热二也。脐下以至足肿痛三也。寒湿脚气四也"。要治肝经湿热而臊，必先治心火，故用生地黄凉血治心火，结合龙胆草共治肝经湿热。火必伤血，故"用当归以滋肝中血不足也"。

后世《医方集解》所载龙胆泻肝汤比李东垣龙胆泻肝汤多黄芩、栀子、甘草三味，乃以治中焦湿热伤肝为主，故用苦寒药黄芩、栀子清热燥湿，惧其伤胃，故加甘草。

5. 尹老病案（《兰室秘藏·疮疡门》）

尹老家素贫寒，形志皆苦，于手阳明大肠经分出痈，幼小有癫疝，其臂外皆肿痛，在阳明左右。寸脉皆短，中得之俱弦，按之洪缓有力。此痈得自八风之变，以脉断之，邪气在表。其证大小便如故，饮食如常，腹中和，口知味，知不在里也。不恶风寒，只热燥，脉不浮，知不在表也。表里既和，邪气在经脉之中。《内经》云：凝于经络为疮痈。其痈出身半以上，故风从上受之。故知是八风之变为疮者也，故治其寒邪，调其经脉中血气，使无凝滞而已。

白芷升麻汤

炙甘草一分，升麻、桔梗各五分，白芷七分，当归梢、生地黄各一钱，生黄芩一钱五分，酒黄芩、连翘、黄芪各二钱，中桂少许，红花少许。

上㕮咀，分作二服，酒水各一大盏半，同煎至一盏，去渣，稍热，临卧服，一服而愈。

6. 尹老病案（《东垣试效方·疮疡门》）

尹老家寒，己酉岁十月初，有仲冬之寒，形志皆苦，于手阳明大肠经分出痈，第四日稠脓，幼小有癜疝，其臂外皆肿痛甚，先肿在阳明，左右寸皆短，中得之俱弦，按之洪缓有力。此痈得自八风之变，以脉断之，邪气在表。其证大小便如故，饮食如常，腹中和，口知味，知不在里也。不恶风寒，只热躁，脉不浮，知不在表也。表里既和，邪气在经脉之中也。故云凝于经络为疮痈。其痈出身半以上，故风从上受之。故知是八风之变为疮，只经脉之中也。治其寒邪，调和经中血气，使无凝滞则已矣。

白芷升麻汤

白芷七分，升麻半钱，甘草一分，黄芩二钱、酒制，生黄芩一钱半，黄芪二钱，桔梗半钱，红花少许。

上㕮咀，作一服，水、酒各一大盏半，同煎至一盏，去滓，大温服，临卧，一服而愈。

🐚 田按 🐚

《黄帝内经素问·血气形志论》说："形乐志苦，病生于脉，治之以灸刺。形乐志乐，病生于肉，治之以针石。形苦志乐，病生于筋，治之以熨引。形苦志苦，病生于咽嗌，治之以百药。形数惊恐，经络不通，病生于不仁，治之以按摩醪药。是谓五形志也。"今病人形志皆苦，必心情不乐而心火内郁，经云"诸痛痒疮，皆属于心"，心火必克肺大肠金系统，故于臂外手阳明大肠经分出现痛疮。

己酉年，太阴脾不及则阳虚寒多，阳明司天，少阴在泉，十月属五之气，五之气的主气是阳明燥金，客气是厥阴风木。外有寒凉之气在皮毛，寒凉外束皮毛而火郁皮毛之内。

"寸脉皆短"，短脉主气病，短而有力为气郁、气滞，短而无力为肺气虚，中气不足。中取脉弦，虚也，寒也。沉取洪缓有力，里实无病。表虚而里实，故李东垣说"邪气在表"。邪气在表本当脉浮，今脉不浮，知李东垣又将表部分为表之表和表之里两个层次。皮毛为表之表，不恶风寒，脉不浮，知邪不在表之表。在表不治则传于表之里经络，故李东垣说"表里既和，邪气在经脉之中"。寒邪凝于经络，阳热郁则成疮痈。

八风，一说为八方之风，在《吕氏春秋》《淮南子》《说文解字》《左传·隐公五年》等中都有记载，另一说即为八种季候风，在《易纬通卦验》记载有："八节之风谓之八风。立春条风至，春分明庶风至，立夏清明风至，夏至景风至，立秋凉风至，秋分阊阖风至，立冬不周风至，冬至广莫风至。"《黄帝内经素问·八正神明论》和《黄帝内经灵枢·九宫八风》有论述。《黄帝内经灵枢·九宫八风》说："风从其所居之乡来为实风，主生，长养万物；从其冲后来为虚风，伤人者也，主杀，主害者。……风从南方来，名曰大弱风，其伤人也，内舍于心，外在于脉，气主热。风从西南方来，名曰谋风，其伤人也，内舍于脾，外在于肌，其气主为弱。风从西方来，名曰刚风，其伤人也，内舍于肺，外在于皮肤，其气主为燥。风从西北方来，名曰折风，其伤人也，内舍于小肠，外在于手太阳脉，脉绝则溢，脉闭则结不通，善暴死。风从北方来，名曰大刚风，其伤人也，内舍于肾，外在于骨与肩背之膂筋，其气主为寒也。风从东北方来，名曰凶风，其伤人也，内舍于大肠，外在于两胁腋骨下及肢节。风从东方来，名曰婴儿风，其伤人也，内舍于肝，外在于筋纽，其气主为身湿。风从东南方来，名曰弱风，其伤人也，内舍于胃，外在肌肉，其气主体重。此八风皆从其虚之乡来，乃能病人。"《黄帝内经素问·八正神明论》说："以身之虚而逢天之虚，两虚相感，其气至骨，入则伤五脏，工候救之，弗能伤也。"《黄帝内经灵枢·岁露论》："乘年之衰，逢月之空，失时之和，因为贼风所伤，是谓三虚。"《黄帝内经素问·本病论》："人之五脏，一脏不足，又会天虚，感邪之至也，……因而三虚。"

病人形志皆苦，则身体素虚，外遇八风虚邪，于是发病。病发于大肠经，当是东北寒邪凝闭经络。故用白芷、桂、黄芪、升麻、炙甘草、酒升阳通经驱寒，桔梗利气通滞，《重庆堂随笔》："桔梗，开肺气之结，宣心气之郁，上焦药也。"当归、红花活血化瘀，生地黄、连翘、黄芩甘苦寒泻血热而消疮痈。

7. 蒲老病案（《东垣试效方·疮疡门》）

丁未季春二十二日，蒲蕿主老年七十，因寒湿地气，得附骨痈，于左腿外侧，足少阳胆经之分，微侵足阳明分，阔六七寸，长一小尺，坚硬浸肿，不变肉色，皮泽深，但行步作痛，以指按至骨大痛，与药一服，立止，再日坚硬而肿消。

内托黄芪酒煎汤

柴胡一钱半　连翘一钱　肉桂一钱　黍粘子（炒）一钱　黄芪二钱　当归尾二钱　黄柏半钱　升麻七分　甘草（炙）半钱

上件㕮咀，好糯米酒一盏半，水一大盏半，同煎至一大盏，去滓，大温服，空心宿食消尽服之，待少时，以早膳压之，使不令大热上攻中上二焦也。

◖田按◗ ┄┄┄┄┄┄┄┄┄┄┄┄┄┄┄┄┄┄┄┄┄┄┄┄┄┄┄┄┄┄┄┄┄┄┄

丁未年，肝木不及而燥金旺，太阴脾湿司天，太阳寒水在泉，季春三月属二之气少阴君火。年70多虚寒，又受寒湿之邪。此人寒湿之重而内郁成热可知。春主左腿外侧。

8. 贾德茂病案（《兰室秘藏·疮疡门》）

贾德茂小男，于左大腿近膝股内出附骨痈，不辨肉色，漫肿，皮泽木硬，疮势甚大。左脚乃肝之髀上也，更在足厥阴肝经之分，少侵足太阴脾经之分。其脉左三部细而弦，按之洪缓微有力，此药主之。

内托黄芪汤

生地黄一分，黄柏二分，肉桂三分，羌活五分，当归梢七分半，土瓜根（酒制）、柴胡梢各一钱，连翘一钱三分，黄芪二钱。

上㕮咀，都作一服，酒一盏，水二盏，煎至一盏，去渣，空心热服。

◖田按◗ ┄┄┄┄┄┄┄┄┄┄┄┄┄┄┄┄┄┄┄┄┄┄┄┄┄┄┄┄┄┄┄┄┄┄┄

附骨痈，痈疽之发于骨关节者也。《诸病源候论》卷三十二："附骨痈，亦由体盛热而当风取凉，风冷入于肌肉，与热气相搏，伏结近骨成痈。其状无头，但肿痛而阔，其皮薄泽，谓之附骨痈也。"病人"左三部细而弦，按之洪缓微有力"，弦为虚寒，阳气不足。细则气血不足。沉取洪缓微有力，病不在里，在于经络。方用黄芪、肉桂、羌活、柴胡升阳散寒，生地黄、黄柏、土瓜根、连翘甘苦寒泻血热而消痈。黄芪、当归补肝之体用，着眼于左脉弦细。经络凝滞，营卫不行则郁结化热成痈。

两例附骨痈，一例病在足少阳、足阳明阳经，一例病在足厥阴、足太阴阴经，互为表里经，用药基本一致。

9. 张县丞侄病案（《东垣试效方·杂方门》）

泰和二年（公元1202年，壬戌年。公元1203年，癸亥年），先师以进纳监济源税，时四月，民多疫疠，初觉憎寒体重，次传头面肿盛，目不能开，上喘，咽喉不利，舌干口燥，俗云大头天行，亲戚不相访问，如染之，多不救。张县丞侄亦得此病，至五六日，医以承气加蓝根下之，稍缓。翌日，其病如故，下之又缓，终莫能愈，渐至危笃。或曰李明之存心于医，可请治之。遂命诊视，具说其由。先师曰：夫身半以上，天之气也，身半以下，地之气也。此邪热客于心肺之间，上攻头目而为肿盛，以承气下之，泻胃中之实热，是诛罚无过，殊不知适其所至为故。遂处方，用黄芩、黄连苦寒，泻心肺间热以为君；橘红苦平，玄参苦寒，生甘草甘寒，泻火补气以为臣；连翘、牛蒡子、薄荷叶苦辛平，板蓝根味苦寒，马勃、白僵蚕味苦平，散肿消毒、定喘以为佐；新升麻、柴胡苦平，行少阳、阳明二经不得伸；桔梗味辛温为舟楫，不令下行。共为细末，半用汤调，时时服之；半蜜为丸，噙化之，服尽良愈。因叹曰：往者不可追，来者犹可及。凡他所有病者，皆书方以贴之，全活甚众，时人皆曰，此方天下所制，遂刊于石，以传永久。

普济消毒饮子

黄芩（君）、黄连各半两（君），人参三钱，橘红（去白，臣）、玄参（臣）、生甘草各二钱（臣），连翘、黍黏子、板蓝根、马勃各一钱，白僵蚕（炒）七分，升麻七分，柴胡二钱，桔梗二钱。

上件为细末，服饵如前法，或加防风、薄荷、川芎、当归身，㕮咀，如麻豆大，每服秤五钱，水二盏，煎至一盏，去滓，稍热，时时服之。食后如大便硬，加酒煨大黄一钱或二钱以利之。肿势甚者，宜砭刺之。

🌀 田按 🌀 ....

泰和二年是壬戌年（公元1202年），风运太过，太阳寒水司天，太阴湿土在泉，四月在二之气，主气是少阴君火、客气是阳明燥金，寒凉外束而风火内郁上扰为大头天行病。史料记载，1202年即泰和二年四月，中原地区（河南）疫病流行，"初觉憎寒，壮热体重，次传头面，肿盛不可开，上喘，咽喉不利，舌干口燥"，当时俗称为大头伤寒、大头天行。（见《疫病早知道》第170页）

太阳阳明寒凉之气外束，风火内郁上扰心肺，故见初觉憎寒体重，次传头面肿盛，目不能开，上喘，咽喉不利，舌干口燥。病在上，不在下，故用承气汤下之无效，反伤脾胃。用普济消毒饮子专治壅上风火，所以有效。甘苦寒泻血热平心火，故心肺热得治。连翘、牛蒡子、薄荷叶、板蓝根、马勃、白僵蚕散肿消毒，则肿消散。升麻、柴胡、桔梗引经升散，防风、薄荷、川芎、当归解表通滞，所以病愈。

李东垣在《内外伤辨惑论》中说："壬辰（公元1232年）改元，京师戒严，迨三月下旬，受敌者凡半月，解围之后，都人之不受病者，万无一二，既病而死者，集蹪而不绝。都门十有二所，每日各门所送，多者二千，少者不下一千，似此者几三月。"壬辰和壬戌年，运气相同，都是风运太过，太阳寒水司天、太阴湿土在泉。三月、四月属于二之气，主气是少阴君火、客气是阳明燥金，外有太阳阳明秋冬之气，内有少阴君火内郁，最易引发疫病。不过，壬戌泰和年发的是外感疫病，而壬辰年发的却是内外相合之疫病，故此治疗方法也不同。

有上述可知，治疗疫病不可一概而论，有的疫病病人脾胃好，有的疫病病人脾胃不好，要区别对待，不可一药同治。

10. 赵君病案（《东垣试效方·杂方门》）

燃香病热

戊申（公元1248年）春，节使赵君，年几七旬，病身体热麻，股膝无力，饮食有汗，妄喜笑，善饥，痰涎不利，舌强难言，声嗄不鸣，求治于先师。诊得左寸脉洪大而有力，是邪热客于经络之中也。两臂外有数瘢，遂问其故，对以燃香所致。先师曰：君之病皆由此也。

夫人之十二经，灌溉通身，终而复始。盖手之三阳，从手表上行于头，加之以火邪，阳并于阳，势甚炽焉。故邪热妄行，流散于周身，而为热麻。

《黄帝针经》四卷口问第一：胃热则虫动，虫动则廉泉开，故涎下。热伤元气，而为沉重无力；饮食入胃，慓悍之气不循常度，故多汗；心火盛，则妄喜笑；脾胃热，则消谷善饥；肺金衰，则声嘎不鸣。仲景云：微数之脉，慎不可灸，焦骨伤筋，血难复也。君奉养以膏粱之味，无故而加之以火炳之毒，热伤经络而为此病明矣。

《内经》云：热淫所胜，治以苦寒，佐以苦甘，以甘泻之，以酸收之。当以黄柏、知母之苦寒为君，以泻火邪，壮筋骨，乃肾欲坚，急食苦以坚之；黄芪、生甘草之甘寒，泻热实表；五味子酸止汗，补肺气之不足以为臣；炙甘草、当归之甘辛，和血润燥；升麻、柴胡之苦平，行少阳、阳明二经，自地升天，以苦发之者也，以为臣佐。

㕮咀，同煎，取清汁服之，更缪刺四肢，以泻诸阳之本，使十二经相接而泻火邪，不旬日良愈。遂名其方清神补气汤。

清神补气汤

苍术四钱，藁本二钱，升麻六钱，柴胡三钱，五味子一钱半，黄柏三钱，酒知母二钱，陈皮一钱半，黄芪三钱，生甘草二钱，当归二钱。

上件锉，如麻豆大，每服秤五钱，水五盏，煎至一盏，去滓，空心，候大小便，觉饥时服之，待少食，以美膳压之。

⌒ 田按 ⌒

戊申年，戊是火运太过，申为少阳三焦相火司天、厥阴风木在泉，春又是风火之时。"左寸脉洪大而有力"是心火旺，心火乘于脾胃则"脾胃热"，心火克肺则"肺金衰"。苍术、陈皮化湿不可不知。

李东垣所引《黄帝内经》"热淫所胜，治以苦寒，佐以苦甘，以甘泻之，以酸收之"不是原文。首先我们要分清热与火的区别，"热"指少阴君火——心火，"火"指少阳相火——三焦相火。此言"热淫所胜"，当然是指少阴心火了。《黄帝内经素问·至真要大论》说：少阴司天，"热淫所胜，平以咸寒，佐以苦甘，以酸收之。""少阴之胜，治以辛寒，佐以苦咸，以甘泻之。"李东垣将"治以咸寒"改为"治以苦寒"，并加以"以甘泻之""以苦发之"。但无论怎么改，都是治心火胜的原则，不是治相火胜的原则。所以，这里"当以黄柏、知母之苦寒为君，以泻火邪，壮筋骨，乃肾欲坚，急食苦以坚之"，乃是苦寒泻"心火盛"，以救"肺金衰"上源之水，从而达到"苦以坚"肾的，非直接泻肾火。前张县丞俚病案用黄连、黄芩苦寒泻心肺间热，本案用黄柏、知母苦寒泻心肺热，因本案脾胃热，而张县丞俚病案脾胃寒也。本案所治与《伤寒论》黄连阿胶汤一样都是治少阴病的，黄连阿胶汤用鸡子黄、阿胶咸寒平热，佐以黄连、黄芩苦寒泻心火，以芍药之酸收之。本案属于《伤寒论》中以火误攻所致。

11. 郭大方妻病案（《东垣试效方·妇人门》）

丁未（公元1247年）仲冬，郭大方说，其妻经水暴崩不止，先曾损身失血，自后一次经缩十日而来，今次不止，其人心窄，性急多惊，以予料之，必因心气不足，饮食失节得之。大方曰：无。到彼诊得掌中寒，脉沉细而缓，间而沉数，九窍微不利，四肢无力，上喘气短促，口鼻气皆不调，果有心气不足。脾胃虚损之证，胃脘当心而痛及左胁下缩急有积，当脐有动气，腹中鸣下气，大便难，诸虚证极多，不能尽录。拟先治其本，余证可以皆去，与安心定志，镇坠其惊，调和脾胃，益元气，补血脉，养其神，以大热之剂去其冬寒，寒凝在皮肤内，少加生地黄去命门相火，不令四肢痿弱。黄芪当归人参汤主之。

黄芪当归人参汤

黄芪一钱，当归身一钱半，人参一钱，草豆蔻仁六分，炒神曲半钱，黄连一分，生地黄三分，陈皮半钱，麻黄（不去节）一钱，杏仁五个（研），桂枝半钱。

上㕮咀，分作二服，每服水二大盏半，煎麻黄令沸，去沫，煎至二盏，入诸药，同煎至一大盏，于巳午时之间，食消尽服之，一服立止。

其胃脘痛乃胃土有客寒，与大热药草豆蔻丸十五丸，白汤送下。再与肝之积药，除其积之根则愈。

田按

丁未年，木运不及则阳气不升，太阴湿土司天，太阳寒水在泉，时在仲冬十一月六之气，寒湿倍加。故李东垣说"以大热之剂去其冬寒"，因"寒凝在皮肤内"，即以麻黄汤去甘草加草豆蔻，解其皮肤之寒凝。

脾胃虚损，确诊部位是脐有动气或压痛，症状是四肢无力，九窍不利，喘气短促。脉沉细为阳虚有寒。故用黄芪、人参升阳益气，补脾胃元气。心气不足补其肝，黄芪、当归升阳益血，补肝之体用，以舒畅阳升之道。陈皮利气去滞，神曲助脾消食。黄连、生地黄凉血泻心火。

"于巳午时之间"服药，乃借助天时阳旺之气也，且巳午为心阳之时。

命门一词，最早见于《黄帝内经》，称目为命门。《黄帝内经灵枢·根结》《黄帝内经灵枢·卫气》二篇都说"命门者，目也"。《黄帝内经》为什么称目为命门呢？王冰注《黄帝内经素问·阴阳离合论》时说："命门者藏精，光照之所则两目也。"所谓"光照"，就是指阳气而已。《黄帝内经灵枢·卫气行》说："平旦阴尽，阳气出于目。"可知《黄帝内经》是以阳气为生命之根，正如《黄帝内经素问·生气通天论》所说："阳气者，若天与日，失其所，则折寿而不彰。故天运当以日光明。"而平旦是少阳三焦相火主气，所以《难经》以三焦主命门元气。

因为少阳三焦与手厥阴心包络为表里，所以心包络也主相火。故李东垣在《医学发明·六部所主十二经脉之图》中标注："手厥阴心主，命门包络相火之脉。"又在《兰室秘藏》中说："相火者，包络也，主百脉，皆荣于目，凡心包络之脉，出于心中，以代心君之行事也，与少阳为表里，心系者，包络命门之脉也。"于是提出了包络命门说。并在《兰室秘藏·小儿门》中说："夫胞者，一名赤宫，一名丹田，一名命门，主男子藏精施化，妇人系胞有孕。俱为生化之源，非五行也，非水亦非火，此天地之异名也，象坤土之生万物也。"可知李东垣所说的相火是指代心君火，泻命门相火，就是泻心火——阴火。那么，心包络为什么能让"妇人系胞有孕"呢？《黄帝内经素问·评热病论》说："月事不来者，胞脉闭也，胞脉者属心，而络于胞中，今气上迫肺，心气不得下通，故月事不来也。"于此可知心、肺与子宫——胞的关系吧，月经正常了才能怀孕，而月经的源头在心血，心包络代心行事，故云"包络命门"。这就是所谓"天癸"之事，天癸至才能"月事以时下"。李东垣的包络命门说，被程知演化为子宫命门说，就完全是两回事了。

从李东垣的论述看，相火当分少阳三焦相火和手厥阴心包络相火，《黄帝内经灵枢·邪客》说："诸邪之在于心者，皆在于心之包络。包络者，心主之脉也。"心包络代君行事，即代心君受邪，所以心火——阴火，李东垣称作"命门包络相火"，并不是下焦"命门相火"，这与少阳三焦相火亢盛是两回事。五运六气理论所谓"君火以名（不是明），相火以位"，是特指本来心主夏热，可是主气三之气却是少阳三焦相火，君火只是在名义上是主夏热，实际上是相火占据了夏天三之气。少阳三焦相火衰弱，阳不生、阴不长，心火才能起来。是李东垣在这里有些用词不当。"命门包络相火"，其诊位在右手尺部，故《难经》云"右肾"为"命门"。

所谓"少加生地黄去命门相火"，生地黄凉血之品，实为泻"命门包络相火"者。

12. 崩漏治验（《东垣试效方·妇人门》）

宣德侯经历之家人，病崩漏，医莫能效，切脉。且以纸疏其证，至四十余种，为药疗之，明日而二十四证减，前后五六日，良愈。侯厚谢而去。凡治设施，皆此类也。

调经升阳除湿汤

治女子漏下恶血，月事不调，或暴崩不止，多下水浆之物，皆由饮食失节，或劳伤形体，或素有心气不足。因饮食劳倦，致令心火乘脾，其人必怠惰嗜卧，四肢不收，困倦乏力，无气以动，气短上气，逆急上冲，其脉缓而弦，急按之洪大，皆中指下得之，脾土受邪也。脾主滋荣周身者也。心主血，血主脉，二者受邪，病皆在脉。脉者，血之府也。脉者，人之神也。心不主令，包络代之，故曰心之脉主属心系。心系者，包络、命门之脉。至月事因脾胃虚而心包乘之，故漏下月水不调也。况脾胃为血气、阴阳根蒂，当除湿去热，益风气上伸以胜其湿。又云，火郁则发之。

柴胡、羌活各半钱，防风一钱，蔓荆子七分，独活半钱，苍术一钱半，甘草（炙）一钱，升麻一钱，藁本一钱，当归（酒制）半钱，黄芪一钱半。

上哎咀，如麻豆大，勿令作末，都作一服，以洁净新汲水五大盏，煎至一盏，去滓，空心腹中无宿食，热服之，待少时，以早饭压之，可一服而已。如灸足太阴脾经中、血海穴二七或三七壮，立已。此药乃从权之法，用风胜湿，为胃下陷而气迫于下，以救其血之暴崩也；并血恶之物住后，必须黄芪、人参、当归之类数服以补之，于补气升阳汤中加以和血药便是也。若经血恶物下之不绝，尤宜究其根源，治其本经，只益脾胃，退心火之亢，乃治其根蒂也。若遇夏月白带下，脱漏不止，宜用此汤，一服立止。

凉血地黄汤

治妇人血崩，是肾水阴虚，不能镇守包络相火，故血走而崩也。

生地黄半钱，黄连三分，黄柏二分，黄芩一分，知母二分，羌活三分，柴胡三分，升麻二分，防风三分，藁本二分，当归半钱，甘草一钱，细辛二分，荆芥穗一分，川芎二分，蔓荆子一分，红花少许。

上哎咀，都作一服，水三大盏，煎至一盏，去渣，稍热服，空心食前。足太阴脾之经中、血海二穴，在膝髌上内廉白肉际二寸中，治女子漏下恶血，月事不调，逆气腹胀，其脉缓是也，灸三壮。足少阴肾之经中阴谷二穴，在膝内辅骨后大筋下，小筋上，按之应手，屈膝取之，治膝如锥，不得屈伸，舌纵涎下，烦逆溺难，小腹急引阴痛，股内廉痛，妇人漏血不止，腹胀满不得息，小便黄，如蛊，女子如妊娠，可灸二壮。

◖ 田按 ◗···

李东垣治崩漏，皆从包络论之，尊《黄帝内经》也。《黄帝内经素问·评热病论》说："月事不来者，胞脉闭也。胞脉者，属心而络于胞中，今气上迫肺，心气不得下通，故月事不来也。"因月事属于心，而心包代心君行事，故从心包络论治。

13. 一妇人病案（《东垣试效方·妇人门》）

一妇人重身五六月，冬至日因祭祀哭恸，口吸风寒，忽病心痛，不可忍，浑身冷气欲绝，求治于东垣。李诊后曰：此乃客寒犯胃，故胃脘当心而痛。急与麻黄、草豆蔻、半夏、干姜、炙甘草、益智仁之类治之。或曰：半夏有小毒，重身妇人服之可乎？李曰：可。又曰：不可用之何如？李曰：乃有故而用也，麻黄、半夏、干姜之辛热，以散风寒尚不能收全功，何暇损胎乎？《内经》曰：妇人重身，毒之何如？岐伯曰：有故无殒，亦无殒也。大积大聚，其可犯也，衰其大半而止，过则死矣。投之病良愈，而胎亦无损。

田按

时在冬至隆冬季节，寒气为重，故悲哭吸入风寒。用麻黄、半夏、干姜辛热散风寒，草豆蔻、益智仁、干姜、炙甘草温中益气散脾胃寒邪。《医学启源》载益智仁治脾胃中寒邪，和中益气。

现在人都认为孕妇不得吃药，这是一种错误认识，病邪在身是要伤胎的，孕妇有病当及早治疗，不会损伤胎儿的。

14. 白文举正室案（《兰室秘藏·妇人门》）

白文举正室，白带常漏久矣，诸药不效。诊得心包尺脉微，其白带下流不止。叔和云：崩中日久，为白带漏下，时多白滑，血枯。崩中者，始病血崩，久则血少，复亡其阳。故白滑之物下流不止，是本经血海将枯，津液复亡，枯干不能滋养筋骨。以本部行经药为引用、为使；以大辛甘油腻之药润其枯燥，而滋益津液；以大辛热之气味药补其阳道，生其血脉；以苦寒之药泄其肺而救上；热伤气，以人参补之，以微苦温之药为佐而益元气。

补经固真汤

白葵花（去萼，研烂）四分；甘草（炙）、郁李仁（去皮尖，研泥）、柴胡，以上各一钱；干姜（细末）、人参，以上各二钱；生黄芩（细研）一钱；陈皮（留皮）五分。

上件除黄芩外，以水三盏，煎至一盏七分，再入黄芩同煎至一盏，去渣，空心热服，少时以早饭压之。

李东垣认为，心包、三焦、命门相火诊于右手尺脉，今"诊得心包尺脉微"，知相火不足矣。以白葵花子、郁李仁、炙甘草"大辛甘油腻之药润其枯燥"，干姜"大辛热之气味药补其阳道"，黄芩"苦寒之药泄其肺而救上""热伤气，以人参补之"，陈皮"微苦温之药为佐而益元气"，以柴胡"为引用、为使"。

15. 妇人案（《东垣试效方·妇人门》）

戊申春，一妇人六十岁，病振寒战栗（太阳寒水客也），呵欠喷嚏（足少阳溢也），口亡津液（足阳明不足也），心下急痛而痞（手少阴受寒也，故急痛，足太阴血滞为痞），身热近火（热在皮表，寒在骨髓，亦有振寒战栗也），脐下恶寒（丹田有寒也），浑身黄而白睛黄（寒湿也，以余证之，知其寒也），溺黄赤而黑频数（寒湿胜也），自病来，身重如山，便着床枕（至阴湿盛也），其脉诊得左右关并尺命门中得弦而急，极细，杂之以洪而极缓（弦急为寒，加之以细，细者北方寒水，杂以缓甚者，湿胜出黄色也，又洪大者，心火受制也），左尺按之至骨，举手来实者（壬癸俱旺也），六脉按之俱空虚（下焦无阳也）。先以轻剂去其中焦寒湿，兼退其洪大脉，理中汤加茯苓是也。

理中茯苓汤

白术、干姜、炙甘草、人参、茯苓（除寒湿）各三钱。

上件为细末，每服秤二钱，水一盏半，煎至一盏，冰之令寒服之，谓之热因寒用，其寒以对足太阳之假热也。以干姜之辛热以泻其真寒也。故曰真对真，假对假。

若不愈，当以术附汤冰之令寒，以补下焦元气也。

戊申年，火运太过，少阳司天，厥阴在泉。季春主气为少阴君火，客气为太阴湿土，加之寒中及素体下寒，故用理中汤治太阴虚寒，加茯苓去湿。

《近效》术附汤附于《金匮要略·中风历节》后，"治风虚头重眩，苦极不知食味"。由白术、附子、甘草组成，因有附子而补下焦元气。

16. 裴泽之夫人案（《东垣试效方·妇人门·经闭治验》）

裴泽之之夫人，病寒热而月事不至者数年矣，已加喘嗽，医者率以蛤蚧、桂、附等投之。曰：不然。夫人病，阴为阳所搏，温剂太过，故无益而反害，投以凉血和血之药，则经行矣，已而果然。

〔田按〕 ....

因病寒热而医者用大量桂附，大辛热药"温剂太过"必伤其阴，阴伤则月事不来，故用"凉血和血之药"养阴而经行。

17. 妇人案（《东垣试效方》妇人门）

一妇人，经候黑血凝结成块，左厢有血瘕，水泄不止，谷有时不化，有时化，后血块暴下，并水俱作，是前后二阴有形之血脱竭于下，既久，经候犹不调，水泄日见三两行，食罢烦心不快，饮食减少，甚至瘦弱。求治（于东垣老人），乃审而细思之曰：夫圣人治病，必本四时升降浮沉之理，权变之宜，必先岁气，毋伐天和。无盛盛，无虚虚，遗人夭殃。无致邪，无失正，绝人长命。故仲景云：阳盛阴虚，下之则愈，汗之则死；阴盛阳虚，汗之即愈，下之即死。大抵圣人立法，且如升阳或发散之剂，是助春夏之阳气，令其上升，乃泻秋冬收藏殒杀寒凉之气，此病是也，当用此法治之。升降浮沉之至理也，天地之气以升降浮沉乃从四时，如治病，不可逆之。故《经》云：顺天则昌，逆天则亡，可不畏哉！夫人之身亦有四时天地之气，不可止认在外，人亦体同天地也。今经漏不止，是前阴之气血已脱下矣。水泄又数年，是后阴之气血下陷以脱矣。后阴者，主有形之物也；前阴者，精气之户。下竭，是病人周身之血气常行秋冬之令，阴主杀，此等收藏之病是也。阳生阴长，春夏是也。在人之身，令气升浮者，谷气上行是也。既病，人周身血气皆不生长，谷气又不升，其肌肉消少，是两仪之气俱将绝矣。既下元二阴俱脱，血气将竭。假令当是热证，今下焦久脱，化为寒矣。此病久沉久降，寒湿大胜，当急救之，泻寒以热，除湿以燥，大升大举以助生长，补养气血，不致偏竭。圣人立治之法，既湿气大胜，以所胜治之，助甲风木上升是也。故《经》云：风胜湿，是以所胜平之也。当先调和胃气，次用白术之类，以燥其湿而滋元气。如其不止，后用风药以胜湿，此便是大举大升以助春夏二湿之久陷下之至治也。

益胃升阳汤

血脱益气，古圣人之法也。先补胃气以助生发之气，故曰阳生阴长。诸甘药为之先务，举世皆以为补，殊不知甘能生血，此阳生阴长之理也。故先理胃气，人之身内胃气为宝。

黄芪二钱，人参一钱半（去芦，有嗽去之），炙甘草一钱，柴胡半钱，升麻半钱，白术三钱，当归身一钱（酒洗），炒神曲一钱半，陈皮一钱，生黄芩（泻盛暑之伏，庚金肺逆）每服加少许，秋凉去之。

上件㕮咀，每服秤一钱或二钱，视食加减之，如食少，已定二钱内更减之，不可令胜食，每服水二大盏，煎至一盏，去渣，稍热服。

如腹中痛，每服加白芍药三分，去皮中桂少许。如渴或口干，加葛根二分，不拘时候。

升阳举经汤

治经水不止，如右尺脉按之空虚，是气血俱脱，大寒之证。轻手其脉数疾，举指弦紧或涩，皆阳脱之证，阴火亦亡。见热证于口鼻眼，或渴，此皆阴躁阳欲先去也，当温之、举之、升之、浮之、燥之，此法当大升浮血气，且补命门之下脱也。

柴胡二钱，藁本（去土）二钱，白术三钱，当归身、黄芪（味甘者佳）各三钱，红花少许，肉桂（去皮，盛夏勿用，秋冬用），桃仁十个（汤浸，去皮尖，细研），川芎一钱，细辛六分，人参、地黄各一钱，白芍药半钱，羌活二钱，黑附子（炮制，去皮脐）五分，独活一钱，炙甘草一钱半，防风二钱。

上件㕮咀，每服三钱，若病势顺，当渐加之，至半两止服。每服水三盏，煎至一盏，去滓，空心，稍热服之。

田按

气血从二阴俱脱，寒湿大胜于下，故见"右尺脉按之空虚"，右尺是心包、三焦、命门相火之位，故断为"命门之下脱"。如何救"命门之下脱"？行春夏阳生阴长之令，即"助甲风木上升是也"。手足少阳同气。补甲胆风木上升之气的最好方药是"补中益气汤"，另加神曲、黄芩即为"益胃升阳汤"。有了胃气，然后补血，所以升阳举经汤中用四物汤加桃红补血和血，用防风、羌活、独活、藁本等风药胜湿，用肉桂、附子、细辛等大辛热药祛寒。

18.　小儿腹胀（《东垣试效方·小儿门》）

升阳益血汤

时仲春，一小儿，未满百日，病腹胀，二日大便一度，瘦弱，遍身黄色，宜升阳气，滋血和血，补润肠胃干燥也。

蝎梢二分，曲末三分，厚朴、当归各一钱，桃仁十个，升麻三分。

都作一服，水一盏，煎至半盏，去滓，稍热服，食前。

田按

仲春乃阳生阴长之时，"未满百日"知其生于寒冬，寒胜则阳气不足而脾胃病，故见"腹胀"。"瘦弱，遍身黄色"是脾胃病之形色。脾胃病皆是阳气不足，故治疗"宜升阳气"为主兼以"滋血和血，补润肠胃干燥"。

19.　小儿寒证（《东垣试效方·小儿门》）

补阳汤

时初冬，一小儿二岁，大寒证，明堂青脉，额上青黑，脑后青络高起，舌上白滑，喉鸣而喘，大便微清，耳尖冷，眼涩，常常泪出，仍多眵，胸中不利，卧而多惊，无搐即寒。

柴胡、升麻各二分，麻黄三分，吴茱萸半钱，地龙半钱，蝎梢一分，生地黄半钱，当归身三分，炙甘草一分，黄芪二分，黄柏、橘皮、葛根、连翘各一分。

上件㕮咀，都作一服，水一大盏半，煎至一盏，去滓，乳食后热服之。服药之后，添喜笑精神，出气和顺，乳食进。

℃ 田按 ℈

初冬感寒伤阳，故用麻黄、吴茱萸驱寒，用黄芪、当归、炙甘草、柴胡、升麻、陈皮升阳益胃气，用地龙、全蝎通络，用生地黄、黄柏、葛根、连翘治其郁热。

20. 徐总管病案（《兰室秘藏·眼耳鼻门》）

戊申（公元1248年）六月，徐总管患眼疾，于上眼皮下出黑白翳两个，隐涩难开，两目紧缩而无疼痛，两手寸脉细紧，按之洪大无力。知足太阳膀胱为命门相火煎熬，逆行作寒水翳及寒膜遮睛证，呵欠，善悲健忘，嚏喷脬泪时自泪下，面赤而白，能食不大便，小便数而欠，气上而喘。

拨云汤

黄芪一分；细辛、生姜、葛根、川芎，以上各五分；柴胡七分；荆芥穗、藁本、生甘草、升麻、当归身、知母，以上各五钱；羌活、防风、黄柏，以上各一钱五分。

上㕮咀，如麻豆大，都作一服，水二盏，煎至一盏，去渣，热服，食后。

℃ 田按 ℈

戊申年，是火运太过，而少阳相火司天，主气、客气都是少阳相火，故云受"相火煎熬"。厥阴风木在泉，肝开窍于目，故风火上扰于面目，而见面赤目疾。风火上扰则下寒，少阳司政则寒中，故有太阳寒水之逆行而作翳。药用黄柏、知母苦寒泻"命门相火"——心火即阴火。葛根、柴胡、升麻升散风热，用细辛、生姜、川芎、荆芥穗、藁本、羌活、防风外散寒湿，黄芪、生甘草之甘寒，泻热实表。当归身通经和血润燥。"命门相火"指右手尺部心包络、三焦，不是肾中。

21. 李叔和眼病案（《东垣试效方·眼门·论瞳子散大并方》）

戊戌初冬，李叔和至西京，朋友待之以猪肉煎饼，同蒜醋食之，后复饮酒，大醉，卧于暖炕。翌日病眼，两瞳子散大于黄睛，视物无的，以小为大，以短为长，卒然见非常之处，行步踏空，多求医疗而莫之愈。至已亥春，求治于先师。曰：《内经》有云，五脏六腑之精气皆上注于目而为之精，精之窠为眼，骨之精为瞳子。又云：筋骨气血之精而为脉，并为系，上属于脑。又瞳子黑眼法于阴，今瞳子散大者，由食辛热物太甚故也。所谓辛主散，热则助火，上乘于脑中，其精故散，精散则视物亦散大也。夫精明者，所以视万物者也。今视物不真，则精衰矣。盖火之与气，势不两立。故《经》曰：壮火食气，壮火散气。手少阴、足厥阴所主风热，连目系，邪之中人，各从其类，故循此道而来攻，头目肿闷而瞳子散大，皆血虚阴弱故也。当除风热，凉血益血，以收耗散之气，则愈矣。

滋阴地黄丸

熟地黄一两，生地黄一两半（酒制，焙干），柴胡八钱，天门冬（去心，焙），炙甘草、枳壳各三钱，人参二钱，黄连三钱，地骨皮二钱，五味子三钱，黄芩半两，当归身五钱（水洗净，酒拌焙）。

《内经》云：热淫所胜，平以咸寒，佐以苦甘，以酸收之。以黄连、黄芩大苦寒，除邪气之盛为君。当归身辛温，生熟地黄苦甘寒，养血凉血为臣。五味子酸寒，体轻浮，上收瞳子之散大。柴胡引用为使也。

上件为细末，炼蜜为丸，如绿豆大，每服百丸，温茶清送下，食后，日进三服，制之缓也。大忌食辛辣物而助火邪，及食寒冷物损胃气，药不能上行也。

田按

戊戌年，火运太过，太阳司天，太阴在泉，又冬之主气为太阳寒水，本有心火内郁。酒蒜大辛热之物，蒜最上眼，故伤阴攻眼。

已亥春，已为土运不及，厥阴司天，少阳在泉，必风火上扰而寒中。

故李东垣治从"手少阴、足厥阴所主风热"，治心火需要"凉血益血"，故"以黄连、黄芩大苦寒，除邪气之盛为君。当归身辛温，生熟地黄苦甘寒，养血凉血为臣"。治足厥阴需要"除风热"，故用"人参、甘草、地骨皮、天冬、枳壳苦甘寒，泻热补气为佐"，火热必伤肺金，故用人参、五味子、天冬（代麦冬）生脉饮保肺。肝胆主目，故以"柴胡引用为使"。于此案可知，李东垣不但善于治疗春夏阳不生、阴不长而善用升阳药，亦善于治疗肝心风热旺之病矣。

22. 张济明眼病案（《东垣试效方·眼门·论瞳子散大并方》）（《兰室秘藏·眼耳鼻门》）

百点膏

张济明，眼病翳六年，以至遮瞳人，视物不明，如觉云气遮障，时值暑热大作，点此药五七日，翳退去一半。

黄连（拣净）二钱，锉麻豆大，以水一大碗，熬至半碗，入下项药：

当归身、甘草，以上各六分；防风八分；蕤仁（去皮尖）三分。

上件各锉，如麻豆大，蕤仁另研如泥，同熬，滴水中不散，入去沫蜜少许，再熬少时为度，令病人心静点之，至目微痛为度，日点五七次，临卧，尤疾效，名之曰百点膏，但欲多点，使药力相继也。

◯ 田按 ◯ ....

《东垣试效方·眼门》说：目者心之使，诸脉皆属于目。代心君行令的心包相火，主百脉而荣于目。"时值暑热"天大作，故用黄连、蕤仁、甘草苦甘寒除暑热，当归和血，防风通郁散结。

23. 段库病案（《东垣试效方·杂方门》）

脉风成厉

戊申（公元1248年）岁正月，段库病厉风，满面连须极痒，眉毛已脱落，须用热水沃之稍缓，每昼夜须数次，或砭刺亦缓。先师曰：《风论》中，夫厉者，荣卫热附，其气不清，故使其鼻柱坏而色败，皮肤疡溃。风寒客于脉而不去，名曰厉风。治之者，当刺其肿上，已刺以锐针，刺其处按出其恶气，肿尽乃止。常食如常食，勿食他食。如以药治之，当破血去热，升阳去痒泻荣逆，辛温散之，甘温升之，行阳明经，泻心火，补肺气，乃治之正也。

补气泻荣汤

升麻六分；连翘六分；苏木三分；当归、全蝎、黄连、地黄、黄芪，以上各三分；生黄芩四分；甘草一钱半；人参二分；生地黄四分；桃仁三个；桔梗半钱；麝香少许；梧桐泪一分；虻虫（去翅足，微炒）二个；水蛭（炒令烟尽）两个。

上件锉，如麻豆大，除连翘另锉，梧桐泪研、白豆蔻二分为细末，二味另放，麝香、虻虫、水蛭三味为细末另放外，都作一服，水二大盏、酒一匙，入连翘，煎至一盏六分，再入白豆蔻二味并麝香等三味，再上火煎一二沸，去渣，稍热，早饭后、午饭前服，忌酒湿面、生冷硬物。

⚲ 田按 ⚲ ⋯⋯

戊申年，戊是火运太过，申为少阳三焦相火司天、厥阴风木在泉，正月一之气，主气是厥阴风木、客气是少阴君火，多风火为病而痒。风火上扰，必有中寒下寒，加之初春尚有余寒，故见"风寒客于脉而不去"的现象。药用升麻、连翘、黄连、黄芩、生甘草、生地黄，甘、苦、寒泻心肺间郁火。黄芪、生甘草之甘寒，泻热实表。苏木、当归、全蝎、桃仁、麝香、虻虫、水蛭、酒，活血化瘀、通经活络，祛风寒客邪。梧桐泪，又叫胡桐泪、胡杨碱，是胡杨树的分泌物，入阳明经，治阳明热。升麻、梧桐泪引经入阳明。

24. 冯叔献侄病案（《东垣试效方·杂方门》）

阴盛格阳

冯内翰叔献之侄栎童，年十六，病伤寒，目赤而烦渴，脉七八至。医以承气汤下，已煮药，而先师适从外来，冯告之，当用承气。先师切脉，大骇曰：几杀此儿，彼以诸数为热，诸迟为寒，今脉七八至是热极也，殊不知《至真要大论》云：病有脉从而病反者何也？岐伯曰：脉至而从按之不鼓，诸阳皆然。此阴盛格阳于外，非热也。速持姜附来，吾以热因寒用之法处治。药味就，而病者爪甲变青，顿服八两，汗寻出而愈。

⎛ 田按 ⎞--

《黄帝内经素问·至真要大论》是五运六气之文，处处都在用五运六气理论。阴盛格阳，是阴寒盛在下，心热见于上。"热因寒用"出于《黄帝内经素问·至真要大论》，治病学术语。指服温热药常见格拒吐出，佐以少量寒药或热药凉服则不呕吐。《黄帝内经素问注证发微》曰："热以治寒，而佐以寒药，乃热因寒用也。"如通脉四逆加猪胆汁汤、白通加猪胆汁汤等。用干姜、附子治在下阴寒之盛，咸寒人尿治在上心火，佐以苦寒猪胆汁。阴寒盛于下，阳不生、阴不长，不然是心火起于上，哪里来的"格阳"？

25. 粘合公病案（《东垣试效方·杂方门》）

阳盛拒阴

中书粘合公，年三十三岁，病脚膝痿弱，脐下、尻臀皆冷，阴汗臊臭，精滑不固，省医黄道宁主以鹿茸丸，十旬不减，至戊申（公元1248年）春具录前证，始求于先师。先师遂诊其脉，沉数而有力，乃曰：公饮醇酒以膏粱，滋火于内，逼阴于外，医见其证，盖不知阳强阴不能密，以致肤革冷而溢泄，以为内实有寒，投以热剂，欲泻其阴而补真阳，真所谓实实虚虚也。其不增剧者为幸矣，复何获效欤？即处以滋肾丸，大苦寒之剂制之以急。寒因热用，引入下焦，适其病所，泻命门相火之胜，再服而愈。公以厚礼，更求前药，先师固辞，竟以不受。或问曰，物不受义也，药既大验不复与何也？曰：夫大寒、大热之药，非久服者，唯从权可也。今公之疾，相火炽盛以乘阴位，故用此大寒之剂，以泻相火而助真阴，阴既复其位，皮表之寒自消矣。《内经》云：阴平阳秘，精神乃治。如过用之，则故病未已，新病复起矣，此予之意也。

⎛ 田按 ⎞--

郁热更遇戊申年，戊是火运太过，申为少阳三焦相火司天、厥阴风木在泉。加之春有风火。常饮醇酒蕴热于内，时遇风火，火上浇油，上热极则心肺间热盛，下寒亦极则见脐下、尻臀皆冷，脚膝痿弱，阴汗臊臭，精滑不固。

李东垣滋肾丸，由酒炒黄柏二两、酒炒知母一两、肉桂一钱加蜂蜜为丸。酒制黄柏、知母治清心肺间热，滋水之上源，使肺气得降，秋风一起则天下清凉矣。张元素在《医学启源》中说："黄连、黄芩、知母、黄柏，治病在头面及手梢皮肤者，须酒炒之，借酒力上升也。"肺降则阳藏于下，而下寒自愈，更何况有肉桂温下哉？所"泻命门相火之胜"，实乃"命门包络相火"，在右手尺部，非肾中相火也。

"寒因热用"也出于《黄帝内经素问·至真要大论》，冯叔献侄病案"热因寒用"，本案"寒因热用"，知李东垣非常精熟五运六气理论。风火胜于上，必然是下寒，哪里是"拒阴"？"热因寒用"重用辛热干姜、附子，佐以寒性药物人尿猪胆汁等。"寒因热用"重用苦寒黄柏、知母，佐以热性药物肉桂等。

26. 李和叔案（《东垣试效方·杂方门·生子不病胎瘤》）

李和叔一日问先师曰：中年以来，得一子，至一岁之后，身生红系瘤不救，后三四子，至一二岁，皆病瘤而死，何缘至此疾？师曰：予试思之。翌日，见和叔曰：吾得之，汝乃肾中伏火，精气中多有红系，以气相传生子，子故有此疾，遇触而动，发于肌肉之间，俗名胎瘤者是也。汝试观之，果如其言。遂以滋肾丸数服，以泻肾中火邪，补真阴之不足，忌酒辛热之物。其妻与六味地黄丸，以养阴血，受胎五月之后，以黄芩、白术二味作散，啖五七服，后生子，至三岁，前证不复作矣。李心中诚服曰：先生乃神医也。遂从而学之。其子今已年壮。

田按

此乃遗传于子病，固当治其父母。男人治火用滋肾丸，女人养阴血用六味地黄丸，安胎用黄芩、白术，故子安矣。

27. 误服白虎汤变证（《东垣试效方·杂方门》）

西台掾肖君瑞，二月中，病伤寒发热，以白虎投之，病者面黑如墨，本证遂不复见，脉沉细，小便不禁。先师初不知也。及诊之曰：此立夏以前，误服白虎，白虎大寒，非行经之药，止能寒脏腑，不善用之，则伤寒。本病隐曲于经络之间，或更投以大热之药，求以去阴邪，则他证必起，非所以救白虎也。可用温药之升阳行经者。难者云，白虎大寒，非大热何以救，君之治奈何？先师曰：病隐于经络间，阳不升则经不行，经行而本证见矣。本证见又何难焉？果如其言。

◖田按◗ ....

　　张仲景在《唐本伤寒论》168条白虎加人参汤服法中注明"此方立夏后、立秋前乃可服。立秋后不可服。正月二月三月尚凛冷，亦不可与服之。"《金匮玉函经》白虎汤后也记载在立夏后到立秋前可用之、春三月及立秋后不可与的条文，并言"诸亡血虚家，亦不可与白虎汤，得之腹痛而利者，急当温之"。（不见于《宋本伤寒论》）这说明李东垣学习用的是《唐本伤寒论》，故知"立夏以前"不可用白虎汤。

28. 暑热伤气（《东垣试效方·杂方门》）

　　商人杜彦达，五月间，两手指麻木，四肢困倦，怠惰嗜卧，乃热伤元气也，以人参益气汤主之。

人参益气汤

　　黄芪八钱，生甘草半钱，甘草（炙）二钱，人参半两，升麻二钱，白芍药三钱，五味子一百四十个，柴胡二钱半。

　　上件㕮咀，分作四服，每服水二盏，煎至一盏，去滓，稍热服，食远，神效。

◖田按◗ ....

　　暑热伤气，故用黄芪、人参、炙甘草补气。热又伤阴，故用白芍、甘草养阴。五味子酸收肺气，柴胡、升麻升之。

29. 身体麻木（《东垣试效方·杂方门》）

　　丁未年九月间，李正臣夫人病，诊得六脉俱中得弦洪缓相合，按之无力。弦在其上是风热下陷入阴中，阳道不行。是证合目则浑身麻木，昼减而夜甚；开目则麻木渐退，久则绝止，常开其目此证不作。惧其麻木，不敢合眼，致不得眠，身体皆重，有时痰嗽，觉胸中常似有痰而不利，时有躁作，气短促而时喘，肌肤充盛，饮食、大小便如常。唯畏其麻木不敢合眼为最苦。观其色脉，形病相应而不逆。《黄帝针经》寒热病第三：阳盛瞋目而动轻，阴盛闭目而静重。又云：诸脉皆属于目。《针经》又云：开目，则阳道行，阳气遍布周身；闭目，则阳道闭而不行，如昼夜之分，知阳衰而阴旺也。且麻木为风，三尺之童皆以为然。细校之有区别耳。久坐而起亦有麻木，谓如绳缚之人，释之觉麻木而不敢动，良久则自已。以此验之，非有风邪，乃气不行也。何可治风，惟补其肺中之气，则麻自去矣。知经脉中阴火乘其阳分，火动于中为麻木也，当兼去其阴火。时痰嗽者，秋凉在外，在上而作也，当以温剂实其皮毛。身重脉缓者，湿气伏匿而作也，时见躁作，当升阳助气益血，微泻阴火与湿，通行经脉，调其阴阳则已矣。非五脏六腑之本有邪也。补气升阳和中汤主之。

补气升阳和中汤

黄芪五钱，人参三钱，炙甘草四钱，陈皮、白术各二钱，白芍药三钱，生甘草一钱（去肾热），草豆蔻一钱半（益阳道，退外寒），升麻一钱，酒制黄柏一钱（泻火除湿），佛耳草四钱，当归身二钱，白茯苓、泽泻、柴胡各一钱，苍术一钱半。

上件㕮咀，每服秤三钱，水二大盏，煎至一大盏，热服，早饭后、午饭前分服而愈。

⸙ 田按 ⸙ ⋯⋯⋯⋯⋯⋯⋯⋯⋯⋯⋯⋯⋯⋯⋯⋯⋯⋯⋯⋯⋯⋯⋯⋯⋯⋯⋯⋯⋯

丁未年，木运不及，太阴司天，太阳在泉，九月属五之气，主气、客气都是阳明燥金，丁木更加不及，寒湿阴盛，阳道不行，心肺失常，阳不生、阴不长，必然有心火——阴火内郁。故李东垣说"当升阳助气益血，微泻阴火与湿"。黄芪、人参、炙甘草、白术、升麻、柴胡、当归、陈皮补中益气，草豆蔻去寒，佛耳草止咳化痰，茯苓、泽泻、苍术除湿，白芍、黄柏、生甘草泻火除热。

30. 痿厥（《东垣试效方·杂方门》）

十月二十日，严霜作时，有一妇人，病四肢无力痿厥，湿热在下焦也；醋心者，浊气不降，欲为满也；合目麻木作者，阳道不行也；恶风寒者，上焦之分，皮肤中气不行也；开目不麻者，助阳道行，故阴寒之气少退也；头目眩运，风气下陷于血分，不得伸越而作也，近火则有之。

冲和补气汤

羌活七分，独活三分，柴胡二分，人参一钱，甘草（炙）半钱，白芍药三钱，黄芪二钱，白术一钱，苍术二钱，橘皮二钱，黄柏三分，黄连一分，泽泻一钱，猪苓一钱，曲二分，木香、草豆蔻各二分，麻黄（不去节）二分，升麻半钱，当归身三分。

上件分作二服，每服水二盏，煎至一盏，去滓，稍热服，食远，神效。

《 田按 》

十月属五之气阳明燥金，清凉伤阳。如李正臣夫人案，以开目、合目辨阴阳盛衰，治也同法。

31. 疝瘕治验（《东垣试效方·杂方门》）

丁香楝实丸

治男子七疝，痛不可忍，妇人瘕聚带下，皆任脉所主，阴经也，乃肝肾受病，治法同归于一。

当归（去芦，锉碎），附子（炮裂，去皮脐，锉碎），川楝子（锉），茴香（炒）。

上件四味各一两，锉碎，以好酒三升同煎，酒尽为度，焙干作细末，每秤药末一两，再入下项药：

丁香五分，木香五分，全蝎十三个，延胡索五钱。

上四味同为细末，入在前项，当归等药末秤，和匀，酒糊为丸，如桐子大，每服三十丸至百丸，温汤送下，空心。

凡疝气带下，皆属于风，全蝎治风之圣药；茴香、川楝子皆入小肠经；当归、延胡索和血止血痛；疝气、带下，皆积寒于小肠之间，故以附子佐之，以丁香、木香引导也。韩提控病疝气，每发痛甚不可忍，则于榻两末分置其枕，往来伏之以受，如是者三年不已，服此药三剂，良愈。

✿ 田按 ✿

《黄帝内经素问·举痛论》说：寒气客于小肠，血气稽留不行，则成积腹痛。李东垣说"疝气、带下，皆积寒于小肠之间"，故用"茴香、川楝子皆入小肠经"，并以"附子佐之，以丁香、木香引导"，以当归、延胡索（玄胡）和血止痛。寒客小肠，厥阴不畅而动风，故用全蝎治风。

32. 王善甫病案（《东垣试效方·小便淋闭门》）

北京人，王善甫，为京兆酒官。病小便不利，目睛突出，腹胀如鼓，膝以上坚硬，皮肤欲裂，饮食不下，甘淡渗泻之药皆不效。先师曰：疾急矣，而非精思不能处，我归而思之。夜参半，忽揽衣而起，曰：吾得之矣。《内经》有云，膀胱者，津液之府，又气化而能出焉。渠辈已用渗泄之药，而病益甚，是气不化也。启玄子云：无阳则阴无以生，无阴则阳无以化。甘淡气薄皆阳药，独阳无阴欲化得乎！明日以群阴之剂投之，不再服而愈。

滋肾丸

治不渴而小便闭，热在下焦血分也。

知母（去皮，锉，酒制）、黄柏（锉，酒制，焙干）各二两，肉桂一钱。

《内经》云：热者寒之。遂用知母、黄柏大苦寒为主治，肉桂辛热与热同体，乃寒因热用也。

上件为细末，煎熟水为丸，如鸡头大，每服百余丸至二百丸，煎百沸汤送下，空心，宿食消尽服之。顿两足，令药易下行故也。如小便利，前阴中如刀刺痛，有恶物下，为效验。

附《古今医案按》

李东垣治长安王善夫，病小便不通，渐成中满，腹大，坚硬如石。腿脚亦胀裂出水，双睛凸出，昼夜不得眠，饮食不下，痛苦不可名状。服甘淡渗泄之药皆不效，李曰：病深矣，非精思不能处。因记《素问》有云：无阳则阴无以生，无阴则阳无以化。又云：膀胱者，州都之官，津液藏焉，气化则能出矣。此病小便癃闭，是无阴而阳气不化也。凡利小便之药，皆淡味渗泄为阳，止是气药，阳中之阴，非北方寒水阴中之阴所化者也。此乃奉养太过，膏粱积热损北方之阴，肾水不足。膀胱肾之室，久而干涸，小便不化，火又逆上而为呕哕，非膈上所生也，独为关，非格病也。洁古云：热在下焦，填塞不便，是关格之法。今病者内关外格之病悉具，死在旦夕，但治下焦可愈。随处以禀北方寒水所化大苦寒之味者，黄柏、知母，桂为引用。丸如桐子大，沸汤下二百丸。少时来报，服药须臾，前阴如刀刺火烧之痛，溺如瀑泉涌出，卧具皆湿，床下成流。顾盼之间，肿胀消散。李惊喜曰：大哉圣人之言，岂可遍览而执一者乎。其证小便闭塞而不渴，时见躁者是也。凡诸病居下焦，皆不渴也。二者之病，一居上焦，在气分而必渴。一居下焦，在血分而不渴。血中有湿，故不渴也，二者之殊至易别耳。

震按：前贤之不可及者。以其善悟经旨而创立治法耳。若今人不过寻章摘句，即旧时成法尚未通晓，岂能另标新义，恰合病情乎！

◖ 田按 ◗⋯⋯⋯⋯⋯⋯⋯⋯⋯⋯⋯⋯⋯⋯⋯⋯⋯⋯⋯⋯⋯⋯⋯⋯⋯⋯

此李东垣滋肾丸，见前案解。《医方集解》载："李东垣曰：经曰：气口大于人迎四倍，名曰关，关则不得小便。人迎大于气口四倍，名曰格，格则吐逆。关者甚热之气，格者甚寒之气。是关无出之由，格无入之理也。小便者，足太阳膀胱所主，生于肺金，肺中伏热水不能生，是绝小便之源也。渴而小便不通者，肺气不得降是也，故用清燥金之正化。气薄淡渗之药，泻火而清肺，滋水之化源也。若热在下焦而不渴，是绝其流而溺不泄也，须用气味俱厚，阴中之阴之药治之。王善夫病小便不通，渐成中满，腹坚如石，腿裂出水，夜不得眠，不能饮食。请余诊治，归而至且不寐。因记《黄帝内经素问》云：无阳则阴无以生，无阴则阳无以化。又云：膀胱者，州都之官，津液藏焉，气化则能出矣。此病癃秘，是无阴则阳无以化也。此因膏粱积热，损伤肾水，火又逆上而为呕哕，内关外格之证悉具，死在旦夕矣。遂处北方大苦寒之剂，黄柏知母各一两，桂一钱为引，须臾前阴如刀刺火烧，溺如瀑泉，肿胀遂消。此证一在上焦气分而渴，一在下焦血分而不渴，二者之殊至易辨耳。又云：凡病在下焦皆不渴，血中有湿，故不渴也。若膀胱阳虚，阴无以化，又当用八味肾气丸。"于此可知，滋肾丸乃治上焦心肺热之药，属"命门包络相火"，非肾中相火，肾中相火实不足而阳虚。

33. 韩彦俊病案（《东垣试效方·疮疡门》）

戊申岁，以饮酒太过，脉候沉数，九月十七日，至真定，脑之下项之上，出小疮，不痛不痒，谓是曰疮，漫不加省。是夜宿睡善甫家，二日后觉微痛，见国医李公明之，不知问，凡三见之，终不为以为言。又二日，脑项麻不肿，势外散，热毒燉发，且闻此府刘帅者，近以脑疽物故，便疑之。三日间，痛大作，夜不复得寐。二十二日，诸镇之疡医，遂处五香连翘。明日再往，又请同门一医共视之，云此疽也。然而不可速疗，十八日得脓，俟脓出用药，或砭刺，三月乃可平，四月如故。予记医经，凡疮见脓，九死一生，果如二子言，则当有束手待毙之悔矣。乃诣姨兄韩参谋彦俊家，请明之诊视。明之见疮，谈笑如平时，且谓予言，疮固恶，子当恃我，无忧恐尔。高粱之变，不当投五香，五香已无及，且疽已八日，当先用火攻之策，然后用药。午后以大艾炷如枣核许者攻之，至百壮，乃痛觉，次为处方。云是足太阳膀胱之经，其病逆当反治。脉中得弦紧，按之洪大而数，又且有力，必当伏其所主，而先其所因，以其始则同，其终则异，可使破积，可使溃坚，可使气和，可使必已，必先岁气，勿伐天和。以时言之，可收不可汗，经与病禁下，法当结者散之，咸以软之，然寒受邪而禁咸。诸苦寒为君、为用，甘寒为佐，酒热为引，用为使，以辛温和血，大辛以解结为臣，三辛三甘，益元气而和血脉，淡渗以导酒湿，扶持秋冬以益气泻火，以入本经之药和血，且为引用，既以通经以为主用。君以黄芩、黄连、黄柏、生地黄、知母酒制之，本经羌活、独活、防风、藁本、防己、当归、连翘以解结；黄芪、人参、甘草配诸苦寒者三之一，多则滋营气补土也。生甘草泻肾之火，补下焦元气；人参、橘皮以补胃气；苏木、当归尾去恶血；生地黄、当归身补血；酒制汉防己除膀胱留热；泽泻助秋去酒之湿热；凡此诸药，必得桔梗为舟楫乃不下沉。投剂之后，疽当不痛不拆，精气大旺，饮啖进，形体健。

予如言服之，药后投床大鼾，日出乃寤，以手扪疮肿减七八。予疑疮透喉，遽邀明之视之。明之惊喜曰：疮平矣。屈指记日，不五七日，作痂子，可出门矣。如是三日，忽有霄寐之变，予惧其为死候，甚忧之，而无可告语之者，适明之入门，戏谓予曰：子服药后有三验，而不以相告，何也？乃历数云：子三二日来，健啖否乎？曰：然。又问：子脚膝旧弱，今行步有力否乎？曰：然。又问：子昨宵梦有霄寐之变，何不自言？予为之一笑，终不以此变告之也。二十九日，疮痛全失，去灸瘢，脓出寻作痂。

初，镇人见刘帅病疽之苦，言及者皆为悲惨。闻予复病此疮，亲旧相念者，皆举手加额，以早安为祷。十月十七日，明之邀往其家，乘马过市，人见之，有为之失喜者。盖始于投剂，至疮痂敛，却十四日而已。予往在聊城见明之治梁县杨飞卿胁痛，及郭文之父脑疽、杨叔能背疽，不十数日皆平复。皆不若治予疮之神也。医无不难，疗脑背疮尤难。世医用技岂无取效者，至于治效之外，乃能历数体中不言之秘，平生所见，惟明之一人而已。

乙未秋，予自济南回，伤冷太过，气绝欲死，明之投剂，应手而愈，起予之死。并此为二矣。他日效刘斯立传钱乙，当补述之，同年秋七月二十有五日河东元好问记。

黄连消毒饮

黄连一钱，黄芩五分，黄柏五分，生地黄四分，知母四分，羌活一钱，独活四分（气补土），防风四分，藁本五分，当归尾四分，桔梗五分，黄芪一分，人参三分，甘草三分，连翘四分，苏木二分，防己五分，泽泻二分，橘皮二分。

上件锉，如麻豆大，都作一服，水三盏，煎至一盏半，去渣，温服，食后。

一方加山栀子二分、五味子一分、麦门冬二分、枳壳二分、猪苓二分，名消毒溃坚汤，治八发痛肿、瘰疬、奶病，随患人虚实，药剂轻重用之，无不作效。

田按

戊申年，戊是火运太过，申为少阳三焦相火司天、厥阴风木在泉。九月属五之气，主气是阳明燥金，客气是太阳寒水。寒邪外束，火热内郁。故君以黄芩、黄连、黄柏、生地黄、知母酒制之治其郁火；用羌活、独活、防风、藁本、防己、当归、连翘以解表寒之结；黄芪、人参、甘草、陈皮益胃补气实表；苏木、当归尾去恶血；生地黄、当归身补血；酒制汉防己除膀胱留热；泽泻助秋去酒之湿热。病在上，必得桔梗为舟楫乃不下沉。

戊申年多火克肺金病，戊申流年李东垣共治疗七个病例，白文举医案和贫士医案以"生脉饮"为主救肺，余赵君病案、徐总管病案、粘合公病案以黄柏、知母为主及段库病案以黄连、黄芩为主的四案都以泻心肺热为主，韩彦俊病案更是黄连、黄芩、黄柏、知母全用，故《经》云："不知年之所加，气之盛衰，虚实之所起，不可以为工。"

34. 少年气弱案（《兰室秘藏·头痛门》）

昔有人年少时气弱，常于气海、三里灸之，节次五七十壮。至年老添热厥头痛，虽冬天大寒，犹喜寒风，其头痛则愈，微来暖处，或见烟火，其痛复作，五七年不愈，皆灸之过也。

清上泻火汤

荆芥穗、川芎，以上各二分；蔓荆子、当归身、苍术，以上各三分；酒黄连、生地黄、藁本、甘草，以上各五分；升麻、防风，以上各七分；酒黄柏、炙甘草、黄芪，以上各一钱；酒黄芩、酒知母，以上各一钱五分；羌活三钱；柴胡五钱；细辛少许；红花少许。

上锉如麻豆大，分作二服，每服水二盏，煎至一盏，去粗，稍热服，食后。

〔田按〕

少年不可多灸，多灸则伤阴血而发内热。方用酒黄连、酒黄芩、酒黄柏、酒知母为君以除热，生地黄、当归补血，用羌活、防风、藁本、防己、当归、荆芥穗、蔓荆子以解表寒之结，黄芪、甘草、柴胡、升麻升阳补气实表，红花、当归尾去恶血，川芎、细辛止头痛，苍术祛湿。

35. 贫者案（《兰室秘藏·衄血吐血门》）

一贫者有前证（吐血），以前药（麦门冬饮子）投之愈，继而至冬天，居大室中，卧大热炕，而吐血数次，再来求治。料此病久虚弱，附脐有形，而有火热在内，上气不足，阳气外虚，当补表之阳气，泻其里之虚热，是其法也。冬天居大室，衣盖单薄，是重虚其阳，表有大寒，壅遏里热，火邪不得舒伸，故血出于口。忆仲景《伤寒论》中一证，太阳伤寒，当以麻黄汤发汗，而不愈之遂成衄，却与麻黄汤立愈。此法相同，予遂用之。

麻黄桂枝汤

人参（益上焦元气不足而实其表也）、麦门冬（保肺气），以上各三分；桂枝（以补表虚）、当归身（和血养血）各五分；麻黄（去根节）、甘草（补其脾胃之虚）、黄芪（实表益卫）、白芍药，以上各一钱；五味子五个（安其脉气）。

上以水三盏，先煮麻黄一味令沸，去沫，至二盏，入余药同煎至一盏，去粗，热服临卧。只一服而愈，更不再作。

〔田按〕

人参、麦冬、五味子（生脉饮）加白芍养肺泄热敛气，麻黄、桂枝治"表有大寒"，黄芪、甘草甘温补卫气以实表。表解则火得舒伸矣。

36. 刘经历内人案（《东垣试效方·牙齿门·风热牙疼治验》）

刘经历之内，年三十余，病齿痛不可忍，须骑马外行，口吸凉风则痛止，至家其痛复作。家人以为崇神，祷于巫师而不能愈，遂求治于先师。师闻其故，曰：此病乃湿热为邪也。足阳明贯于上齿，手阳明贯于下齿，况足阳明多血多气，加以膏粱之味助其湿热，故为此痛。今立一方，不须骑马，常令风寒之气生于牙齿间，以黄连、胡桐泪之苦寒，新薄荷叶、荆芥穗之辛凉，四味相合而作风寒之气，治其风热为主；以新升麻之苦平，行阳明经为使；牙齿骨之余，以羊胫骨灰补之为佐；麝香少许，入肉为引，用为细末擦之，痛乃减半，又以调胃承气汤去芒硝加黄连，以治其本，服之下三两行，其痛良愈，遂不复作。

此言足阳明贯于上齿、手阳明贯于下齿，不同于手阳明大肠经循行于上齿、足阳明胃经贯于下齿者。李东垣用辛凉、苦寒之药清上齿风热以治标，用调胃承气汤之大黄、甘草加黄连，清理肠胃中湿热以治本，用升麻引经，用羊胫骨灰治根，麝香为引，合而见功。

37. 白枢判家老仆案（《东垣试效方·泻痢门》）

癸卯岁冬十月，小雪薄冰，天冷应时，白枢判家一老仆，面尘脱色，神气特弱，病脱肛日久，服药未验，近日复下赤白，脓痢作，里急后重，白多赤少，不任其苦。先师料曰：此非肉食膏粱，必多蔬食，或饮食不节，天气应时，衣盖犹薄，寒侵形体，乃寒滑气泄不固，故形下脱也。当以涩去其脱而除其滑；微酸之质固气上收，去其下脱；以大热之剂除寒补阳；以补气之药升阳益气，是的对其证。

诃子皮散

治肠胃虚寒泄泻，水谷不化，肠鸣腹痛，脱肛，或作脓血，日夜无度。

粟壳（去蒂盖，蜜炒）半钱，诃子（去核）七分、煨，干姜（炮）六分，橘皮半钱。

《本草》十剂云，涩可去脱，以粟壳之酸微涩，上收固气去脱，主用为君也；以诃子皮之微酸，上收固血，治其形脱；橘皮微苦温，益真气升阳为之使；以干姜大辛热之剂，除寒为臣。

上件为细末，分作二服，每服水二盏，煎至一盏，和滓热服，空心，再服全愈。

癸卯年，火运不及则阳虚而寒，阳明司天，少阴在泉，十月属五之气，五气主气是阳明燥金，客气是厥阴风木，多秋冬沉降之气，故患痢。治用酸温合辛热以扶阳，可去阳明清凉收降之气，故能治脱。

五、针灸医案

李东垣善用针灸，《脾胃论》有明确记载，医案虽少，可见其匠心。

1.《脾胃论》清阳汤

夫口㖞筋急者，是筋脉血络中大寒，燔针劫刺，破血以去其凝结。

🌿 田按 ⟩⟩⟩

寒则热之，燔针助阳祛寒。

2.《脾胃论》调中益气汤

又云：视前痛者，常先去之，是先以缪刺泻其经络之壅者，为血凝而不流，故先去之，而后治他病。

🌿 田按 ⟩⟩⟩

去其凝血才能疏通壅滞。

3.《兰室秘藏》针灸

足太阴脾之经中血海二穴，在膝膑上内廉白肉际二寸中。治女子漏下恶血，月事不调，逆气腹胀，其脉缓者是也，灸三壮。

足少阴肾之经中阴谷二穴，在膝内辅骨后大筋下、小筋上，按之应手，屈膝取之。治膝如锥，不得屈伸，舌纵涎下，烦逆溺难，少腹急，引阴痛，股内廉痛，妇人漏血不止，腹胀满不得息，小便黄如蛊，女子如妊娠，可灸二壮。

🌿 田按 ⟩⟩⟩

血海穴在脾经上，阴谷穴是肾经合穴，灸之，治脾肾寒湿。

4.《兰室秘藏·阴痿阴汗门》

一富者前阴臊臭，又因连日饮酒，腹中不和，求先师治之。曰：夫前阴者，厥阴肝之脉络循阴器，出其挺末。凡臭者，心之所主，散入五方为五臭，入肝为臊，此其一也。当于肝经中泻行间，是治其本，后于心经中泻少冲，乃治其标。

田按

行间为肝经火穴，少冲为心经木穴，泻肝胆湿热，如同龙胆泻肝汤。

5.《兰室秘藏·眼耳鼻门》还睛紫金丹

治目眦岁久赤烂，俗呼为赤瞎是也。当以三棱针刺目眦外以泻湿热。如眼生倒睫拳毛，两目紧，盖内服火热而攻气，法当去其热内火邪，眼皮缓则毛立出，翳膜亦退，用手法攀出内睑向外，以针刺之出血。

田按

放血可以泄热。

6.《兰室秘藏·头痛门》

夫风从上受之，风寒伤上，邪从外入，客于经络，令人振寒头痛，身重恶寒，治在风池、风府，调其阴阳，不足则补，有余则泻，汗之则愈，此伤寒头痛也。……风痰头痛，以《局方》玉壶丸治之，更灸侠溪穴即愈。

田按

风伤其上，故针刺风池、风府二风穴。风在上则寒在下，故在下用灸。侠溪穴属于足少阳胆经的穴位，扶阳必须温补少阳。

7.《兰室秘藏·衄血吐血门》麦门冬饮子

治吐血久不愈，以三棱针于气街出血立愈。

◖田按◗ ....

气街穴在足阳明胃经，泻阳明之热也。

8.《内外伤辨惑论》
阴阳俱虚灸气海穴。

◖田按◗ ....

气海穴在脐下一寸半，一名丹田。治黄庭太极阴阳俱虚。

9. 偏枯二指（《东垣试效方》杂方门）
陕帅郭巨济，病偏枯二指，着足底不能伸，迎先师于京治之。至，则以长针刺委中，深至骨而不知痛，出血一二升，其色如墨，又且缪刺之。如是者六七次，服药三月，病良愈。

◖田按◗ ....

《黄帝内经灵枢·刺节真邪》："虚邪偏客于身半，其入深，内居营卫，营卫稍衰，则真气去，邪气独留，发为偏枯。"《黄帝内经灵枢·热病》："偏枯，身偏不用而痛，言不变，志不乱，病在分腠之间。"由营卫俱虚，真气不能充于全身，邪气侵袭于半身偏之处所致一侧上下肢偏废不用之证。针刺委中并放血，疏通经络也。缪刺，是一种左右上下同经相应的取穴方法，如右足阳明经足三里穴处有病，可取左足三里或左上肢手阳明大肠经手三里穴。

10. 暴挛痫眩（《东垣试效方·杂方门》）
《黄帝针经》三卷寒热第三云：暴挛痫眩，足不任身，取天柱穴。天柱穴足太阳也。又云：癫痫瘛疭，不知所苦，两跷之下，男阳女阴。洁古老云：昼发灸阳跷，夜发灸阴跷各二七壮。阳跷起于跟中，循外踝上行，入风池、申脉穴是也；阴跷亦起于跟中，循内踝上行，至咽喉，交贯冲脉照海穴是也。

❆ 田按 ❆ ···

《黄帝内经灵枢·寒热论》所载"暴挛痫眩，足不任身，取天柱穴"，天柱穴，即《黄帝内经灵枢·根结》所说足太阳经根、溜、注、入穴之入穴，《黄帝内经灵枢·根结》说："开折，则肉节渎而暴病起矣。故暴病者，取之太阳，视有余不足。渎者，皮肉宛膲而弱也。"此"暴挛痫眩，足不任身"，故取足太阳经天柱穴。申脉是足太阳经之穴，风池是足少阳经穴位，照海是足少阴经穴位。阳跷脉主表，阴跷脉主里，不知所苦在阴阳何处，则昼发取阳跷，夜发取阴跷。

11. 赵君病案（《东垣试效方·杂方门》）

燃香病热

戊申（公元1248年）春，节使赵君，年几七旬，病身体热麻，股膝无力，饮食有汗，妄喜笑，善饥，痰涎不利，舌强难言，声嘎不鸣，求治于先师。诊得左寸脉洪大而有力，是邪热客于经络之中也。两臂外有数瘢，遂问其故，对以燃香所致。先师曰：君之病皆由此也。

夫人之十二经，灌溉通身，终而复始。盖手之三阳，从手表上行于头，加之以火邪，阳并于阳，势甚炽焉。故邪热妄行，流散于周身，而为热麻。

《黄帝针经》四卷口问第一：胃热则虫动，虫动则廉泉开，故涎下。热伤元气，而为沉重无力；饮食入胃，慓悍之气不循常度，故多汗；心火盛，则妄喜笑；脾胃热，则消谷善饥；肺金衰，则声嘎不鸣。仲景云，微数之脉，慎不可灸，焦骨伤筋，血难复也。君奉养以膏粱之味，无故而加之以火炳之毒，热伤经络而为此病明矣。

《内经》云：热淫所胜，治以苦寒，佐以苦甘，以甘泻之，以酸收之。当以黄柏、知母之苦寒为君，以泻火邪，壮筋骨，乃肾欲坚，急食苦以坚之；黄芪、生甘草之甘寒，泻热实表；五味子酸止汗，补肺气之不足以为臣；炙甘草、当归之甘辛，和血润燥；升麻、柴胡之苦平，行少阳、阳明二经，自地升天，以苦发之者也，以为臣佐。

㕮咀，同煎，取清汁服之，更缪刺四肢，以泻诸阳之本，使十二经相接而泻火邪，不旬日良愈。遂名其方清神补气汤。

⟨⟨ 田按 ⟩⟩ ··

缪刺法见前偏枯二指病案。《黄帝内经素问·阳明脉解论》有云:"四肢者,诸阳之本也。"四肢主于脾胃。《黄帝内经素问·阴阳别论》说:"所谓阳者,胃脘之阳也。"可知人体阳气之本在脾胃,而脾胃主四肢,故云四肢为"诸阳之本"。就是说从四肢的反映和表现,便能了解阳气的旺盛与衰微,如《伤寒论》就是从手足温冷来判断阴阳盛衰的,特别是从厥阴判断阴阳的顺逆。于此可知,阳气之本不在肾,而在脾胃。所以李东垣说:"春生夏长,皆从胃中出。"就是说,春夏所主之阳气皆来源于脾胃,不在肾。明代大医学家汪绮石在《理虚元鉴》中也说"阳虚之治所当悉统于脾",汪氏认为,阳虚证有夺精、夺火、夺气之不同。他说:"色欲过度,一时夺精,渐至精竭。精者火之原,气之所主。精夺则火与气相次俱竭,此夺精之兼火与气也。劳役辛勤太过,渐耗真气。气火之竭,精之用。气夺则火与精连类而相失,此夺气之兼火与精也。其夺火者多从夺精而来,然亦有多服寒药,以致命火衰弱,阳痿不起者。……盖阳虚之症,虽有夺精、夺火、夺气之不一,而以中气不守为最险。故阳虚之治虽有填精、益气、补火之各别,而以急救中气为最先。有形之精血不能速生,形之真气所宜急固,此益气之所以切于填精也。回衰甚之火者有相激之危,续清纯气者有冲和之美,此益气之所以妙于益火也。夫气之重于精与火也如此,而脾气又为诸火之原,安得不以脾为统哉!"所以张仲景立建中汤为补阳虚之总方,郑钦安说:"此方(建中汤)乃仲景治阳虚之总方也,药味分两,当轻当重,当减当加,得其旨者,可即此一方,而治百十余种阳虚症候,无不立应。"陶弘景说:"阳旦者(即桂枝汤、小建中汤、黄芪建中汤),升阳之方,以黄芪为主。"

"使十二经相接"指十二经大接经法,载于《此事难知》。

12. 段库病案(《东垣试效方·杂方门》)

脉风成厉

戊申(公元1248年)岁正月,段库病厉风,满面连须极痒,眉毛已脱落,须用热水沃之稍缓,每昼夜须数次,或砭刺亦缓。先师曰:《风论》中,夫厉者,荣卫热附,其气不清,故使其鼻柱坏而色败,皮肤疡溃。风寒客于脉而不去，名曰厉风。治之者，当刺其肿上，已刺以锐针，刺其处按出其恶气，肿尽乃止。

田按

刺其肿上以散其营卫郁热，则肿消散。

13.《东垣试效方》衄血呕唾血门

寒热病第三，肝肺相搏，血溢鼻口，取天府穴。

田按

天府穴属于手太阴肺经的穴位，泻天府清热则血止。

14.《东垣试效方》妇人门

调经升阳除湿汤

灸足太阴脾经中血海穴二七或三七壮，立已。

田按

健脾祛湿。

15. 吐血案（《兰室秘藏·衄血吐血门》）

麦门冬饮子

治吐血久不愈，以三棱针于气街出血立愈。

田按

《医源资料库》：气街有三种含义。

（1）脉气所行径路名。指经脉之气汇聚和流通的共同通道，其范围超出经脉主干之外。分四气街。《黄帝内经灵枢·卫气》曰："胸有气街，腹有气街，头有气街，胫有气街。故气在头者，止之于脑；气在胸者，止之膺与背腧；气在腹者，止之背腧与冲脉于脐左右之动脉者；气在胫者，止之于气街与承山、踝上以下。"所述脉气流经头部的，都通至脑；脉气流经胸部的，都通至胸和背俞穴；脉气流经腹部的，都通至背俞穴和冲脉；脉气流经下肢的，都通至腹股沟及承山、踝上下等部。说明了经络在头面、胸、腹、胫各部的分段联系。

四海的划分与气街相似。《黄帝内经灵枢·海论》中把水谷、气、血、髓四者的汇集所在称为四海。"胃者，水谷之海，其输上在气街，下至三里；冲脉者，为十二经之海，其输上在于大杼，下出于巨虚之上下廉；膻中者，为气之海，其输上在于柱骨之上下，前在于人迎；脑为髓之海，其输上在于其盖，下在风府。"

（2）指气冲部，当股动脉经行腹股沟处。如足阳明胃经"入气街"中即指此。

（3）气冲穴的别名。气街穴位置：脐下五寸，前正中线旁开两寸是也。

气街所在的部位，又是标本中的"标"，根结中的"结"所在的部位。

《黄帝内经灵枢·动输》说："冲脉者，十二经之海也，与少阴之大络，起于肾下，出于气街……"

气街穴属于胃经，气街穴放血泻胃热则吐血立愈。

16.《此事难知》

多载李东垣针法，有天元图、地元图、人元例三法等。

（℃ 田按 ℈）⋯⋯⋯⋯⋯⋯⋯⋯⋯⋯⋯⋯⋯⋯⋯⋯⋯⋯⋯⋯⋯⋯⋯⋯⋯⋯⋯⋯⋯⋯⋯⋯⋯⋯⋯⋯

见王好古《此事难知》。

17.《兰室秘藏·腰痛门》

《黄帝内经》有云：冬三月，禁不得用针，只宜服药。

18.《活法机要·疠风证》

疠风证，先桦皮散从少到多，服五七日，灸承浆穴七壮，灸疮愈再灸，再愈三灸，之后服二圣散，泄热祛血中之风邪。

附《内外伤辨惑论》阴阳俱虚灸气海穴。

第八章

制方用药

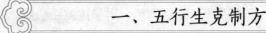

一、五行生克制方

草豆蔻丸

治脾胃虚而心火乘之，不能滋荣上焦元气，遇冬肾与膀胱之寒水旺时，子能令母实，致肺金大肠相辅而来克心乘脾胃，此大复其仇也。经云：大胜必大复。故皮毛、血脉、分肉之间，元气已绝于外，又大寒大燥二气并乘之，则苦恶风寒，耳鸣，及腰背相引胸中而痛，鼻息不通，不闻香臭，额寒脑痛，目时眩，目不欲开，腹中为寒水反乘，痰唾沃沫，食入反出，腹中常痛，及心胃痛，胁下急缩，有时而痛，腹不能努，大便多泻而少秘，下气不绝，或肠鸣，此脾胃虚之极也。胸中气乱，心烦不安，而为霍乱之渐。膈咽不通，噎塞，极则有声，喘喝闭塞。或日阳中，或暖房内稍缓，口吸风寒则复作。四肢厥逆，身体沉重，不能转侧，头不可以回顾，小便溲而时躁。此药主秋冬寒凉，大复气之药也。

泽泻一分（小便数减半） 柴胡二分或四分（须详胁痛多少用） 神曲、姜黄，以上各四分 当归身、生甘草、熟甘草、青皮，以上各六分 桃仁（汤洗，去皮尖）七分 白僵蚕、吴茱萸（汤洗去苦烈味，焙干） 益智仁、黄芪、陈皮、人参，以上各八分 半夏一钱（汤洗七次） 草豆蔻仁一钱四分（面裹烧，面熟为度，去皮用仁） 麦蘗（面炒黄）一钱五分

上件一十八味，同为细末，桃仁另研如泥，再同细末一处研匀，汤浸蒸饼为丸，如梧桐子大，每服三五十丸，熟白汤送下，旋斟酌多少。

神圣复气汤

治复气乘冬足太阳寒气、足少阴肾水之旺，子能令母实，手太阴肺实，反来侮土，火木受邪，腰背胸膈闭塞，疼痛，善嚏，口中涎，目中泣，鼻中流浊涕不止，或如息肉，不闻香臭，咳嗽痰沫，上热如火，下寒如冰。头作阵痛，目中流火，视物䀮䀮，耳鸣耳聋，头并口鼻或恶风寒，喜日阳，夜卧不安，常觉痰塞，膈咽不通，口失味，两胁缩急而痛，牙齿

动摇不能嚼物，阴汗出，前阴冷，行步欹侧，起居艰难，掌中寒，风痹麻木，小便数而昼多夜频，而欠，气短喘喝，少气不足以息，卒遗失无度。妇人白带，阴户中大痛，牵心而痛，鼜黑失色；男子控睾牵心腹，阴阴而痛，面如赭色，食少，大小便不调，烦心霍乱，逆气里急而腹皮色白，后出余气，腹不能努，或肠鸣，膝下筋急，肩胛大痛，此皆寒水来复火土之仇也。

黑附子（炮裹，去皮脐）、干姜（炮，为末），以上各三分　防风（锉如豆大）、郁李仁（汤浸去皮尖，另研如泥）、人参，以上各五分　当归身（酒洗）六分　半夏（汤泡七次）、升麻（锉），以上各七分　甘草（锉）、藁本，以上各八分　柴胡（锉如豆大）、羌活（锉如豆大），以上各一钱　白葵花三朵（去心细剪入）

上件药都一服，水五盏，煎至二盏，入：橘皮五分；草豆蔻仁（面裹烧熟，去皮）、黄芪，以上各一钱。

上件入在内，再煎至一盏，再入下项药：生地黄二分（酒洗）；黄柏（酒浸）、黄连（酒浸）、枳壳；以上各三分。

以上四味，预一日另用新水浸，又以：细辛二分；川芎（细末）、蔓荆子；以上各三分。

预一日用新水半大盏，分作二处浸。此三味并黄柏等煎正药作一大盏，不去渣，入此浸者药，再上火煎至一大盏，去渣，稍热服，空心。又能治啮颊、啮唇、啮舌、舌根强硬等证，如神。忌肉汤，宜食肉，不助经络中火邪也。大抵肾并膀胱经中有寒，元气不足者，皆宜服之。

田按

草豆蔻丸和神圣复气汤已经在前文解释过，这里只讲其用五行生克制方。肾水克心火，肺金燥胜克肝木及反克心火，而心火、肝木受邪。再者，脾土和肺金是母子关系，肺金盛反侮脾土。心火和脾土是母子关系，心火旺，母病及子，心火可以乘脾土。肝木和心火是母子关系，心火旺，子病及母，可以导致肝木妄行。这些都是李东垣创建方剂的指导理论。

二、方药的用量多少

关于方药的用量多少，张元素在《医学启源·制方法》说："去咽喉之病，近者奇之；治肝肾之病，远者偶之。汗者不可以奇，下者不可以偶。补上治上制以缓，缓则气味薄；补下治下制以急，急则气味厚。薄者则少服而频服，厚者则多服而顿服。"李东垣在《兰室秘藏·消渴门》继承师旨谓："然脏腑有远近，心肺位近，宜制小其服；肾肝位远，宜制大其服，皆适其至所为故。"就是说，病在上焦心肺，治疗方药用量要小要轻；病在下焦，治疗方药用量要大要重。后世吴鞠通在《温病条辨·治病法论》概括为"治外感如将（兵贵神速，机圆法活，去邪务尽，善后务细，盖早乎一日，则人少受一日之害），治内伤如相（坐镇从容，神机默运，无功可言，无德可见，而人登寿域）。治上焦如羽（非轻不举），治中焦如衡（非平不安），治下焦如权（非重不沉）。"如李东垣苍术复煎散，方剂如下。

苍术复煎散

治寒湿相合，脑痛恶寒，项筋脊骨强，肩背胛眼痛，膝膑痛无力，行步沉重。

红花一分　黄柏三分　柴胡、藁本、泽泻、白术、升麻，以上各五分　羌活一钱　苍术四两（水二碗，煎二盏，去渣入药）

上㕮咀，先煎苍术汤二大盏，复煎前项药至一大盏，稍热，空心服，取微汗为效，忌酒湿面。

补阳汤

治阳不胜其阴，乃阴盛阳虚，则窍不通，令青白翳见于大眦，及足太阳、少阴经中郁遏，足厥阴肝经气不得上通于目，故青白翳内阻也。当于太阳、少阴经中，九原之下，以益肝中阳气，冲天上行，此乃先补其阳，后于足太阳、太阴标中（标者，头也）泻足厥阴肝经火，下伏于阳中，乃次治也。《内经》云：阴盛阳虚，则当先补其阳，后泻其阴，此治法是也。每日清晨以腹中无宿食，服补阳汤，临卧服泻阴丸。若天色变经大寒大风，并劳役，预日饮食不调，精神不足，或气弱俱不可服。待体气和平，天气如常服之。先补其阳，使阳气上升，通于肝经之末，利空窍于目矣。

肉桂一钱（去皮）；知母（炒）、当归身（酒洗）、生地黄（酒炒）、白茯苓、泽泻、陈皮，以上各三钱；白芍药、防风，以上各五钱；黄芪、人参、白术、羌活、独活、熟地黄、甘草，以上各一两；柴胡二两。

上㕮咀，每服五钱，水二盏，煎至一大盏，去渣，空心服之。

 田按

请看，在苍术复煎散中将治疗肾寒湿的苍术用到四两，而其余的只用几分或一钱。补阳汤中治疗肝的柴胡用到二两。

三、服药方法及禁忌

在服药方法及禁忌上，李东垣亦创建了很多新方法。

《内外伤辨惑论》

参术调中汤下云：忌多语言劳役。

升阳散火汤下云：大温服，无时，忌寒凉之物。

沉香温胃丸下云：热米饮送下……忌一切生冷物。

神圣复气汤下云：于月生月满时隔三五日一服，如病急，不拘时分服。

《脾胃论》

补脾胃泻阴火升阳汤下云：大温服，早饭后、午饭前，间日服。服药之时，宜减食，宜美食。服药讫，忌语话一二时辰许，及酒、湿面、大料物之类，恐大湿热之物，复助火邪而愈损元气也。亦忌冷水及寒凉淡渗之物及诸果，恐阳气不能生旺也。宜温食及薄滋味，以助阳气。

调中益气汤下云：宿食消尽服之。宁心绝思，药必神效，盖病在四肢血脉，空腹在旦是也。

清阳汤下云：稍热服，食前。服讫，以火熨摩紧结处而愈。

《兰室秘藏》

和血益气汤下云：忌热湿面酒醋等物。

羌活退翳丸下云：药后省语言，以食压之。

酒煮当归丸下云：空心淡醋汤下，忌油腻冷物、酒湿面。

通关丸（滋肾丸）下云：空心，白汤下，顿两足，令药易下行。

散肿溃坚汤下云：食后热服。于卧处伸足在高处，头低垂，每含一口作十次咽，服毕依常安卧，取药在膈上停蓄故也。

安神丸下云：食后，津唾咽下。

《东垣试效方》妇人门郭大方妻病案黄芪当归人参汤下云"于巳午时之间，食消尽服之"。

 # 四、风湿疾病

夫脾胃虚弱，遇六七月间……燥金受囚（此暑夏时节多肺金受邪，风木无制而妄行，肝风挟脾湿为患，最易发风湿病。下文云"若风犯汗眼、皮肤，必搐项筋，皮枯毛焦，身体皆重，肢节时有烦疼，或一身尽痛，或渴或不渴，或小便黄涩，此风湿相搏也。"），风木无可以制，故风湿相搏，骨节烦疼，一身尽痛，亢则害，承乃制是也。

……若风犯汗眼、皮肤，必搐项筋，皮枯毛焦，身体皆重，肢节时有烦疼，或一身尽痛，或渴或不渴，或小便黄涩，此风湿相搏也。

田按

《黄帝内经素问·阴阳应象大论》"风伤筋，燥胜风""湿伤肉，风胜湿"。病人肌肉痿缩是湿伤肉。腘筋缩是风伤筋。

夫脉弦洪缓，而沉按之中、之下得时一涩，其证：四肢满闷，肢节烦疼，难以屈伸，身体沉重，烦心不安，忽肥忽瘦，四肢懒倦，口失滋味，腹难舒伸，大小便清利而数，或上饮下便，或大便涩滞不行，一二日一见，夏月飧泄，米谷不化，或便后见血、见白脓，胸满短气，膈咽不通，或痰嗽稠粘，口中沃沫，食入反出，耳鸣耳聋，目中流火，视物昏花，努肉红丝，热壅头目，不得安卧，嗜卧无力，不思饮食，调中益气汤主之。

长夏湿热胃困尤甚用清暑益气汤论

《刺志论》云："气虚身热，得之伤暑。"热伤气故也。《痿论》云："有所远行劳倦，逢大热而渴，渴则阳气内伐，内伐则热舍于肾。肾者水脏也，今水不能胜火，则骨枯而髓虚，足不任身，发为骨痿。"故《下经》曰："骨痿者，生于大热也。"此湿热成痿，令人骨乏无力，故治痿，独取于阳明。（田按："远行劳倦"一语已经告诉我们是阳虚脾胃病，有心火旺证存在，又逢时令大热，内外热气合邪更内伐阳气，其热更甚，肾水更伤，加之时令湿邪，湿热为患而成骨痿。《五脏别论》说脑、骨、髓、脉、胆、女子胞为奇恒之腑，上奉阴气所生，今无以生，故成骨痿。阳明者，肺胃系统，非独取胃，上焦得通，津液得下，胃气因和，其痿才能痊愈）

时当长夏（田按：运气法时），湿热大胜，蒸蒸而炽，人感之多四肢困倦，精神短少，懒于动作，胸满气促，肢节沉疼。

胃虚脏腑经络皆无所受气而俱病论

且心火大盛，左迁（田按：右迁是升，少阳之气上升，脾胃健旺。左迁是降，少阳之气不升而阳虚。阳虚导致血虚而心火旺，心火克肺金，肝木无制则肝风扰动克脾，故云"风湿相搏"）入于肝木之分，风湿相搏，一身尽痛，其脉洪大而弦，时缓，或为眩运战摇，或为麻木不仁，此皆风也。脾病，体重即痛，为痛痹，为寒痹，为诸湿痹，为痿软失力，为大疽大痈（田按：如狼疮）。若以辛热助邪，则为热病，为中风，其变不可胜纪。（《脾胃论·胃虚脏腑经络皆无所受气而俱病论》）

第九章

东垣本草

李东垣《东垣试效方·药象门》有对中草药的论述，笔者又将《内外伤辨惑论》《脾胃论》《兰室秘藏》《医学发明》等书中有关本草的内容与其汇编一起，名之为《东垣本草》。

一、标本阴阳论

天，阳，无，圆，气，上，外，升，生，浮，昼，动，轻，燥，六腑。

地，阴，有，方，血，下，内，降，杀，沉，夜，静，重，湿，五脏。

夫治病者，当知标本。以身论之，则外为标，内为本；阳为标，阴为本。故六腑属阳为标，五脏属阴为本，此脏腑之标本也。又五脏六腑在内为本，各脏腑之经络在外为标，此脏腑经络之标本也。更人身之脏腑、阴阳、气血、经络，各有标本也。以病论之，先受病为本，后传流病为标。凡治病者，必先治其本，后治其标。若先治其标，后治其本，邪气滋甚，其病益畜；若先治其本，后治其标，虽病有十数证皆去矣。谓如先生轻病，后滋生重病，亦先治轻病，后治重病，如是则邪气乃伏，盖先治本故也。若有中满，无问标本，先治中满，谓其急也。若中满后，有大小便不利，亦无问标本，先利大小便，次治中满，谓尤急也。除大小便不利及中满三者之外，皆治其本，不可不慎也。

从前来者为实邪，从后来者为虚邪，此子能令母实，母能令子虚是也。治法云：虚则补其母，实则泻其子。假令肝受心火之邪，是从前来者，为实邪，当泻其子火也。然非直泻其火，十二经中各有金、水、木、火、土，当木之分，泻其火也。故《标本论》云：本而标之，先治其本，后治其标。即肝受火邪，先于肝经五穴中泻荥心行间穴是也；后治其标者，于心经五穴内，泻荥火少府穴是也。以药论之，入肝经药为之引，用泻心火药为君，是治实邪之病也。假令肝受肾邪，是从后来者，为虚邪，虚则补其母。故《标本论》云：标而本之，先治其标，后治其本。即肝受水邪，当先于肾经涌泉穴中补木，是先治其标；后于肝经曲泉穴中泻水，是后治其本。此先治其标者，推其至理，亦是先治其本也。以药论之，入肾经药为引，用补肝经药为君是也。

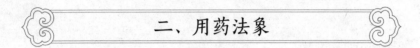

二、用药法象

天有阴阳，风、寒、暑、湿、燥、火，三阴三阳上奉之。温、凉、寒、热，四气是也。温热者，天之阳也；凉寒者，天之阴也，此乃天之阴阳也。

地有阴阳，金、水、木、火、土，生长化收藏下应之。辛、甘淡、酸、苦、咸五味是也，皆象于地。辛甘淡者，地之阳也；酸苦咸者，地之阴也，此乃地之阴阳也。

味之薄者为阴中之阳，味薄则通，酸苦咸平是也；味之厚者为阴中之阴，味厚则泄，酸苦咸寒是也。气之厚者为阳中之阳，气厚则发热，辛甘温热是也；气之薄者为阳中之阴，气薄则发泄，辛甘淡平寒凉是也。

轻清成象味薄者茶之类，本乎天者亲上；重浊成形味厚者大黄之类，本乎地者亲下。气味辛甘发散为阳，酸苦涌泄为阴。清阳发腠理，清之清者也；清阳实四肢，清之浊者也。浊阴归六腑，浊之浊者也；浊阴走五脏，浊之清者也。

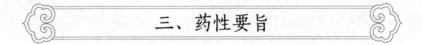

三、药性要旨

苦药平升，微寒平亦升。甘辛药平降，甘寒泻火。苦寒泻湿热，苦甘寒泻血热。

四、药象图说

药象图说见图3-10。

五、用药升降浮沉补泻法

肝胆：味，辛补酸泻；气，温补凉泻肝胆之经，前后寒热不同，逆顺互换，入求责法。

心小肠：味，咸补甘泻；气，热补寒泻三焦、命门补泻同。

脾胃：味，甘补苦泻；气，温凉寒热，补泻各从其宜逆从互换，入求责法。

肺大肠：味，酸补辛泻；气，凉补温泻。

肾膀胱：味，苦补咸泻；气，寒补热泻。

五脏更相平也，一脏不平，所胜平之，此之谓也。故云：安谷则昌，绝谷则亡。水去则荣散，谷消则卫亡，荣散卫亡，神无所居。又仲景云：水入于经，其血乃成；谷入于胃，脉道乃行。故血不可不养，卫不可不温。血温卫和，荣卫将行，常有天命矣。

六、五方之正气味（附制方用药）

东方甲风乙木，其气温，其味甘，在人以胆、肝应之。

南方丙热丁火，其气热，其味辛，在人以心、小肠、三焦、包络应之。

342

中央戊湿，其本气平，其兼气温凉寒热，在人以胃应之；己土，其本味咸，其兼味辛甘酸苦，在人以脾应之。

西方庚燥辛金，其气凉，其味酸，在人以大肠、肺应之。

北方壬寒癸水，其气寒，其味苦，在人以膀胱、肾应之。

人乃万物中一也，独阳不生，独阴不长，须禀两仪之气而生化也。圣人垂世立教，不能浑说，必当分析。以至理而言，则阴阳相符不相离，其实一也，呼则因阳出，吸则随阴入，天以阳生阴长，地以阳杀阴藏。此上说止明补泻用药。君之一也，故曰主病者为君。用药之机会，要明轻清成象，重浊成形；本乎天者亲上，本乎地者亲下，则各从其类也。清中清者，清肺以助其天真；清中浊者，荣华腠理。浊中清者，荣养于神；浊中浊者，坚强骨髓。故《至真要大论》云：五味阴阳之用，辛甘发散为阳，酸苦涌泄为阴，淡味渗泄为阳，咸味涌泄为阴。六者或收、或散、或缓、或急、或燥、或润、或软、或坚，各以所利而行之，调其气使之平也。帝曰：非调气而得者，治之奈何？有毒无毒，何先何后，愿闻其道。曰：有毒无毒，所治为主，适大小为制也云云。君一臣二制之小也，君一臣三佐五制之中也，君一臣三佐九制之大也。寒者热之，热者寒之，微者逆之，甚者从之，坚者削之，客者除之，劳者温之，结者散之，留者行之，燥者润之，急者缓之，散者收之，损者温之，逸者行之，惊者平之，上之下之，摩之浴之，薄者劫之，开之发之，适事为故。各安其气，必清必静，则病气衰去，归其所宗，此治之本体也。帝曰：反治何谓？岐伯曰：热因热用，寒因寒用，塞用塞用，通因通用，必伏其所主，而先其所因，其始则同，其终则异，可使破积。可之今人目盲。

七、药象气味主治法度

猪苓甘平，除湿，此诸淡渗药大燥亡津液，无湿证勿服。

灯心草、通草甘平，通阴窍涩不利，利小水，除水肿癃闭，与琥珀同。

滑石甘寒滑，治前阴窍涩不利，性沉重，能泄气，上令下行，故曰滑则利窍，不可同淡渗诸药用同。

葵菜甘寒滑，能利大便、小便，目病人不可服，诸热病后，服之令人目盲。

苍术甘温，主治与白术同，若除上湿、发汗，功最大；若补中焦除湿，力小于白术。

白芍药酸微寒，补中焦之药，得炙甘草为辅，治腹中疼之圣药也。如夏中热腹疼，少加黄芩，其病立止。若病人春夏秋三时腹疼，亦少加黄芩。若恶寒腹疼，只少加肉桂一钱、白芍药三钱、炙甘草一钱半，此三味为治寒腹疼，此仲景神品药也。如深秋腹疼，更加桂二钱。如冬月大寒腹中冷痛，加桂作二钱半，水二盏煎服。

肉桂大辛热，补下焦热火不足，治沉寒之病及自汗，春夏二时为禁药也。

当归辛甘温，能和血补血，用尾破血，身和血。先使温水洗去土，酒制过，或焙或晒干，方可用入药，血病须用。

熟地黄苦寒，酒洒久蒸如乌金，假酒力则微温大补，血衰之人须用之药，善黑髭发，大忌食萝卜。

生地黄苦寒，凉血补血，补肾水真阴不足，此药大寒，宜斟酌用之，多服恐损人胃气。

川芎辛温，补血，治血虚头痛之圣药也。如妊娠妇人，胎动数月，加当归，二味各一钱半或二钱，水煎服之，神验。

陈皮微苦温，能益气，加青皮减半，去气滞，推陈致新。若补脾胃，不去白；若理胸中，补肺气，去白用红。

厚朴辛温，紫色厚者佳，能除腹胀，若元气虚弱，虽腹胀宜斟酌用之。如寒服不可多，是大热药中兼用，结者散之神药，误服脱元气，切禁。

柴胡微苦平，除虚劳寒热，解肌热，去早晨潮热，此少阳、厥阴行经之药也。妇人产前、产后，须用之药。善除本经头痛。若本经病，非他药能止也。治心下痞、胸胁疼神药也。

升麻苦平微寒，此足阳明胃、足太阴脾行经药也。若补其脾，非此药为引用，行其本经，不能补此二经。并得葱白、香白芷之类，亦能走手阳明、太阴，非此四经不可用也。能解肌肉间热，此手、足阳明经伤风之的药也。

葛根甘平，治脾胃虚弱而渴，除胃热，善解酒毒，通行足阳明经之药。

枳壳甘寒，治脾胃痞塞，泄肺气。

槟榔辛温，治后重如神，性如铁石之沉重，能坠诸药至于下极。

槐实微苦寒，利胸中气，消膈上疾。

半夏辛苦热，治寒痰及形寒饮冷伤肺而咳，大和胃气，除胃寒进食，治太阴经痰厥头疼，非此药不能除也。

天南星苦平，治形寒饮冷伤肺，风寒痰嗽。

佛耳草酸热，治寒嗽及痰涎，除肺中寒，大升肺气，少用款冬花为之使，过食损目。

草豆蔻大辛热，治风寒客于胃口，善去脾寒及客寒心疼、胃疼，如神。

益智仁大辛热，治脾胃中寒邪，和中益气，治多唾，当于补中药内兼用之，不可多服。

吴茱萸辛苦大热，治寒在咽嗌，噎塞胸膈不利。《经》言：膈咽不能，食不下，令人口开目瞪，寒邪所隔，气不得上下。此病不已，令人寒中，腹满膜胀。下泄寒气如神，诸药不能代也。

牡丹皮甘寒，治肠胃积血及衄血、吐血，必用之药味也。

羌活苦甘平微温，治肢节疼痛为君，通利诸节如神，手、足太阳风药也。加川芎治足太阳、少阴头痛药也。

独活苦甘平微温，足少阴肾经行经药也，若与细辛同用，治少阴经疼如神。一名独摇草，得风不摇，无风自摇动。

防风辛温，疗风通用，泻肺实如神，散头目中滞气，除上焦风邪之仙药也。误服泻人上焦元气。

藁本大辛温，气力雄壮，此太阳经风药也，治寒邪结郁于本经，治头疼脑痛，大寒犯脑痛，齿亦痛之药。亦治风通用，气力雄壮也。

细辛大辛温，治少阴头疼如神，当少用之，独活为使，为主用药也。

蔓荆子辛温，大轻清，治太阳经头疼、头昏闷，除目暗，散风邪之药也。若胃气虚之人，不可服，恐生痰疾。

石膏大寒甘辛，治足阳明经中热，发热、恶热、燥热、日晡潮热，自汗，小便涩赤，大渴引饮，身体肌肉壮热，苦头痛之药，白虎汤是也。善治本经头痛。若无以上证，勿多服。多有脾胃虚劳形体病证，初得之时，与此有余证同，医者不识而误与之，不可胜救也。

香白芷大辛温，治手阳明经头疼，中风寒热，解利之药也。以四味升麻汤加之，通行手、足阳明经也。

黄柏大苦寒，又辛寒，治肾水膀胱不足，诸痿厥脚膝无力。于黄芪汤中少加用之，使两足膝中气力如涌出，痿即去矣。蜜炒为细末，治口疮如神。瘫痪必用之药也。

知母大辛寒，又苦寒，泻足阳明经火热圣药也，大寒益肾水膀胱，用之如神。

桃仁辛甘润，治大便血结、血秘、血燥，通润大便。七宣丸中用专治血结，破血。

郁李仁甘润，治大便气结燥涩滞不通。七圣丸中用专治气燥。

火麻仁辛甘润，治风燥大便不通。

皂荚辛燥润，其性得湿则滑，亦治风在肠中，为燥结不通。

杏仁甘润、辛润，除肺中燥，治气燥在胸膈。

白豆蔻仁大辛温，荡散肺中滞气。

缩砂仁辛温，治脾胃气结滞不散。

木香辛苦温，除肺中滞气，若疗中下焦气结滞，须用槟榔为使。

麦冬微苦寒，治肺中伏火，脉气欲绝，加五味子、人参，三味同煎服，为之生脉散，补肺中元气不足须用之药。

黑附子大辛热，其性走而不守，亦能除胃中寒甚。以白术为佐，谓之术附汤，除寒湿之圣药也。温药中少加之，通行诸经，引用药也。治经闭。

川乌大辛热，疗风痹、血痹、寒痹，半身不遂，行经药也。

玄参微苦寒，治足少阴肾经之君药也，治本经须用。

山栀子微苦寒，治心烦懊恼，欲眠而不得眠，心神颠倒欲绝，血滞小便不利。

威灵仙苦温，主诸风湿冷，宣通五脏，去腹内痼滞，腰膝冷痛。

天麻甘平，治风痰眩晕头痛。

薄荷叶辛苦，疗贼风、伤寒，发汗，主清利头目，破血利关节，治中风失音，小儿风痰，新病差人不可服之，令虚汗不止。

秦艽苦辛微温，疗风湿痹，寒热邪气，下利小水，治五种黄病，解酒毒。

牛蒡子辛平，主明目，补中除风，出痈疽疮头，治咽膈不利。

桔梗辛苦微温，治咽喉痛，利肺气。

麻黄苦微温，若去节，发太阳、少阴经汗；不去节，止太阳、少阴经汗。

荆芥穗辛温，清利头目。

干姜大辛热，治沉寒痼冷，肾中无阳，脉气欲绝，黑附子为使，多用水同煎二物，姜附汤是也。亦治中焦有寒。

蜀椒辛温大热，主咳逆上气，散风邪，温中，明目，下乳汁。

茴香辛平，主诸瘘，霍乱，治脚气，补命门不足，并肾劳疝气，止膀胱及阴痛，开胃下食，助阳道，理小肠气。

丁香辛温，温脾胃，止霍乱，消疹癖气胀、反胃、腹内冷痛。

红花辛温，主产后血运口噤，腹内恶血。

藿香甘微温，助脾胃，治呕吐，疗风水毒肿，去恶气，霍乱心痛。

干姜辛大温，主伤寒头痛，鼻塞上气，止呕吐，治痰嗽，与生者并相同。与半夏等份，主治心下急痛。

高良姜辛大热，主暴冷，胃中冷逆，霍乱腹痛，解酒毒。

延胡索辛温，主破血，止少腹痛，产后诸疾，妇人月事不调。

青皮辛温，主胸膈气滞，下食破积。

莪术苦辛温，除积聚。

当归甘辛温，主癥癖，破恶血，妇人产后恶物上冲，去诸疮疡，疗金疮恶血，温中润燥止痛。

阿胶甘平微温，主心腹痛，内崩，补虚安胎，坚筋骨，和血脉，益气止痢。

诃子苦温，主心腹胀满，不下饮食，消痰下气，通利津液，破胸膈结气，治久痢，疗肠风泻血。

生甘草甘微寒，补脾胃不足，能大泻心火，须用之。

乌梅酸温，主下气，除热烦满，安心调中，治痢止渴，以盐为白梅，亦入除痰药中用。

桑白皮甘寒，主伤中，五劳六极，羸瘦，补虚益气。

枳实苦微寒，除寒热，破结实，消痰癖，治心下痞，逆气胁痛。

犀角苦酸微寒，主伤寒温病头病，解大热，散风毒，安心神，止烦闷，镇肝消痰明目，治中风失音，小儿麸豆，风热惊痫。

京三棱苦平，主老癖痛，癥瘕结块，妇人血脉不调，心腹刺痛，破瘀血，消气胀。

木通甘平，主小便不利，导小肠中热。

茵陈蒿苦平微寒，治风湿热邪结于内。

地榆苦甘酸微寒，治月经不止。小儿疳痢，疗诸疮，止脓血。《衍义》云：性沉寒，入下焦，治血热痢疾。

香豉苦寒，主伤寒头痛、寒热，脾气烦躁满闷。

连翘苦寒，治寒热、鼠瘘、瘰疬、痈疽，诸恶疮肿瘤，结热虫毒，去白虫，主通利五淋，除心脏客热，排脓止痛。

地骨皮苦寒，根大寒，子微寒，治表有风热实邪，自汗。

牡蛎酸平微寒，主伤寒寒热，温疟，女子带下赤白，止汗，止心痛气结，涩大小肠，治心胁痞。

补遗

黄芪：黄芪、炙甘草甘温之气味上升，能补卫气之散解，实其表也。黄芪益皮毛而闭腠理，不令自汗。黄芪甘温，泻热补气。黄芪、人参、甘草补中益气。《脾胃论》清暑益气汤下云："脾虚，缘心火亢甚而乘其土也；其次肺气受邪，为热所伤，必须用黄芪最多，甘草次之，人参又次之，三者皆甘温之阳药也。脾胃虚，三者为必用药。脾始虚，肺气先绝，故用黄芪之甘温，以益皮毛之气，而闭腠理，不令自汗而损其元气也。"黄芪甘温，泻火补元气，实表虚，止自汗。实表益卫。

人参：人参之甘，补元气，补中益气，补血，泻热火（阴火）。《脾胃论》麻黄人参芍药汤云：人参益三焦（麻黄桂枝汤作上焦）元气不足而实其表。《脾胃论》清暑益气汤下云："仲景之法，血虚以人参补之，阳旺则能生阴血也。更加当归和血。又宜少加黄柏，以救肾水。盖甘寒泻热火，火减则心气得平而安也。如烦乱犹不能止，少加黄连以去之，盖将补肾水，使肾水旺而心火自降，扶持地中阳气矣。"人参甘温泻火补中益气。

炙甘草：心火乘脾，须炙甘草之甘温，以泻火热——阴火而补脾胃中元气。

黄芪、炙甘草、人参，以上三味，除湿热、烦热之圣药也。

芍药、甘草：专补脾气，使不受风寒之邪而退木邪，专益肺金也（自汗门）。白芍药酸寒，寒能泻火，酸味能泻肝而大补肺金，所补得金土之位，金旺火虚，风木何由而来克土（《兰室秘藏·小儿门》）。

芍药、桂枝安脾（《活法机要·泄痢证》）。

白术：苦甘温，其味苦除胃中湿热，利腰脐间血。白术、人参、炙甘草苦甘温，补脾胃元气以缓中。白术、苍术甘苦温，除湿补中益气。

升麻、柴胡：苦平，味薄，阴中之阳，引脾胃中下陷清气上升行阳道及诸经，生发阴阳之气，以滋春气之和。又引黄芪、人参、甘草甘温之气上行，充实腠理，使阳气得卫外而为固。并缓带脉之缩急（大虚腹皮急缩）。《脾胃论》清暑益气汤下云："脾胃不足之证，须少用升麻，乃足阳明、太阴引经之药也。使行阳道，自脾胃中右迁，少阳行春令，生万化之根蒂也。更少加柴胡，使诸经右迁，生发阴阳之气，以滋春之和气也。"升麻引胃气上腾而复其本位，便是行春升之令，柴胡引清气行少阳之气上升。

陈皮：导气，又能益元气，得诸甘药乃可，若独用泻脾胃。陈皮散滞气，又能助阳气上升。青皮、陈皮苦辛温，散胸中滞气。苦温，益气调中升阳。气乱于胸，为清浊相干，用去白陈皮以理之，又能助阳气之升，以散滞气，助诸甘辛为用也。食不下，乃胸中有寒，胃上有寒或气塞涩滞，加青皮、陈皮、木香，此三味为定法（《医学发明》）。

黄连：苦寒，去心烦，除湿热。

黄柏：苦大寒，酒洗治冬天少火在泉发燥。泻实润燥，急救肾水。燥热，作蒸蒸而热者，肾间伏火上腾也，加黄柏、生地黄。黄柏酒洗，以救水之源。

五味子：味酸，收耗散之气，止咳嗽。五味子之酸以泻火（阴火），补庚大肠与肺金。安肺气。

地骨皮：苦微寒，善解肌热。

茯苓：甘平，降肺火。茯苓、泽泻利小便导湿。

麦冬：甘苦寒，补水之源而清肃燥金。《脾胃论》清神益气汤下云："麦门冬之微苦寒，能滋水之源于金之位，而清肃肺气，又能除火刑金之嗽，而敛其痰邪。"

枳实：苦寒，泄心下痞闷，消化胃中所伤。

生地黄：生地黄、甘草之甘寒泻火补气、滋生阴血。

柴胡：从阴引阳而补上气之药，上气不足，胃气与脾气下溜，从阴引阳而补上气之药。《脾胃论》调中益气汤下云："上气者，心肺上焦之气。阳病在阴，从阴引阳，宜以入肾肝下焦之药，引甘多、辛少之药，使升发脾胃之气，又从而去其邪气于腠理皮毛也。"

当归：治大便虚坐不得，或大便了而不了，腹中常逼迫，血虚血涩。和血养血。

半夏：治足太阴痰厥头痛。

天麻：治眼黑头旋，风虚内作，非天麻不能除。其苗为定风草，独不为风所动。

神曲：消食，荡胃中滞气。

麦芽：又名麦糵、大麦毛、大麦芽。甘平。宽中助胃气。消食化积，回乳。主治食积不消，腹满泄泻，恶心呕吐，食欲不振，乳汁郁积，乳房胀痛。

干姜：治中寒。

白石脂、龙骨：枯湿。

朱砂：朱砂纳浮溜之火而安神明。

羌活：耳鸣，目黄，颊颔肿，头、肩、臑肘臂外后廉痛，面赤脉洪大者，以羌活、防风、甘草、藁本以通其经血，加黄芩、黄连消其肿，人参、黄芪益元气而泻火邪。

救苦化坚汤药物功用

黄芪一钱。护皮毛间腠理虚，及活血脉生血，亦疮家圣药也。又能补表，实元气之弱也。

人参三分。补肺气之药也，如气短不调及喘者加之。

炙甘草五分。能调中和诸药，泻火益胃气，亦能去疮邪。

真漏芦、升麻以上各一钱，葛根五分。此三味俱足阳明本经药也。

连翘一钱，此一味，十二经疮中之药，不可无也。能散诸血结气聚，此疮家之神药也。

牡丹皮三分。去肠胃中留滞宿血。

当归身、生地黄、熟地黄以上各三分。此三味，诸经中和血、生血、凉血药也。

白芍药三分。如夏月倍之，其味酸，其气寒，能补中益肺之虚弱，治腹中痛必用之，冬寒则不可用。

肉桂二分。大辛热，能散结积，阴证疮疡须当少用之，此寒因热用之意。又为寒阴覆盖其疮，用大辛热以消浮冻之气，如有烦躁者去之。

柴胡八分。功同连翘，如疮不在少阳经则去之。

牛蒡子三分。无肿不用。

羌活一钱，独活、防风，以上各五分。此三味必关手足太阳证，脊痛项强，不可回视，腰似折，项似拔者是也。其防风一味辛温，若疮在膈以上，虽无手足太阳经证，亦当用之，为能散结，去上部风邪，病人身拘急者，风也。

昆布二分。其味大咸，若疮坚硬结硬者宜用，咸能软坚。

京三棱（煨）二分，莪术（煨）三分。此二味若疮坚硬甚者用之，如不坚硬勿用。

益智仁二分，如唾多者，胃不和也。或病人吐沫、吐食、胃上寒者加之，无则去之。

麦芽一钱。治腹中缩急，兼能消食补胃。

神曲末（炒黄色）二分。为食不消化故也。

黄连（去须）三分。以治烦闷。

黄柏（炒）三分。如有热，或腿脚无力加。如有躁烦欲去衣者，肾中伏火也，更宜加之。无此证勿用。

八、七方大、小、缓、急、奇、偶、复

大，君一臣三佐九制之大也。又云：远而奇偶，制其大服也，大则数少，少则二之肾肝位远，服汤散，不厌频而多。

小，君一臣二制之小也。又云：近而奇偶，制其小服也，小则数多，多则九之心肺位近，服汤散，不恶频而多。

缓，补上治上，制以缓，缓则气味薄。又云：治主以缓，缓则治其本。

急，补下治下，制以急，急则气味厚。又云：治客以急，急则治其标。

奇，君一臣二奇之制也。又云：君二臣三奇之制也，阳数奇。

偶，君二臣四偶之制也。又云：君二臣六偶之制也，阴数偶。

复，奇之不去则偶之，是为重方也。

七方乃互为体用。

九、十剂
宣、通、补、泄、轻、重、滑、涩、燥、湿

宣，可以去壅，姜、橘之属是也。

通，可以去滞，木通、防己之属是也。

补，可以去弱，人参、羊肉之属是也。

泄，可以去闭，葶苈、大黄之属是也。

轻，可以去实，麻黄、葛根之属是也。

重，可以去怯，磁石、铁浆之属是也。

滑，可以去着，冬葵子、榆白皮之属是也。

涩，可以去脱，牡蛎、龙骨之属是也。

燥，可以去湿，桑白皮、赤小豆之属是也。

湿，可以去枯，白石英、紫石英之属是也。

只如此体皆有所属，所用药者，审而详之，则靡所失矣。陶隐居云：药有宣、通、补、泄、轻、重、滑、涩、燥、湿。此十种详之，惟寒、热二种何独见遗，如：寒，可以去热，大黄、朴硝之属是也。热，可以去寒，附子、官桂之属是也。今特补此二种，以尽厥旨。

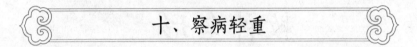

十、察病轻重

凡欲疗病，先察其源，先候病机。五脏本虚，六腑未竭，血脉未乱，精神未散，服药必活；若病已成，可得半愈；病势已过，命将难全。自非明医，听声察色，至于诊脉，孰能知未病之病乎！

第十章

救神全形

李东垣精熟《黄帝内经》之书，"历观诸篇而参考之"(《脾胃论·脾胃虚实传变论》)，发现《黄帝内经》的"真要"是《黄帝内经素问·上古天真论》提出的"形与神俱"即"形神合一"的生命观命题，是人体健康的唯一标准。他说："圣人旨意，重见叠出，详尽如此，且垂戒云：法于阴阳，和于术数，食饮有节，起居有常，不妄作劳，故能形与神俱，而尽终其天年，度百岁乃去。"(《脾胃论·脾胃虚实传变论》)《黄帝内经素问·上古天真论》说"形"是父母男女精卵合一的先天产物，"神"来源于后天天地阴阳之气，所以人这个生命体是"形神合一"的双生命体，是后天之"神"滋养着先天之"形"。而"神"生于肠胃，所以李东垣在《脾胃论》引用《黄帝内经素问·六节藏象论》："经云：天食人以五气，地食人以五味。五气入鼻，藏于心肺，上使五色修明，音声能彰；五味入口，藏于肠胃，味有所藏，以养五气，气和而生，津液相成，神乃自生。"《黄帝内经素问·八正神明论》说："血气者，人之神。"《黄帝内经灵枢·平人绝谷》说："神者，水谷之精气也。"《黄帝内经灵枢·小针解》说："神者，正气也。"这就是《黄帝内经》对神的定义，可知"神"是天地气味合和化生成的血气。因为"神"来源于天地之气，看不见，摸不着，所以《黄帝内经素问·八正神明论》说："请言神，神乎神，耳不闻，目明，心开而志先，慧然独悟，口弗能言，俱视独见，适若昏，昭然独明，若风吹云，故曰神。"只有从四季变化中感悟到，故有《四气调神大论》之说。"神"生在肠胃里，"神"就是"胃气"，所以李东垣医学特重视脾胃，而著《脾胃论》。李东垣在《脾胃论·脾胃胜衰论》说"夫脾胃不足，皆为血病"，在《东垣试效方》调经升阳除湿汤说："脾主滋荣周身者也；心主血、血主脉，二者受邪，病皆在脉。脉者，血之府也。脉者，人之神也……脾胃为血气、阴阳根蒂。""血病"就是"神"病，治脾胃就是治神，治神以养形。李东垣完全继承了《黄帝内经》的"形神"说思想，并有所发展。笔者将对此加以探讨。

一、重神

《黄帝内经》重"形神"的思想贯穿始终,"形"来源于父母,为先天,属于生物生理层面生物结构系统;"神"来源于天地气味,为后天,属于气化结构系统。后天生成的营卫血气——"神"滋养着先天的"形",所以《黄帝内经》在生命方面更重视"神",谓"得神者昌,失神者亡",并于《黄帝内经灵枢·本神》提出"神本"的命题,可知《黄帝内经》对"神"的重视程度。然而现在人们只知道"心神""脑神",却不知道"神"是诞生于肠胃腹部的,全然不知道"腹神"第一的重要性,不知"神阙"穴所指,悲哀啊!有鉴于此,我现在在"形神学说"概念之外,正式提出"神理学"概念,神理学是研究人体"神"的诞生及其生理病理现象的生命科学,既是一门理论学科,也是一门应用学科,包括"腹神""心神""脑神"三个方面。

"形神学说"是一门完整的生命科学。"形"来源于父母所生,"神"来源于天地之气,所以说"生气通天"。何为生命?这需要"穷理尽性以至于命……以顺性命之理"。《说文解字》说:"性,人之阳气,性善者也,从心。"性,从心、从生。心主阳气,物生离不开阳气。"生气通天"者,天为阳,由天"性"(尊阳气)至"命",谓"天命",故《中庸》说"天命之谓性"。阳气主生,《黄帝内经素问·生气通天论》说"阳气者,若天与日,失其所则折寿而不彰",荀子说:"生之所以然者,谓之性。"神来源于天,所以"天命"通"神",故又说"服天气,而通神明",需要"四气调神"。

大家都知道李东垣在《内外伤辨惑论》和《脾胃论》中重"胃气",遵照《黄帝内经》"人以胃气为本"说。李东垣则在《内外伤辨惑论》说:"胃气者,荣气也、卫气也、谷气也、清气也、资少阳生发之气也""所谓清气、荣气、卫气、春升之气,皆胃气之别称也。"《脾胃论》说:"胃气者,谷气也,荣气也,运气也,生气也,清气也,卫气也,阳气也。"这就是说"胃气"即水谷所生营卫之气。《黄帝内经灵枢·营卫生会》说:"谷入于胃……

其清者为营，浊者为卫……营卫者，精气也。血者，神气也，故血之与气，异名同类焉。"而营卫血气就是"神"。《黄帝内经素问·六节藏象论》说："天食人以五气，地食人以五味。五气入鼻，藏于心肺，上使五色修明，音声能彰；五味入口，藏于肠胃，味有所藏，以养五气，气和而生，津液相成，神乃自生。"重胃气就是重"神"。"神"虽生于脾胃，却藏于心和血脉。《黄帝内经灵枢·天年》说："血气已和，荣卫已通，五脏已成，神气舍心，魂魄毕具，乃成为人。"所谓"神气舍心"，就是营血归心，就是后天气、味化生之营血注入心脉，先后天就合一了，所以说心主神，脉舍神。一方面，因为这个"神"来自于自然界，故需要"四气调神"（见《黄帝内经素问·四气调神大论》），"神"虽舍于心，但要"安养心神"则需要"调治脾胃"（《脾胃论·安养心神调治脾胃论》），因为"神"生于脾胃。《黄帝内经素问·脏气法时论》说"气、味合而服之，以补精益气"，"补精益气"则生神。

因为是后天滋养先天，先天形体生命如果没有后天血气——神的滋养就会死亡，故《黄帝内经灵枢·天年》："黄帝问于岐伯曰：愿闻人之始生，何气筑为基，何立而为楯，何失而死，何得而生？岐伯曰：以母为基，以父为楯，失神者死，得神者生也。"又说："百岁，五脏皆虚，神气皆去，形骸独居而终矣。"《黄帝内经素问·移精变气论》说："得神者昌，失神者亡。"形骸即形体，没有了"神"，只有"形骸"就是尸体。先天"形骸"得不到后天"神"的滋养，就会死亡。

《黄帝内经素问·生气通天论》说："阳气者，精则养神，柔则养筋。"李东垣在《兰室秘藏·中满腹胀论》说"气血平，阳布神清"，故重少阳春升之阳气也。

二、提出七神概念

李东垣在《内外伤辨惑论·辨内伤饮食用药所宜所禁》中首次提出"七神"之说，谓："胃气愈旺……精气、神气皆强盛，七神卫护，生气不乏，增益大旺，气血周流，则百病不能侵，虽有大风苛毒，弗能害也。"《脾胃论·阴阳升降论》说："水谷之精气也，气海也，七神也，元气也。"《内外伤辨惑论·辨阴证阳证》说："卫者，元气、七神之别名。"因为"神"是水谷之精气，故云"水谷之精气"是"七神"。七神藏于五脏。《黄帝内经灵枢·本神》说："血、脉、营、气、精神，此五脏之所藏也，至其淫泆离脏则精失，魂魄飞扬，志意恍乱，智虑去身者，何因而然乎？天之罪与？人之过乎？何谓德、气、生、精、神、魂、魄、心、意、志、思、智、虑?"

七神，又名七情。《脾胃论·安养心神调治脾胃论》说："夫阴火之炽盛，由心生凝滞，七情不安故也。"七情，即喜、怒、忧、思、悲、恐、惊七种情志变化，如《黄帝内经素问·阴阳应象大论》中说："怒伤肝""喜伤心""思伤脾""忧伤肺""恐伤肾"。《黄帝内经素问·举痛论》说："百病生于气也。怒则气上，喜则气缓，悲则气消，恐则气下……惊则气乱……思则气结。"

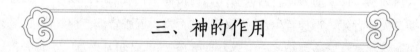

三、神的作用

神生于天地之气，必随天地之气升浮降沉，故强调"四气调神"。《黄帝内经素问·六微旨大论》说："气之升降，天地之更用也……是以升降出入，无器不有。"又说："出入废则神机化灭，升降息则气立孤危。故非出入，则无以生长壮老已；非升降，则无以生长化收藏。"所以李东垣一再强调"天地阴阳生杀之理在升降浮沉"中的作用。

天地阴阳生杀之理在升降浮沉之间论（《脾胃论·天地阴阳生杀之理在升降浮沉之间论》）

《阴阳应象论》（《黄帝内经素问·阴阳应象大论》）云：天以阳生阴长，地以阳杀阴藏。然岁以春为首，正，正也；寅，引也。少阳之气始于泉下，引阴升而在天地人之上，即天之分，百谷草木皆甲坼于此时也。至立夏少阴之火炽于太虚，则草木盛茂，垂枝布叶。乃阳之用，阴之体，此所谓天以阳生阴长。经言岁半以前，天气主之，在乎升浮也。至秋而太阴之运，初自天而下逐，阴降而彻地，则金振燥令，风厉霜飞，品物咸殒，其枝独存，若乎毫毛。至冬则少阴之气复伏于泉下，水冰地坼，万类周密。阴之用，阳之体也，此所谓地以阳杀阴藏。经言岁半以后，地气主之，在乎降沉也。至于春气温和，夏气暑热，秋气清凉，冬气冷冽，此则正气之序也。故曰：履端于始，序则不愆。升已而降，降已而升，如环无端，运化万物，其实一气也。设或阴阳错综，胜复之变，自此而起。万物之中，人一也，呼吸升降，效象天地，准绳阴阳。盖胃为水谷之海，饮食入胃，而精气先输脾归肺，上行春夏之令，以滋养周身，乃清气为天者也；升已而下输膀胱，行秋冬之令，为传化糟粕，转味而出，乃浊阴为地者也。若夫顺四时之气，起居有时，以避寒暑，饮食有节，及不暴喜怒，以颐神志，常欲四时均平，而无偏胜则安。不然，损伤脾胃，真气下溜，或下泄而久不能升，是有秋冬而无春夏，乃生长之用，陷于殒杀之气，而百病皆起；或久升而不降亦病焉。于此求之，则知履端之义矣。

阴阳寿夭论（《脾胃论·阴阳寿夭论》）

《五常政大论》（《黄帝内经素问·五常政大论》）云：阴精所奉其人寿，阳精所降其人夭。夫阴精所奉者，上奉于阳，谓春夏生长之气也；阳精所降者，下降于阴，谓秋冬收藏之气也。且如地之伏阴，其精遇春而变动，升腾于上，即曰生发之气；升极而浮，即曰蕃秀之气，此六气右迁于天，乃天之清阳也。阳主生，故寿。天之元阳，其精遇秋而退，降坠于下，乃为收敛殒杀之气；降极而沉，是为闭藏之气，此五运左迁入地，乃地之浊阴也。阴主杀，故夭。根于外者，名曰气立，气止则化绝。根于内者，名曰神机，神去则机息。皆不升而降也。地气者，人之脾胃也，脾主五脏之气，肾主五脏之精，皆上奉于天。二者俱主生化，以奉升浮，是知春生夏长，皆从胃中出也。故动止饮食，各得其所，必清必净，不令损胃之元气，下乘肾肝，及行秋冬殒杀之令，则亦合于天数耳。

阴阳升降论（《脾胃论·阴阳升降论》）

《易》曰：两仪生四象，乃天地气交，八卦是也。在人则清浊之气皆从脾胃出，荣气荣养周身，乃水谷之气味化之也。清阳为天（积阳成天。地气上为云，天气下为雨。水谷之精气也，气海也，七神也，元气也，父也），清中清者，清肺以助天真。清阳出上窍（耳、目、鼻、口之七窍是也），清中浊者，荣华腠理。清阳发腠理（毛窍也），清阳实四肢（真气充实四肢）。浊阴为地（积阴成地。云出天气，雨出地气。五谷五味之精，是五味之化也。血荣也，维持神明也，血之将会也，母也），浊中清者，荣养于神（降至中脘而为血，故曰心主血，心藏神）。浊阴出下窍（前阴膀胱之窍也），浊中浊者，坚强骨髓。浊阴走五脏（散于五脏之血也，养血脉，润皮肤、肌肉、筋者是也，血生肉者此也），浊阴归六腑（谓毛脉合精，经气归于腑者是也）。天气清静光明者也，藏德不止，故不下也。天明则日月不明，邪害空窍，阳气者闭塞，地气者冒明。云雾不精，则上应白露不下；交通不表，万物命故不施，不施则名木多死。恶气不发，风雨不节，白露不下，则菀不荣；贼风数至，豪雨数起，天地四时不相保，与道相失，则未央绝灭。唯圣人从之，故身无苛病，万物不失，生气不竭。此说人之不避大寒伤形，大热伤气，四时节候更改之异气，及饮食失节，妄作劳役，心生好恶，皆令元气不行，气化为火，乃失生夭折之由耳。

李东垣十分强调厥阴从中气少阳主春夏阳气之升浮，他说："凡十一脏，皆取决于胆也。胆者，少阳春生之气，春气升则万化安。故胆气春升，则余脏从之。"其次是强调秋肺主肃降。春夏主阳生阴长，秋冬主阳杀阴藏，乃尊《黄帝内经》"四气调神"之意。"夫顺四时之气，起居有时，以避寒暑，饮食有节，及不暴喜怒，以颐神志，常欲四时均平，而无偏胜则安。不然，损伤脾胃，真气下溜，或下泄而久不能升，是有秋冬而无春夏，乃生长之用，陷于殒杀之气，而百病皆起"。

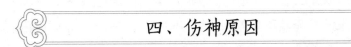

四、伤神原因

《脾胃论》说："地气者，人之脾胃也……二者俱主生化，以奉升浮，是知春生夏长，皆从胃中出也。"故"脾胃虚弱，阳气不能生长，是春夏之令不行""脾胃不足之源，乃阳气不足"，又说"脾胃不足，皆为血病"，血病则神伤。少阳阳气不足，导致脾胃生化营卫之力不足，营卫虚弱不能卫外，于是"天地之邪气，感则害人五脏六腑，及形气俱虚，乃受外邪，不因虚邪，贼邪不能独伤人，诸病从脾胃而生明矣。"

《内外伤辨惑论》说："心主荣，肺主卫。荣者血也，脉者血之府，神之所居也。卫者，元气、七神之别名，卫护周身，在于皮毛之间也。肺绝则皮毛先绝，神无所依""安谷则昌，绝谷则亡。水去则荣散，谷消则卫亡，荣散卫亡，神无所依"(《兰室秘藏·脾胃虚损论》也有此语)，"真阴及有形阴血俱为不足，如此则阴血愈虚，真水愈弱，阳毒之热大旺，反增其阴火，是谓元气消亡，七神何依"？故营卫虚弱则伤神。

《脾胃论·安养心神调治脾胃论》有如下论述。

《灵兰秘典论》云：心者，君主之宫，神明出焉。凡怒、忿、悲、思、恐、惧，皆损元气。夫阴火之炽盛，由心生凝滞，七情不安故也。心脉者，神之舍，心君不宁，化而为火，火者，七神之贼也。故曰阴火太盛，经营之气，不能颐养于神，乃脉病也。神无所养，津液不行，不能生血脉也。心之神，真气之别名也，得血则生，血生则脉旺，脉者神之舍。若心生凝滞，七神离形，而脉中唯有火矣。

阴火伤血气，血伤则神伤，所以李东垣说"有形血去，则心神无所养……"(《兰室秘藏·半产误用寒凉之药论》)

关于伤神之因，《黄帝内经素问·生气通天论》从外感、内伤作了概括论述。另如《黄帝内经素问·举痛论》说："余知百病生于气也，怒则气上，喜则气缓，悲则气消，恐则气下，寒则气收，炅则气泄，惊则气乱，劳则气耗，思则气结……怒则气逆，甚则呕血及飧泄，故气上矣。喜则气和志达，荣卫通利，故气缓矣。悲则心系急，肺布叶举，而上焦不通，荣卫不散，热气在中，故气消矣。恐则精却，却则上焦闭，闭则气还，还则下焦胀，故气不行矣。寒则腠理闭，气不行，故气收矣。炅则腠理开，荣卫通，汗大泄，故气泄。惊则心无所倚，神无所归，虑无所定，故气乱矣。劳则喘息汗出，外内皆越，故气耗矣。思则心有所存，神有所归，正气留而不行，故气结矣。"李东垣称此七情为七神。

《黄帝内经灵枢·本神》有如下论述。

是故怵惕思虑者则伤神，神伤则恐惧流淫而不止。因悲哀动中者，竭绝而失生，喜乐者，神惮散而不藏，愁忧者，气闭塞而不行，盛怒者，迷惑而不治，恐惧者，神荡惮而不收。

心怵惕思虑则伤神，神伤则恐惧自失，破䐃脱肉，毛悴色夭，死于冬。脾愁忧而不解则伤意，意伤则悗乱，四肢不举，毛悴色夭，死于春。肝悲哀动中则伤魂，魂伤则狂忘不精，不精则不正当，人阴缩而挛筋，两胁骨不举，毛悴色夭，死于秋。肺喜乐无极则伤魄，魄伤则狂，狂者意不存人，皮革焦，毛悴色夭，死于夏。肾盛怒而不止则伤志，志伤则喜忘其前言，腰脊不可以俯仰屈伸，毛悴色夭，死于季夏。恐惧而不解则伤精，精伤则骨酸痿厥，精时自下。是故五脏主藏精者也，不可伤，伤则失守而阴虚，阴虚则无气，无气则死矣。是故用针者，察观病人之态，以知精神魂魄之存亡得失之意，五者以伤，针不可以治之也。

《黄帝内经素问·汤液醪醴论》说："嗜欲无穷，而忧患不止，精气弛坏，营泣卫除，故神去之而病不愈也。"因为"嗜欲无穷，而忧患不止"，损伤了营卫血气，故而"神去"。

总之，李东垣遵《黄帝内经素问·生气通天论》所说，从六淫伤阳、劳役伤阳、饮食伤阳、嗜欲伤阳、七情伤阳等多个方面加以论述。

五、神不足则伤形

形为先天父母给予的有形之质，出生成为个体人之后，全靠后天生成的神——营卫血气来滋养，神不养形则形伤。《内外伤辨惑论》说："脏病（田按：五脏藏神）则形乃应……风伤筋，寒伤骨，盖有形质之物受病也""筋骨为之疼痛，不能动摇，乃形质之伤"，劳役伤阳，阳伤则伤神，所以"劳役形质之病……肌热……乃肌体有形之热也""阳去则皮肤筋骨肉血脉无所依倚，便为虚损之证"。

《脾胃论》说："胃为十二经之海，十二经皆禀血气，滋养于身，脾受胃之禀，行其气血也""形体劳役则脾病"，脾病则不生营卫血气而神病，神病则形伤。《兰室秘藏》说："夫五脏六腑之精气，皆禀受于脾，上贯于目。脾者，诸阴之首也；目者，血脉之宗也。故脾虚则五脏之精气皆失所司，不能归明于目矣"。

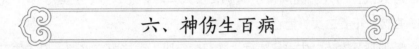

六、神伤生百病

神生于脾胃，脾胃病则神伤，神伤则百病生。《内外伤辨惑论》说："脾胃有伤则中气不足，中气不足则六腑阳气皆绝于外，故《经》言五脏之气已绝于外者，是六腑元气病也。气伤脏乃病，脏病则形乃应，是五脏六腑真气皆不足也。惟阴火独旺，上乘阳分，故荣卫失守，诸病生焉。"

《脾胃论》说："百病皆由脾胃衰而生也。"为什么说百病皆由脾胃生呢？因为脾胃不足则营卫血气虚弱，营卫血气虚弱则神虚，神伤不荣形体则百病生矣。

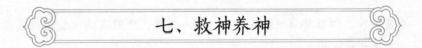

七、救神养神

李东垣"以土为万物之母"（《四库全书提要》），独重脾胃，故提出养生重在调理脾胃以安养心神。脾胃属土，而火生土，火衰火旺都能影响脾土，所以补火泻火是调理脾胃的两大法门。

健身当救神，救神当调理脾胃，调理脾胃在于调理少阳春生之阳气而泻阴火。

（一）脾胃将理法

白粥、粳米、绿豆、小豆、盐豉之类，皆淡渗利小便，且小便数不可更利，况大泻阳气，反行阴道。切禁湿面，如食之觉快勿禁。

药中不可服泽泻、猪苓、茯苓、灯心、琥珀、通草、木通、滑石之类，皆行阴道而泻阳道也，如渴，如小便不利，或闭塞不通则服，得利勿再服。

忌大咸，助火邪而泻肾水真阴，及大辛味，蒜、韭、五辣、醋、大料物、官桂、干姜之类，皆伤元气。

若服升沉之药，先一日将理，次日腹空服，服毕更宜将理十日，先三日尤甚，不然则反害也。

夫诸病四时用药之法，不问所病，或温或凉，或热或寒，如春时有疾，于所用药内加清凉风药；夏月有疾，加大寒之药；秋月有疾，加温气药；冬月有疾，加大热之药，是不绝生化之源也。钱仲阳医小儿深得此理。《内经》：必先岁气，毋伐天和，是为至治。又曰：无违时，无伐化。又曰：无伐生生之气。皆此常道也。用药之法，若反其常道，而变生异证，则当从权施治。假令病患饮酒，或过食寒，或过食热，皆可以增病。如此，则以权衡应变治之。权变之药，岂可常用乎。（《脾胃论·脾胃将理法》）

（　田按　）

春夏为阳，阳旺有病故加寒凉药。秋冬为阴，阴旺有病故加温热药。这是从饮食调节脾胃之寒温。

（二）安养心神调治脾胃论

《灵兰秘典论》云："心者，君主之宫，神明出焉。"凡怒、忿、悲、思、恐、惧，皆损元气。夫阴火之炽盛，由心生凝滞，七情不安故也。心脉者，神之舍，心君不宁，化而为火，火者，七神之贼也。故曰阴火太盛，经营之气，不能颐养于神，乃脉病也。神无所养，津液不行，不能生血脉也。心之神，真气之别名也。得血则生，血生则脉旺，脉者神之舍。若心生凝滞，七神离形，而脉中唯有火矣。

善治斯疾者，惟在调和脾胃，使心无凝滞，或生欢欣，或逢喜事，或天气暄和，居温和之处，或食滋味，或眼前见欲爱事，则慧然如无病矣。盖胃中元气得舒伸故也。

🍥 田按 🍥 ··

再次明确阴火就是心火，阴火伏于血脉之中，从而导致血病、脉病及心脑疾病。心机能的活动，反映了元气的盛衰，血旺则神旺，血衰则神衰，循环系统有病，七神无依。七情烦劳也伤阳气，故云损元气。血亏火起而神病，故从源头调脾胃以生营卫血气而滋养心神，所以"安养心神"需要"调治脾胃"。

李东垣深知心君的巨大作用，喜乐则心君安，心君安则天下宁矣。《黄帝内经灵枢·天年》说："百岁，五脏皆虚，神气皆去，形骸独居而终矣。"《黄帝内经素问·移精变气论》说："得神者昌，失神者亡。"形骸即形体，没有了"神"，只有"形骸"就是尸体。先天"形骸"得不到后天"神"的滋养，就会死亡，故"心生凝滞，七神离形"就死矣。

（三）摄养

忌浴当风，汗当风。须以手摩汗孔合，方许见风，必无中风、中寒之疾。

调卒风暴寒，衣服不能御者，则宜争努周身之气以当之，气弱不能御者病。

如衣薄而气短，则添衣，于无风处居止；气尚短，则以沸汤一碗熏其口鼻，即不短也。

如久居高屋，或天寒阴湿所遏，令气短者，亦如前法熏之。

如居周密小室，或大热而处寒凉气短，则出就风日。凡气短，皆宜食滋味汤饮，令胃调和。

或大热能食而渴，喜寒饮，当从权以饮之，然不可耽嗜。如冬寒喜热物，亦依时暂食。

夜不安寝，衾厚热壅故也，当急去之，仍拭汗。或薄而不安，即加之，睡自稳也。饥而睡不安，则宜少食；饱而睡不安，则少行坐。

遇天气更改，风寒阴晦，宜预避之。大抵宜温暖，避风寒，省语，少劳役为上。

（四）远欲

名与身孰亲，身与货孰多？以隋侯之珠，弹千仞之雀，世必笑之，何取之轻而弃之重耶！残躯六十有五，耳目半失于视听，百脉沸腾而烦心，身如众派漂流，瞑目则魂如浪去，神气衰于前日，饮食减于曩时，但应人事，病皆弥甚，以己之所有，岂止隋侯之珠哉！

安于淡薄，少思寡欲，省语以养气，不妄作劳以养形，虚心以维神，寿夭得失，安之于数，得丧既轻，血气自然谐和，邪无所容，病安增剧？苟能持此，亦庶几于道，可谓得其真趣矣。

〔田按〕

《黄帝内经》讲形、气、神，不讲精气神。

（五）省言箴

气乃神之祖，精乃气之子。气者，精神之根蒂也。大矣哉！积气以成精，积精以全神，必清必静，御之以道，可以为天人矣。有道者能之，予何人哉，切宜省言而已。

〔田按〕

李东垣认为，六淫、饮食、起居、劳役、七情是导致脾胃病的病因，所以安养心神要从这些方面做起。此"气"，指中气、胃气、天地之气。"精"，指水谷精气之精，不是肾精。《黄帝内经素问·脏气法时论》说："气味合而服之，以补精益气。"故云"精乃气之子"。"神"，指天地气味所生之神。天地之气生神，故云"气乃神之祖""精神之根蒂也"。李东垣说的精气神不同于现在人们说的精气神，现在人们说的"精"是肾精，不是水谷精微之精；现在人们说的"气"是先天之气；现在人们说的"神"是人的外在表现。《黄帝内经素问·生气通天论》说:"阴平阳秘,精神乃治;阴阳离决,精气乃绝。"

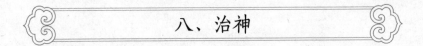

八、治神

　　神生于脾胃,治神当然是治脾胃为源了。《黄帝内经灵枢·九针十二原》说:"粗守形,上守神。"所谓"守形",就是治已病的形质。李东垣在《兰室秘藏》说:"夫上古圣人,饮食有节,起居有常,不妄作劳,形与神俱,百岁乃去,此谓治未病也。今时之人,去圣人久远则不然,饮食失节,起居失宜,妄作劳役,形气俱伤,故病而后药之,是治其已病也。"又说:"凡医者不理脾胃及养血安神,治标不治本,是不明正理也",其"形气俱伤,病而后药之,是治其已病"就是"粗守形","治未病"就是"上守神"。

　　《脾胃论》说:"气乃神之祖,精乃气之子。气者,精神之根蒂也。大矣哉! 积气以成精,积精以全神,必清必静,御之以道,可以为天人矣。"

　　方药治疗,常用的要方是补中益气汤和朱砂安神丸、补脾胃泻阴火升阳汤等。

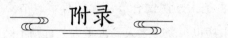

附录

附录 1 人之三本及治病二统

一、从发生学论人之三本及治病二统

我们从发生学角度研究胎儿和出生后的婴儿、成人人体生理差异，发现了人体真正的生理三本，先天之本不是肾而是心，后天之本非脾一个，还有一个肺。

（一）先天之本——心

在胚胎发育时，心脏及血液循环系统是最先成形的。胎儿期只有血液单循环，没有心肺小循环，不与外界接触。胎儿依靠母亲的血液供给生命的营养物质，从脐静脉进入心脏，然后输送到全身。

从生理来说，胎儿的成长及生命决定于母血的供养，所以在胎儿时期，首先是心血液循环系统供给全身营养，心脏在起主导作用，是胎儿先天之本。

（二）后天之本——肺、脾

婴儿出生断脐后，从首次自主呼吸（或啼哭）开始，即由胎儿的血液单循环变为婴儿的双循环，开始接触外界，从外界吸收营养，启动了肺功能和脾、胃、肠、膀胱、三焦土类功能。如《黄帝内经素问·宝命全形论》有如下记载。

天覆地载，万物悉备，莫贵于人；人以天地之气生，四时之法成……夫人生于地，悬命于天，天地合气，命之曰人。人能应四时者，天地为之父母……人生有形，不离阴阳。

《黄帝内经素问·六节藏象论》有如下记载。

天食人以五气，地食人以五味；五气入鼻，藏于心肺，上使五色修明，音声能彰；五味入口，藏于肠胃，味有所藏，以养五气，气和而生，津液相成，神乃自生。

这就是人体之外的物质，有天之"五气"和地之"五味"之分。天之"五气"，即《黄帝内经素问·阴阳应象大论》说的"寒暑燥湿风"。地之"五味"，则与五方五季有关。

于此可知，出生时空只标示对出生后成为个体人的婴儿、成人的影响，不可能对胎儿有影响。因此把出生时空与胎儿相结合的理论是错误的，应该是出生时空影响婴儿至成年人。

婴儿出生后，打开肺呼吸，启动血液小循环，或称肺循环，肺吸入五气，五味进入脾土（包括脾、胃、小肠、大肠、三焦、膀胱），气味合和而生神。据此可知，从婴儿到成人，五脏之本在肺天和脾地。

所以，从生理来说，人有三本：心、肺、脾也。肺为五脏之天，孰有大于天者哉！脾为百骸之母，孰有大于地者哉！心是胎儿血液循环之关键，孰有大于此关哉！

先天胎儿时期是心最重要，婴儿之后是肺、脾最重要。先天之本心为君主，后天之本肺为宰相，先后天之本心、肺居横膈膜之上，可见其重要性了。

医家常言肾为先天之本，非也。当是心为先天之本，肺、脾为后天之本。心主胎儿血液单循环，是胎儿生命生存过程的保障。肺脾主后天，肺的鼻和皮肤主司吸纳天之五气，脾主司地之五味，五气和五味合于肠胃黄庭太极而生神，由黄庭太极肠胃吸收的营养物质经门静脉进入肝心，从而代替母血供给婴儿以营养物质，形成后天养先天。《黄帝内经素问·上古天真论》说，人到七八岁才能"肾气实"，并说肾"受五脏六腑之精而藏之，故五脏盛，乃能泻"，知肾成于五脏之最后者，何能为先天之本？非要说它是"本"的话，只能是生殖之本。

可以简化为三本示意图（附图1）。

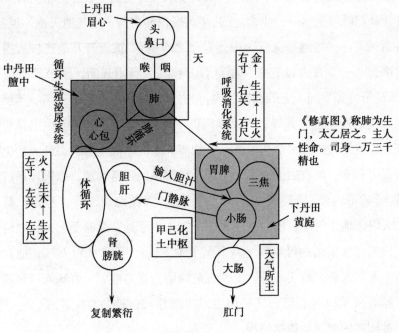

附图1　三本示意图

西医学将人体的诸多器官分为循环系统（先天之本心主）、呼吸系统（后天之本肺主）、消化系统（后天之本脾主）、运动系统、神经系统、内分泌系统、生殖系统、泌尿系统等。

本图左边是循环系统（包括肺循环和体循环），由心、小肠，心包络、三焦，肝、胆，肾、膀胱组成，八脏腑组成生命体的核心。右边是呼吸、消化系统，由肺、大肠、脾胃组成，四脏腑组成仓库重地，是循环系统的大后方，原料来于天之五气和地之五味。

肺金主呼吸而通天，故云肺为天。肺的功能是主呼吸（包括皮肤的呼吸），一是吸入大自然中的空气——天食人以五气，二是排出体内的废物。肺吸入的不是简单的空气，更不是吸入氧气就能活命，而是包含空气中适合各种生物生存的温度、湿度及各种微生物（包括细菌、病毒等），它们是大自然传给人的营养精华，营养着年复一年更新的生命。肺呼出的亦不是简单的二氧化碳之气，还伴随着调解体质的温度、湿度及各种微生物。肺金在自然界属于秋天，秋天是收获的季节，万物出于大地——脾胃土，又归入大地，如枯叶落地腐败肥沃了土地，以利于来年万物的生长。出生时首要任务是打开肺门呼吸天气——生命之门，《黄帝内经素问·生气通天论》说："夫自古通天者……皆通乎天气……此寿命之本也。"接着打开地道口，摄入饮食，脾胃——地食人以五味，养育着万物。大肠则开闭，调节着呼吸及消化。《黄帝内经素问·五脏别论》说："夫胃、大肠、小肠、三焦、膀胱，此五者天气之所生也，其气象天，故泻而不藏。"可知是肺呼吸在主导着消化系统。这就是人的呼吸消化系统，万物离开空气不能生存，离开大地生命则无法获得营养，没有后天之本金土肺系和脾系的正常功能，则循环系统就会失常。《黄帝内经素问·宝命全形论》说："天覆地载，万物悉备，莫贵于人，人以天地之气生，四时之法成……夫人生于地，悬命于天，天地合气，命之曰人。"《黄帝内经素问·六节藏象论》说："天食人以五气，地食人以五味。五气入鼻，藏于心肺，上使五色修明，音声能彰。五味入口，藏于肠胃，味有所藏以养五气，气和而生，津液相成，神乃自生。"这个"神"，就是神阙穴的神，是腹脑的神。

先天之本心循环系统，在胎儿期，全靠母血的供养而生长，母亲的盛衰决定了胎儿的健康与否。出生后的婴儿，断绝了母亲供血的营养供应，转向天之五气和地之五味，一是从肺系获得五气的营养，二是从肝系获得五味的营养。如《黄帝内经素问·经脉别论》说："食气入胃，散精于肝，淫气于筋。食气入胃，浊气归心，淫精于脉。脉气流经，经气归于肺，肺朝百脉，输精于皮毛。毛脉合精，行气于府，府精神明，留于四藏。气归于权衡，权衡以平，气口成寸，以决死生。饮入于胃，游溢精气，上输于脾，脾气散精，上归于肺，通调水道，下输膀胱，水精四布，五经并行。合于四时，五脏阴阳，揆度以为常也。"肺和肾是循环系统废物的排出者，是循环系统中血液的清道夫。心、心包主脉，脉为血之府。血者，水也，主于肾和膀胱，血水在脉管中奔流不息，如同大海和河流，水可上高山，可入大海，可蒸发而无形，可凝缩成冰，变换无穷，这就是水性。然这些无穷变化，皆取决于太阳之性，寒热之变，热则无形，寒则成冰。所以，循环系统疾病要调肺、脾、肾，而肾病调心、肺。

从以上论述可以知道调养后天之本肺和脾的重要性了，所以张仲景和李东垣都重视之。

肺和肾、膀胱是循环系统废物的排出者，肺和大肠是呼吸、消化系统废物的排出者，于此可知后天之本肺的重要性，故云"生气通天（肺为天）"。

循环系统通过脉诊（如寸口、人迎、趺阳、太溪等）察其阴阳营卫气血的虚实寒热，以及十二经脉的出入阻滞情况，还可以检查血压。

呼吸消化系统可以察肺和大肠寒热出入。

如果将心、肺、脾三本看成三种能量，如三本能量示意图（附图2）所标示。

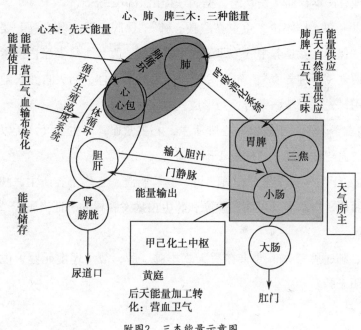

附图2　三本能量示意图

（三）《伤寒论》治病二统

心肺小循环通于外界天地，肺主阳明，心主太阳，所以《伤寒论》有太阳阳明合病并病之论，通论外感病，病及脾胃肠膀胱三焦土类。而得"脾约""胃家实"。人体与外界相通者有二：一是皮肤，有主皮毛的肺系统和阳气卫外的心系统，即太阳阳明系统，司天五气，统称为表部与外界联系，皮肤吸收阳光和大自然中的大气及各种能量和排泄废物。二是消化管道（包括咽喉、食道、脾胃、小肠、大肠、膀胱、三焦等），司地五味，统称为里部与从外界进入的水谷联系，消化道吸收水谷的营养和排泄废物。在表部谓"病发于阳"，在里部谓"病发于阴"。这样看来，外感宗张仲景和内伤宗李东垣之说，都没有出"心肺小循环通于外界天地"的范畴。

从《伤寒论》病理来说，"病发于阳"的太阳阳明病在横膈膜以上胸部主表的心肺二本系统，"病发于阴"的太阴少阳病在横膈膜以下腹部主里的脾本系统（包括脾、胃、小肠、大肠、三焦、膀胱）。这就是《伤寒论》的治病二统：一统是"病发于阳"，一统是"病发于阴"。至此我们可以知道，人体生理有三本，而《伤寒论》据病理提出治病二统。

所以一部《伤寒论》重点在"救心肺""保脾土"，"救心肺"要"四气调神"，"保脾"就是养中气（即黄庭丹田之气、真气），《黄帝内经素问·刺法论》谓之"全神养真"。先天父母遗传为有形之体，后天自然天地遗传为无形之用，先后天珠联璧合，乃形成人这个生命体。

"病发于阳"属于表部，心肺所主，心主营血，肺主卫气，所以叶天士的卫气营血辨证当属于"病发于阳"系统。

"病发于阴"属于里部，脾、胃、肠、膀胱、三焦土类所主，脾、胃、肠中有膜原，所以吴又可病发膜原和薛生白病发脾胃的辨证当属于"病发于阴"系统。

心、肺、脾三本，要害在后天之本肺、脾，故《理虚元鉴》说救阳于脾、救阴于肺。

二、田氏"中医太极三部六经体系"

《伤寒论》是一部外感病专著，外感病的特点在于"时"，故《黄帝内经》说"时立气布"。所谓"时立气布"，即指不同的时间有不同的气，如春风、夏热、秋燥、冬寒等，人在不同的时间、不同的地点所感受的外邪是不同的，感受外邪不同，则所得外感病也就不会相同，所以张仲景特别重视

"时"，创立了"六经病欲解时"（附图3）。

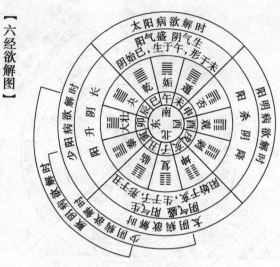

附图3　六经病欲解时图

　　从六经病欲解时图中可以看到，张仲景紧抓四时阴阳之纲不放，以少阳主春、太阳主夏、阳明主秋、太阴主冬，成为张仲景治疗外感病的纲领。我们据此创建了"中医太极三部六经体系"，现阐述如下。

（一）纵向三部六经

　　《黄帝内经素问·金匮真言论》说：背为阳，腹为阴。夏秋病在阳，《伤寒论》称为"病发于阳"。冬春病在阴，《伤寒论》称为"病发于阴"。

　　背为阳，心为阳中之阳，肺为阳中之阴，太阳主夏心，阳明主秋肺，所以"病发于阳"即太阳阳明病，包含所有外感病的初发病期。心肺居于横膈膜之上，属于上焦。

　　太阴主冬脾，少阳主春三焦，《黄帝内经素问·六节藏象论》说"脾、胃、大肠、小肠、三焦、膀胱者……此至阴之类，通于土气"，所以"病发于阴"即太阴脾和少阳三焦病，属于中焦。李东垣将此概括为"甲己化土，此仲景妙法也"。代表方剂是大、小建中汤。

　　"病发于阳""病发于阴"可用病发阴阳示意图（附图4）表示。

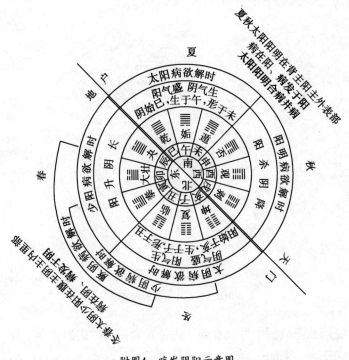

附图4　病发阴阳示意图

从四时阴阳来讲，少阴在子而天道一阳来复，厥阴在丑而地道一阳来复，潜藏于下，所以少阴肾和厥阴肝在下，属于下焦。

故章虚谷在《医门棒喝二集·卷二·太阳上篇》说："上焦外通太阳、阳明，中焦外通少阳、太阴（太极部），下焦外通少阴、厥阴。"

张仲景《伤寒论》本有上、中、下三焦之说，如243条"属上焦"，230条"上焦得通"，159条"理中焦"，145条"无犯胃气及上二焦"，124条"热在下焦"，159条"利在下焦"，282条"下焦虚有寒"。上、中、下三焦表示外感病的发展趋势，上轻而下重，故吴鞠通说"治上焦如羽（非轻不举），治中焦如衡（非平不安）；治下焦如权（非重不沉）"。

"病发于阳"太阳阳明病的代表方剂是辛凉解表剂葛根汤和辛温解表剂麻黄汤。

"病发于阴"少阳太阴病的代表方剂是小建中汤和救里的四逆汤。

（二）横向三部六经

《黄帝内经素问·六元正纪大论》说："岁半之前，天气主之。岁半之后，地气主之。"

《黄帝内经素问·至真要大论》说："初气终三气，天气主之。四气尽终气，地气主之。"

岁半之前为上半年春夏，天气为阳，故李东垣称为阳仪系统。岁半之后为下半年秋冬，地气为阴，故李东垣称为阴仪系统。从六经病欲解时图可以看到，从寅到未上半年，春夏阳仪系统主太阳、少阳、厥阴三经（即伤寒、中风、温病三证）；从申到丑下半年，秋冬阴仪系统主阳明、太阴、少阴三经（即宋本《辨痓湿暍病脉证第四》三证）。充分体现了张仲景《伤寒论》是以四时阴阳理论为大纲的，其撰用《阴阳大论》名不虚传。

寒、燥、湿三气为阴邪伤人春夏阳仪系统太阳、少阳、厥阴的阳气，所以厥阴为伤寒的最低面，厥阴病篇共56条，就有24条条首言"伤寒"者。

风、暑、热三气为阳邪伤人秋冬阴仪系统阳明、太阴、少阴的阴气，所以少阴为温病的最低面，少阴病篇共45条，却连一条条首都没有言"伤寒"者。

可用两仪示意图（附图5）表示。

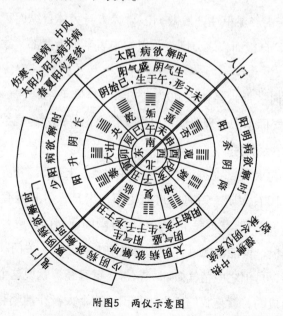

附图5　两仪示意图

阳仪系统的阳气卫外在表,阴仪系统的阴气守内在里。张仲景《伤寒论》也有此横向表里之说。如46条、124条"表证仍在",61条、170条"无表证",252条、257条"无表里证",74条"有表里证",148条"此为半在里,半在外"。

又按五运六气理论标本中气说,厥阴从中气少阳,阳明从中气太阴,则少阳和太阴如纵向分那样,少阳太阴在中为表里合部,而太阳厥阴在表,阳明少阴在里,形成了横向的表、里、表里合部三部。此三部表示感受外邪的性质,伤寒伤人表部阳仪系统的阳气,故首先侵犯太阳;风热伤人里部阴仪系统的阴气,故首先侵犯阳明肺;湿热直趋中道太阴少阳。外感病伤寒、风热、湿热三大病种来路及传变途径,既系统,又清楚,轻重缓急十分明白,既便于掌握,又便于治疗。

太阳心主营,阳明肺主卫,故《伤寒论·辨脉法》说:"风则伤卫,寒则伤荣。荣卫俱病,骨节烦疼。"

吴师机在《理瀹骈文》中说:"人之一身,自纵言之,则上、中、下为三部。自横言之,则又以在表、在里、在表里(太极部)为三部。"

寒伤阳仪的代表方剂是大小青龙汤,热伤阴仪的代表方剂是大小白虎汤。

(三)中医太极三部六经体系

马蒔《黄帝内经灵枢注证发微》说:"盖人身大体自纵而言之,则以上、中、下为三部,自横而言之,则表、里、半表半里为三部,故谓上下、中外三员也。"

我们将纵向三部六经体系和横向三部六经体系结合在一起,用《黄庭经》和五运六气标本中气理论就可以将《伤寒论》的六经病欲解时演变成"中医太极三部六经体系"。

少阳太阴为太极部证据一,《黄庭内景经·上有章》说:"上有魂灵下关元,左为少阳右太阴,后有密户前生门,出日入月呼吸存。"《黄庭外景经·老子章》说:"上有黄庭下关元,后有幽阙前命门。呼吸庐间入丹田,玉池清水灌灵根,审能修之可长存。黄庭中人衣赤衣,关门壮龠合两扉,幽阙侠之高巍巍,丹田之中精气微。"请看,《黄庭经》就说这个黄庭太极是有少阳和太阴组成的,就是我们所说的丹田。这个太极在神阙和命门之间。魏荔彤曾说："《黄庭经》所言，上有黄庭，下有关元，前有幽阙，后有命门是也。上下前后，四穴之中，为人之中，此中存气为中气。人多以胃气为中气，误矣。……此上下前后，四穴之中为天地父母生人之气，阴阳结聚于此，正人身之太极也……此处中气聚焉。"

少阳太阴为太极部证据二，（少阳标为阳，本气相火为阳，标本皆阳是纯阳，配纯阳乾卦。太阴标为阴，本气湿为阴，标本皆阴是纯阴，配纯阴坤卦。乾坤合为一太极，故少阳太阴也合为一太极）

厥阴的中气是少阳相火，木从火化；阳明中气是太阴湿土，燥从湿化；故二者不从标本，都从乎中气。所以张子和在《儒门事亲》中有如下说。

少阳从本为相火，太阴从本湿上坐；
厥阴从中火是家，阳明从中湿是我；
太阳少阴标本从，阴阳二气相包裹；
风从火断汗之宜，燥与湿兼下之可。
万病能将火湿分，彻开轩岐无缝锁。

张子和说万病本于黄庭太极中的少阳三焦相火和太阴脾湿，春厥阴肝从中气少阳三焦相火，秋阳明肺从中气太阴脾湿，夏太阳和冬少阴乃阴阳之征兆。

少阳太阴为太极部证据三，李东垣称说"甲己化土，此仲景妙法也"。所谓"甲己化土"，即少阳三焦相火生太阴脾土，即黄庭太极。李东垣在《医学发明·病有逆从》中说："坤元一正之土，虽主生长，阴静阳躁，禀乎少阳元气，乃能生育也。"坤即太阴脾，只有在少阳三焦相火的作用下，才能腐熟水谷，生化气血。关于"甲己化土"的详细阐发见下文。

中医太极纵横三部六经体系的结构如附表1。

附表1　太极两仪表

	阳仪	太极	阴仪
	表阳部	阴阳合部	里阴部病
上焦部	太阳		阳明
中焦太极部		少阳太阴	
下焦部	厥阴		少阴

《黄帝内经素问·五运行大论》说："风寒在下，燥热在上，湿气在中，火游行其间。"所以，中医太极纵横三部六经体系的发病如附图6。

横向表里分：
- 表部阳——厥阴肝系统和太阳心系统——春夏系统——风寒伤阳
- 里部阴——阳明肺系统和少阴肾系统——秋冬系统——风热伤阴
- 太极阴阳合部——太阴脾系统和少阳三焦系统——暑夏时段——湿热伤中

纵向上下分：
- 上焦部——太阳心系统和阳明肺系统——燥热在上
- 中焦部——太阴脾系统和少阳三焦系统——湿火在中
- 下焦部——厥阴肝系统和少阴肾系统——风寒在下

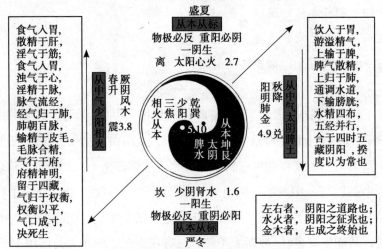

附图6　纵横三部六经示意图

这样我们就将伤寒和温病统一起来了，统一在"中医太极三部六经体系"之中，有很强的系统性、逻辑性。可用中医太极三部六经体系太极图（附图7）表示。

附图7　中医太极三部六经体系太极图

阳仪为阳在表，"病发于阳"的太阳阳明主表，据此我们创建了大表部系统，大表部外感有太阳阳明合病并病和太阳少阳合病并病，李东垣内伤有春夏少阳阳气不生升、上焦心肺气不足及大气下陷。

阴仪为阴在里，"病发于阴"的太阴少阳主里，据此我们创建了大里部系统。大里部以太阴脾和少阴肾病为主，最多太阴少阴合病并病四逆汤证（附图8）。

大表部可以继发里部病，大里部也可以继发表部病。

大表部建立了胸背上肢诊，大里部建立了腹骶下肢诊。

张仲景"病发于阳""病发于阴"的阴阳辨证，不是郑钦安单纯的三阴三阳辨证，是阴中有阳、阳中有阴的阴阳辨证，要复杂得多。

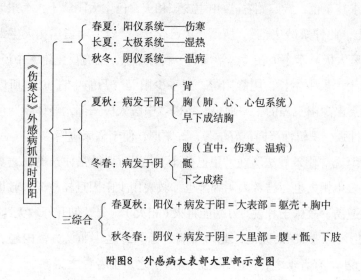

附图8　外感病大表部大里部示意图

（四）李东垣论"太极三部六经体系"

李东垣不但以"仲景妙法"——"甲己化土"为黄庭太极，并有"太极三部六经体系"的论述。李东垣精熟张仲景学说，张仲景学说的精髓是抓四时阴阳，所以李东垣学说的精髓也是抓四时阴阳。张仲景以四时阴阳而分"三部六经体系"，李东垣也以四时阴阳分"三部六经体系"。

"中医太极三部六经体系"的创建，不但可以治疗一切外感病，也可以治疗一切内伤病。李东垣在《脾胃论·脾胃胜衰论》说："是以检讨《素问》《难经》及《黄帝针经》中说脾胃不足之源，乃阳气不足，阴气有余。""大抵脾胃虚弱，阳气不能生长，是春夏之令不行，五脏之气不生。脾病则下流乘肾，土克水，则骨乏无力，是为骨蚀，令人骨髓空虚，足不能履地，是阴气重叠，此阴盛阳虚之证。"李东垣自己说脾胃病的根源是"阳气不足"，是"阳气不能生长，是春夏之令不行"导致的。这个阳气就是"少阳春生之气"，即甲胆生发之气。春夏属于"阳仪"系统。李东垣说："胆者，少阳春生之气，春气升则万化安，故胆气春升，则余脏从之。"张元素说："胆属木，为少阳相火，发生万物；为决断之官，十一脏之主。"(《本草纲目》)五运六气理论认为，厥阴(肝胆)从中气少阳相火，故张元素说胆为少阳相火。张志聪也说："胆主甲子，为五运六气之首，胆气升则十一脏府之气皆升，故取决于胆也。所谓求其至也，皆归始春。"甲主少阳相火，己主太阴脾土，李东垣称说"甲己化土，此仲景妙法也"。所谓"甲己化土"，即少阳三焦相火生太阴脾土，即黄庭太极。李东垣在《医学发明·病有逆从，治有反正论》中说："坤元一正之土，虽主生长，阴静阳躁，禀乎少阳元气乃能生育也。"所以脾胃病，必须突出少阳三焦的主宰地位。所以"中医太极三部六经体系"可治百病，系统性强，逻辑性严谨，好学习，好掌握，便于临床应用。

李东垣说"仲景妙法"在"甲己化土"，此乃真得张仲景奥秘之真言。甲者少阳三焦相火也，己者太阴脾湿也，救表用少阳阳旦桂枝汤，救里用太阴主方四逆汤，故张子和说"万病能将火(相火)湿分，彻开轩岐无缝锁"。少阳、太阴者，黄庭太极也，此乃百病之源。总之，如《黄帝内经》病机十九条所说："有者求之，无者求之；盛者责之，虚者责之。"

1. 横向三部六经体系

《阴阳应象大论》(《黄帝内经素问·阴阳应象大论》)云："天以阳生阴长，地以阳杀阴藏。"然岁以春为首，正，正也；寅，引也。少阳之气始于泉下，引阴升而在天地人之上，即天之分，百谷草木皆甲坼于此时也。

至立夏少阴之火炽于太虚，则草木盛茂，垂枝布菜。乃阳之用，阴之体，此所谓天以阳生阴长。

经言岁半以前，天气主之，在乎升浮也。

至秋而太阴之运，初自天而下逐，阴降而彻地，则金振燥令，风厉霜飞，品物咸殒，其枝独存，若乎毫毛。

至冬则少阴之气复伏于泉下，水冰地坼，万类周密。阴之用，阳之体也，此所谓地以阳杀阴藏。

经言岁半以后，地气主之，在乎降沉也。

至于春气温和，夏气暑热，秋气清凉，冬气冷冽，此则正气之序也。故曰：履端于始，序则不愆。升已而降，降已而升，如环无端，运化万物，其实一气也。设或阴阳错综，胜复之变，自此而起。万物之中，人一也，呼吸升降，效象天地，准绳阴阳。盖胃为水谷之海，饮食入胃，而精气先输脾归肺，上行春夏之令，以滋养周身，乃清气为天者也；升已而下输膀胱，行秋冬之令，为传化糟粕，转味而出，乃浊阴为地者也。

若夫顺四时之气，起居有时，以避寒暑，饮食有节，及不暴喜怒，以颐神志，常欲四时均平，而无偏胜则安。不然，损伤脾胃，真气下溜，或下泄而久不能升，是有秋冬而无春夏，乃生长之用，陷于殒杀之气，而百病皆起；或久升而不降，亦病焉。于此求之，则知履端之义矣。(《脾胃论·天地阴阳生杀之理在升降浮沉之间论》)

春、夏，乃天之用也，是地之体也。

秋、冬，乃天之体也，是地之用也。

此天地之常道，既病，反常也。

春、夏天之用，人亦应之。

食罢，四肢矫健，精、气、神皆出，九窍通利是也。口鼻气息自不闻其音，语声清响如钟。

春、夏地之体，人亦应之。

食罢，皮肉筋骨血脉皆滑利，屈伸柔和，而骨刚力盛，用力不乏。(《脾胃论·气运衰旺图说》)

◖ 田按 ◗ ·······

李东垣处处都讲四时阴阳，上半年以春夏为升浮阳仪系统，阳生阴长而生化万物；下半年以秋冬为沉降阴仪系统，阳杀阴藏而万物收藏。阳仪春夏是厥阴太阳肝心系统，阴仪秋冬是阳明少阴肺肾系统，加上太极少阳太阴三焦脾系统，就构成了横向的"中医太极三部六经体系"。两仪生四象，所以，李东垣详细讲解了太极与四象的关系。

至而不至者，谓从后来者为虚邪，心与小肠来乘脾胃也。脾胃脉中见浮大而弦，其病或烦躁闷乱，或四肢发热，或口干舌干咽干。盖心主火，小肠主热，火热来乘土位，乃湿热相合，故烦躁闷乱也。四肢者，脾胃也，火乘之，故四肢发热也。饮食不节，劳役所伤，以致脾胃虚弱，乃血所生病，主口中津液不行，故口干咽干也。病患自以为渴，医者治以五苓散，谓止渴燥，而反加渴燥，乃重竭津液，以至危亡。经云：虚则补其母。当于心与小肠中以补脾胃之根蒂者。甘温之药为之主，以苦寒之药为之使，以酸味为之臣佐。以其心苦缓，急食酸以收之。心火旺则肺金受邪，金虚则以酸补之，次以甘温及甘寒之剂，于脾胃中泻心火之亢盛，是治其本也。

所胜妄行者，言心火旺能令母实，母者，肝木也，肝木旺则挟火势，无所畏惧而妄行也，故脾胃先受之。或身体沉重，走疰疼痛，盖湿热相搏，而风热郁而不得伸，附着于有形也。或多怒者，风热下陷于地中也。或目病而生内障者，脾裹血，胃主血，心主脉，脉者，血之腑也，或云心主血，又云肝主血，肝之窍开于目也。或妄见妄闻，起妄心，夜梦亡人，四肢满闭，转筋，皆肝木火盛而为邪也。或生痿，或生痹，或生厥，或中风，或生恶疮，或作肾痿，或为上热下寒，为邪不一，皆风热不得升长，而木火遏于有形中也。

所生受病者，言肺受土火木之邪，而清肃之气伤。或胸满少气短气者，肺主诸气，五脏之气皆不足，而阳道不行也。或咳嗽寒热者，湿热乘其内也。

所不胜乘之者，水乘木之妄行而反来侮土，故肾入心为汗，入肝为泣，入脾为涎，入肺为痰。为嗽、为涕、为嚏，为水出鼻也。一说，下元土盛克水，致督、任、冲三脉盛，火旺煎熬，令水沸腾，而乘脾肺，故痰涎唾出于口也。下行为阴汗，为外肾冷，为足不任身，为脚下隐痛。或水附木势而上为眼涩，为眵，为冷泪，此皆由肺金之虚而寡于畏也。（《脾胃论·脾胃胜衰论》）

🜛 田按 ··

　　李东垣在这里用太极、两仪、四象及五行生克制化的理论阐述了以太极脾胃为中心与其余四象四脏病理变化的机理，其关系图示见前文。

　　李东垣在《兰室秘藏·自汗门》泻血汤中说："发热昼少而夜多，太阳经中尤甚，昼病则在气，夜病则在血，是足太阳膀胱血中浮热，微有气也。既病人大小便如常，知邪气不在脏腑，是无里证也。外无恶寒，知邪气不在表也。有时而发，有时而止，知邪气不在表、不在里，知在经络也。夜发多而昼发少，是邪气下陷之深也。"

2. 纵向三部六经体系

按《阴阳应象大论》云："天之邪气，感则害人五脏。"是八益之邪，乃风邪伤人筋骨。风从上受之，风伤筋，寒伤骨，盖有形质之物受病也，系在下焦，肝肾是也。肝肾者，地之气。《难经》解云：肝肾之气，已绝于内，以其肝主筋，肾主骨，故风邪感则筋骨疼痛，筋骨之绝，则肝肾之本亦绝矣，乃有余之证也。又云："水谷之寒热，感则害人六腑。"是七损之病，乃内伤饮食也。《黄帝针经》解云：适饮食不节，劳役所伤，湿从下受之。

谓脾胃之气不足，而反下行，极则冲脉之火逆而上，是无形质之元气受病也，系在上焦，心肺是也。心肺者，天气也。故《难经》解云：心肺乏气已绝于外，以其心主荣，肺主卫。荣者血也，脉者血之府，神之居也；卫者，元气七神之别名，卫护周身，在于皮毛之间也。肺绝则皮毛先绝，神无所依，故内伤饮食，则亦恶风寒，是荣卫失守，皮肤间无阳以滋养，不能任风寒也。皮毛之绝，则心肺之本亦绝矣，盖胃气不升，元气不生，无滋养心肺，乃不足之证也。(《内外伤辨惑论》)

他在《医学发明》"六部所主十二经脉之图"中说："燥热在上，湿气在中，风寒在下，火游行其间，寒暑出入，故令虚而生化也，人亦应之。故心肺在上，脾胃在中，肝肾在下，三焦元气游行其间，通行十二经脉。"

李东垣既从横向说春夏心肝为阳仪、秋冬肺肾为阴仪，又从纵向说心肺为上焦、肝肾为下焦，而太阴脾和少阳三焦在中"甲己化土"，就从纵横两方面论述了中医太极三部六经体系，这就是笔者创建中医太极三部六经体系的本源。

少阳三焦衰弱而阳虚，一方面脾胃气虚；一方面导致阳不生、阴不长，阴阳不能滋养心肺，就会出现心火旺的病理现象，心火或上炎，或走血脉，或克肺，或外炎，或乘脾，或营卫虚损而发生很多疾病；一方面水湿下流于肾，寒湿合邪则伤肾肝，或伤腹部，或伤筋骨，或伤下肢，或伤督脉任脉冲脉等而发生很多疾病。

张仲景抓四时阴阳，李东垣也抓四时阴阳。李东垣十分强调生理方面的阳仪春夏的升浮和阴仪秋冬的沉降，而春天少阳阳气的生发占主导作用。其病理的产生是阳仪春夏阳气不足而阴仪秋冬阴气太过，先是中焦少阳太阴，然后是上焦心肺气不足和下焦肾肝受寒湿。病及太极三部六经与《伤寒论》相同，但分外感和内伤而已。张仲景论外感，首先"病发于阳"，发表部太阳，李东垣论内伤，首先"病发于阴"在中焦，阳气不足及血病，救外感之表用桂枝汤，救内伤之中用补中益气汤。与《伤寒论》救表用桂枝汤、救里用四逆汤相媲美。故柯韵伯说："仲景之六经为百病立法，不专为伤寒一科；伤寒、杂病，治无二理，咸归六经之节制。"这里提出的"六经是百病的六经"说，《通俗伤寒论》概括为"以六经钤百病，为确定之总诀"。

张仲景外感重"病发于阳""病发于阴"，李东垣内伤重"甲己化土"。

附录 2 《黄帝内经》三焦说探源

注：少阳三焦是李东垣论述脾胃病的重要理论，所以将笔者对三焦的认识作为附录放在这里。

自从《难经》提出三焦"有名而无形"之后，三焦问题就成了千古疑案。笔者认为，三焦说起源于《黄帝内经》，释疑还得从《黄帝内经》找根源。特别是对人体生命双结构和心肺脾三本及目命门的破解，就明确了三焦的来源、含义和临床意义。

研究三焦首先要有个以《黄帝内经》共识标准作为基础，否则公婆各有理。

1. 三焦主相火、主阳气。

2. 三焦是一个阳腑，能纳入能排出。

3. 三焦一体属胃（包括小肠大肠，中焦在胃，上焦出胃上口，下焦出胃下口，上下焦源胃）。

4. 三焦相火腐熟水谷生化营卫血气——神。

5. 三焦主水道（体液流通渠道）。

6. 三焦主元气（相火阳气气化体液）。

笔者认为要在这个基础上来讨论三焦。

一、少阳三焦相火

三焦属于少阳相火，《黄帝内经素问·天元纪大论》说："少阳之上，相火主之。"《黄帝内经素问·六微旨大论》说："少阳之上，火气治之。"于此可知，三焦为相火，主人阳气。焦，从隹，从灬。隹，《说文解字》说："鸟之短尾之总名也。"即一种鸟，象鸟形，代表鸟类。甲骨文，金文，篆文，象一只鸟。灬，即火。焦，是一只火鸟。鸟在古代是太阳的象征，将其称为太阳神鸟。古人看到太阳在天上每天东升西落，就像鸟在天空飞翔，因此将太阳比作飞鸟，或认为是鸟驮着太阳在飞行运动。太阳发热，如一团火，鸟、灬二者合一，创造了一个焦字。考古已发现了先民们崇拜太阳的直观实物，如在浙江余姚河姆渡遗址出土兽骨上雕刻的"双鸟负日图"和象牙上雕刻的"双鸟朝阳图"。

再如在陕西泉护村遗址出土陶片上发现的二足金乌负日图、河南庙底沟遗址出土陶片上发现的三足金乌负日图。

由此可知，无论是河姆渡文化，还是仰韶文化，原始先民对太阳的崇拜，总是和鸟密切联系在一起，把鸟作为太阳的象征，这是为什么？赵国华先生说："鸟与太阳神话的起源密不可分，三足鸟是太阳的象征。"又说："太阳的凌空运行，鸟类的凌空飞翔，使远古人类认为太阳是一个飞行物，想象由一只鸟背负太阳运行。"中国古籍多记有日鸟合璧的神话，如《淮南子·精神训》说："日中有踆乌"；《论衡·说日》说："日中有三足乌。"山东肥城孝堂山有东汉时代郭巨祠画像石刻，其中便有太阳神，太阳中便有一只飞鸟；陕西北部绥德军刘家沟东汉墓入口横额石上所雕画像中，也有一个太阳神，太阳中也有一只飞鸟。吴天明先生由此认为，讨论太阳神话的起源，"应该追溯到人类文明的源头，追溯到母系氏族社会的中期甚至早期，我们要从那里寻找太阳神话的源头。"那么，先民们对太阳的崇拜应比太阳神话的产生还要早，最迟也应追溯到母系氏族社会的早期。如《天问》王逸注引古本《淮南子》说："尧时十日并出，草木焦枯。尧命羿仰射十日，中其九日，日中九乌皆死，坠其羽翼，故留其一日也。"《淮南子·本经训》说："逮至尧之时，十日并出，焦禾稼，杀草木，民无所食……尧乃使羿……上射十日。"高注："十日并出，羿射去九。"《论衡·感虚篇》说："尧之时，十日并出，万物焦枯。尧上射十日，九日去，一日常出。"《易林·履之履》说："十乌俱飞，羿射九雌，雄独得全，虽惊不危。"《山海经·大荒东经》说："汤谷上有扶木，一日方至，一日方出，皆载于乌。"《海外东经》说："汤谷上有扶桑，十日所浴，在黑齿北。居水中，有大木，九日居下枝，一日居上枝。

在中国神话传说中，太阳里有金黄色的三足乌鸦，因此就把"金乌"

作为太阳的别称，也称"三足鸟"。《淮
南子·精神训》中说的"日中有踆乌"，
即为三足乌，又称为阳乌或金乌，被认
为是日之精魂。《春秋元命苞》说：日
中有三足乌。乌者，阳精。东汉王充
《论衡·说日》中说："日中有三足乌。"
古籍《洞冥记》中则又说三足乌是羲和
役使的日驭。为什么这个"三足鸟"有
三足呢？因为三足鸟代表太阳视运动规

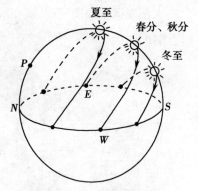

附图9 太阳回归运动示意图

律，太阳视运动有三线四特征点，即南回归线、北回归线和赤道线三线，
及冬至、春分、夏至、秋分四特征点。足是走路用的，用来表示太阳走过
的路（附图9）。

人体不是也是这样划分为部位三焦的吗？

太阳是一个大火球，是火之源，火来自于太阳，火是红色的，火与太阳
一样，所以焦字将鸟和火结合在一起，取三足鸟之意，叫作三焦。在自然
界，万物生长靠太阳；在人体，"凡十一脏取决于胆"，胆内寓有三焦相火，
故少阳三焦为相火，《黄帝内经素问·天元纪大论》说："少阳之上，相火主
之。"《黄帝内经素问·六微旨大论》说："少阳之上，火气治之。"所以张景
岳将三焦相火比喻为人体的一轮红日。太阳视运动四特征点用四太阳鸟表
示。《山海经·大荒经》说："帝俊生中容，……使四鸟。"

太阳运动四特征点之四个太阳鸟代表四时四季，正如《系辞传》说：
"法象，莫大乎天地；变通，莫大乎四时；县象著明，莫大乎日月。"即天
地日月运动最大的变化，就是四时阴阳。《黄帝内经素问·阴阳应象大论》
说："阴阳者，天地之道也，万物之纲纪，变化之父母，生杀之本始，神明
之府也，治病必求于本。"而阴阳来源于天地日月运动变化，1973年马王堆
出土《帛书周易》说"阴阳之义合日月"，《黄帝内经灵枢·阴阳系日月》
说"日为阳，月为阴"，故谓"阴阳系日月"，《黄帝内经素问·生气通天
论》说"天运当以日光明"，所以"生杀之本始"还是太阳也，俗云万物生
长靠太阳啊！

太阳视运动的南回归线、北回归线、赤道三线运动反映在人体就是三焦（附图10）。

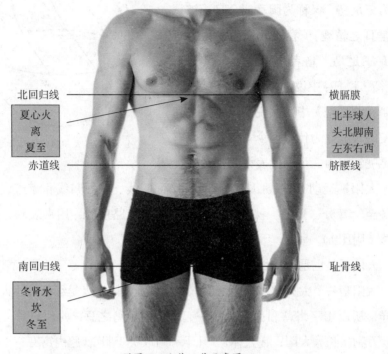

附图10　人体三焦示意图

图中标注：北回归线　夏心火离夏至　赤道线　南回归线　冬肾水坎冬至　横膈膜　北半球人头北脚南左东右西　脐腰线　耻骨线

横膈膜相当于北回归线，是北半球的夏至，为北半球夏天，心火主之，剑突下有心募穴巨阙、膏之原鸠尾穴。鸠即是一种鸟。《诗经》的第一篇就是《关关雎鸠》，谓："关关雎鸠，在河之洲，窈窕淑女，君子好逑……"尾，指交尾繁殖。鸠（太阳鸟）尾有太阳生万物之意，三焦是人体生化的源头。横膈膜之上是天（肺天），《黄帝内经素问·生气通天论》说"天运当以日光明"，故天上有太阳心。

《黄帝内经》的核心是"形神"，养育"形神"的源头是天地，"天运当以日光明"，日的代表是"三足鸟"，具体到人体是三焦，少阳三焦从本气相火，三焦相火是人体一轮红日，形象地称为"鸠尾"。推算天地变化的是五运六气，五运六气的核心是标本中气，标本中气的核心是从本的少阳三焦和太阴脾土，而从本的少阳三焦和太阴脾又以少阳三焦为主导，所以《黄帝内经》"形神"的核心是少阳三焦，主人体元气的运行输布。

耻骨南回归线，是北半球的冬至，为北半球冬天，肾水主之，这里有生殖器，有人体蓄水池膀胱，有膀胱募穴中极。水蓄于大地，代表大地。

在大地耻骨与横膈膜天之间是天地之间，有脾、胃、小肠、大肠、三焦、膀胱等土类，及其所生之万物。这里有天枢、肓俞、神阙等穴。

太阳东升西落，故人体左为阳右为阴。《黄帝内经》将这种天人相应关系阐述于《黄帝内经灵枢·九针论》中。

身形之应九野也，左足应立春，其日戊寅己丑。左胁应春分，其日乙卯。左手应立夏，其日戊辰己巳。膺喉首头应夏至，其日丙午。右手应立秋，其日戊申己未。右胁应秋分，其日辛酉。右足应立冬，其日戊戌己亥。腰尻下窍应冬至，其日壬子。六腑膈下三脏应中州。其大禁，大禁太一所在之日，及诸戊己。凡此九者，善候八正所在之处。

如附图11所示。

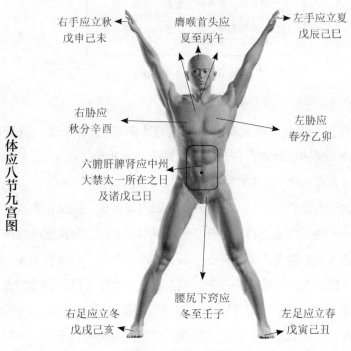

人体应八节九宫图

右手应立秋
戊申己未

膺喉首头应
夏至丙午

左手应立夏
戊辰己巳

右胁应
秋分辛酉

左胁应
春分乙卯

六腑肝脾肾应中州
大禁太一所在之日
及诸戊己日

右足应立冬
戊戌己亥

腰尻下窍应
冬至壬子

左足应立春
戊寅己丑

附图11　人体应八节九宫图

春应肝系统，夏应心系统，秋应肺系统，冬应肾系统，中应脾系统，这也是五脏病应该诊察的部位。

《难经·十六难》依据此天道之理将其概括为脐部太极神阙诊断法如脐部五脏诊法图（附图12）。

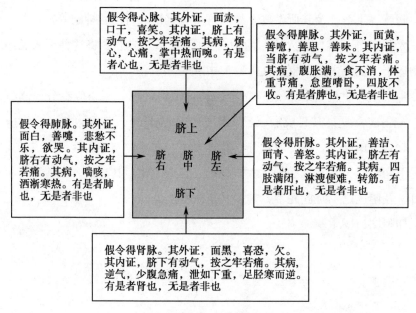

假令得心脉。其外证，面赤，口干，喜笑。其内证，脐上有动气，按之牢若痛。其病，烦心，心痛，掌中热而哕。有是者心也，无是者非也

假令得脾脉。其外证，面黄，善噫，善思，善味。其内证，当脐有动气，按之牢若痛。其病，腹胀满，食不消，体重节痛，怠堕嗜卧，四肢不收。有是者脾也，无是者非也

假令得肺脉。其外证，面白，善嚏，悲愁不乐，欲哭。其内证，脐右有动气，按之牢若痛。其病，喘咳，洒淅寒热。有是者肺也，无是者非也

假令得肝脉。其外证，善洁、面青、善怒。其内证，脐左有动气，按之牢若痛。其病，四肢满闭，淋溲便难，转筋。有是者肝也，无是者非也

脐上
脐右　脐中　脐左
脐下

假令得肾脉。其外证，面黑，喜恐，欠。其内证，脐下有动气，按之牢若痛。其病，逆气，少腹急痛，泄如下重，足胫寒而逆。有是者肾也，无是者非也

附图12　脐部五脏诊法

天道右行，则北半球人头北脚南应之（面南），如上文《黄帝内经灵枢·九针论》所述。地道左行，则北半球人头南脚北（面北），见于《黄帝内经灵枢·九宫八风》，其文如下。

是故太一入徙立于中宫，乃朝八风，以占吉凶也。风从南方来，名曰大弱风，其伤人也，内舍于心，外在于脉，其气主为热。风从西南方来，名曰谋风，其伤人也，内舍于脾，外在于肌，其气主为弱。风从西方来，名曰刚风，其伤人也，内舍于肺，外在于皮肤，其气主为燥。风从西北方来，名曰折风，其伤人也，内舍于小肠，外在于手太阳脉，脉绝则溢，脉闭则结不通，善暴死。风从北方来，名曰大刚风，其伤人也，内舍于肾，外在于骨与肩背之膂筋，其气主为寒也。风从东北方来，名曰凶风，其伤人也，内舍于大肠，外在于两胁腋骨下及肢节。风从东方来，名曰婴儿风，其伤人也，内舍于肝，外在于筋纽，其气主为身湿。风从东南方来，名曰弱风，其伤人

也，内舍于胃，外在肌肉，其气主体重。

图示如九宫八风图（附图13）。

《黄帝内经素问·天元纪大论》讲到了天
地阴阳之不同，谓"上终天气，下毕地纪"，
《黄帝内经素问·五运行大论》讲了面南、面
北问题。对于《黄帝内经》中《九针论》和《九
宫八风》论述这种天地之道的差异，注家很少
论及，笔者特阐发之。

重		热		弱
	胃	心	脾	
湿	肝		肺	燥
	大肠	肾	小肠	
		寒		

附图13　九宫八风图

三焦属少阳相火是人体阳气之源，主人体
的基本温度，当然是阳气之道路了。《伤寒论·辨脉法》说："形冷、恶寒
者，此三焦伤也。"少阳三焦相火所主阳气之源在哪里呢？

《黄帝内经素问·阴阳别论》说："所谓阳者，胃脘之阳也。"

《黄帝内经素问·阳明脉解》说："四肢者，诸阳之本也。"

《黄帝内经素问·阴阳应象大论》说："清阳出上窍，浊阴出下窍；清阳
发腠理，浊阴走五脏；清阳实四肢，浊阴归六腑。"

《黄帝内经灵枢·邪气脏腑病形》说："诸阳之会，皆在于面。"

请看，《黄帝内经》说得清清楚楚，人体的阳气在"胃脘"，就是说在
脾胃土。而脾胃土主四肢，故云"四肢者，诸阳之本也"及"清阳实四肢"。

头为首为天，天为阳，故云"头为诸阳之会"。

《黄帝内经》如此肯定地说人体阳气在脾胃土，根本就没有说过阳气在
肾，奈何后世之人非要说阳气之本源在肾呢？

由上述可知，少阳三焦相火——阳气之源当在中土脾胃处，以生化营卫
气血，"以补精益气"。

二、腑三焦说

（一）三焦腑

三焦是一腑，如《黄帝内经素问·五脏别论》说："夫胃、大肠、小肠、三焦、膀胱，此五者……名曰传化之府。"《黄帝内经灵枢·本输》说："三焦者，中渎之腑也，水道出焉，属膀胱，是孤之腑也。"于此可知，《黄帝内经》肯定了三焦是一腑，腑的功能是能藏能泻。

《黄帝内经素问·金匮真言论》说："腑者为阳……胆、胃、大肠、小肠、膀胱、三焦六腑皆为阳。"进一步肯定三焦是阳腑。

《黄帝内经素问·灵兰秘典论》说："三焦者，决渎之官，水道出焉。"此文肯定三焦是人体脏腑十二官之一。

（二）三焦腑是腠理

《黄帝内经灵枢·本脏》说："三焦膀胱者，腠理毫毛其应……密理厚皮者，三焦膀胱厚；粗理薄皮者，三焦膀胱薄；疏腠理者，三焦膀胱缓；皮急而无毫毛者，三焦膀胱急；毫毛美而粗者，三焦膀胱直；稀毫毛者，三焦膀胱结也。"《中华大字典》载："腠理，谓文理逢会之中。"又"理，肌肤之文"。《金匮要略》说："腠者，是三焦通会元真之处，为血、气所注。理者，是皮肤脏腑之文理也。"何谓文？《经籍纂诂》载："文者，物象之本。"《系辞》说："物相杂故曰文，文不当，故吉凶生焉。"杂者，《中华大字典》载：阴阳错居也。张仲景在《金匮要略·藏府经络先后病脉证》解释说："腠者，是三焦通会元真之处，为血气所注；理者，是皮肤藏府之文理也。"理就是细胞与细胞组合排列的纹理。细胞与细胞排列之间的空隙，或称间质之处就是腠，合称腠理。此处通行营卫气血，是组织交换之处，符合腑能藏能泻的特点。经云营卫气血通腠理，如《黄帝内经素问·生气通天论》说："气血以流，腠理以密……长有天命。"《黄帝内经灵枢·岁露论》说："人气血虚……膝理开，毛发残，膲理薄。"膲通焦。就是说，气血运行畅通，经络无阻碍，膝理固密，就能活到天赋寿命。气血是人体健康的基本物质，《黄帝内经素问·至真要大论》说："气血正平，长有天命。"天命就是天赋的寿命，即自然寿命。气血和平了，就能活到自然寿命。如何达到膝理固密呢？《黄帝内经灵枢·本脏》说："卫气者，所以温分肉，充皮肤，肥膝理，司开阖者也……卫气和，则分肉解利，皮肤调柔，膝理致密矣。"肥，训饱满、丰润。肥膝理，指膝理丰满。必须卫气和，膝理才能致密。《黄帝内经灵枢·本脏》说："上焦出气，以温分肉而养骨节，通膝理。"《黄帝内经太素》说："月满则海水西盛，人焦理却；月郭空则海水东盛，人焦理薄。"杨上善注："三焦之气发于膝理，故曰焦理。"（引自《章太炎医论》）《黄帝内经灵枢·决气》说："上焦开发，宣五谷味，熏肤，充身泽毛，若雾露之溉，是谓气。"上焦是心肺，不单指肺，心主营主血脉，肺主卫主皮毛，故能温分肉、肥膝理、充皮毛。反之，开发皮毛也可以宣发心肺三焦，因为皮肤上的毛窍本是气门，是三焦主呼吸的主要通道。膝理在皮肤肌肉之间，通膝理就得调和营卫。

《吕氏春秋·先己》说："啬其大宝，用其新，弃其陈，膝理遂通。"用新弃陈，即指新陈代谢。新陈代谢的正常进行，说明膝理畅通，阐明了膝理间可进行新陈代谢的功能。

《黄帝内经灵枢·论勇》说："勇士者……三焦理横，怯士者……其焦理纵。"所谓"三焦理横""其焦理纵"，理横指膝理间的血、气、津液充盈饱满，理纵指膝理间的血、气、津液不充盈不饱满。比如在密封袋中，如果充满气体或水液则袋子胀满，否则袋子纵缓。所以《金匮要略·中风历节病脉证并治第五》说："荣气不通，卫不独行，荣卫俱微，三焦无所御，四属断绝，身体赢瘦。"没有了营卫，三焦腑膝理就是纵的，不能"肥膝理"就横不起来，故"身体赢瘦"。

肌肉间的空隙多不可数，没有具体形状，为气、血、津液往来之处。"三焦，有名无形，主持诸气，以象三才之用，故呼吸升降，水谷往来，皆待此以通达"（《医学发明》）。《难经》谓"三焦者，水谷之道路也，气之所终始也"。

腠理间进行气、血交换，谓微循环。微循环的主要功能是实现血液与组织细胞间的物质交换，运送养料和排出废物。在微循环中，同时进行三个工作。

（1）血液交换，由动脉血变成静脉血。

（2）气体交换，动脉血液中的氧气进入组织中，组织中的二氧化碳进入静脉血液中。

（3）生成组织液。

所以，三焦既主诸气，又主通调水道，既为水谷之道路，又称之为气街。

《黄帝内经灵枢·五癃津液别》说："三焦出气，以温肌肉，充皮肤，为其津，其流而不行者为液。"这就说明了三焦腑——气街的作用是秘津液于腠理间和温润肌肤。又说："天暑衣厚则腠理开，故汗出；寒留于分肉之间，聚沫则为痛。天寒则腠理闭，气湿不行，水下留于膀胱，则为溺与气。""阴阳气道不通，四海闭塞，三焦不泻，津液不化，水谷并行肠胃之中，别于回肠，留于下焦，不得渗膀胱，则下焦胀，水溢则为水胀。"《黄帝内经素问·宣明五气》说："下焦溢为水。"此讲水肿的形成在于腠理微循环间，隧道不通，血、气阴阳不和。

《中藏经》在总结三焦的功能时说得好，有如下论述。

三焦者，人之三元之气也，号曰中清之府，总领五脏、六腑、荣卫、经络，内外、左右、上下之气也。三焦通，则内外、左右、上下皆通，其于周身灌体，和内调外，荣左养右，导上宣下，莫大于此也。又名玉海，水道。上则曰三管，中则曰霍乱，下则曰走哺，名虽三而归一，有其名而无形者也。亦号曰孤独之腑。而卫出于上，荣出于中。上者络脉之系也，中者经脉之系也，下者水道之系也。亦又属膀胱之宗始，主通阴阳，调虚实呼吸……三焦之气，和则内外和，逆则内外逆。故云三焦者，人之三元之气也，宜修养矣。

"络脉之系"即指腠理间的微循环，"经脉之系"是指中焦冲脉十二经之海，"水道之系"是指膀胱水腑之气化。这组织换气的功能遍及人体的所有部位，大象无形，故曰三焦有名无形。

腠理为先天心所主有形命门，所以三焦是先天命门之脉。

三、三焦三部说

（一）三焦三部说

《黄帝内经灵枢·营卫生会》有如下说。

上焦出于胃上口，并咽以上，贯膈而布胸中，走腋，循太阴之分而行，还至阳明，上至舌，下足阳明，常与营俱行于阳二十五度，行于阴亦二十五度，一周也。故五十度而复大会于手太阴矣。

中焦亦并胃中，出上焦之后。此所受气者，泌糟粕，蒸津液，化其精微，上注于肺脉，乃化而为血，以奉生身，莫贵于此，故独得行于经隧，命曰营气。

下焦者，别回肠，注于膀胱而渗入焉。故水谷者，常并居于胃中，成糟粕，而俱下于大肠，而成下焦，渗而俱下，济泌别汁，循下焦而渗入膀胱焉。

经文指出，三焦的源头在胃中，称为中焦，云"中焦亦并胃中"。因为少阳三焦相火主阳气在脾胃。《黄帝内经素问·阴阳别论》说："所谓阳者，胃脘之阳也。"《黄帝内经素问·阳明脉解》说："四肢者，诸阳之本也。"《难经·二十一难》说："中焦者，在胃中脘，不上不下，主腐熟水谷。"《黄帝内经灵枢·营卫生会》说"中焦如沤"。

"上焦出于胃上口"，胃上口指贲门，指上焦的根源在胃中。

"下焦者，别回肠……而俱下于大肠，而成下焦，渗而俱下"，回肠就是小肠。大肠属下焦。《黄帝内经灵枢·本输》说："大肠、小肠皆属于胃。"所以下焦根源也在胃。

由此可知，三焦属胃，上焦、中焦、下焦就是上脘、中脘、下脘。所以清初罗东逸尝著《内经博议》四卷，独倡言胃部三焦说。

论三焦，则《经》曰："上焦出于胃口，并咽之上，贯膈而布胸中，中焦亦并胃中，出上焦之后，下焦别回肠注于膀胱。"而于阳明胃之经络，则曰："循喉咙，入缺盆，下膈属胃，其直者，缺盆下乳内廉；其支者，起胃口下循腹里，下至气街。"此与三焦同行在前，故知三焦者，特胃部上下之匡廓，三焦之地，皆阳明胃之地，三焦之所主，即阳明胃之所施。其气为腐熟水谷之用，与胃居太阴脾之前，实相火所居所游之地也。故焦者，以熟物为义。上焦如雾者，状阳明化物之升气也；中焦如沤者，状化时沃溢之象也；下焦如渎者，状济泌分别流水之象也。是以名为三焦者，特为两阳合明之胃，与相火之所职言之耳。其为后天谷神出化之本，以出营卫，以奉生身，使肾之气上升于肺，下输膀胱，后天之能事毕矣。(《内经博议·太冲三焦论》)

罗东逸据《黄帝内经灵枢·营卫生会》及《黄帝内经灵枢·经脉》所言三焦经气的循行，基本上与胃经的循行，如出一辙，而认为三焦为胃部上下的匡廓。罗氏能把三焦的行气、走水，如雾、如沤、如渎整个气化作用概举无遗，得其机要也。由此来看，虽然三焦名义上分为上、中、下三焦，即胃脘以上的胸中部位为上焦，系心肺所居；胃脘部至脐腹以上的部位为中焦，系脾胃所居；诸肠及膀胱所处的腹部为下焦，但实际上仍然是一个三焦，根源于胃脘，称为上脘、中脘、下脘。《黄帝内经灵枢·五味》说："谷始入于胃，其精微者，先出于胃之两焦，以溉五脏，别出两行，营卫之道。"根于胃而后出上下两焦。只是按脏腑所受三焦阳气后分工不同罢了，如《黄帝内经灵枢·营卫生会》说："上焦如雾，中焦如沤，下焦如渎。"好比一个连队打仗，一排攻左侧，二排攻右侧，三排攻中间而已。

由上述可知，少阳三焦在胃脘，其所生化之营卫出行两道。如《黄帝内经灵枢·五味》说："谷始入于胃，其精微者，先出于胃之两焦，以溉五脏，别出两行，营卫之道。"张介宾注："谷之精气，先出于胃，即中焦也。而后至上下两焦，以溉五脏。之，至也。溉，灌注也。两行，言清者入营，营行脉中，浊者入卫，卫行脉外，故营主血而濡于内，卫主气而布于外，以分营卫之道。"胃中的精微是什么呢？《黄帝内经灵枢·玉版》说："人之所受气者，谷也。谷之所注者，胃也。胃者，水谷气血之海也。"可知胃中的精微就是营卫气血。如《黄帝内经灵枢·卫气》说："其浮气之不循经者，为卫气；其精气之行于经者，为营气。"《黄帝内经灵枢·邪客》说："营气者，泌其津液，注之于脉，化以为血，以营四末，内注五脏六腑，以应刻数焉。卫气者，出其悍气之慓疾，而先行于四末分肉皮肤之间，而不休者也。昼日行于阳，夜行于阴，常从足少阴之分间，行于五脏六腑。"《黄帝内经素问·痹论》说："营者，水谷之精气，和调于五脏，洒陈于六腑，乃能入于脉也。"《黄帝内经灵枢·营卫生会》说："中焦亦并胃中，出上焦之后，此所受气者，泌糟粕，蒸津液，化其精微，上注于肺脉，乃化而为血，以奉生身，莫贵于此，故独得行于经隧，命曰营气。"《黄帝内经素问·痹论》说："卫气者，水谷之悍气，其气慓疾滑利，不能入于脉也，故循皮肤之中，分肉之间，熏于肓膜，散于胸腹。"营气从中焦出来之后行于经脉之中，卫气从中焦出来之后行于气分之中，所以分为两道。如《黄帝内经素问·经脉别论》所说。

食气入胃，散精于肝，淫气于筋。食气入胃，浊气归心，淫精于脉。脉气流经，经气归于肺，肺朝百脉，输精于皮毛。毛脉合精，行气于腑，腑精神明，留于四藏。气归于权衡，权衡以平，气口成寸，以决死生。

饮入于胃，游溢精气，上输于脾，脾气散精，上归于肺，通调水道，下输膀胱，水精四布，五经并行。合于四时，五脏阴阳，揆度以为常也。

食化为营血走经脉，即营道。饮化为卫气走气分，即卫道。上焦肺司呼吸以行血脉，以肺为主，下焦大肠传糟粕而渗津液于膀胱，以大肠为主，而肺合大肠，于此可知肺系的重要性了。

由上述可知，脾胃主肌肉，肌肉内是腠理，腠理是三焦腑而行营卫气血，所以脾胃和三焦还是一家不分离。于此可知，三焦又主胃肠、黄庭、命门。如附图14、附图15所示。

三焦以中焦胃为体，出上焦以肺为主，出下焦以大肠为主，而胃、小肠、大肠、三焦、膀胱皆属于胃土，却由主天气的肺所主，所以三焦当以肺与大肠为主，三焦通大肠经和肺经。

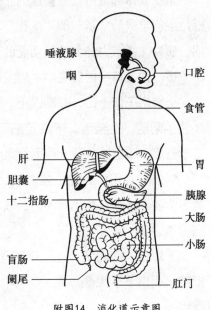

附图14　消化道示意图

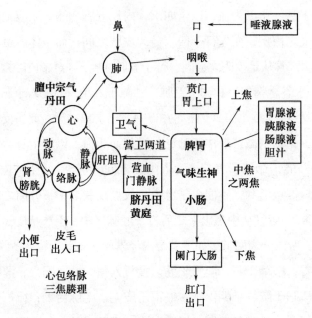

附图15　营卫生成运行示意图

（二）腑三焦与部位三焦的关系

三焦腑是腠理，所以三焦遍布全身内外上下左右，而分为上中下三部。

虽然人体都是由细胞构成的，但不同部位细胞的功能是不同的，即不同部位细胞组成的"器"的"生化"功能是不同的，如五脏六腑的功能各不相同，所以《黄帝内经》按其功能的不同分为上中下三焦，二者是统一的，并不矛盾。如《黄帝内经灵枢·营卫生会》所说。

上焦出于胃上口，并咽以上，贯膈而布胸中，走腋，循太阴之分而行，还注手阳明，上至舌，下注足阳明，常与营俱行于阳二十五度，行于阴亦二十五度一周也。故五十度而复大会于手太阴矣。

中焦亦并胃中，出上焦之后。此所受气者，泌糟粕，蒸津液，化其精微，上注于肺脉，乃化而为血，以奉生身，莫贵于此，故独得行于经隧，命曰营气。

下焦者，别回肠，注于膀胱而渗入焉。故水谷者，常并居于胃中，成糟粕，而俱下于大肠，而成下焦，渗而俱下，济泌别汁，循下焦而渗入膀胱焉……

上焦如雾，中焦如沤，下焦如渎。

上焦宣行卫气偕营气运行而"如雾"，中焦腐熟水谷而"如沤"，下焦气化而"如渎"。其实这都是少阳三焦相火的作用。

（三）手足三焦

上焦属手三焦，下焦即足三焦。

1. 手三焦

三焦手少阳之脉，起于小指次指之端，上出两指之间，循手表腕，出臂外两骨之间，上贯肘，循臑外，上肩，而交出足少阳之后，入缺盆，布膻中，散落心包，下膈，循属三焦；其支者，从膻中上出缺盆，上项系耳后，直上出耳上角，以屈下颊至𩑺，其支者，从耳后入耳中，出走耳前，过客主人前，交颊，至目锐眦。（《黄帝内经灵枢·经脉》）

2. 足三焦

三焦下腧在于足大趾，之前少阳，之后出于腘中外廉，名曰委阳，是太阳络也，手少阳经也。足（杨上善"三焦"上有足字）三焦者，足少阳太阴之所将，太阳之别也，上踝五寸，别入贯腨肠，出于委阳，并太阳之正，入络膀胱，约下焦，实则闭癃，虚则遗溺，遗溺则补之，闭癃则泻之。（《黄帝内经灵枢·本输》）

三焦病者……候在足太阳之外大络，大络在太阳、少阳之间。（《黄帝内经灵枢·邪气脏腑病形》）

按：首先是原文断句有问题，现行的书多断为"三焦下腧在于足大趾之前，少阳之后"，应断为"三焦下腧在于足大趾，之前少阳，之后出于腘中外廉"，就是在足太阳经和足少阳经之间，即飞扬穴、外丘穴间以下部位。故《黄帝内经灵枢·邪气脏腑病形》说："三焦病者，候在足太阳之外大络（飞扬穴），大络在太阳、少阳之间。"《黄帝内经素问·刺腰痛论》说："肉里之脉令人腰痛，不可以咳，咳则筋缩急，刺肉里之脉为二痏，在太阳之外，少阳绝骨之后。"王冰注："绝骨之后，阳维脉所过，故指曰'在太阳之外，少阳绝骨之后'也。分肉穴，在足外踝直上，绝骨之端，如后同身寸之二分，筋肉分间，阳维脉气所发……"故《黄帝内经素问·刺腰痛论》又说："飞阳之脉令人腰痛，痛上拂拂然，甚则悲以恐，刺飞阳之脉……""阳维之脉令人腰痛，痛上怫然肿，刺阳维之脉，脉与太阳合腨下间，去地一尺所。"看来阳维脉也发于太阳、少阳之间。《黄帝内经太素》卷三十腰痛注和张志聪注都云"足太阳之别名曰飞阳……去外踝上七寸，别走足少阴"。《黄帝内经灵枢·四时气》则从治疗上做了说明："小腹痛肿，不得小便，邪在三焦，约取之太阳大络，视其络脉与厥阴小络结而血者，肿上及胃脘，取三里。"王冰《黄帝内经素问·金匮真言论》注引："足三焦者，太阳之别名也。"《黄帝内经素问·宣明五气》注引："膀胱为津液之府，水注由之。然足三焦脉实，约下焦而不通，则不得小便；足三焦脉虚，不约下焦，则遗溺也。《黄帝内经灵枢》曰：足三焦者，太阳之别也，并太阳之正，入络膀胱，约下焦，实则闭癃，虚则遗溺。"《黄帝内经太素》卷十一本输杨上善说："以此三焦原气行足，故名足三焦也。"《此事难知》引："足少阳胆之经，起于目锐眦，终足大指三毛。头至心为上焦，心至脐为中焦，脐至足为下焦，此又足太阳之别也。又《黄帝内经灵枢》云：脐下膀胱至足，为足三焦……手三焦主持上也，足三焦主持下也，上、中、下三焦通为一气，卫于身也，为外护……下焦在脐下，膀胱上口，主分别清浊，出而不内，即传道也，治在脐下，名曰三焦，其腑在气冲中……成氏云：血室者……冲脉是矣，冲者奇经之一也，起于肾下，出于气冲……三焦之府在气冲中，为男女血海之府。"《黄帝内经灵枢·经脉》说："胆足少阳之脉……其支者，别跗上，入大指之间……出三毛。"足少阳经终于足大指，冲脉下入足大指，三焦下腧在足大指，于是顺从足少阳经至足太阳经之别络，上合委阳冲脉（冲脉入腘中），上达气冲再合冲脉，此三焦不仅有出处，还有循行路线，及治疗穴位（太阳之大络飞扬穴），故称足三焦。足少阳、足太阳、足三焦、冲脉四经有密切关系，值得我们重视。

正因为三焦下合足太阳委阳，又"入络膀胱"，所以《黄帝内经》常常三焦膀胱一起论述。

肾合三焦膀胱，三焦膀胱者，腠理毫毛其应。

密理厚皮者，三焦膀胱厚；粗理薄皮者，三焦膀胱薄；疎腠理者，三焦膀胱缓；皮急而无毫毛者，三焦膀胱急；毫毛美而粗者，三焦膀胱直；稀毫毛者，三焦膀胱结也。（《黄帝内经灵枢·本脏》）

关于"足少阳太阴之所将"一句，历代注家有不同看法。《黄帝内经太素》卷十一本输无"足少阳"三字，"太阴"作"太阳"。《景岳全书》遗溺类引"少阳"作"少阴"。罗树仁《黄帝内经素问灵枢针灸合纂》说："按肾合三焦、膀胱，则三焦为足少阴太阳之所将。少阳太阴必系少阴太阳之误刊无疑。"周学海说："太阴之阴，原注一本作阳，今寻本篇文义，非'阴'误'阳'，乃'太'误'少'也。"以上诸说都不妥，因为他们不知少阳太阴合为人身之太极。《黄帝内经素问·六节藏象论》说："凡十一藏，取决于胆也。"李东垣《脾胃论》对此的解释非常精辟，谓："胆者，少阳春升之气，春气升则万化安。故胆气春升，则余脏从之。胆气不升，则飧泄、肠澼不一而起矣。病从脾胃生者三也。"就是从少阳、太阴解释的。因为少阳三焦相火寄予胆，胆气升必是三焦相火的作用，故曰"足少阳太阴之所将"。另外，足大趾是足太阴经所起之处。而少阳太阴相合为太极元气（参《中医外感三部六经说》）。故足大趾乃元气所聚之处。再者，《黄帝内经灵枢·终始》说："三脉动于足大趾之间……其动也，阳明在上，厥阴在中，少阴在下。"前有少阳、太阳、太阴，此有阳明、厥阴、少阴，说明六条经脉皆能动于足大趾之间。为什么六脉皆动于此呢？因有冲脉入于足大趾。《黄帝内经灵枢·动输》说："黄帝曰：足少阴何因而动？岐伯曰：冲脉者，十二经之海也，与少阴之大络，起于肾下（按：命门所在处），出于气街，循阴股内廉，邪（斜）入腘中，循胫骨内廉，并少阴之经，下入内踝之后。入足下，其别者，邪入踝，出属跗上，入大指之间，注诸络，以温足胫，此脉之常动者也。"看来冲脉是关键。冲脉就是太极的经脉。六经汇聚一处，在人体有三个地方，一是头部，二是肚脐（太极部位，与冲脉有关），三是足大趾（也与冲脉有关）。

退一步言，就是按足少阳太阳之说，更与《黄帝内经灵枢·邪气脏腑病形》所说"候在足太阳之外大络，大络在太阳、少阳之间"者暗合。

足三焦经脉起于足大趾三毛，循足大趾足少阳经脉所起，上行足背冲阳穴，上行足太阳和足少阳之间，上踝五寸，过足太阳跗阳穴、足少阳阳辅穴、足光明穴、阳交穴（《铜人腧穴针灸图经》名阳维），往上有阳陵泉、膝阳关，其别入贯腨肠过足太阳飞扬（应为阳字）穴、委阳穴、承山、承筋、合阳、会阳等穴，因为三焦相火为人身一轮红日，主持诸阳，故所过穴多姓"阳"。然后"并太阳之正，入络膀胱，约下焦"，所谓"并太阳之正"，就是并入足太阳正经上行，经历五脏六腑，故五脏六腑的俞穴都在背部足太阳经。足三焦"入络膀胱"，故膀胱经的募穴叫中极。足三焦主治膀胱之虚实，实则癃闭，虚则遗尿。

足三焦之病，如《黄帝内经灵枢·邪气脏腑病形》说："三焦病者，腹胀气满，小腹尤坚，不得小便，窘急，溢则为水，留即为胀，候在足太阳之外大络，大络在太阳、少阳之间，亦（一说为赤）见于脉，取委阳。"

足三焦经的循行路线如附图16。

足三焦不但有循行路线，有穴位，还有诊断部位。《黄帝内经》总是"三焦膀胱"一起谈论，就是因为膀胱的气化全靠少阳三焦相火，少阳三焦相火不足或衰亡，足太阳之气就会不足或气绝，则会发生"其足不可屈伸，死必戴眼"的太阳证候，这是以少阳三焦元气来"决死生之要"的方法，如《黄帝内经素问·三部九候论》说："以左手足上，上去踝五寸按之；庶右手，足当踝而弹之，其应过五寸以上蠕蠕然者不病，其应疾中手浑浑然者病，中手徐徐然者病。其应上不能至五寸，弹之不应者死。"又说："瞳子高者太阳不足，戴眼者太阳已绝，此决死生之要，不可不察也。手指及手外踝上，五指留针。"不仅如此，连足太阴经都随足三焦经上行外踝之上，如《黄帝内经灵枢·经脉》说："经脉十二者，伏行分肉之间，深而不见，其常见者，足太阴过于外踝之上，无所隐故也。"三焦合足太阴脾为太极，故能一起上行，并在外踝之上形成诊断区。足踝上五寸处即是足光明穴处，是足三焦循行处，以左手按住病人足踝上五寸处，以右手弹病人足踝上足三焦循行处，看其振动波传及按在足踝上五寸左手处对右手的振感反应，以定少阳三焦相火的衰盛情况，并以此制订养生和治疗方案。手外踝上五寸在三阳络穴附近，三阳络穴是手三焦经的络穴。足外踝尖上3寸有悬钟穴（一名绝骨，八会穴之一的髓会），《针灸甲乙经》称悬钟穴在足外踝上三寸动者脉中（指

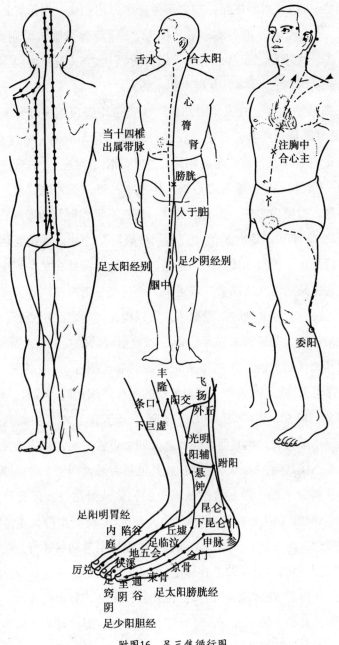

附图16 足三焦循行图

胫前动脉），足三阳络（《外台秘要》卷三十九作"足三阳大络"，《铜人腧穴针灸图经》卷五、《圣济总录》均作"足三阳之大络"），按之阳明脉绝（用手重按则足背动脉不跳动，故云按之阳明脉绝）乃取之。《黄帝内经素问·刺疟》说："腑酸痛甚，按之不可，名曰胕髓病，以镵针针绝骨出血，立已。"胕，同腑，不训腐、肤。《广韵·遇韵》：："胕，肺胕心膂。"胃、胆、三焦、大小肠、膀胱之总称，以肠胃概括之。《黄帝内经素问·通评虚实论》说："头痛，耳鸣，九窍不利，肠胃之所生也。"六腑一病，阳不生、阴不长则脑髓病矣，故云"胕髓病"。《黄帝内经灵枢·经脉》说"脑为髓海""髓海不足，则脑转耳鸣，胫酸，眩冒，目无所见，懈怠安卧"。绝骨穴就在足三焦经上，故称足三阳络，与手三阳络对应。《黄帝内经灵枢·口问》说："上气不足，脑为之不满，耳为之苦鸣，头为之苦倾，目为之眩。中气不足，溲便为之变，肠为之苦鸣。下气不足，则乃为痿厥心悗。补足外踝下留之。"李东垣谓此是治"三焦元气衰旺"之处，真是老到之言啊！足外踝下指足少阳胆经丘墟穴，不是昆仑、申脉。为什么足少阳主骨病？为什么绝骨穴主髓病以及为髓会？难道不值得认真思考吗？

足大趾，七经并现，太重要了，所以也是气功之练功要处。如大周天功的另一派说法，与咸卦有关系。现在来分析咸卦的爻辞。爻辞开首说："初六：咸其拇（足大趾）。"接下去是：咸其腓（腿肚），咸其股（髋骨），咸其脢（背肉），咸其辅颊舌。这与艮卦的所经路线相同。咸卦卦辞为："咸，亨，利贞。取女，吉。"爻辞为："初六：咸其拇。六二：咸其腓，凶。居吉。九三：咸其股，执其随，往吝。九四：贞吉，悔亡。憧憧往来，朋从尔思。九五：咸其脢，无悔。上六：咸其辅颊舌。"《周易》六十四卦，详细阐述人体从脚趾开始，随后直达额辅上的，除咸卦之外，还有艮卦。咸，感也。感，动也。《说文解字》说："动人心也。"艮卦主静，主意守，主要讲要排除杂念、虚心静养。咸卦主动，主张以意引气动而通行。

《周易》中的艮卦（䷳）卦辞说："艮：艮其背，不获其身，行其庭，不见其人。无咎。"爻辞说："初六：艮其趾，无咎，利永贞。六二：艮其腓，不拯其随，其心不快。九三：艮其限，列其夤，厉，熏心。六四：艮其身，无咎。六五：艮其辅，言有序，悔亡。上九：敦艮，吉。"

这如何解释呢？莫非气功锻炼中还存在着这样一种从意守脚趾开始进而意守头额的方法？确乎其然。在佛家的禅定中就充分体现了这一特点。《禅秘要法经》卷上说："结跏趺坐，齐整衣服，正身端坐……闭目以舌拄腭，定心令住，不使分散，先当系念着左脚大指上，谛观指半节……次观踝骨。"接下去是按顺序自下而上地谛观，如"胫骨""膝骨""髋骨""胁骨""脊骨""肩骨""头皮""脑"，及至"系念额上"。佛家《安般守意经》康僧会《序》讲得还要简明："还观其身，自头至足，反复微察内体。"令人吃惊的是，佛家禅定正是从意守脚趾开始，随后直达额上的。这的确给人以极大的启迪。由此可以推测艮卦从"艮其趾"到"艮其敦（额）"，大抵亦是一种古老的气功方法，并非以其罕见而不可思议。（《中国古代气功与先秦哲学》第十七章）

这个路线与冲脉的循行路线暗合。冲脉起足大趾，上入胫骨内廉（腓），上入阴股内廉（股），上入肾下丹田，上循背部（膂），上行入面舌（《灵枢经》）。大周天功从足大趾入足心引向足跟，沿小腿、大腿上升，至环跳向会阴合拢，接着提肛，沿督脉过三关，往上直达头顶，再分两道向眼外侧两耳前入口，会合于舌尖（参《气功精选续篇·大周天功法》）。所以这是一种古老的气功锻炼方法。

3. 少阳统肺肾

《黄帝内经灵枢·本输》说："少阳属肾，肾上连肺，故将两脏。"《黄帝内经灵枢·本脏》又说："肾合三焦、膀胱。"属，训连接，指少阳三焦的下焦——足三焦连接着肾和膀胱，肾经又上通于肺，故云少阳统肾肺。又《黄庭内景经》肺之章说"肺之为气三焦起"，《脾胃论·五脏之气交变论》说："三焦之窍开于喉，出于鼻，鼻乃肺之窍。"又说："一说声者天之阳……在人为喉之窍，在口乃三焦之用……三焦于肺为用。"三焦于肺的关系当属于上焦——手三焦之事。于此也可以看出少阳统帅着肾肺两脏，也证明三焦有手三焦和足三焦之分。

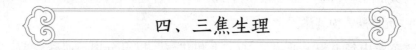

四、三焦生理

《黄帝内经素问·灵兰秘典论》说："三焦者，决渎之官，水道出焉。"

《黄帝内经灵枢·本输》说："三焦者，中渎之腑，水道出焉，属膀胱，是孤之腑也。"说明三焦是人体管理水液的器官，有疏通水道、运行水液的作用。

《黄帝内经素问·五脏别论》说："夫胃、大肠、小肠、三焦、膀胱，此五者……名曰传化之府，此不能久留，输泻者也。"《难经·三十一难》说："三焦者，水谷之道路，气之所终始也。"可知三焦为传化之府，具有传化水谷的功能。

《难经·三十一难》说："中焦者，在胃中脘，不上不下，主腐熟水谷。"说明三焦相火主腐熟水谷。

《难经·三十八难》说："所以腑有六者，谓三焦也，有原气之别使，主持诸气。"

《难经·六十六难》说："三焦者，原气之别使也，主通行三气，经历五脏六腑。"

《难经》说三焦主原气。

由上述可知，三焦有三大功能：一是腐熟水谷，化生营卫气血，所谓传化水谷也；二是主原气，宣通上下左右内外；三是主水道。

（一）上焦

《黄帝内经》对上焦生理的描述如下。

《黄帝内经灵枢·营卫生会》说："卫出上焦，上焦如雾。"

《黄帝内经素问·调经论》说："阳受气于上焦，以温皮肤分肉之间。"

《黄帝内经灵枢·五味论》说："上焦者，受气而营诸阳者也。"

《黄帝内经灵枢·决气》说："上焦开发，宣五谷味，熏肤、充身、泽毛，若雾露之溉，是谓气；腠理发泄，汗出溱溱，是谓津。"

《黄帝内经灵枢·五癃津液别》说："津液各走其道，故上焦出气，以温肌肉，充皮肤，为其津。"

《黄帝内经灵枢·痈疽》说："上焦出气，以温分肉，而养骨节，通腠理。"

《黄帝内经灵枢·肠胃》说："上焦泄气，出其精微，慓悍滑疾。"

《黄帝内经灵枢·本脏》说：上焦卫气具有"温分肉，充皮肤，肥腠理，司开阖"的功能。还说"三焦膀胱者，腠理毫毛其应"，即布于表。

由此可知，上焦的主要生理功能包括以下几方面。

第一，输布卫气，谓："卫气者，水谷之悍气也，其气慓疾滑利，不能入于脉也，故循皮肤之中，分肉之间，熏于肓膜，散于胸腹。"（《黄帝内经素问·痹论》）"卫气者，出其悍气之慓疾，而先行于四末、分肉、皮肤之间，而不休者也。"（《黄帝内经灵枢·邪客》）卫气属于阳气，故云"营诸阳""温皮肤"，其特性是慓疾滑利，运行不休。

第二，统辖体表、肌肉腠理，故能"温肌肉，充皮肤""熏肤、充身、泽毛""温分肉，而养骨节，通腠理"。

第三，通行营卫二气，因心主营、肺主卫。

第四，通调水道的功能，即水液代谢功能。

第五，司腠理开阖。

（二）中焦

《黄帝内经灵枢·营卫生会》说："中焦……此所受气者，泌糟粕，蒸津液，化其精微，上注于肺脉，乃化而为血，以奉生身。"并概括中焦的功能为"中焦如沤"。沤，是浸泡的意思。所谓"如沤"，是形容中焦脾胃腐熟、运化水谷，进而化生气血的作用。

《难经·二十　难》说："中焦者，在胃中脘，不上不下，主腐熟水谷。"

（三）下焦

《黄帝内经灵枢·营卫生会》说："下焦者，别回肠，注于膀胱而渗入焉。故水谷者，常并居于胃中，成糟粕而俱下于大肠，而成下焦。渗而俱下，济泌别汁，循下焦而渗入膀胱焉""下焦如渎"。

《难经·三十一难》说："下焦……主分别清浊，主出而不内，以传道也。"是说下焦的主要生理功能为传导糟粕，排泄二便。糟粕的排泄，一是从大肠排出大便，一是从膀胱排出小便，就是说下焦有排泄二便的作用。

下焦涉及小肠、大肠、膀胱及肾。

少阳三焦属胃，胃有上脘、中脘、下脘三脘之胃气，即所谓三焦所行三元之气也。胃生胃气，胃气包括营卫、血气、元气等，均属于黄庭太极神机，通行营卫津液于腠理间质也，即《黄帝内经灵枢·五味》所说三焦出中焦运行于上焦下焦携胃气——神气——营卫血气输布于全身腠理间质中也。很少有人能认识到这一点。所以《中藏经》说："三焦者，人之三元气也，……总领五脏六腑营卫经络，内外上下左右之气也。三焦通，则内外上下皆通也。其于周身灌体，和调内外，营左养右，导上宣下，莫大于此者也。"总之，三焦腑腠理以营卫血气为营养，正如《伤寒论·平脉法》说："寸口脉微而涩，微者卫气不行，涩者荣气不逮。荣卫不能相将，三焦无所仰，身体痹不仁。荣气不足，则烦疼，口难言；卫气虚，则恶寒数欠。三焦不归其部，上焦不归者，噫而酢吞；中焦不归者，不能消谷引食；下焦不归者，则遗溲。"仰者，依赖、依靠也。《金匮要略·中风历节病脉证并治第五》说："荣气不通，卫不独行，荣卫俱微，三焦无所御，四属断绝，身体羸瘦。"御者，与仰同意。言三焦腑腠理依赖营卫血气也，营卫虚衰则三焦无所依靠，于是三焦生理功能失常。三焦有三大生理功能：一是三焦相火腐熟水谷化生营卫血气，此相火在后天黄庭太极——丹田命门，所以说"命门为相火之原"；二是三焦腑腠理主营卫血气之出入而输布营养身体，《黄帝内经素问·脏气法时论》说"气、味合而服之，以补精益气"，故张元素《脏腑标本虚实寒热用药式》说此处"天地之始，藏精生血……主三焦元气"，"天"为"天食人以五气"之"天"，"地"为"地食人以五味"之"地"，"始"为气味生神——营卫血气之始也。营卫血气旺盛则三焦腑腠理充盈而腠理横，营卫不足则三焦腑腠理营卫血气亏虚而腠理纵；三是三焦主一身之阳气，气化水饮而卫外，故张元素《脏腑标本虚实寒热用药式》说"三焦为（命门）相火之用，分布命门元气，主升降出入，游行天地之间，总领五脏六腑营卫经络上下左右之气，号中清之府。上主纳，中主化，下主出"，以相火居中焦命门，故"号中清之府"。

少阳三焦相火居黄庭命门属于胃肠，有腐熟水谷蒸腾作用，《黄帝内经灵枢·邪客》说："五谷入于胃也，其糟粕、津液、宗气，分为三隧。《黄帝内经灵枢·营卫生会》说："卫出上焦，上焦如雾。"《黄帝内经灵枢·决气》说："上焦开发，宣五谷味，熏肤、充身、泽毛，若雾露之溉，是谓气。"《黄帝内经灵枢·痈疽》说："上焦出气，以温分肉，而养骨节，通腠理。"《黄帝内经灵枢·本脏》说：上焦卫气具有"温分肉，充皮肤，肥腠理，司开阖"的功能。《黄帝内经灵枢·营卫生会》说："中焦……此所受气者，泌糟粕，蒸津液，化其精微，上注于肺脉，乃化而为血，以奉生身。"并概括中焦的功能为"中焦如沤"。沤，是浸泡的意思。所谓"如沤"，是形容中焦脾胃腐熟、运化水谷，进而化生气血的作用。《黄帝内经灵枢·营卫生会》说："下焦者，别回肠，注于膀胱而渗入焉。故水谷者，常并居于胃中，成糟粕而俱下于大肠，而成下焦。渗而俱下，济泌别汁，循下焦而渗入膀胱焉。""下焦如渎"。这里的焦，从火、从隹，"隹"意为"鸟头""尖头"，所以焦有火苗炎上之意，与蒸腾同意。

 # 五、三焦病理

三焦病者，腹气满，小腹尤坚，不得小便，窘急，溢则水，留即为胀。候在足太阳之外大络，大络在太阳、少阳之间，亦见于脉，取委阳。(《黄帝内经灵枢·邪气脏腑病形》)

津脱者，腠理开，汗大泄。(《黄帝内经灵枢·决气》)

三焦胀者，气满于皮肤中，轻轻然而不坚。(《黄帝内经灵枢·胀论》)

悲则心系急，肺布叶举，而上焦不通，荣卫不散，热气在中，故气消矣。恐则精却，却则上焦闭，闭则气还，还则下焦胀，故气不行矣。寒则腠理闭，气不行，故气收矣。炅则腠理开，荣卫通，汗大泄，故气泄。(《黄帝内经素问·举痛论》)

邪气留于上焦，上焦闭而不通。(《黄帝内经灵枢·大惑论》)

上焦不通利，则皮肤致密，腠理闭塞，玄府不通。(《黄帝内经素问·调经论》)

有所劳倦，形气衰少，谷气不盛，上焦不行，下脘不通，胃气热，热气熏胸中，故内热。

寒气在外，则上焦不通，上焦不通，则寒气独留于外，故寒栗。

上焦不通利，则皮肤致密，腠理闭塞，玄府不通，卫气不得泄越，故外热。（《黄帝内经素问·调经论》）

邪气留于上焦，上焦闭而不通，已食若饮汤，卫气留久于阴而不行，故卒然多卧焉。（《黄帝内经灵枢·大惑论》）

三焦手少阳之脉……是动则病：耳聋，浑浑焞焞，溢肿，喉痹。是主气所生病者：汗出，目脱眦痛，颊痛，耳后、肩臑肘臂外皆痛，小指次指不用。（《黄帝内经灵枢·经脉》）

《黄帝内经》三焦病理以上焦——手三焦和下焦——足三焦为主，上焦以肺的宣发和肃降失常为主，下焦以膀胱、肾的气化失常为主，中焦以胃脘不通不能生化营卫气血为主。

《黄帝内经》全面论述了三焦学说，三焦是一个腑，三焦腑是腠理，具备能藏能泻的腑功能，所以《中藏经》说三焦通则上下、左右、内外皆宣通。三焦根于胃脘，主腐熟水谷、生化营卫气血，出上为上焦名手三焦主宣发营卫和肃降而通腑道，出下为下焦名足三焦主肾、膀胱的气化。

三焦有三大生理功能，三焦病理则逆生理，如《黄帝内经灵枢·口问》说："上气不足，脑为之不满，耳为之苦鸣，头为之苦倾，目为之眩。中气不足，溲便为之变，肠为之苦鸣。下气不足，则乃为痿厥心悗。补足外踝下留之。"《黄帝内经灵枢·海论》说："水谷之海有余，则腹满；水谷之海不足，则饥不受谷食。髓海有余，则轻劲多力，自过其度；髓海不足，则脑转耳鸣，胫酸眩冒，目无所见，懈怠安卧。"三焦之本在中焦黄庭命门相火，相火衰则肠胃虚冷不能食，不能腐熟水谷，而营卫血气生化无源，元气不足，神气匮乏，阴精不能上奉于上焦，心脑不足，水湿流于下焦则阳气衰，肾膀胱水寒，下焦多水、精漏精寒，崩漏带下，故张元素《脏腑标本虚实寒热用药式》说命门"本病：前后癃闭，气逆，里急疝痛。奔豚，消渴，膏淋，精漏精寒，赤白浊，溺血，崩中带漏。"又说三焦"本病：诸热瞀瘛，暴病暴卒暴喑，躁扰狂越，谵妄惊骇，诸血溢血泄，诸气逆冲上，诸疮疡痘疹瘤核。上热则喘满，诸呕吐酸，胸痞胁痛，食饮不消，头上出汗。中热则善饥而瘦，解㑊，中满，诸胀腹大，诸病有声，鼓之如鼓，上下关格不痛，堆乱吐利。下热则暴注下迫，水液浑浊，下部肿满，小便淋沥或不通，大便闭结，下痢。上寒则吐饮食痰水，胸痹，前后引痛，食已还出。中寒则饮食不化，寒胀，反胃吐水，湿泻不渴。下寒则二便不禁，脐腹冷，疝痛。标病：恶寒战栗，如丧神守，耳鸣耳聋，嗌肿喉痹，诸病胕肿，疼酸惊骇，手小指次指不用。"命门本病就是相火不足病，三焦标本病就是相火太过不及病及经络病。

附录 3　标本中气的解剖基础和生理病理揭秘

《黄帝内经》的核心是"形神"，养育"形神"的源头是天地气味，推算天地变化的是五运六气。五运六气有司天在泉和标本中气两大内容，标本中气是五运六气的核心，是中医之魂，标本中气的核心是从本的少阳三焦和太阴脾土组成的黄庭、太极。太极生两仪、四象。

一、标本中气理论的提出

《黄帝内经素问·至真要大论》说："少阳太阴从本，少阴太阳从本从标，阳明厥阴不从标本，从乎中也。故从本者化生于本，从标本者有标本之化，从中者以中气为化也。"突出了从本的少阳太阴两经，厥阴阳明又从中气少阳太阴，六经就有四经从"火湿"。

标本中气是五运六气研究有关六气与三阴三阳相互关系的重要理论。陈修园在《伤寒论浅注·凡例》中强调"六气之本标中气不明，不可以读《伤寒论》"。

"本"，指风、寒、暑、湿、燥、火六气。

"标"，指三阴三阳，为六气的标识，是六气的通道。

"中气"，指处于标本之间的三阴三阳，"中气"与"标"两者互为表里。

标本中气理论概括了六气对人体病机影响的规律，是五运六气中的核心理论。

《黄帝内经素问·六微旨大论》有如下说法。

　　　　标　　　本气　　　中气

少阳之上，火气治之，中见厥阴。

阳明之上，燥气治之，中见太阴。

太阳之上，寒气治之，中见少阴。

厥阴之上，风气治之，中见少阳。

少阴之上，热气治之，中见太阳。

太阴之上，湿气治之，中见阳明。

所谓本也，本之下，中之见也，见之下，气之标也，本标不同，气应异象。

笔者认为，不仅"六气之本标中气不明，不可以读《伤寒论》"，更重要的是，不懂标本中气理论，不可以读《黄帝内经》，标本中气理论是中医核心理论的核心，标本中气理论是中医之魂。

标本中气从化可以分为以下三类。

（一）从本——同气相求

《经》言少阳太阴从本。

少阳标阳本火，属性皆阳，标本同气，其正常的相火功能是生升阳气，太过则热盛，不及则寒湿。太阴标阴本湿，属性皆阴，标本同气，其正常的脾湿功能是输布湿气——阴气，太过则湿盛而寒，不及则脾阴虚。少阳太阴从本主"火湿"而生"神"。

少阳三焦相火主人体的基本温度而主寒、热，太阴脾土主人体的基本湿度而主燥、湿，概括了人体的寒、热、燥、湿生理病理变化。这是万物生存的基本保障。故张子和《儒门事亲·标本中气歌》说："少阳从本为相火，太阴从本湿上坐……万病能将火湿分，彻开轩岐无缝锁。"《太一生水》说："寒、热、燥、湿而成岁。"

（二）从中气——根于神

厥阴（风木）从中气少阳相火寄于肝胆而主春阳升浮，在左。风火生发阳气。

阳明（燥金）从中气太阴脾湿而主秋阴沉降，在右。燥、湿生发阴气。

从中气的厥阴、阳明主左右阴阳升降。

经言："左右者，阴阳之道路也；金木者，生成之终始也。"故张子和《儒门事亲·标本中气歌》说："厥阴从中火是家，阳明从中湿是我……风从火断汗之宜，燥与湿兼下之可。"

（三）太阳少阴从本从标

从本从标的太阳少阴，主夏至、冬至阴阳盛极之转化。阳盛主火，阴盛主水。经言："水火者，阴阳之征兆也。"故张子和《儒门事亲·标本中气歌》说："太阳少阴标本从，阴阳二气相包裹。"

标本中气的三部六经体系：从本的少阳太阴两经为一部，主火湿而生神。

从中气的厥阴、阳明两经为一部，主左右阴阳之升降。

从本从标的太阳、少阴两经为一部，主阴阳盛极之转化。

标本中气三部六经创建了四大系统，具体如下。

一是从本的少阳太阴黄庭太极系统，火湿为本。

二是从中气，少阳与厥阴互为表里，风火相值，生发阳气。

三是从中气，阳明与太阴互为表里，燥湿互济，生育阴气。

四是从本从标，太阳与少阴互为表里，寒热互相调制，主阴阳转化。

这四个系统是人体生理病理的基本建构。

而从中气的厥阴少阳系统、阳明太阴系统和从本从标的少阴太阳系统正是《黄帝内经素问·阴阳离合论》的阴阳离合系统。

张子和《儒门事亲》概括为"标本中气歌"："太阳少阴标本从，阴阳二气相包裹；风从火断汗之宜，燥与湿兼下之可。"

风火就是少阳厥阴表里系统；燥湿就是太阴阳明表里系统；太阳少阴寒热为表里系统。指出了其阴阳升降的治疗原则是汗、下二法，"开鬼门，洁净府"也。太阳少阴寒热是阴阳水火的标识，经言"水火者，阴阳之征兆也"。

二、历代对从本二经少阳太阴的重视

（一）《黄帝内经》首先提出"少阳太阴从本"说

《黄帝内经素问·至真要大论》首先提出"少阳太阴从本"说，阐明少阳太阴是人体生命的根本。

《黄帝内经素问·六节藏象论》说："天食人以五气，地食人以五味；五气入鼻，藏于心肺，上使五色修明，音声能彰；五味入口，藏于肠胃，味有所藏，以养五气，气和而生，津液相成，神乃自生。"经文说得很明白，是肺天脾地摄入气味生成的，这个生命体叫"神"，在肠胃中形成，位于宫殿神阙之中，《黄帝内经》称为"神机"处。《黄帝内经灵枢·天年》说"失神者死，得神者生也"。《黄帝内经素问·移精变气论》说"得神者昌，失神者亡"。《道德经》称为"谷神"《黄庭经》称为"黄庭、丹田"。佛家称为"脐轮、腹轮"。《难经》称为"肾间动气"。现代称为"腹脑"，是不是人体生命之"本"！

（二）《黄庭经》重视从本的少阳太阴

《黄庭经》上有章第二："上有魂灵下关元，左为少阳右太阴。"将其称为"黄庭"。

梁丘子注："黄者中央之色也，庭者四方之中也。外指事，即天中、地中、人中，内指事，即脑中、心中、脾中。故曰黄庭也。"即神居也。

（三）张子和重视从本的少阳太阴

张子和《儒门事亲》编成"标本中气歌"赞之。

"少阳从本为相火，太阴从本湿上坐；
厥阴从中火是家，阳明从中湿是我；

太阳少阴标本从，阴阳二气相包裹；

风从火断汗之宜，燥与湿兼下之可。

万病能将火湿分，彻开轩岐无缝锁。"

（四）李东垣"甲己化土"说

"甲己化土"说本指天道五运六气中的土运，而被李东垣改造为"甲"指东方少阳甲胆，"己"指中宫太阴脾土。成为少阳太阴从本两经。李东垣说："甲己化土，此仲景妙法也。"李东垣在《医学发明》又阐述，他说"坤元一正之土，虽主生长，阴静阳躁，禀乎少阳元气乃能生育也。""坤"就是太阴脾，只有在少阳三焦相火的作用下才能腐熟水谷、化生营卫气血的功能。

（五）清代《秘本伤寒第一书》重视少阳太阴

如附图17所示。

这一说根源于李东垣心包络和三焦为命门的思想（附图18）。

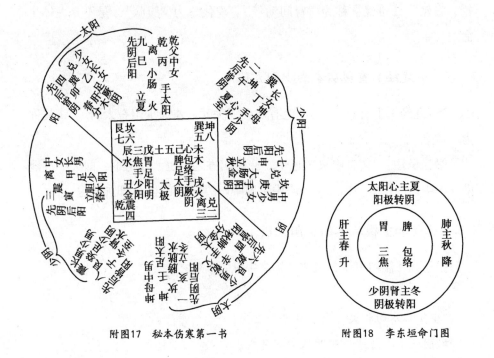

附图17　秘本伤寒第一书　　　　　附图18　李东垣命门图

（六）章虚谷以少阳太阴主中焦

清代乾隆、道光年间大医家章虚谷在《医门棒喝二集·卷二·太阳上篇》中说："上焦外通太阳、阳明，中焦外通少阳、太阴，下焦外通少阴、厥阴。"

注意：章虚谷把从本的少阳太阴放在了中焦，这也给了笔者很大的启示。

 # 三、标本中气的生理解剖基础

标本中气是建立在生理解剖基础上的，水谷饮食首先进入于胃，然后下行的第一道关是十二指肠。

胆三焦和胰脾是器，其生化作用是胆汁和胰液的作用。胆汁和胰液随水谷进入小肠、大肠而腐熟水谷。少阳相火之"火"和太阴湿土之"土"组成一个"灶"器——锅，锅内是水谷五气五味。锅内容纳水谷，水谷在锅内——肠道腐熟生产营卫血气——"神"，故肚脐为"神阙"穴。《黄帝内经灵枢·营卫生会》说：上焦如雾，中焦如沤，下焦如渎。沤者，腐熟之象。沤从水、从区。区的繁体字是區，从匚、从品，"品"意为"三口""众口"，引申为"食物"。"匚"指"容器"。"品"与"匚"联合起来表示"盛装食物的容器"，正是对肠胃的形象描述。沤者，水浸泡食物也。水在火的作用下腐熟食物化生营卫血气。雾者，气化升腾之象。渎者，沟渠，输出之道。《黄帝内经素问·六节藏象论》说："天食人以五气，地食人以五味，五气入鼻，藏于心肺，上使五色修明，音声能彰。五味入口，藏于肠胃，味有所藏，以养五气，气和而生，津液相成，神乃自生。""神"生在这里，有"神"升降出入，故名"神机"。

笔者将少阳、太阴组成的黄庭太极生理功能总结如下。

1. 少阳太阴从本火湿，少阳太阴的生理作用是主人体的基本温度和湿度，分泌胆汁和胰液。

2. 少阳火和太阴土合成一个"灶"——锅，容纳天五气和地五味即水谷而化生营卫血气——神。少阳相火即胃脘阳气，是人体阳气之源。《黄帝内经素问·阴阳别论》说："所谓阳者，胃脘之阳也。"

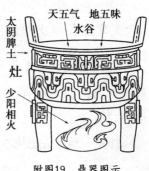

附图19 鼎器图示

要认识到，这个"灶器"属于先天"形"，这个先天"形""得神则昌，失神则亡"，说明这个"神"是"形"的外来品，后天"神"来源于天地气味，外来天地气味得到中焦"灶"的"生化"作用腐熟"如沤"，其气蒸腾，"上焦如雾"，其汁液流，"下焦如渎"（附图19）。

3. 腐熟水谷化生营卫血气，营卫两道输出。

《黄帝内经灵枢·营卫生会》说："营出于中焦，卫出于上焦……上焦出于胃上口，并咽以上贯膈而布胸中，走腋，循太阴之分而行，还注手阳明，上至舌，下注足阳明，常与营俱行于阳二十五度，行于阴亦二十五度一周也，故五十度而复大会于手太阴矣……中焦亦并胃口，出上焦之后，此所受气者，泌糟粕，蒸津液，化其精微，上注于肺脉，乃化而为血，以奉生身，莫贵于此，故独得行于经隧，命曰营气……下焦者，别回肠，注于膀胱而渗入焉。故水谷者，常并居于胃中，成糟粕，而俱下于大肠，而成下焦，渗而俱下，济泌别汁，循下焦而渗入膀胱焉……上焦如雾，中焦如沤，下焦如渎。"

《黄帝内经灵枢·五味》说："谷始入于胃，其精微者，先出于胃，之两焦以溉五脏，别出两行，营卫之道。"营卫分管于心肺，《难经》云"心主营，肺主卫""损其心者，调其营卫"。

《黄帝内经素问·经脉别论》说："食气入胃，散精于肝，淫气于筋。食气入胃，浊气归心，淫精于脉。脉气流经，经气归于肺，肺朝百脉，输精于皮毛。毛脉合精，行气于腑。腑精神明，留于四脏，气归于权衡。权衡以平，气口成寸，以决死生。饮入于胃，游溢精气，上输于脾。脾气散精，上归于肺，通调水道，下输膀胱。水精四布，五经并行，合于四时五脏阴阳，揆度以为常也。"

《黄帝内经灵枢·邪客》说："五谷入于胃也，其糟粕、津液、宗气分为三隧。故宗气积于胸中，出于喉咙，以贯心肺，而行呼吸焉。营气者，泌其津液，注之于脉，化以为血，以荣四末，内注五脏六腑，以应刻数焉。卫气者，出其悍气之慓疾，而先行于四末、分肉、皮肤之间，而不休者也，昼日行于阳，夜行于阴，常从足少阴之分间，行于五脏六腑。"宗气、卫气出上焦，营气出中焦。

大肠、小肠主津液而属下焦，《黄帝内经灵枢·本输》说："大肠小肠皆属于胃。"所以肠胃当属于中下焦，是化生营卫血气——神之处，然后营卫血气分两道输布周身。所谓"下焦如渎"即陈述这一生理功能。渎者沟渠，即输送营卫血气、糟粕的通道。糟粕从大便小便排出，饮食津液宗气分两道输出。《黄帝内经素问·经脉别论》告诉我们，水谷精微——营卫血气分两道输出后都要上"归于肺"才能输布周身各处。故《黄帝内经灵枢·小针解》说："水谷皆入于胃，其精气上注于肺，浊溜于肠胃。"《黄帝内经灵枢·口问》说："谷入于胃，胃气上注于肺。"《黄帝内经灵枢·营卫生会》说："谷入于胃，以传与肺。"

而且肠胃这里所生的"神"也出行两道，一是神舍于心，又分两道：一走血脉，二入目走脑主神经；二是入十二经之海的冲脉走经脉三百六十五穴，《黄帝内经灵枢·九针十二原》说："节之交，三百六十五会……所言节者，神气之所游行出入也，非皮肉筋骨也。"

营卫虽然分行两道，也有会合之处，《黄帝内经灵枢·营卫生会》说："浊者为卫，营在脉中，卫在脉外，营周不休，五十而复大会。"此其一合也。其二合于目，《黄帝内经素问·解精微论》说："夫心者，五脏之专精也。目者，其窍也。"《黄帝内经灵枢·大惑论》说："目者，五脏六腑之精也，营卫魂魄之所常营也，神气之所生也……目者，心使也。心者，神之舍也。"《黄帝内经灵枢·口问》说："心者，五脏六腑之主也。目者，宗脉之所聚也。"《黄帝内经灵枢·经脉》说："心手少阴之脉……其支者，从心系上挟咽，系目系。"《黄帝内经灵枢·邪气脏腑病形》说："十二经脉，三百六十五络，其血气皆上于面而走空窍。其精阳气上走于目而为睛。"这是营血走目。《黄帝内经灵枢·卫气行》说："平旦阴尽，阳气出于目。"这是卫阳出于目，可知营卫合于目矣。

肺是人体的动力系统，是人体之橐籥，而主表里（附图20）。

个体人形体分表里，由里部后天所生之神滋养着先天形体（附图21）。

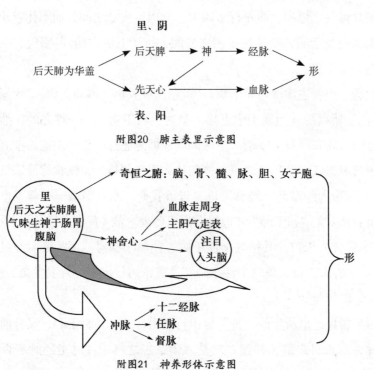

附图20　肺主表里示意图

附图21　神养形体示意图

神生于里部黄庭太极之腹脑，舍心然后上注入头脑，将腹脑和头脑联系成一个大联盟，共同主宰着人体健康。另一个是任脉和督脉系统将腹脑和头脑联系成一个大联盟。所以腹脑主治头脑之病，头脑可治腹脑之病。

少阳胆和太阴胰脾从本（胰腺是兼有外分泌和内分泌功能的腺体。胰腺的内分泌功能主要与糖代谢的调节有关，胰腺的外分泌为胰液。中医胰属于脾。《黄帝内经灵枢·本输》说："三焦者，足少阳太阴之所将，太阳之别也，上踝五寸，别入贯腨肠，出于委阳，并太阳之正，入络膀胱，约下焦，实则闭癃，虚则遗溺，遗溺则补之，闭癃则泻之。"三焦是足少阳太阴的统帅，并通太阳），分泌胆汁和胰液进入十二指肠下小肠进行消化水谷，而生成营卫血气，即生神气，这就是黄庭太极。肝胆相连，故有厥阴肝从中气少阳之说。脾胃相连，故有阳明胃从中气太阴之说，而胃肠主于肺天，故阳明上属肺而从中气太阴脾之说。上有太阳心，下有少阴肾，二者皆从本从标。

在小肠生化成营卫气血之后要输布至全身，分食、饮两条道路往外输布。《黄帝内经素问·经脉别论》说："食气入胃，散精于肝，淫气于筋。食气入胃，浊气归心，淫精于脉。脉气流经，经气归于肺，肺朝百脉，输精于皮毛。毛脉合精，行气于腑。腑精神明，留于四脏，气归于权衡。权衡以平，气口成寸，以决死生。饮入于胃，游溢精气，上输于脾。脾气散精，上归于肺，通调水道，下输膀胱。水精四布，五经并行，合于四时五脏阴阳，揆度以为常也。"一条是"厥阴从中气少阳"的胃肠→肝胆→心，另一条是"阳明从中气太阴"的胃肠→脾→肺。

李东垣对此有论述。《脾胃论·脾胃胜衰论》说："今所立方中（补脾胃泻阴火升阳汤），有辛甘温药者，非独用也；复有甘苦大寒之剂，亦非独用也。以火、酒二制为之使，引苦甘寒药至顶，而复入于肾肝之下（田按：所谓引火下行也），此所谓升降浮沉之道，自耦而奇，奇而至耦者也（阳分奇，阴分偶）。泻阴火以诸风药，升发阳气以滋肝胆之用，是令阳气生，上出于阴分，末用辛甘温药接其升药，使大发散于阳分，而令走九窍也。经云：食入于胃，散精于肝，淫气于筋。食入于胃，浊气归心，淫精于脉，脉气流经，经气归于肺，肺朝百脉，输精于皮毛，毛脉合精，行气于腑（田按：《兰室秘藏·脾胃虚损论》中说"人之饮食入胃，营气上升，即少阳甲胆之气也。其手少阴三焦经，人之元气也。手足经同法，便是少阳元气生发也"，使"营气上升"才是李东垣医学的目的）。且饮食入胃，先行阳道，而阳气升浮也。浮者，阳气散满皮毛；升者，充塞头顶，则九窍通利也。若饮食不节，损其胃气，不能克化，散于肝，归于心，溢于肺，食入则昏冒欲睡，得卧则食在一边，气暂得舒，是知升发之气不行者此也。经云：饮入于胃，游溢精气，上输于脾，脾气散精，上归于肺。病患饮入胃，遽觉至脐下，便欲小便，由精气不输于脾，不归于肺，则心火上攻，使口燥咽干，是阴气大盛，其理甚易知也。"《黄帝内经素问·阴阳应象大论》说左右是阴阳升降的道路，主左右的厥阴阳明从中气少阳太阴而主升降，厥阴肝主地气上升，阳明肺主天气下降，故李东垣有此议论。

神生在这里，《黄帝内经素问·六节藏象论》说："天食人以五气，地食人以五味，五气入鼻，藏于心肺，上使五色修明，音声能彰。五味入口，藏于肠胃，味有所藏，以养五气，气和而生，津液相成，神乃自生。"《黄帝内经素问·六微旨大论》说："天气（田按：阳明肺主天气下降）下降，气流于地；地气（田按：厥阴肝主地气上升）上升，气腾于天。故高下相召，升降相因，而变作矣……夫物之生从于化（田按：厥阴主阳气升，阳明主阴气降），物之极由乎变（田按：太阳阳极，少阴阴极，故太阳少阴从本从标主阴阳转化），变化之相薄，成败之所由也。故气有往复，用有迟速，四者之有，而化而变，风之来也。帝曰：迟速往复，风所由生，而化而变，故因盛衰之变耳……出入废则神机化灭，升降息则气立孤危。故非出入，则无以生长壮老已；非升降，则无以生长化收藏。是以升降出入，无器不有。故器者生化之宇，器散则分之，生化息矣。故无不出入，无不升降。化有小大，期有近远，四者之有，而贵常守，反常则灾害至矣。"所以这里就是"神机"处，李东垣医学的核心，强调脏气法时升浮沉降，一旦升降出入失常了，"反常则灾害至矣"。

然后是从厥阴上输于太阳心、从阳明下输于少阴肾，太阳少阴是阴阳盛极而转化，故从本从标。

不仅《黄帝内经素问·经脉别论》讲了水谷生成的营卫血气分两道输布于身体，《黄帝内经灵枢·五味》也说："谷始入于胃，其精微者，先出于胃，之两焦以溉五脏，别出两行，营卫之道。"神生于这里，《黄帝内经素问·六节藏象论》说："天食人以五气，地食人以五味，五气入鼻，藏于心肺，上使五色修明，音声能彰。五味入口，藏于肠胃，味有所藏，以养五气，气和而生，津液相成，神乃自生。"故称"神阙"，是"神"升降出入之所，故称"神机"。这个神——营卫血气分两道输出，所分两道，如同分列两旁的古"阙"之建制，故称"神阙"，是"神"升降出入之所，又称"神机"。其实就是厥阴、阳明从中气少阳太阴之建制，厥阴走阳仪系统升阳，阳明走阴以系统降阴。其分两道，如两个门扇，故称厥阴、阳明都为"阖"。如此看来，在古代"阙"与"阖"是有密切关系的。《黄帝内经灵枢·根结》说："发于春夏（田按：阳仪系统），阴气少而阳气多……发于秋冬（田按：阴仪系统），阳气少而阴气多，阴气盛而阳气衰，故茎叶枯槁，湿雨下归，阴阳相移……奇邪离经，不可胜数，不知根结，五脏六腑，折关败枢，开阖而走，阴阳大失，不可复取……阳明为阖……阖折则气无所止息而痿疾起矣，故痿疾者取之阳明……厥阴为阖……阖折即气弛而喜悲，悲者取之厥阴。"于此才能知道"根结"之真实内涵，根于"标本中气"也，而厥阴、阳明主阴阳两仪也。所谓左右者，阴阳两仪之道路也。《道德经》称作"谷神"。"谷神"输出的关隘是肓之原和膏之原——肠系膜系统。

肠系膜系统有病则生百病。"谷神"然后上输于太阳心，下输于少阴肾。

心和肺位居膈上上焦，脾、胃、肝、肾在中焦。大肠、小肠、膀胱、子宫在下焦（从生理解剖来说，肝肾不在下焦）。胰、脾一家居于中，其上有膈，下有肠，胃在胰脾前方，脊在胰后方，胃大弯在左，但肺胃一家主通降，两肾在后下方。若从生理解剖部位上说右肝左肺，且功能是右肝升左肺降，从应时说，肝应春为阳从左升，肺应秋为阴从右降。

再者，五脏居脐腹之上，所以五脏募穴都在脐上；大肠、小肠、膀胱、三焦（土类，三焦属胃肠）居脐腹之下，所以其募穴都在脐以下。故《黄帝内经》以脐分上下天地阴阳，并以手太阴肺和手阳明大肠主上部天，足太阴脾和足阳明胃主下部地（土类）。故《黄帝内经素问·阴阳应象大论》依此而说："天之邪气感则害人五脏，水谷之寒热感则害于六腑。"肺与大肠相表里，心与小肠相表里，心包络与三焦相表里，肾与膀胱相表里，故《伤寒论》第97条说："血弱气尽，腠理开，邪气因入，与正气相搏，结于胁下。正邪分争，往来寒热，休作有时，嘿嘿不欲饮食，脏腑相连，其痛必下，邪高痛下，故使呕也，小柴胡汤主之。服柴胡汤已，渴者属阳明，以法治之。"其"脏腑相连""天之邪气感则害人五脏"而云"邪高"，腑在脐下，所以"脏腑相连，其痛必下"，故多有"少腹"证。

然后用标本中气理论绘成下面的标本中气太极图（附图22）。

五运六气理论是《黄帝内经》的核心内容，标本中气又是五运六气的核心，而从本的少阳太阴又是标本中气的核心，对此《黄帝内经素问·六节藏象论》有阐述。

从这个标本中气太极图可以看出，此图可以分为四时四象和太极脾土类及少阳三焦两部分，这正是《黄帝内经素问·六节藏象论》所讲的内容，见附图23、附图24。

从四时五藏阴阳解六经标本中气

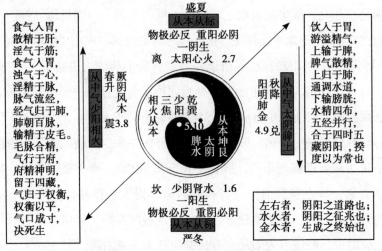

食气入胃,
散精于肝,
淫气于筋;
食气入胃,
浊气于心,
淫精于脉,
脉气流经,
经气归于肺,
肺朝百脉,
输精于皮毛;
毛脉合精,
气行于府,
府精神明,
留于四藏,
气归于权衡,
权衡以平,
气口成寸,
决死生

从中气少阳相火

春升 厥阴风木 震3.8

盛夏

从本从标
物极必反 重阳必阴
一阴生
离 太阳心火 2.7

相火
三焦 少阳 乾巽
从本

5.10

脾土 太阴 坤艮
水

坎 少阴肾水 1.6
一阳生
物极必反 重阳必阳

从本从标
严冬

饮入于胃,
游溢精气,
上输于脾,
脾气散精,
上归于肺,
通调水道,
下输膀胱;
水精四布,
五经并行,
合于四时五
藏阴阳,揆
度以为常也

从中气太阴脾土

阳秋降
明降
肺金 4.9兑

左右者,阴阳之道路也;
水火者,阴阳之征兆也;
金木者,生成之终始也

中医太极三部六经体系太极图

附图22 标本中气定位示意图

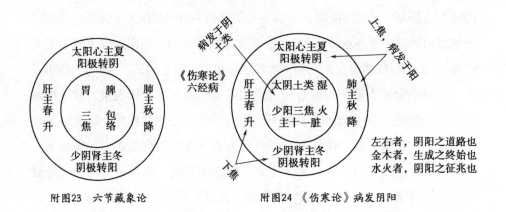

附图23 六节藏象论　　　附图24 《伤寒论》病发阴阳

《黄帝内经素问·六节藏象论》有如下论述。

心者,……为阳中之太阳,通于夏气。(君火)

肺者,……为阳中之太阴,通于秋气。(燥)

肾者,……为阴中之少阴,通于冬气。(水)

肝者,……此为阳中之少阳,通于春气。(风)

脾胃大肠小肠三焦膀胱者,……此至阴之类,通于土气。(湿)

凡十一脏,取决于胆。(相火)

经云：左右者，阴阳之道路也。金木者，生成之终始也。水火者，阴阳之征兆也。

《黄帝内经》对此还作了概括论述。《黄帝内经素问·阴阳应象大论》说："天地者，万物之上下也；阴阳者，血气之男女也；左右者，阴阳之道路也；水火者，阴阳之征兆也；阴阳者，万物之能始也。故曰：阴在内，阳之守也；阳在外，阴之使也。"《黄帝内经素问·天元纪大论》说："天地者，万物之上下也；左右者，阴阳之道路也；水火者，阴阳之征兆也；金木者，生成之终始也。"少阳太阴在中，肝肺金木主左右阴阳升降，心肾水火为阴阳之征兆，李东垣对此有发挥，他在《脾胃论·脾胃胜衰论》中说："胃为十二经之海，十二经皆禀血气，滋养于身，脾受胃之禀，行其气血也。脾胃既虚，十二经之邪，不一而出。假令不能食而肌肉削，乃本病也。其右关脉缓而弱，本脉也。而本部本证脉中兼见弦脉，或见四肢满闭，淋溲便难，转筋一二证，此肝之脾胃病也。当于本经药中，加风药以泻之。本部本证脉中兼见洪大，或见肌热，烦热，面赤而不能食，肌内消一二证，此心之脾胃病也。当于本经药中，加泻心火之药。本部本证脉中兼见浮涩，或见气短、气上，喘咳、痰盛，皮涩一二证，此肺之脾胃病也。当于本经药中，兼泻肺之体，及补气之药。本部本证脉中兼见沉细，或见善恐欠之证，此肾之脾胃病也，当于本经药中，加泻肾水之浮，及泻阴火伏炽之药。经云：病有逆从，治有反正，除四反治法，不须论之。其下云：惟有阳明、厥阴，不从标本，从乎中也。其注者，以阳明在上，中见太阴，厥阴在上，中见少阳为说，予独谓不然，此中，非中外之中也，亦非上中之中也，乃不定之辞，盖欲人临病消息，酌中用药耳，以手足阳明、厥阴者，中气也，在卯酉之分，天地之门户也。春分、秋分，以分阴阳也，中有水火之异者也，况手厥阴为十二经之领袖，主生化之源；足阳明为十二经之海，主经营之气，诸经皆禀之。言阳明、厥阴与何经相并而为病，酌中以用药，如权之在衡，在两，则有在两之中；在斤，则有在斤之中也。"

少阳太阴从本火湿，主人体的基本温度和基本湿度。病则有相火太过不及和湿之太过不及，这不同于后世的湿火论，如《温病条辨·中焦篇》说："湿久生热，热必伤阴，古称湿火者是也。"《三指禅》说："湿积而蒸，则为湿火。"此湿火，因湿蕴火而湿火交织，其本质在湿。而李东垣阐述的湿火，其本质在少阳相火虚衰，因阳虚生阴火，阳虚不化而生下湿。《温病条辨》和《三指禅》说的当属于中下焦之湿。而且与外感湿火也不同。

神舍心注目入脑。"神"来源于四时天地五气五味，所以人不但具有四时天地五气五味的时空位置性，并具有出生地的时空位置性和以后生活地的时空位置性。所以近来生物科学家发现人大脑里有时空导航定位系统。科学的东西，能用数学表达才是完美的，可以建立数学模式。标本中气太极图的中国简化图（附图25）。

我们将河图的"中10"分于四隅，不就是洛书吗（附图26）？不就是脾土主四时四隅吗？脾土属阴，故四隅用阴表示。见于《黄帝内经灵枢·九宫八风》。春夏秋冬四时属于天道为阳，故四方用阳数表示，脾土属于地道为阴，故四隅用阴数表示（附图27）。

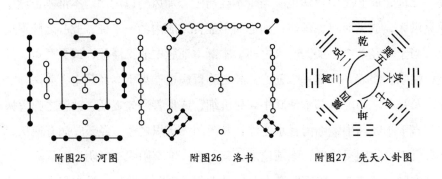

附图25　河图　　　　　附图26　洛书　　　　　附图27　先天八卦图

四、标本中气黄庭太极图生理病理诠释

（一）从本的少阳太阴黄庭太极系统

黄庭太极少阳三焦系统和太阴脾系统的相互作用主要有两大功能：主气和饮食的开阖出入生神。"甲己化土，仲景之妙法也"。神的升降出入——"神机"。

十一脏取决于少阳三焦胆，一轮红日——太阳鸟，是生化营养物质营卫气血的基地，失常则导致百病丛生。

从本的少阳和太阴，是纯阳和纯阴，火与湿，阴静而阳动，阳化气，阴成形，所以少阳是主宰，肝胆皆属少阳而三焦相火，故云"凡十一脏，取决于胆"之少阳，通过少阳相火的蒸腾腐熟作用而生成水谷精微以养人之生命体，这是李东垣一再强调的，没有少阳相火，太阴脾湿就是一潭死水。

《黄帝内经素问·六节藏象论》说："天食人以五气，地食人以五味，五气入鼻，藏于心肺，上使五色修明，音声能彰。五味入口，藏于肠胃，味有所藏，以养五气，气和而生，津液相成，神乃自生。"肺天下入脾地为泰，不入为否，所以里部多有痞证。肺天之气下降为顺，不降为逆，《黄帝内经素问·四气调神大论》说："反顺为逆，是谓内格。"《黄帝内经素问·脏气法时论》说："气、味合而服之，以补精益气。"故阳气伤则不能生精气，而精绝。

（二）阳明从中气太阴系统

1. 太阴主脾主地，阳明主肺主天，此天地肺脾为后天之本，主天五气和地五味，有化生神气之功，是黄庭、丹田、太极，是人体能量的供应站，人体从此获得滋养全身的能量。

《黄帝内经素问·经脉别论》说："饮入于胃，游溢精气，上输于脾，脾气散精，上归于肺，通调水道，下输膀胱，水精四布，五经并行，合于四时，五脏阴阳，揆度以为常也。"脾胃上通于肺而通调水道。可知这里主宰者人的生死大权。

2. 阳明从中气太阴系统从中气的阳明与太阴互为表里主阳杀阴藏而生发阴气到肺肾，由肺统主一身之气，阳明肺在外宣发与太阳心主表部之开合，阳明肺在里肃降与太阴脾主腑道的生化作用，并下输于肾。《黄帝内经素问·阴阳别论》说："肺之肾谓之重阴"，就是金生水的意思，肺肾生阴。肺肾生阴，也离不开少阳三焦，《黄帝内经灵枢·本输》说："少阳属肾，肾上连肺，故将两脏。"少阳三焦统帅着秋冬阴仪肺肾两脏而通调水道。

阳明太阴从中气为燥湿，燥湿为阴，主阳杀阴藏，阴降阳藏。阳明太阴燥湿属阴，阴以降为顺。石寿棠《医原》论之最详，可参阅之。

3. 阳明从中气太阴系统主要生理功能是肺天食人以五气，脾地食人以五味，从而化生胃气、神气、真气。《黄帝内经灵枢·刺节真邪》说："真气者，所受于天，与谷气并而充身者也。"真气通行经脉。《黄帝内经素问·平人气象论》："平人常禀气于胃，胃者，平人之常气也。人无胃气曰逆，逆者死……人以水谷为本，故人绝水谷则死，脉无胃气亦死。"胃气为生命之源。

（三）厥阴从中气少阳系统

1. 少阳为一阳，厥阴为一阴，厥阴主春风，少阳主相火主春阳生发，此风火乃人身阳气之根，主春生之气，人体气化的决定者，十一脏皆取决于此，寿夭取决于此。

本系统的主要生理功能是升奉心肺营卫气血营养物质。

厥阴少阳从中气为风火，风火为阳，主阳生阴长，输阳布阴。厥阴少阳主人体阳气生发，《黄帝内经素问·生气通天论》说："阳气者，若天与日，失其所，则折寿而不彰。故天运当以日光明。是故阳因而上，卫外者也。"可知阳气是护卫身体的正气，阳化气，决定了人身气血的输布、气血气机的通畅、水液气化的通畅。脾胃的生化升降全决定于此。所谓"正邪相争"，就是指卫外的阳气与邪气相斗争。假如邪气内伏，只有扶阳才能托邪外出，可用大小阳旦汤。如果少阳厥阴阳气不升，一是下焦水湿不化，二是上焦失其宣发和肃降。

2.《素问·经脉别论》说："食气入胃，散精于肝，淫气于筋。食气入胃，浊气归心，淫精于脉。脉气流经，经气归于肺，肺朝百脉，输精于皮毛。毛脉合精，行气于腑，腑精神明，留于四藏。气归于权衡，权衡以平，气口成寸，以决死生。"这就是厥阴肝从中气少阳三焦胆的关系，是营血从门静脉上行肝、心、肺，然后输布全身的过程。营血者，阴气，阴气上奉靠的是阳气，所谓阳生阴长也。

从中气的厥阴与少阳互为表里主阳生阴长而生发血气到肝心，由心统主一身血脉而为五脏六腑之主。厥阴肝从中气少阳而升阳，也能疏泄中土。肝一方面收回体循环中的静脉血，更主要的方面是从门静脉摄入肠胃生成的营卫血气，故云肝"以生血气"。《黄帝内经素问·阴阳别论》说："肝之心谓之生阳。"逆之则阳气不生，如《黄帝内经素问·四气调神大论》说："逆春气，则少阳不生，肝气内变""逆之则伤肝，夏为寒变，奉长者少。"《黄帝内经素问·上古天真论》和《黄帝内经灵枢·天年》都讲到，阳衰从肝心开始。肝心阳衰，阳不生、阴不长，则阴气亦衰。

从中的厥阴肝木和阳明肺金主左右阴阳之升降，及血气男女七七、八八生长发育的生长化收藏。《黄帝内经素问·刺禁论》说："肝生于左，肺藏于右。"少阳太阴所生营卫血气从此分两道输出布散，如《黄帝内经素问·经脉别论》说："食气入胃，散精于肝，淫气于筋。食气入胃，浊气归心，淫精于脉。脉气流经，经气归于肺，肺朝百脉，输精于皮毛。毛脉合精，行气于腑。腑精神明，留于四脏，气归于权衡。权衡以平，气口成寸，以决死生。饮入于胃，游溢精气，上输于脾。脾气散精，上归于肺，通调水道，下输膀胱。水精四布，五经并行，合于四时五脏阴阳，揆度以为常也。"又《黄帝内经灵枢·五味》说："谷始入于胃，其精微者，先出于胃，之两焦以溉五脏，别出两行，营卫之道。"

左右主春分、秋分二分病——阴阳反作，七损八益。如何调左右阴阳升降呢？用大小阴阳旦汤。

（四）太阳少阴从本从标系统

太阳少阴从本从标，心主太阳主夏为阳极，肾主少阴主冬为阴极，冬夏乃寒暑二时（《黄帝内经灵枢·本神》说："智者之养生也，必顺四时而适寒暑。"《黄帝内经素问·五运行大论》说："阴阳之升降，寒暑彰其兆。"即水火为阴阳征兆之意。寒气收，暑气泄。太阳的中气是少阴，少阴的中气是太阳，太阳心有一阴生，少阴肾有一阳生，其象为坎离，心肾相交为既济，不交为未济。物极必反，阴阳转化。太阳少阴主夏至、冬至二至病，阴阳更胜，夏有寒疫，冬有冬温，太阳有从本寒气为病（如麻黄汤证等）和从标阳心火为病（如栀子豉汤证等），少阴有从本热气为病（如黄连阿胶汤证等）

和从标阴肾寒为病（如麻黄附子细辛汤证等）等（附图28）。

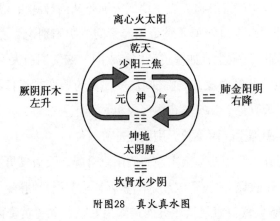

附图28　真火真水图

　　无形的真火是光热，无形的真水是湿气，离火坎水是五行有形的水火，真火真水与离火坎水是两个不同的概念，隶属不同的部位，不得混淆。《周易参同契》说：坎离为乾坤两卦之用。

　　从本从标的太阳少阴互为表里主心肾水火之病，在二至主阴阳之转化。

　　《黄帝内经素问·刺禁论》说："心部于表，肾治于里。"心藏神主血脉，肾藏精主生育繁殖后代，心肾主人一身之精神，反映一个人的健康状态。心火主夏至一阴生，其象为离卦。冬之寒水克夏之心火，故云"冬至重病"。肾水主冬至一阳生，其象为坎卦。故太阳少阴有二至病，寒热虚实交错。心火下降，肾水上升，为既济卦，不交为未济卦。

　　从本从标有阴阳更胜的问题，如《黄帝内经素问·阴阳别论》说："心之肺谓之死阴……肾之脾谓之辟阴，死不治。"辟者，刑罚也。太阳心火胜则克肺金，肺金不生水阴，故云"死阴"；少阴肾寒水胜则地冻三尺，故云"辟阴，死不治"。

　　太阳主夏至，少阴主冬至，宋代邵康节（邵雍）称夏至、冬至为天根月窟处。邵康节《观物吟》云："耳目聪明男子身，洪钧赋与不为贫。因探月窟方知物，未蹑天根岂识人。乾过巽时观月窟，地逢雷处见天根。天根月窟闲来往，三十六宫都是春。"男为阳，耳目聪明指阳气旺而升于头面，阳气生万物而无偏私。但阳气的运动有升降浮沉，冬至、夏至寒暑往来，寒极生热，热极生寒，重阴必阳，重阳必阴。重阴必阳为"天根"，坤卦和震卦合为复卦，坤为地，震为雷，地雷复也，一阳来复而主春夏阳气升浮，为阳气之根，天为阳，故云"天根"。重阳必阴为"月窟"，乾卦和巽卦合为姤卦，乾为天、巽为风，天风姤也，一阴来复而主秋冬阴气降沉，为阴气之根，日为阳，月为阴，故云"月窟"。明白了冬至夏至寒暑往来及阴阳来复之转化，就明白了"天根月窟闲来往"在说什么。阴阳消长转化正常了，四时之序不乱，一年六正气和六客气和谐，则六六"三十六宫都是春"矣！春者，生生也，阴阳交合也。但万物皆生于地，即生于中土，所以天根月窟之阴阳运转固然重要，只是用也，体在地之万物及人，当以中土黄庭太极为本，故《黄帝内经》以少阳太阴火湿为本，而冬至夏至天根月窟之太阳少阴则从本从标矣。李东垣深明此理，他在《内外伤辨惑论·重明木郁则达之之理》说："阳本根于阴，阴本根于阳，若不明根源，是不明道。故六阳之气生于地，则曰阳本根于阴。以人身言之，是六腑之气，生长发散于胃土之中也。既阳气鼓舞万象有形质之物于天，为浮散者也；物极必反，阳极变阴，既六阳升浮之力在天，其力尽，是阳道终矣，所以鼓舞六阴有形之阴水在天，在外也。上六无位，必归于下，此老阳变阴之象也，是五脏之源在于天者也。天者，人之肺以应之，故曰阴本源于阳，水出高源者是也。人之五脏，其源在肺，肺者背也，背在天也，故足太阳膀胱寒生长，其源在申，故阴寒自此而降，以成秋收气寒之渐也。降至于地下，以成冬藏，伏诸六阳在九泉之下者也。故五脏之气生于天，以人身，是五脏之气，收降藏沉之源出于肺气之上，其流下行，既阴气下行沉坠，万化有形质之物皆收藏于地，为降沉者也；物极必反，阴极变阳，既六阴降沉之力在地，其力既尽，是阴道终矣，是老阴变阳，乃初九无位，是一岁四时之气，终而复始，为上下者也，莫知其纪，如环无端。"邵雍和李东垣相比，李东垣说比较正统，邵雍用他自己起的新名词另立山头而已。

少阳主相火，太阴主湿。火——温度和湿度主宰着自然界的一切变化。火——光照强度、光波：主宰阴阳消长变化。湿——主色变：取决于湿粒大小而得五色、七色。影响着乐器弦的长短、粗细，故变声音有五音：宫、徵、商、角、羽。律吕，实物编钟。风——声音（乐五音，宫、徵、商、角、羽），太阳风。《黄帝内经素问·阴阳应象大论》说："阳之气，以天地之疾风名之。"《黄帝内经素问·六微旨大论》说："岐伯曰：气之升降，天地之更用也。帝曰：愿闻其用何如？岐伯曰：升已而降，降者谓天；降已而升，升者谓地。天气下降，气流于地；地气上升，气腾于天。故高下相召，升降相因，而变作矣。……岐伯曰：夫物之生从于化，物之极由乎变，变化之相薄，成败之所由也。故气有往复，用有迟速，四者之有，而化而变，风之来也。帝曰：迟速往复，风所由生，而化而变，故因盛衰之变耳。"律历——律：阴、地，历：阳、测影。

（五）病理——二至病及阴阳否格病

1. 水火之极在冬至、夏至，"寒极生热，热极生寒……重阴必阳，重阳必阴"，故云"少阴太阳从本从标"而生二至病。

《伤寒论·辨脉法》是这样描述这种现象的："五月之时，阳气在表，胃中虚冷，以阳气内微，不能胜冷，故欲著复衣；十一月之时，阳气在里，胃中烦热，以阴气内弱，不能胜热，故欲裸其身。"

2.《伤寒例》又说："冬至之后，一阳爻升，一阴爻降也；夏至之后，一阳气下，一阴气上也。"一年里的五月夏至，就是一天中的日中；一年里的十一月冬至，就是一天中的夜半。张仲景在这里说"五月之时，阳气在表，胃中虚冷"，这个时候正是盛夏季节，为什么会怕冷而"欲著复衣"呢？因为夏五月之时，盛阳向上、向外，一方面阳气得到了消耗而虚，一方面盛极则反，而一阴生于内。天人相应，善言天者，必有验于人，故在人则"阳气在表，胃中虚冷"。

3.《中藏经·阴阳否格论第六》说："阳气上而不下曰否，阴气下而不上亦曰否；阳气下而不上曰格，阴气上而不下亦曰格。否格者，谓阴阳不相从也。阳奔于上则燔，脾肺生其疸也。其色黄赤，皆起于阳极也。阴走于下则冰，肾肝生其厥也。其色青黑，皆发于阴极也。疸为黄疸也，厥为寒厥也，由阴阳否格不通而生焉。阳燔则治以水，阴厥则助以火，乃阴阳相济之道耳。"

从中的厥阴阳明主左右阴阳升降如九宫八风图（附图29）。

重		热		弱
	胃	心	脾	
湿	肝		肺	燥
	大肠	肾	小肠	
		寒		

附图29　九宫八凤图

（1）病理——阴阳反作——春分秋分二分病。所谓"阴阳反作"，是指逆阴阳生理现象的病理概念，如"阳生阴长，阳杀阴藏，阳化气，阴成形"是讲生理，逆之则出现阳不生、阴不长，阴不降、阳不藏的病理现象。故云"清气在下，则生飧泄；浊气在上，则生膜胀。此阴阳反作，病之逆从也"。

（2）病理——阴阳反作——春分秋分二分病。《黄帝内经素问·四气调神大论》则说："逆春气则少阳不生，肝气内变。春三月……逆之则伤肝，夏为寒变。逆秋气则太阴不收，肺气焦满。秋三月……逆之则伤肺，冬为飧泄。"

清气本该上升而不升，浊气本该下降而不降，此即是"阴阳反作，病之逆从"，也可说是阴阳异位的逆从。

《黄帝内经灵枢·九宫八风》其病理当是肝燥、肺湿、心寒、肾热（附图30）。

（3）病理——阴阳反作——春分秋分二分病。李东垣的"阳虚三联证"（阳虚统于脾）。大小阳旦汤等。汪绮石《理虚元鉴》"阴虚三联证"（阴虚统于肺）。大小阴旦汤等。

（4）病理——阴阳更胜。经曰："阴胜则阳病，阳胜则阴病。阳胜则热，阴胜则寒。阳胜则身热……能冬不能夏。阴胜则身寒……能夏不能冬。此阴阳更胜之变，病之形能也。"

一年六个时间段的主气，上半年春夏阳仪系统是风、热、火，其性属阳为阳邪，下半年秋冬阴仪系统是湿、燥、寒，其性属阴为阴邪。

按其五行生克规律说，阴邪伤人阳仪阳气，阳邪伤人阴仪阴气，可用阴阳更胜图（附图31）表示。

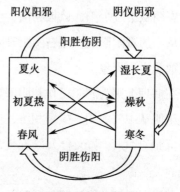

		寒		
	胃	心	脾	
燥	肝		肺	湿
	大肠	肾	小肠	
		热		

附图30　阴阳反作图

附图31　阴阳更胜图

五、小结

《黄帝内经》标本中气理论从人体生理解剖基础上说，根源于消化系统及其输布运化，而非纯粹思辨的结果。

标本中气的生理病理有三大类。

第一，黄庭太极从本的少阳太阴湿火的生理病理。

第二，二分从中的厥阴阳明生化的生理病理。

第三，二至从本从标的太阳少阴极变的生理病理。

《黄帝内经素问·至真要大论》说："气至之谓至，气分之谓分，至则气同，分则气异，所谓天地之正纪也。"可知分至之说，古已有之。从2006年出版的《中医太极医学》、2010年出版的《伤寒真原》到2014年出版的《五运六气解读伤寒论》逐渐形成了太极病、二至病的概念，现在又提出了二分病的新概念，逐步完善了太极、两仪、四象生理病理一体化的中医理论新体系。

从本的二经少阳太阴最为重要，少阳太阴火湿保证了人体的基本温度和湿度，太阴脾湿在少阳三焦相火的主导下主肠胃饮食生化营卫血气而生神。黄庭太极少阳太阴的生理功能是主气和饮食的开阖出入以及神的升降出入。

少阳太阴内伤湿火病，以李东垣《脾胃论》"阳虚三联证"（脾胃虚弱证候、阴火病和水湿下流于肾的证候）为特征。

厥阴从中气少阳，风火相值，生发阳气主升。

从中的厥阴阳明主左右阴阳升降，体现了"阳生阴长，阳杀阴藏"的自然规律及生理现象。

在病理上则为阴阳反作和阴阳更胜。

阳明从中气太阴，燥湿相济，生发阴气主降。该系统的主要生理功能是通过天地合气（"肺天食人以五气，脾地食人以五味"）化生胃气、神气和真气。

若燥湿互济功能失调，可形成"胃家实"之承气汤证、"脾约"麻子仁丸证、白虎加人参汤证、蜜煎方证以及喘咳、痿厥、消渴、噎膈等内伤燥病。

太阳少阴从本从标，寒热互相调制，主阴阳盛极转化，不转化则亢害。

该系统在生理上阴阳转化，即左阳从春厥阴肝木上升，至夏天太阳心火盛极而转化，右阴从秋阳明肺金下降，至冬天少阴肾水盛极而转化。

在病理上可形成二至病，太阳从本从标有寒化热化，少阴从本从标也有寒化热化，所以多见寒热同病。

总之，《黄帝内经》五运六气标本中气理论从人体生理解剖基础上说，根源于消化系统及其输布运化，而非纯粹思辨的结果。

少阳太阴"从本"，是黄庭太极部，直接与脾胃土类有关。

厥阴从中气少阳主升，与食气入胃散精肝心肺有关。

阳明从中气太阴与饮入于胃散精于脾肺有关。

太阳少阴从本从标与心肾有关，不离脾胃。

附录 4　目命门实质揭密

中医命门说，就像三焦说一样是千古疑案，至今没有定论。自从笔者提出人体生命双结构和心、肺、脾三本观念之后，命门的实质也就迎刃而解了，《黄帝内经》目命门说是对的，目命门说三见于《黄帝内经》，《黄帝内经素问·阴阳离合论》说："太阳根起于至阴，结于命门。"《黄帝内经灵枢·根结》说："太阳根于至阴，结于命门。命门者，目也。"《黄帝内经灵枢·卫气》说："足太阳之本，在跟以上五寸中，标在两络命门。命门者，目也。"

一、先后天命门

笔者在2007出版的《医易生命科学》一书中公布了人体生命双结构的研究成果，在此基础上于2013年在《中医临床研究》杂志上发表了心肺脾三本的观点，这两大学术观点是笔者揭开命门实质的依据和理论基础。

父母遗传的精卵合子在母血养育下发展为胎儿形体，可知父母遗传的精卵合子是人体生命存活的根本物质，精卵合子分裂为体细胞逐渐发育成了脏腑形体。由此可知，精卵细胞就是人体生命的先天命门根子，称为先天命门。先天命门是受精卵，受精卵含有父母遗传给的先天元精、元气、元阳、元阴，但那不是个体人肾中的元精、元气、元阳、元阴。精卵合子在母血的滋养下，由精卵合子发育成体细胞、各种组织、脏腑器官等，这种分裂发育数之可十、推之可百、可千、可万，但其基础不变，高度统一在精卵合子DNA基因下，所以每个细胞是同源于精卵合子内DNA下，都是全息的，都可以克隆复制，甚至可以再生。由精卵合子生成的人体脏腑形器命门都含有先天父母元精、元气，故脏腑都是"生化之宇"，有"生化"作用，其规律叫天数、天命，有生化周期，以生长壮老死。

众所周知，精卵合子是在母血供给胎儿心脉输布滋养下长大成形体的，所以心为先天之本主形体，先天命门就是心命门，位于皇城膻中，道家称为中丹田，佛家称为心轮。因为心主形体，故云心为五脏六腑之大主。

心所主形体既是中医的命根子，也是西医的命根子，形体解剖是中西医的共有财产。不过西医对解剖发挥得更加淋漓尽致，抓住精卵合子DNA基因继续做更大更深的科学研究。而中医则用道生、太极说发挥其全息、复制克隆理论。如《道德经》说："道生一，一生二，二生三，三生万物。万物负阴而抱阳，冲气以为和。"（冲，出土马王堆甲本作"中"）《系辞传》说："易有太极，是生两仪，两仪生四象，四象生八卦。"在形体解剖方面西医比中医研究得更为深入，而主形体的心命门却是中医西医沟通的切入点。

胎儿出生剪断脐带的瞬间，就发生了天翻地覆的变化，切断了由脐带母血的供养，打开肺门鼻和脾门口，开始自主摄入天地之气味而获得营养，所以肺、脾为后天之本。胎儿和婴儿是两个不同的概念，胎儿是母体的一个附件，是被动接受母亲输送的营养，婴儿是一个个体，有口鼻主动摄入营养。从婴儿开始，后天肺、脾二本摄入的营养开始滋养先天形体了。天地之气遗传给人的是另一个生命体，如《黄帝内经素问·宝命全形论》说："人以天地之气生……天地合气，命之曰人。"天地之气是如何生成这个生命体的呢？《黄帝内经素问·六节藏象论》说："天食人以五气，地食人以五味。五气入鼻，藏于心肺，上使五色修明，音声能彰；五味入口，藏于肠胃，味有所藏，以养五气，气和而生，津液相成，神乃自生。"经文说得很明白，是肺天脾地摄入气味生成的，这个生命体叫"神"，在肠胃中形成，位于宫殿神阙之中，《黄帝内经》称为"神机"处，《黄帝内经灵枢·天年》说："失神者死，得神者生也"。《黄帝内经素问·移精变气论》说："得神者昌，失神者亡。"所以这是后天命门，《道德经》称为"谷神""冲气""玄牝之门"，《黄庭经》称为"黄庭、丹田"，佛家称为"脐轮、腹轮"，《难经》称为"肾间动气"，现代称为"腹脑"，笔者称为神命门（附图32）。

神命门是中医所独有，西医缺之。中医的气本原说只适合用于神命门说中，不适合用于心命门中。

心主形为先天命门，称之为先天心命门。黄庭丹田为后天命门，称之为神命门。所以《黄帝内经素问·上古天真论》提出人体生命存活的唯一条件是"形与神俱"，先天心命门和后天神命门合一存在是人体生命存活的必要条件。如《黄帝内经素问·上古天真论》说："能形与神俱，而尽终其天年，度百岁乃去。"《黄帝内经灵枢·天年》说："百岁，五脏皆虚，神气皆去，形骸独居而终矣。"形骸即形体，没有了"神气"，只有"形骸"就是尸体。先天"形骸"得不到后天"神气"的滋养，就会死亡。为什么"神气皆去"呢？《黄帝内经素问·汤液醪醴论》说："嗜欲无穷，而忧患不止，精气弛坏，营泣卫除，故神去之而病不愈也。"因为"嗜欲无穷，而忧患不止"，损伤了营卫血气，故而"神

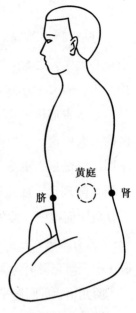

附图32　黄庭神命门

去"。救治的方法，如《黄帝内经素问·脏气法时论》所说"气、味合而服之，以补精益气"。"神"生于五气、五味所生之"精气"，即营卫气血，所以还得从这里调治。

因为是后天滋养先天，所以中医重视后天神命门天地之气，西医重视形质心命门。

二、目命门实质

《黄帝内经灵枢·天年》说："黄帝曰：何者为神？岐伯曰：血气已和，营卫已通，五脏已成，神气舍心，魂魄毕具，乃成为人……百岁，五脏皆虚，神、气皆去，形骸独居而终矣。"经文告诉我们，要想成为一个完整的个体活人，就得先天命门和后天命门合一，即"神气舍心"，后天命门的"神"合于先天命门"心"，从而达到"形与神俱"的存活条件。

《黄帝内经素问·解精微论》说："夫心者，五脏之专精也。目者，其窍也。"《黄帝内经灵枢·大惑论》说："五脏六腑之精气，皆上注于目而为之精……裹撷筋、骨、血、气之精，而与脉并为系，上属于脑……目者，五脏六腑之精也，营卫魂魄之所常营也，神气之所生也……目者，心使也。心者，神之舍也。"《黄帝内经灵枢·口问》说："心者，五脏六腑之主也。目者，宗脉之所聚也。"《黄帝内经灵枢·经脉》："心手少阴之脉……其支者，从心系上挟咽，系目系。"《黄帝内经灵枢·邪气脏腑病形》说："十二经脉，三百六十五络，其血气皆上于面而走空窍。其精阳气上走于目而为睛。"经文说得明明白白，心主目，心主神，目为神之门户。所以先后天命门合一彰显于目，这就是《黄帝内经》命名目命门的道理。

目系入脑，目为命门之门，有门必有室，则脑为命门之室矣。故《黄帝内经素问·脉要精微论》说头为精明之府，谓"头者精明之府，头倾视深精神将夺矣"。又说："夫精明者，所以视万物，别白黑，审短长，以长为短，以白为黑。如是则精衰矣。"

《黄帝内经灵枢·卫气行》说："平旦阴尽，阳气出于目，目张则气上行于头，循项下足太阳，循背下至小趾之端。"可见命门以阳气为主，昼行于阳经，夜行于阴经，平旦复合于目。命门之门必有开合，其开合表现于目，其开启钥匙是卫阳之气，开启时间是平旦日出时。

三、后世命门说

自从《黄帝内经》提出目命门说之后，后世医家多有不同见解，仁智互见，之所以出现这种混乱，是因为他们没有读懂《黄帝内经》有先天后天命门之不同，及其合于目命门矣。

（一）心包络命门说

心为先天命门。《黄帝内经灵枢·邪客》说："少阴，心脉也。心者，五脏六腑之大主也，精神之所舍也，其脏坚固，邪弗能容也。容之则心伤，心伤则神去，神去则死矣。故诸邪之在于心者，皆在于心之包络。包络者，心主之脉也。"所以李东垣在《兰室秘藏》中说："心与包络者，君火、相火也""心者，君火也。主人之神，宜静而安。相火代行其令。相火者，包络也，主百脉，皆荣于目。凡心包络之脉，出于心中，以代心君之行事也。与少阳为表里""少阴为火，君土无为，不行其令，相火代之。兼心包络之脉，出心系，分为三道。少阳相火之体无形，其用在其中矣""心主血，血主脉，二者受邪，病皆在脉。脉者，血之府也。脉者，人之神也。心不主令，包络代之。故曰：心之脉主属心系。心系者，包络命门之脉也。"李氏从生理上分析了心与心包络的关系，因为心包络代君行事，故将先天心命门称为心包络命门。心命门，即包络命门，故《脾胃论·脾胃胜衰论》说："手厥阴为十二经之领袖，主生化之源。"《医学发明·病有逆从》说："厥阴心包乃包络，十二经之总也。"突出了心包络命门为十二经之本源，其根源在于心包络是相火。

心包络主血脉，血生精为男子之精和女子之卵而藏于肾，故李东垣在《东垣试效方·妇人门·带下论》说："夫手、足厥阴者，生化之源也。足厥阴主肝木，肝藏血；手厥阴命门、包络相火，男子藏精施化，妇人系胞有孕，生化虽异，受病则同。"《兰室秘藏·小儿门·斑疹论》中说："夫胞者，一名赤宫，一名丹田，一名命门，主男子藏精施化，妇人系胞有孕，俱为生化之源，非五行也，非水亦非火，此天地之异名也，象坤土之生万物也。"心包络代君行事主脉而养育形体，可知此乃先天心命门说之发挥。《黄帝内经素问·评热病论》说："包脉者属心而络于包中，今气上迫肺，心气不得下通，故月事不来也。"因为心包络主脉，所以"包脉者属心"即属于心包络。心包络所主之脉络于子宫中，心包络所主之脉不通于子宫则月事不来矣。心包络所主脉流于肾，故云命门通于肾。

心包络的募穴在膻中，《黄帝内经灵枢·胀论》说："膻中者，心主之宫城也。"《黄帝内经素问·灵兰秘典论》说："膻中者，臣使之官，喜乐出焉。"《黄帝内经灵枢·海论》说："膻中者，为气之海，其输上在柱骨之上下，前在于人迎。"所以李东垣认为，"三焦元气为父之气散也，包络相从母也，并行而不相离，母之元气也，故俱会于胸中。经云："膻中之分，父母居之，气之海也，如天地之尊，不系五形"。《医学发明·三焦统论》说："手少阳脉通于膻中。膻中者，臣使之官，为气之海。"此言三焦与心包络相表里，父为阳，母为阴，即三焦主阳元气、心包络主阴元气，此阴阳二元气会合于膻中气海，故乃以心包络命门为主。

《兰室秘藏·妇人门》崩漏治验中说："脾主滋荣周身者也；心主血，血主脉，二者受邪，病皆在脉。脉者，血之府也。脉者，人之神也。心不主令，包络代之，故曰心之脉主属心系。心系者，包络命门之脉。"就是说，血脉病都属心包络命门病。《兰室秘藏·妇人门·经漏不止有三论》中曾三次提到"命门"（升阳除湿汤、黄芪当归人参汤、升阳举经汤），均以"包络命门"为主。从其云"少加生地黄去命门相火"知当为"包络命门相火"，即是心火，因为生地黄是凉血补血的。从受精卵合子发育成体细胞，以及组织、脏腑器官，都是心血的功劳，所以补这种元精、元气，朱丹溪用四物汤加炒黄柏、龟甲，《丹溪心法·发热》云：四物汤加炒黄柏，是降火补阴之妙剂。四物汤补血，是补血以涵养心火，则心火不起。心主血脉，脉为血府，心之真阴及心血，故补阴丸为四物汤加炒黄柏。

（二）右肾命门说

《难经·三十六难》说："肾两者，非皆肾也，其左者为肾，右者为命门。命门者，诸神精之所舍，原气之所系也。男子以藏精，女子以系胞。"《难经·三十九难》说："肾有两脏也，其左为肾，右为命门。"《难经》为什么提出"右肾命门"说呢？因为心包络脉诊在右手尺部。晋代王叔和《脉经》将心包络和三焦脉诊定在右手尺部，就与《难经》右肾命门三焦说揉和在一起。《此事难知·表里所当汗下》记载李东垣"不传之秘"的脉如下（附表2）。

附表2　李东垣脉法

	寸	关	尺
右手（行阴二十五度）	肺、大肠	脾、胃	命门、心包、三焦
左手（行阳二十五度）	心、小肠	肝、胆	肾、膀胱

故云"右手尺脉为命门""命门之脉诊在右手尺"。

此法李东垣《脉诀指掌·右手足六经脉》亦说右尺候"手少阳三焦脉和手厥阴脉"。《脉诀指掌》是李东垣的著作,《此事难知》是李东垣高徒王好古的著作,尽记其师李东垣的"不传之秘"。两书均记载右手尺脉是诊候包络命门相火及三焦相火的,故知所谓的右手尺脉命门说,不属于肾,而是属于心包络,只因从脉位说两尺属肾,故有"右肾命门"说。宋代陈无择《三因极一病证方论·卷之八·三焦精腑辨证》说:"古人谓左肾为肾脏,其腑膀胱;右肾为命门,其腑三焦。"金代刘河间在《素问玄机原病式·六气为病·火类》中将《黄帝内经素问·刺禁论》"七节之旁,中有小心"与《难经》"右肾命门"说和《脉经》右尺诊心包络、三焦说揉在一起,强调"右肾命门为小心,乃手厥阴相火包络之脏也……,与手少阳三焦合为表里,神脉同出,现于右尺也。二经俱是相火,相行君命,故曰命门耳。"将命门与相火联系起来,认为右肾命门属相火,为手厥阴心包络经之脏,与手少阳三焦经相表里,其功用为"相行君命",于是右肾命门说得以确立。与刘河间同时代的张元素在《脏腑标本寒热虚实用药式》说:"命门为相火之原,天地之始,藏精生血,……主三焦元气,……三焦为相火之用,分布命门元气,主升降出入,游行天地之间。"刘河间的手厥阴、手少阳三焦相火命门说,为张元素和李东垣所传承,创建了"心包络命门"说。从相代君行令的角度提出心包络命门说,以代心命门说。

(三)肾命门说

心主血,心包络主脉,血生精,精藏于肾为精子、卵子,故明代虞抟明确提出"两肾总号命门"之说,他在《医学正传·医学或问》说:"夫两肾固为真元之根本,性命之所关,虽为水脏,而实有相火寓乎其中,象水中之龙火,因其动而发也。愚意当以两肾总号为命门,其命门穴正象门中之振阑,司开之象也。惟其静而阖,涵养乎一阴之真水;动而开,鼓舞乎龙雷之相火。夫水者常也,火者变也。若独指乎右肾为相火,以为三焦之配,尚恐立言之未精也,未知识者以为何如?"

现代医家多宗肾命门说。《黄帝内经素问·上古天真论》说"肾受五脏六腑之精而藏之"，五脏六腑精满才能藏于肾，肾的虚实反映了五脏六腑的虚实。因为是从上心肺生成的动脉血生成了精卵而藏于肾，正如《黄帝内经素问·评热病论》说月事来源于在上的心肺，故《黄帝内经素问·上古天真论》称之为"天癸"。天癸是复制繁衍后代的原始物质，虽然繁衍后代的功能属于肾，但不能说命门在肾及命门属于肾，命门属于心和心包络。男女交媾必是先有心动，心命门启动，阴茎充血勃起射精，故《黄帝内经灵枢·决气》说："两神相搏，合而成形，常先身生，是谓精"。所谓"两神相搏"，就是指男女交媾前的心神交会，然后才有射出的精、卵"合而成形"，所以男女之精在身形之先。如果硬要说肾为命门，那是繁衍下一代的命门，而不是个体人的命门，个体人只有心命门（心包络命门）和神命门，并合一于目命门，单独精子或单独卵子没有生命，只有精卵合子生成DNA后才有生命。所以精卵合子生成的DNA细胞可以复制克隆，但精子或卵子不能复制克隆。

（四）动气命门说

后世命门说，最多阐发的是后天黄庭"神命门说"。大家已经知道，是后天神命门在滋养先天心命门，从个体人来说，养护后天神命门更重要。这个"神命门"，《难经》称作"肾间动气"，从而形成了"动气命门说"。

肠胃后天神命门虽然源于天地气味水谷，然必得少阳三焦相火之蒸腾才能腐熟矣。所以五运六气标本中气理论以少阳三焦和太阴脾从本之火湿为六经之本，并得到《黄庭经》的有力支持，《上清黄庭内景经·上有章》说："上有魂灵下关元，左为少阳右太阴"。可知后天神命门离不开少阳三焦相火，三焦相火是命门的动力。

《难经·六十六难》提出"肾间动气者，人之生命也"的"动气"命门说，《难经·三十六难》说是"原气之所系"，《难经·八难》说是"五脏六腑之本，十二经脉之根，呼吸之门，三焦之原"。这个"动气"就是《道德经》说的"冲气"，脏腑和十二经脉之海冲脉的动气。所谓"肾间"，指两肾之间的肠胃黄庭、丹田，不在肾脏。《黄帝内经素问·脏气法时论》说此肠胃黄庭神命门"气味合而服之，以补精益气"。《黄帝内经素问·阴阳应象大论》说:"形不足者,温之以气;精不足,补之以味。"也以气味补精气。《难经》动气命门说,有二大特点:一是说动气命门为无形;二是说动气命门为"五脏六腑之本,十二经脉之根,呼吸之门,三焦之原",即人体营卫之气、脏腑之气、十二经脉之气的本源。特别是提出肾间动气命门与三焦相火有关,成为"神机"的根本。

明代孙一奎继承了《难经》肾间动气命门说,在《医旨绪余》中说:"命门乃两肾中间之动气,非水非火,乃造化之枢纽,阴阳之根。"明代张景岳据此创立了水火命门说,赵献可据此创立了君主命门说,但赵献可君主命门说,不是先天心命门,仍是后天黄庭神命门。

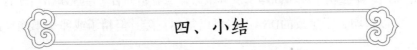

四、小结

笔者在人体生命双结构和心、肺、脾三本思想指导下,破解了《黄帝内经》目命门说的实质内涵。后天命门之神舍于心,先天后天命门合一,表现于目。目命门是由主先天形质的心命门和主后天营养的神命门合成的,开启目命门之门的钥匙是卫阳之气——太阳,开启时间是每日的平旦,关闭时间是日落,故云日出而作,日入而息。中医有三丹田之说,黄庭神命门为下丹田,膻中心命门为中丹田,头脑目命门为上丹田。

后世医家将目命门分开言之,将先天心命门代之以心包络命门,将后天黄庭神命门以动气命门、右肾命门代之。个体人肾命门说不成立,肾藏五脏六腑之精的作用是繁衍后代,单独精或单独卵不能复制克隆,只有精卵合子的DNA细胞才能克隆。

命门是什么?命门就是生命体存活的本源,能够调控生命体的生、长、壮、老、已。有先天形体心命门和后天神命门之分。

命门物质基础是什么?先天形体命门的物质基础是父母精卵合成的DNA细胞,后天神命门的物质基础是天地水谷气味。

命门位置在哪里?命门有解剖位置,先天形体命门在DNA细胞,主于心，穴在膻中。后天神命门在肠胃，主于肺脾，属黄庭、丹田、腹脑，穴在神阙、关元、石门。目命门，穴在睛明（附图33）。

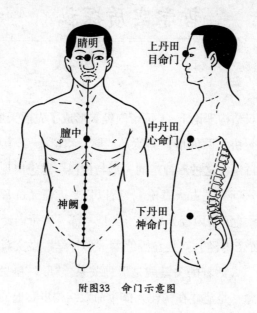

附图33　命门示意图

附录 5 "形与神俱"之科学和哲学实质探秘

在人体生命双结构理论下,《黄帝内经》形成了先后天形、神理论,《黄帝内经》实际上只讲了两件事,那就是"形"和"神",其他论述都是围绕着形、神展开的讨论。这种形神学的"形与神俱"思想出现在《黄帝内经》首篇《黄帝内经素问·上古天真论》,所以只要读懂《黄帝内经素问·上古天真论》,则学习《黄帝内经》思过半矣!一部《黄帝内经》就是一部"形神学",一部《黄帝内经》就是在围绕着"形神学"做文章,在阐发"形"与"神"的关系,人活着的关键就是形神关系。"形"和"神"是中医基础理论的最核心概念,是建立在构建人体生命双结构事实上的概念,离开这个形神核心概念,中医就不复存在,中医理论在很大程度上可以说是关于形神的学说。"形与神俱"是《黄帝内经》提出来的人体生命存活的唯一条件,也是人体健康的唯一标准。"形与神俱"命题的提出,饱含着科学和哲学意蕴。

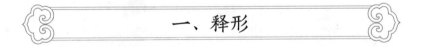

一、释形

人形指身体、形体,有形状、形象等,名之器,先天父母精卵是其物质基础。"形"是人体生命存在之本,没有形体,人体生命就不存在了。《黄帝内经》深入研究了人之形体结构,如《黄帝内经灵枢·经水》说:"五脏六腑之高下、大小,受谷之多少亦不等……若夫八尺之士,皮肉在此,外可度量切循而得之,其死可解剖而视之,其脏之坚脆,府之大小,谷之多少,脉之长短,血之清浊,气之多少……皆有大数。"《黄帝内经灵枢·本脏》

说："五脏者，固有小大、高下、坚脆、端正、偏倾；六腑亦有小大、长短、厚薄、结直、缓急。"说明人是一个实实在在的实体，占有一定的空间，不只是有生化功能；还有组织结构，如五脏六腑、筋骨、肌肉、皮毛、四肢百骸等，从而才有身体形象和概念。

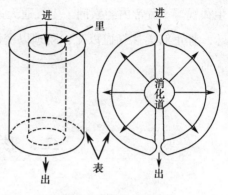

附图34 人体结构模型图

形器具有生化作用，如《黄帝内经素问·六微旨大论》说："器者，生化之宇，器散则分之，生化息矣。"所以形器是"生化"功能的载体。人体的形质组织结构可以用附图34表示。

人体这种形质组织表里结构，既是人体神机升降出入的结构，也是人体病发于阴、病发于阳的病位结构，以及防治疾病的结构。

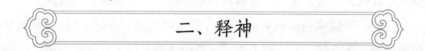

二、释神

"神"是天地气、味的产物，《黄帝内经素问·六节藏象论》说："天食人以五气，地食人以五味，五气入鼻，藏于心肺，上使五色修明，音声能彰；五味入口，藏于肠胃，味有所藏，以养五气，气和而生，津液相成，神乃自生。"神在《黄帝内经》有明确的定义，如《黄帝内经素问·八正神明论》说："血气者，人之神。"《黄帝内经灵枢·营卫生会》说："血者，神气也。"《黄帝内经灵枢·平人绝谷》说："神者，水谷之精气也。"可知神存在于五气、五味合和化生成的营卫血气中，血气是神的物质基础，以滋养濡泽先天形体。

由于"神"来源于天地自然，所以《黄帝内经》要特别强调"四气调神"，即四季养神，所以《黄帝内经灵枢·本神》说："智者之养生也，必顺四时而适寒暑，和喜怒而安居处，节阴阳而调刚柔，如是则僻邪不至，长生久视。"《黄帝内经素问·生气通天论》还说要养五味，谓："是故谨和五味，骨正筋柔，气血以流，腠理以密，如是则骨气以精，谨道如法，长有天命。"

三、形神关系

"形"来源于先天父母精卵合子，"神"来源于后天天地气味，只有后天之"神"与先天之"形"合一才是一个完整的个体人，如《黄帝内经灵枢·天年》说："血气已和，荣卫已通，五脏已成，神气舍心，魂魄毕具，乃成为人。""神气舍心"就是指后天生成之神合于心，故云心主神，心主血与脉，神在其中。心输送血气给五脏机体组织，然后才有五脏之神和神的外在表象。如《黄帝内经灵枢·本神》说："血、脉、营、气、精神，此五脏之所藏也……肝藏血，血舍魂……脾藏营，营舍意……心藏脉，脉舍神……肺藏气，气舍魄……肾藏精，精舍志。"《黄帝内经灵枢·本脏》说："五脏者，所以藏精神、血、气、魂、魄者也。"《黄帝内经灵枢·九针论》说："五藏：心藏神，肺藏魄，肝藏魂，脾藏意，肾藏精志也。"《黄帝内经素问·调经论》说："夫心藏神，肺藏气，肝藏血，脾藏肉，肾藏志，而此成形；志意通，内连骨髓而成身形五脏。"神合于心，而心主于目，入脑系，故心神必表现于目。心脑一体，共主精神活动及思维，如《黄帝内经灵枢·本神》说："所以任物者谓之心，心有所忆谓之意，意之所存谓之志，因志而存变谓之思，因思而远慕谓之虑，因虑而处物谓之智。"经文用意、志、思、虑、智对人的思维活动的回忆、记忆、思虑、处事、判断等进行了概括，并加以区别，认为这些思维活动都是在心脑一体的基础上产生的，是心神的具体表现。

从生成角度说，形是第一位的，形是基础，形是载体，形存才能神存，故《荀子·天论》说："形具而神生。"《抱朴子·至理》说："形者，神之宅也。"《黄帝内经素问·上古天真论》说："形体不蔽，精神不散。"没有这个形，神气就无藏身之地。形又称器，《黄帝内经素问·六微旨大论》说："器者，生化之宇，器散则则分之，生化息矣。"形体不存在了，没有生化的器具了，神也就不能生了。

从生存角度说，神是第一位，气是第二位，形是第三位。形是先天之本，神是后天之本，后天之"神"滋养着先天之"形"，没有后天之神，先天之形就不能存活，所以养生之本就是养后天之神，故《黄帝内经素问》第二篇就是《四气调神大论》，道家《内经图》《修真图》的丹田之说就是养神。

形神合一才是个健康的人，如《黄帝内经素问·上古天真论》说"是以志闲而少欲，心安而不惧，形劳而不倦""形体不敝，精神不散"，心安就是神安，心安神不散，形劳而不伤，就能活百岁。《黄帝内经素问·灵兰秘典论》说："心者，君主之官也，神明出焉……故主明则下安，以此养生则寿，殁世不殆，以为天下则大昌；主不明则十二官危，使道闭塞而不通，形乃大伤，以此养生则殃，以为天下者，其宗大危。"《黄帝内经灵枢·邪客》说："心者，五脏六腑之大主也，精神之所舍也，其脏坚固，邪弗能容也。容之则心伤，心伤则神去，神去则死矣。"《黄帝内经灵枢·天年》说："失神者死，得神者生也。"《黄帝内经素问·移精变气论》说："得神者昌，失神者亡。"何以"失神"？《黄帝内经素问·汤液醪醴论》说："帝曰：形弊血尽而功不应者何？岐伯曰：神不使也。帝曰：何谓神不使？岐伯曰：针石，道也。精神不进，志意不治，故病不可愈。今精坏神去，荣卫不可复收，何者？嗜欲无穷，而忧患不止，精气弛坏，荣泣卫除，故神去之而病不愈也。"为什么"神去"呢？因为"嗜欲无穷，而忧患不止"，损伤了营卫血气，故而"神去"，不是先有"神去"，然后营卫血气亏损。如何"得神"长寿？《黄帝内经素问·四气调神大论》说："夫四时阴阳者，万物之根本也。所以圣人春夏养阳，秋冬养阴，以从其根，故与万物沉浮于生长之门。逆其根则伐其本，坏其真矣。故阴阳四时者，万物之终始也，生死之本也。逆之则灾害生，从之则苛疾不起，是谓得道。"什么是"得道"呢？《黄帝内经素问·上古天真论》说："帝曰：夫道者，年皆百岁，能有子乎？岐伯曰：夫道者，能却老而全形，身年虽寿，能生子也。黄帝曰：余闻上古有真人者，提挈天地，把握阴阳，呼吸精气，独立守神，肌肉若一，故能寿敝天地，无有终时，此其道生。"原来"提挈天地，把握阴阳，呼吸精气，独立守神，肌肉若一"就是"得道"，即顺四时天地阴阳之气养生则寿。如果发挥人的主动性，一是静心，二是呼吸天地之气，即《黄帝内经素问·脏气法时论》所说"气、味合而服之，以补精益气"。"神"生于五气、五味所生之"精气"，即营卫气血，如《黄帝内经灵枢·营卫生会》说："营出中焦""此所受气者，泌糟粕，蒸津液，化其精微，上注于肺脉乃化而为血，以奉生身，莫贵于此，故独得行于经隧，命曰营气""营卫者，精气也；血者，神气也；故血之与气，异名同类焉。"于此可知"神乃自生"之处多么重要，故被道家称为丹田、黄庭，佛家称为脐轮、腹轮，医家称为中气、神机，现代称之为腹脑。

总之，正如张景岳在《类经·针刺类》中说："无神则形不可活，无形则神无以生""神去离形为之死。"形神合一则生，形神分离则死。形是神的载体，神是形的主宰，后天之神养育着先天形体。人体从外界获得五气、五味有益能量，现代科学称之为负熵，故奥地利物理学家埃尔温·薛定谔在《生命是什么》中首先提出"生命以负熵为生"，他第一次从非平衡热力学角度，诠释出生命的本质，与《黄帝内经》的认识相差2000多年。

四、"形与神俱"的万物演生规律

前文笔者从发生学角度详细论述了人体生命双结构，先天之形和后天之神以及形神合一的关系，现在用图将其概括于下（附图35）。

请看，个体人的生成过程就是一个合二为一的过程，是孔子太极序列的逆过程。孔子的太极说，顺则一分为二，逆则合二为一，故称"一阴一阳之谓道"（附图36）。

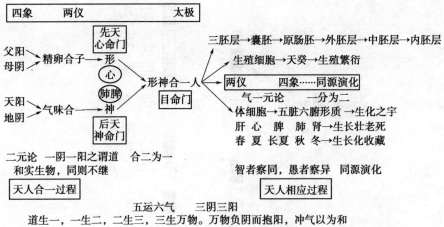

附图35　道生太极演化示意图

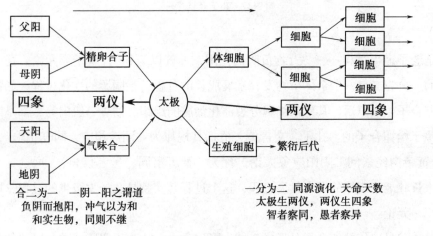

附图36　太极顺逆图

　　太极顺逆规律可简化为太极序列图如下（附图37）。从此才能理解《黄帝内经素问·宝命全形论》所说的"人生有形，不离阴阳"的深刻涵义。

　　太极顺逆图给了笔者一些重大发现。首先，发现老子和孔子师徒二人发明创建了万物的繁衍演化规律。道生、太极生才是中国传统文化的原创思维模式。老子的合二为一是生物繁衍后代的规律，《国语·郑语》概括其规律说："和实生物，同则不继。"只有阴阳不同的事物和合才能生物，才能发展，孤阳不长，孤阴不生，同一事物不能使生物繁衍后代。这个过程其实就

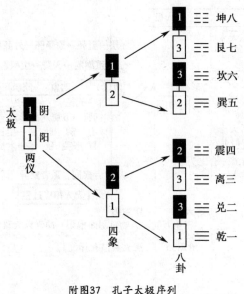

附图37 孔子太极序列

是老子道生过程——"万物负阴而抱阳，冲气以为和"，属于二元论。孔子的一分为二是一个个体事物发育发展成长的过程，是同源的演化过程，如精卵合子生成以后，其DNA细胞分裂演化为脏腑组织、筋骨、肌肉等，都是同源于精卵合子的。孔子《文言传》概括其规律为"同声相应，同气相求"，《黄帝内经素问·阴阳应象大论》称为"智者察同，愚者察异"。这是一个生长壮老死规律的发育发展过程，这个过程其实就是孔子太极生的过程，属于一元论。

父母遗传精卵合子是形成个体人形体之本，为先天之物，在父母遗传的精卵合子的遗传基因里，含蕴着一定的父母的信息，特别是怀胎母亲的信息，如生理、心理、知识结构、经验阅历等，这些先天遗传因素直接影响着个体人后天生理、心理，形体的成长、发育、发展，所以父母要想造就具有优良基因的后代，就必须加强自身的修养。父母遗传基因编码造成的个体秩序性是无法改变的，它决定了该个体人的先天体质特征。这也是1980年张颖清明确提出生物全息律的机理，并进一步提出全息胚和泛胚论概念，认为全息胚是处于向新整体发育的某个阶段的胚胎，真正的全息胚能够发育成新整体，其泛胚论认为每一个全息胚都具有发育成新整体的全息而成为一个新的个体。在这种同源演化和全息律指导下，就有了现在的复制克隆技术，甚至再生。

胎儿出生后，与后天"神"合为一体，而且将个体主体人容纳到社会、自然环境客体之中，就必然受到"神"的改造和外部环境的影响。先天形和后天神的合一和外部环境的影响将会改变一些先天形体生理的成长发育，以及心理的变化，但那也是以先天体质为基础的。由于个体人，既带有父母遗传的物质基因，又带有自然遗传的神基因，所以个体人与父母及自然界就会有同源感应。于此可知，合二为一和一分为二是辩证统一体，不可分离。合二为一是人类繁衍后代的科学规律，一分为二是个体人同源演化生长壮老死的科学规律，二者不得混淆。对《黄帝内经》和个体人来说，不能只讲气一元论。一个人的生成过程分两个发育成长阶段，一是在母亲腹中胎儿阶段，是母亲的一个附件，为先天阶段；二是出生后成为个体人阶段，独自接纳天地之气，打开肺门口门，摄纳天地气味而"神乃自生"，属于后天。当"神气舍心"先后天合一，才能成为一个完整的个体人。

从上述可知，《黄帝内经》原创中医理论体系起源于基础自然科学知识，不是起源于哲学，是在形神合一的基础科学之上上升为哲学理论的。

 # 五、老子和孔子宇宙生成论

老子《道德经》的学术思想，最重要的命题就是"道"。这个道，是宇宙的本源，可以生化万物。《道德经》说："道生一，一生二，二生三，三生万物。万物负阴而抱阳，冲气以为和。"

道是什么？《黄帝内经素问·阴阳应象大论》说："阴阳者，天地之道也。"道就是天地阴阳，所以《黄帝内经素问·四气调神大论》说顺春夏为阳、秋冬为阴的四时阴阳为"得道"，《黄帝内经素问·上古天真论》称为"合于道"，《系辞传》概括为"一阴一阳之谓道"。因为"一阴一阳之谓道"，故云"道生一"。《黄帝内经素问·天元纪大论》说："阴阳之气，各有多少，

故曰三阴三阳也。"就是说阴阳在发展
过程中有量的变化，那么这个三阴三
阳量的多少变化是如何得来的呢?《黄
帝内经素问·六微旨大论》说:"因天
之序，盛衰之时，移光定位，正立而
待之，此之谓也。"《黄帝内经素问·八
正神明论》也说:"因天之序，盛虚之
时，移光定位，正立而待之。"《黄帝
内经素问·六节藏象论》说:"立端于
始，表正于中，推余于终，而天度毕

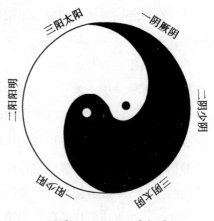

附图38　三阴三阳太极图

矣。"表就是杆(竿)，立杆测日影用的杆。立杆按天序太阳运动光的强弱
"移光定位"得到日影就知道阴阳量多少的变化了，立竿测日影技术是一项
古人探究天道自然规律的伟大发明，太阳运动产生的阴阳消长过程可以用太
极图表示。太极图显示的是一阴一阳，一阴发展为一阴、二阴、三阴，一阳
发展为一阳、二阳、三阳(附图38)。

　　这是天地之道一阴一阳发展为三阴三阳，不受春夏秋冬地域的影响，本
源于日地的相互运动规律，只受日地相互运动规律的影响，属于自然科学，
有精度，有准确含义，有数学逻辑性。

　　"一"就是一阴一阳之"一";一阴一阳发展到二阴二阳就是"一生二";
二阴二阳发展到三阴三阳就是"二生三"。《黄帝内经素问·阴阳类论》说
"三阳为父，三阴为母"，《黄帝内经素问·宝命全形论》说"天地为之父
母"，父天母地，《黄帝内经素问·阴阳应象大论》说:"阴阳者，天地之道
也，万物之纲纪，变化之父母，生杀之本始，神明之府也……天地者，万物
之上下也。"故云"三生万物"。这个"三"就是《黄帝内经素问·生气通
天论》说的"其气三"的"三"。面南而立测日影，前阳后阴，故云"负阴
而抱阳"。冲者，动也。中气就是生生不停之动气。《难经》称此为肾间动
气，即丹田、黄庭、腹脑之动气，不在肾中。

　　《黄帝内经素问·天元纪大论》说:"寒暑燥湿风火，天之阴阳也，三
阴三阳上奉之。木火土金水，地之阴阳也，生长化收藏下应之。"则天阳有

三阴三阳六气，地阴有五行五运，故又说："在天为风，在地为木；在天为热，在地为火；在天为湿，在地为土；在天为燥，在地为金；在天为寒，在地为水。故在天为气，在地成形，形气相感，而化生万物矣。"于此可知，万物之生，是"在天为气，在地成形，形气相感"的天父地母交媾的结果。所谓"负阴而抱阳"乃指天阳地阴也。天地之气交媾而生万物，即"冲气（中气）"生于天地气之媾和。这个过程，《黄帝内经素问·宝命全形论》称作"天地合气，命之曰人……天地为之父母"。这个天地气是什么呢？《黄帝内经素问·六节藏象论》说："天食人以五气，地食人以五味。五气入鼻，藏于心肺，上使五色修明，音声能彰；五味入口，藏于肠胃，味有所藏，以养五气，气和而生，津液相成，神乃自生。"原来这个天地气是五气五味，所生的"冲气（中气）"就是"神"，胃气，营卫之气，丹田之气，黄庭之气，《难经》称作肾间动气。

"道"是事物的开始，从一开始，然后由一发展到二，由二发展到三，其周期运动有始、中、终三种状态，就是现代说的"发生——发展——消亡"事物发展三个阶段，用数学记为0、1、2。阐述物质运动从初始状态0开始，经过中间状态1，进入终点状态2，完成一个基本周期，即生成另一个物体，然后继续运动可以生成万物。由一到三，是发展三个阶段，不是一分为三。其中"一"为一阴厥阴、一阳少阳，"二"为二阴少阴、二阳阳明，"三"为三阳太阳、三阴太阴，在五运六气之中是互为司天在泉的三对阴阳关系，"和"则生成新的物质——"冲气（中气、动气、丹田之气）"。在这三个阶段发展过程中总是"负阴而抱阳"，阴阳相和合，和者，和谐。人们对于"万物负阴而抱阳，冲气以为和"的解释，总是含糊不清，甚至加以歪曲，其实是讲万物都是有阴阳二者结合成的，负阴抱阳就是向太阳，万物生长靠太阳；阴阳二者和合才能生成"冲气"，故云"冲气以为和"。《国语·郑语》说："和实生物，同则不继。"明确指出阴阳和谐才能生化万物，孤阴不生，孤阳不长，故老子反对"孤、寡、不谷"之称。《礼记·中庸》说："喜怒哀乐之未发谓之中，发而皆中节谓之和。中也者，天下之大本也；和也者，天下之达道也。致中和，天地位焉，万物育焉。"所谓"冲气以为和"，就是"致中和，天地位焉，万物育焉"。阴阳和谐的模型就是太极图。

《系辞传》也说"夫乾,其静也专,其动也直,是以大生焉。夫坤,其静也翕,其动也辟,是以广生焉""天地之大德曰生"。所以"道德"就是"道生",可知老子所论述的万物发展过程就是个"道生"过程,笔者称之为"道生体系"。这三个阶段所生之物是不相同的,有时空之异。所谓"万物负阴抱阳,冲气以为和",就是合二为一,"和"生"冲气""冲气"就是动的生命体。

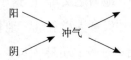

从《道德经》来说,"道"为原始点,分出天地阴阳两仪,再由阴阳相合生成新的物质"冲气"——太极。《系辞传》说"天地之大德曰生",则"冲气"新生物就是中间原点,然后再继续衍生下去。这个中间原点"冲气"——太极,再生下去可用来知德太极图表示(附图39)。"冲气"之前为道生,"冲气"之后为太极生。

中间圆圈为新物质"冲气",继续生阴阳。其中就涉及老子的学生孔子《系辞传》的太极理论了,谓"易有太极,是生两仪,两仪生四象,四象生八卦"。

这样的偶数二分法可以继续下去,《黄帝内经素问·阴阳离合论》说:"阴阳者,数之可十,推之可百,数之可千,推之可万,万之大不可胜数。"《黄帝内经灵枢·阴阳系日月》说:"夫阴阳者……数之可十,离之可百,散之可千,推之可万。"《黄帝内经素问·五运行大论》说:"夫阴阳者,数之可十,推之可白,数之可千,推之可万。"虽然如此,"然其要一也",阴阳而已。

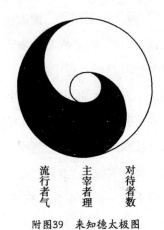

流行者　主宰者　对待者
气　　　理　　　数

附图39　来知德太极图

六、道生太极体系

　　笔者将"道生一，一生二，二生三，三生万物。万物负阴而抱阳，冲气以为和"称为道生体系，"易有太极，是生两仪，两仪生四象，四象生八卦"称为太极体系，将合二为一和一分为二两个阶段二者合起来就是"道生太极体系"（附图40）。

　　一对父母可以生几个孩子，就是有不同的精卵合子，各为一太极，可以用数学表示为n个。这就是《黄帝内经》说的天地父母阴阳生万物。每一个太极一分为二，继续分下去可以用数学表示为2^n个。其发展过程可以用下式表示：阴阳→n个太极→2^n个阴阳，这就是道生太极体系表达式。

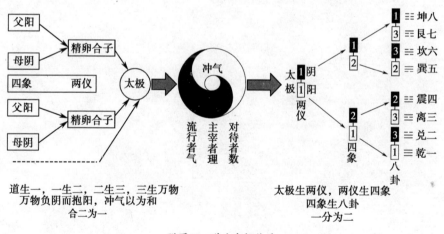

附图40　道生太极体系

七、小结

　　笔者从发生学和诠释学角度阐释了"形与神俱"的科学、哲学内涵，总结出万物的道生太极体系演化规律，这才是中国传统文化的核心内容，同时也是中医的核心内容，一部《黄帝内经》就是一部形神学说史，是建立在自然科学基础知识之上的，并将其规律上升为哲学范畴。

由此可以认识到，《黄帝内经》理论告诉我们，人类形体的活动需要精确的天文历法学规律，即天人相应理论，生物的发展，需要认识生物本身，认识道生太极体系过程，这是《黄帝内经》讲的生物进化论，不是达尔文的生物进化论。

附录 6 徒弟医案

王睿清临床医案一例

赵某，女，25岁，护士。出生年月：1993年11月10日，癸酉年五之气。

2018年8月19日初诊

主诉：发现肺部结节近1个月。

现病史：病人2018年7月29日于复旦附属华山医院体检时胸部CT平扫提示：右上肺、左下肺GGN；右上肺4mm磨玻璃结节（im56），左下肺7mm磨玻璃结节（im162）。华山医院呼吸科医生评估后予口服阿莫西林胶囊、切诺抗感染治疗，因服药后出现腹胀纳差、反酸嘈杂，故病人2日后自行停药。寻余尝试诊治，诉不易出汗，夜寐欠安，早醒，胃纳欠佳，便秘，口微渴，时有痛经，舌尖红，少量点刺，苔薄白，舌中细裂纹，左脉寸大，右脉寸浮。

分析：病人出生于癸酉年五之气，岁运为火运不及，司天为阳明燥金，在泉为少阴君火，主气为阳明燥金，客气为厥阴风木。火运不及，《黄帝内经素问·气交变大论篇第六十九》："岁火不及，寒乃大行，长政不用，物荣而下，凝惨而甚，则阳气不化，乃折荣美……"。由原文可知，火运不及，对应人体则阳气不足，阳气不能舒展，甚者出现寒凝，在临床慢性疾病中可表现为阳气被郁。如《黄帝内经素问·五常政大论》："伏明之纪，是谓胜长……长气不宣，藏气反布，收气自政……阳气屈伏，蛰虫早藏，其气郁……"。病人司天在泉为燥热体质，《黄帝内经素问·六元正纪大论》："凡此阳明司天之政，气化运行后天，天气急，地气明，阳专其令，炎暑大行，物燥以坚……金火合德……民病咳嗌塞，寒热发，暴振栗癃闭……"，因热伤肺（火克金）故可出现咳嗽，又燥易伤肺，津液因燥邪而不得输布，故出现"物燥以坚""嗌塞"，从无形化为有形之病理产物。今年为戊戌年，岁运为火运太过，司天为太阳寒水、在泉为太阴湿土。火运太过，则金肺易受邪。且病人便秘、口微渴，右脉寸浮，乃肺阴不足，肺气不能肃降所致。夜寐欠安，舌尖红，少量点刺，早醒，左脉寸大，乃心火亢盛、热渐入营分之征象。不易出汗，乃在表之阳气被郁。故总体病机当属燥热伤肺，气阴两伤，表阳被郁。因表阳被郁，内热不得宣散，易加重病情，故开表为第一要务。如《黄帝内经素问·六元正纪大论》谓："凡此阳明司天之政……岁宜以咸以苦以辛，汗之、清之、散之"，因病人燥热体质，以热为主（出生下半年以在泉为主），故以辛凉解表为主，兼以活血散结，麻杏石甘汤加减，处方如下。

香薷9克，杏仁9克，生石膏9克，炙甘草6克，淡竹叶9克，浮海石15克，夏枯草9克，连翘15克，丹参9克。

医嘱：5剂，水煎服，1日2次，第一剂药后啜热粥发汗，尽量全身出汗。

因时值盛夏，恐麻黄发越太过，易麻黄为香薷，以其有"夏月之麻黄"美誉，可制约暑湿。淡竹叶清心除烦，使心火从小便而去。连翘辛苦寒，叶天士《外感温热论》谓："大凡看法，卫之后方言气，营之后方言血……入营犹可透热转气"，故以连翘、竹叶透热转气，使营分之热透出。浮海石咸寒，入肺经。《本草纲目·石部第九卷·金石之三》谓："消瘿瘤结核疝气，下气，消疮肿。"《丹溪心法·卷二·痰十三》曰："海石，热痰能降，湿痰能燥，结痰能软，顽痰能消"。咸则能软，寒能清热，为燥热所致积块之专药，所谓"热淫所胜，治以咸寒"（《黄帝内经素问·至真要大论》）。夏枯草辛苦寒，有宣散内热之功，且可散结消肿。丹参苦微寒，清心凉血，活血祛瘀，主癥瘕积聚，故亦是治标之品。全方共奏清散肺热，活血散结之效。

病人诉服药第一剂未啜热粥出汗不明显，服药第二剂后啜热粥后遍身出汗，15分钟后心静汗止。嘱后续药方无须发汗。

2018年9月8日二诊：病人诉夜寐安，睡眠质量非常高，不再早醒，胃纳佳，体重增加，便秘缓解，但出现咽痒欲咳，口干欲饮。此乃肺气宣通，心火已宁之征象。考虑病人素有阴亏，汗出伤津，故口干欲饮，咽燥则作痒欲咳，需甘凉润之。治以滋阴清热，益气和胃，兼以软坚散结，竹叶石膏汤加减，处方如下。

麦冬30克，姜半夏6克，党参9克，炙甘草9克，浮海石15克，生黄芪12克，淡竹叶9克，生石膏15克，生姜15克（自备），粳米15克（自备）。

医嘱：7剂，水煎服，1日2次，饭后1小时服用。经期停用。

2018年9月20日三诊：病人诉此次月经提前3日，未出现痛经（既往有痛经）。仍有口干，尿频，小便清长，夜间睡觉时有小腿抽筋，一晚2次或3次，脸颊散发2颗痤疮（既往亦经前易发痤疮），自诉受凉后时有流清涕、泡沫痰。《黄帝内经素问·至真要大论》："诸痛痒疮，皆属于心"，考虑仍有心火刑肺，阳气不足则中寒水湿不运，故小便清长，尿频。治以益气养阴，温中散寒，兼以软坚散结，清心利水，生脉饮合甘草干姜加减，处方如下。

党参9克，麦冬15克，五味子6克，白芷6克，干姜9克，炙甘草9克，浮海石15克，淡竹叶9克，连翘9克。

医嘱：7剂，水煎服，1日2次，饭后1小时服用。

《伤寒论·辨太阳病脉证并治》："伤寒脉浮……微恶寒，脚挛急……作甘草干姜汤与之，以复其阳。"故以甘草干姜汤温中散寒。因病人有流清涕、泡沫痰等外感证，故加用白芷以散风寒，仍有口干，舌中裂纹，故以生脉饮益气养阴生津。

2018年10月20日四诊：病人2018年10月12日于复旦附属华山医院复查胸部CT平扫提示：左肺下叶外基底段小结节，考虑良性增殖灶（4mm高密度结节灶，边界清），随访。症情基本缓解，停药观察，嘱病人半年后复查胸部CT。

按语：《儒门事亲·卷十三·刘河间先生三消论》云："盖肺本清，虚则温……盖燥热太甚，而三焦肠胃之腠理，怫郁结滞，致密壅塞……"。肺气本清凉，故易为热所伤；肺主宣发肃降，又主通调水道，若为燥邪所伤，肺气郁闭则津液凝结成有形之病理产物。故治疗先以开表清气为主——《黄帝内经素问·脏气法时论》："急食辛以润之。开腠理，致津液，通气也……"，待郁结消散，气机流转，再以益气扶正之品助阳气开达，柔润酸收之品濡养肺金，则邪无稽留之所，邪去正安。

❨ 田按 ❩ ────────────────────────────────────

王睿清此案，写得清晰规范，理法方药分析到位，值得大家认真学习！

参考文献

［1］周东浩，周明爱.《〈黄帝内经〉卫气循行浅析》. 中国中医药报，2004-3-8（4）.

［2］仇玉平，郭伟星，孙建平等. 李东垣"阴火"之我见. 山东中医药大学学报，2009，33（1）：345.

［3］仇玉平，郭伟星，孙建平等. 李东垣"阴火"撷拾. 中华中医药学刊，2009，27（2）：419.

［4］代田文志. 承淡安，承为奋，译. 针灸真髓. 北京：学苑出版社，2008：97.

［5］范开礼，徐长卿. 范中林六经辨证医案选. 沈阳：辽宁科技出版社，1984.

［6］高亨. 周易大传注. 济南：齐鲁书社，1980：65，538.

［7］高兴."阴火"理论新解——论心配土说的合理性. 辽宁中医药大学学报，2006，8（5）：16-17.

［8］葛洪. 抱朴子内篇今译. 北京：中国中医药出版社，2015：50.

［9］何新. 诸神的起源. 北京：光明日报出版社，1996：39，54.

［10］李可. 李可老中医急危重症疑难病经验专辑. 太原：山西科学技术出版社，2005：299.

［11］李念莪. 内经知要. 北京：人民卫生出版社，1982.

［12］李培生. 伤寒论. 北京：人民卫生出版社，1987.

［13］刘达，段建中. 试论阴火之虚实. 山西职工医学院学报，1997，7（3）：43.

［14］刘力红. 思考中医. 桂林：广西师范大学出版社，2004.

［15］南京中医学院金匮教研组. 金匮要略学习参考资料. 北京：人民卫生出版社，1965.

［16］任继愈. 老子新译. 上海：上海古籍出版社，1988：152.

［17］阮元. 十三经注疏. 北京：中华书局，1991：1625.

［18］尚秉和. 周易尚氏学. 北京：中华书局，1980：13.

［19］孙秉严. 治癌秘方. 北京：华龄出版社，1992.

［20］田原. 人体阳气与疾病. 北京：中国中医药出版社，2008：71，154，181.

［21］万友生. 热病学. 重庆：重庆出版社，1990.

［22］汪绮石. 理虚元鉴. 北京：人民卫生出版社，1988.

［23］王好古. 此事难知. 北京：中国医药科技出版社，2011：43.

［24］王好古. 汤液本草. 北京：人民卫生出版社，1987.

［25］王雪苔.《辅行诀脏腑用药法要》校注考证. 北京：人民军医出版社，2008.

［26］王长荣. 李东垣阴火学说探源. 中国医药学报，1991，6（8）：8-9.

［27］薛安勤，王连生. 国语译注. 长春：吉林文史出版社，1994：662.

［28］衣之镖，衣玉品，赵怀舟. 辅行诀五脏用药法要研究. 北京：学苑出版社，2009：87.

［29］张继伟.《脾胃论》"阴火"小议. 光明中医，2007，22（3）：12-13.

［30］张景岳. 类经图翼. 北京：人民卫生出版社，1965：334.

［31］张年顺，吴少祯，张海凌. 李东垣医学全书. 北京：中国中医药出版社，2015：280.

［32］张年顺. 李东垣医学全书. 北京：中国中医药出版社，2006.

［33］张元素. 医学启源. 北京：人民卫生出版社，1978.

［34］章诗同. 荀子简注. 上海：上海人民出版社，1974：178.

［35］郑钦安. 医理真传. 成都：巴蜀书社，1991：4，36，72，78，124.

［36］郑钦安. 医法圆通. 成都：巴蜀书社，1991：7.

［37］郑锐锋. 火郁与阴火学说浅探. 中医杂志，2007，48（1）：89.

［38］周东浩，周明爱. 营卫钩玄. 中国中医药报，2005-11-28（4）.

［39］朱丹溪. 丹溪心法. 上海：上海科学技术出版社，1959：100，184.

［40］朱文浩，庄泽澄. 李杲阴火浅说. 甘肃中医，2005，18（1）：9-10.